常见疾病护理应用

CHANGJIAN JIBING HULI YINGYONG

■ 主编 张良红 田 园 刘 静 杨爱美
武萍萍 柳晓梅 朱丽君

黑龙江科学技术出版社

图书在版编目（CIP）数据

常见疾病护理应用 / 张良红等主编. -- 哈尔滨：
黑龙江科学技术出版社，2022.8
ISBN 978-7-5719-1598-8

Ⅰ．①常… Ⅱ．①张… Ⅲ．①常见病－护理学 Ⅳ．
①R47

中国版本图书馆CIP数据核字（2022）第158616号

常见疾病护理应用

CHANGJIAN JIBING HULI YINGYONG

主　　编	张良红　田　园　刘　静　杨爱美　武萍萍　柳晓梅　朱丽君
责任编辑	陈兆红
封面设计	宗　宁
出　　版	黑龙江科学技术出版社
	地址：哈尔滨市南岗区公安街70-2号　邮编：150007
	电话：（0451）53642106　传真：（0451）53642143
	网址：www.lkcbs.cn
发　　行	全国新华书店
印　　刷	山东麦德森文化传媒有限公司
开　　本	787 mm×1092 mm　1/16
印　　张	30
字　　数	758千字
版　　次	2022年8月第1版
印　　次	2023年1月第1次印刷
书　　号	ISBN 978-7-5719-1598-8
定　　价	238.00元

编 委 会

主 编

张良红　田　园　刘　静　杨爱美

武萍萍　柳晓梅　朱丽君

副主编

靳　丽　王晶晶　韩桂玉　王　冰

谷洋洋　令狐锦

编　委（按姓氏笔画排序）

王　冰（河南中医药大学人民医院/郑州人民医院）

王晶晶（淄博市职业病防治院）

田　园（菏泽市第六人民医院）

令狐锦（贵州省湄潭县人民医院）

朱丽君（山东省乐陵市中医院）

刘　静（滕州市工人医院）

刘　慧（烟台桃村中心医院）

杨爱美（菏泽市第六人民医院）

谷洋洋（河南中医药大学人民医院/郑州人民医院）

张良红（招远市人民医院）

武萍萍（济南市高新区人民医院）

柳晓梅（烟台市莱阳中心医院）

黄玉珠（十堰市人民医院/湖北医药学院附属人民医院）

韩桂玉（山东省德州市第二人民医院）

靳　丽（新泰市中医医院）

护理学是一门自然科学和社会科学相结合的综合性应用学科,是研究护理现象及其发生发展规律的学科,其任务是促进健康、预防疾病、恢复健康、减轻痛苦。护理工作是医疗卫生事业的重要组成部分,直接关系到医疗质量,关系到患者的生命安危。随着人们生活条件的提高和医疗事业的迅速发展,以及人们健康意识的不断加强,护理工作越来越受到人们的广泛关注,优质护理服务已经不只局限于简单的护理操作,而是要对患者提供全方位、多层次、身心兼顾的服务。再加上优质护理服务标准的提高及护理操作技术的不断更新,都对临床护理人员的理论知识及技术操作水平提出了更高的要求。为适应临床护理工作的需要,编者在参考了国内外大量文献之后,编写了《常见疾病护理应用》一书。

本书首先介绍了护理指标、常见症状的护理、麻醉护理、内镜室护理的内容;然后对神经内科护理、心内科护理等临床各科室常见疾病的护理进行了详细阐述;最后对助产护理、康复护理、重症护理和烧伤慢性创面修复护理进行了介绍。本书的编写是从临床护理工作的角度出发,在继承传统护理操作的基础上,结合目前护理的新知识、新技术、新方法,反映了临床护理的新进展。本书内容丰富、资料新颖、层次清楚、重点突出,既可以对临床护士的工作进行科学规范和有效指导,也可作为医学院校学生的学习参考用书。

由于编者的学识水平和工作实践存在局限性,书中难免存在疏漏之处。为了进一步提高本书的质量,诚恳地希望各位读者不吝赐教,提出宝贵意见。

《常见疾病护理应用》编委会
2022 年 6 月

C目录

第一章

护理指标

第一节 护 患 比

一、概述

护患比反映护理服务需求和护理人力的匹配关系。计算护患比，能够帮助管理者了解当前护理人力配备状况，进而建立一种以护理服务需求为导向的科学调配护理人力的管理模式，让需要照护的患者获得护理服务，保障患者的安全和护理服务质量。

二、指标的定义和意义

(一)指标定义

1.护患比

统计周期内当班责任护士人数与其负责照护的住院患者数量之比。

2.当班责任护士人数

统计期间内在岗直接看护患者的责任护士总人数，不包括治疗护士(配药护士)、办公班(主班)护士、护士长等其他岗位护士。

(二)指标的意义

患者护理结局的好坏，与护理人力的配备有直接关系。护患比反映护理服务的有效人力投入，反映执业护士直接照护患者数量情况，而护理人力的合理配置，是护理服务的规范化的基本保障，属于护理质量的结构指标。无论是从逻辑还是实证研究的结果上看，合理护理人力配备与护理质量密切相关。如护患比过高，代表每个护士照护患者数量增加，护士的护理工作量超负荷，将影响护理质量、患者结果及护理队伍稳定。患者安全隐患、医患矛盾、护理质量、护理人员因工作压力而离职等问题，都与护理人力配备不足密切相关。

然而，何为"合理"，却一直困扰着国内的护理管理者。到目前为止，能够指引管理者配备护理人力的工具依旧十分缺乏。对于护理人力配置而言，我们也一直在探求以患者需要为导向的指标，"护患比"便是其中之一。国内有些医院已经开始探索使用这一指标进行护理人力的调配。本章通过研讨护患比的测算和应用方法，为管理者提供一种从完善人力配备出发提升护理质量的参考路径。

从护患比的定义可以看出,如果需要接受照护的患者数固定,提供护理服务的执业护士人数越多,护患比越高。例如,国家卫健委颁布的"三级医院评审标准"主张每个责任护士平均看护患者数量不超过8个。假定某个护理单元通过实践表明,当护患比达到1∶8时,护理服务质量能够得到保障,那么,其他类似的护理单元若护患比低于此值,应当考虑增加护理人力的配置。再如,当管理者发现不同班次之间护患比的差异很大,夜班的护患比明显低于此值,则应根据患者护理工作量需求配备护士人数,达到合适护患比。

值得注意的是,不同护理单元收治的患者类型不同,所以,即便患者数量相同,护理工作量的差异可能很大。管理者应该监控全院各护理单元护患比情况,根据患者疾病严重程度和护理依赖度合理调配护理人员,必要时增加护士人数。同时,考量各护理单元、各班次患者护理需求的差异性,保持护士与患者的合适比例。重症监护病房(ICU)、母婴同室等收治危重患者等护理工作服务强度明显高于普通病房的护理单元,则需配备的护理人力也较多。故此,测量护患比时,可以计算一个医院各个时段平均的护患比,也可以根据管理的需要,计算不同护理单元、不同时段的护患比,如各护理单元护患比、白班护患比、夜班护患比等。

三、测量方法

(一)计算公式

平均每天护患比=1×(统计周期内每天各班次责任护士数之和/同期每天各班次患者数之和)。

"统计周期"是质量管理者关注的时间段,如某年、某月、某一天或某个班次等。其中,每个班次或每天"收治患者总数"包含统计时期始收治在院患者总数与新转入患者数之和,例如,该班次起始时点在院患者20人,到该班次结束,转出2人,转入3人,则"收治患者总人数"为23人。

(二)数据及来源

1.涉及的变量

统计周期、统计周期内收治患者总人数及在岗责任护士人数。

2.数据来源及采集方式

某一班次及每一天在岗责任护士的总人数,通常可以从各专业临床科室护理单元排班表中获得;收治患者总人数可以从统计报表中获得。

四、指标的使用方法

从护理质量管理的角度出发,护患比至少可以应用于护理人力配置的预判和护理质量与护理人力配置关联推断这两个方面。无论应用在哪个方面,只要应用得当,都有助于一线护理服务规范、有序地开展,进而有助于防范护理不良事件的发生,提升护理质量。

(一)护理人力配置的预判

如前所述,护患比是一个引导管理者"基于患者的护理需要"配置护理人力的工具。管理者根据不同护理单元收治患者的情况,从患者安全出发,应当对这些护理单元最低并合理的护患比之"理论值"做到心中有数。管理者通过采集相关的变量信息,计算当前不同护理单元实际的护患比,与护患比的"理论值"对比,便可以预先判断护理单元人力配置是否恰当、尚可、不足、过多。继而,便可以考虑护理人力的增减和/或存量调配。即便短期内无法改进人力配置,至少让管理者明了潜在的风险。

事实上,每当护理对象发生显著变化时,管理者都可以通过护患比的计算来指引护理人力的配置。另一方面,管理者有必要定期分析各个护理单元护患比(有条件的医疗机构,甚至可以把护患比作为一个日常监测的指标),通过护患比的变化识别护理人力的配置是否合理,进而提前进行护理质量风险的预判,做好应对和预案,以保障患者的安全和护理质量。

(二)护理质量与护理人力配置关联的推断

当管理者同时掌握护理单元护患比和该护理单元其他护理质量指标的情况,或者同时掌握多个护理服务内容和强度相似的护理单元的这两类信息。那么,管理者就可以通过分析护患比与另外一个或几个护理质量指标值的关联,来推断护患比与其他护理质量指标的关联特性,甚至得出护患比与其他指标的关联规律(如护患比每提高 1%,某指标值升高或降低 2% 等)。

关联推断的方法,假定管理者除了护患比以外还掌握另一个护理质量结局指标的数值(图 1-1),随着护患比的增加,另一个指标值也随之增加,说明两者之间为正相关关系;如果随着护患比的增加,另一个指标值随之下降,说明两者之间为负相关关系;如果随着护患比的增加,另一个指标值并无显著的变化或变化趋势不明朗,说明两者之间无相关关系。如果分析结果发现护患比与某一护理结局指标关联密切,那么,一线护理人力配置的问题很可能就是导致这个不良事件的原因,管理者应当考虑通过人力调配进行质量改善。

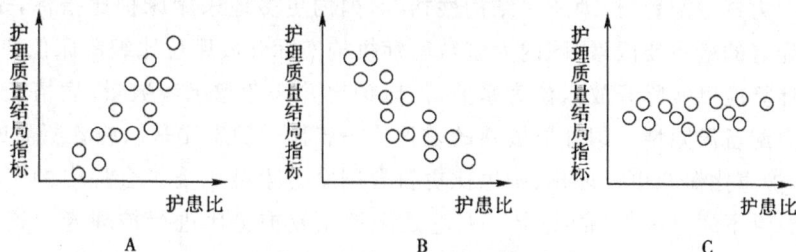

图 1-1 推断护理人力配置与护理结局关系
A.表示护理结局指标值与护患比呈正相关关系;B.表示护理结局指标值与护患比呈负相关关系;C.表示护理结局指标值与护患比没有相关关系

可见,关联分析能够给管理者直接的证据,把通过关联分析获得的证据及时反馈给院长、护理部主任、科主任、护士长、人力资源部门或其他护理单元的决策者,有助于他们快速把握问题,有理有据地进行决策。

五、评述

护患比之所以能够作为护理质量的敏感指标,是因为患者能否获得与其病情相应的规范的护理服务,取决于有多少一线护理人员能够为患者提供服务。如若人手不足,护理服务的数量和质量都会大打折扣,继而有损患者的安全和护理结局。

世界上有些地区甚至对护患比进行了法律上的强制规定。例如,美国的加利福尼亚州早在1999 年就强制执行最低护患比,规定 ICU 的最少护患比为 1:2、分娩及产后综合病房为 1:3、儿科为 1:4、普通专科病房为 1:5(2008 年调整为 1:4)等。许多研究对加利福尼亚州强制执行最小护患比的政策进行了评估,结果发现此项政策的实施确实有助于降低护理不良事件和提升护士工作满意度。到 2010 年,美国已有 15 个州和哥伦比亚地区采用了这种"最低护患比"规定或者签署了相关法案。

澳大利亚的维多利亚州是另一个较早实行"最小护患比"制度的地区。初期,维多利亚州要求辖区内的公立医院最小护患比达到1∶4。到了2004年,在澳大利亚护士联盟的推动下,维多利亚州政府将最小护患比调整为"5∶20"。尽管从数值上看,5∶20=1∶4,但在操作层面,政策调整后,护理单元的人力配备较过去灵活了。这是因为一个护理单元有多个护士时,有些护士护理患者病情严重,从绝对数量上看,这些护士人均护理的患者可能不到4个,而另一些护士护理的患者病情较轻,他们人均护理的患者可能超过4个。但只要从总体上看,这个护理单元不违反5∶20的护患比,便不会违规。因此,新的模式把护士人力配置的决定权交回给了病区管理者,使他们可以根据患者的病情和护士的能级情况来决定护士数量,再次强调了护理工作是一个团队的工作,护理工作是由整个病区的护理团队来共同承担的。

日本针对床位数计算出24小时内平均护士人数,还明确规定了夜班护士配置的最低比例。如果患者病情突然变化或有紧急入院等情况而引起护理工作量突然增加时,护理人员的呼叫制度可以保证迅速调集在家备班的护士前来补充;如果配置的护理人力超过了实际工作需要,也可随时安排部分上班护士回家,以减少当班的剩余人力。

目前,我国已经在三级医院评审时引入了护患比的概念,对三级医院提出了"每位责任护士照护患者不超过8人"的基本要求。

作为护理人力资源配置、护理质量结构性指标,国内更多地采用床护比指标,是把床位数量作为护理人员配置的最主要因素,国内大多数医疗机构实际开放床位比编制床位要多,因此床护比指标的床位计算应以实际开放床位为基数,但床护比并未考虑患者数量、病情变化需要,因此存在一定的人力配备局限性。国外更成熟的是评价护患比。护患比是以患者所需的护理工作量为主要因素的,护患比概念更合理化;护患比更符合国家卫生健康委员会提出的"每名责任护士平均负责患者数量不超过8例"的要求。无论是床护比或护患比进行护理人力资源的配备、评价,除与患者的病情、床位使用率有关外,还与病房的条件设施、相关配套设施,如配液中心、护理人员的工作效率及当地的风俗习惯等相关。

六、应用此指标可能遇到的问题和应对方法

(一)统计期间内收治患者总人数

(1)某统计时间点的住院患者人数。

(2)统计期间内收治患者总人次,包括转出、出院、收入患者人数。

(二)护士总人数的确定

统计期间内在岗看护患者的责任护士总人数。

(三)护患比的评价频次

护患比指标主要是评价责任护士与看护患者的比例,评价每位护士看护患者的数量,可测量一段时间的平均护患比,或某班次的平均护患比,或某特定班次的护患比。有条件的医院可利用信息化系统,常规测量每班次护患比。

七、此指标与其他敏感指标的关联和联合应用

(1)护患比与护理时数:护患比是合理护士人力配备指标。合理护患比指标的测算基础是收治患者所需护理时数。

（2）护患比是根据患者的护理需要而配备护士,更符合患者实际需求。但也应考虑影响护理人力配备的基础设施建设、设备配备等因素。

（武萍萍）

第二节 床 护 比

一、概述

床护比反映开放床位和护理人力的匹配关系。计算床护比,能够帮助管理者了解当前开放床位所配备的护理人力状况,进而建立一种以开放床位为导向的护理人力配备管理模式,保障一定数量开放床位护理单元的基本护理人力配备,是医疗机构及其护理单元护理人力的配备参考、评价指标。

二、指标的定义和意义

（一）指标定义

1.床护比

统计周期内提供护理服务的单位实际开放床位与所配备的执业护士人数比例,反映平均每张开放床位所配备的执业护士数量。根据护理服务单位的类型,可分为医疗机构总床护比、普通病房护理单元床护比及特殊护理单元床护比等。

2.相关名词定义

（1）实际开放床位数:医疗机构实际收治患者的长期固定床位数,有别于医疗机构执业注册的"编制床位数"。

（2）特殊护理单元床位数和普通病房护理单元床位数:特殊护理单元床位数包括重症医学科、手术室、产房、层流病房、母婴同室床位数。除这些特殊护理单元外,其他护理单元均为普通护理单元,其床位数计为普通病房护理单元床位数。

（3）执业护士总人数:在护理岗位工作的执业护士总人数,含助产士。

（二）指标的意义

患者护理结局的好坏,与护理人力的配备有直接关系。床护比正是反映护理服务的人力投入。床护比过低,表明护理人力不足,而当受到护理人力不足的掣肘时,护理服务的规范化便失去了基础的保障。护理人员的工作强度很可能超负荷,进而影响护理队伍的稳定。

护理服务的需要是配置护理人力的准绳。不同护理单元收治的病例类型不同,需要的护理服务内容和强度也有区别,故此,应用床护比作为人力配置或护理质量结构性指标时,有必要对不同护理单元区别对待。重症医学科（各类 ICU）、手术室、产房、层流病房、母婴同室等护理单元的护理工作服务强度通常明显高于普通病房,这些单元的床护比一般也比较高。

三、测量方法

(一)计算公式

床护比＝1×(统计周期内实际开放床位数/同期执业护士人数)

(1)根据测量不同类别床护比,护士总人数为统计周期内相应医疗机构或护理单元的总执业护士人数(包含所有护理岗位注册执业护士),但如果某护理单元有非开放床位配置的全院性专科护士,则在测算护理单元床护比时应排除。

(2)统计周期可根据质量管理评价部门的要求确定统计周期时间,如月、某季、某年等,也可以测量某个时点的床护比。为了便于统计,统计周期内执业护士总人数可以通过期初和期末的执业护士人数算得。

(二)数据及来源

计算床护比涉及全院及各护理单元的实际开放床位数和在岗的执业护士数。从"医院统计报表"可以获得实际开放床位数;从医院的人事部门或护理部可以获得在护理岗位的执业护士人数。从临床科室的执业护士名单和排班表,也可以获得各护理单元的在岗护士人数。

数据采集方式:医院的统计和病案部门通常每天都会统计当天实际开放床位。通过医院人力资源管理信息系统和/或护理排班信息系统,可以提取统计期间内医院或各病区护理单元护理岗位的执业护士人数,依据这些信息可以计算医院和各护理单元的床护比。如果医院的信息系统尚不能便利地采集和汇总上述信息,可以通过病案科、人事部门、护理部采集上述开放床位和护理人力信息,汇总成"报表"(表1-1),进行医院和各护理单元床护比的计算。

表 1-1 医疗机构和护理单元床护比信息报表举例

统计单位	统计周期(统计时间)	实际开放床位数	执业护士总数
医院			
普通病房			
手术间			
重症监护室			
母婴同室			
层流病房			
产房			
某护理单元			

四、指标的使用方法

床护比是一个引导管理者基于开放床位数配置护理人力的工具。管理者应当对这些护理单元最低和合理的床护比的"理论值"做到心中有数。理论值可以参考国家卫生行政部门或行业组织的相关推荐,也可以参考国外权威机构发布的推荐值。区域医护服务管理者和医院的管理者还可以结合收治患者的类型、医院的定位和发展方向等因素,拟定自身的床护比标准值。

管理者通过采集相关的变量信息,计算当前不同护理单元实际的床护比,比对床护比的"理论值",可以预先判断护理单元人力配置是否恰当、尚可、不足、过多。继而管理者可以考虑护理人力的增减和/或存量调配。即便短期内无法改进人力配置,至少让管理者了解潜在的风险。

事实上,每当开放床位数发生显著变化时,管理者都可根据床护比的计算来指引护理人力的配置。另一方面,管理者可以定期分析各个护理单元床护比,通过床护比的变化识别护理人力的配置是否合理,进而提前进行护理质量风险的预判,做好应对和预案,以保障患者的安全和护理质量。

医院质量管理通常是医院(质控办)、护理部、护理单元三级管理。护理单元床护比不达标时,及时向护理部汇报,护理部首先进行人力资源调配。如无法完成人力资源调配,护理部应向医院人事部门和质控部门汇报,提交院委会解决。医院院委会在质控办、护理部、人力资源部汇报的数据和目标基础上,给予政策支持,督促执行干预措施,保证最低床护比配备,并实施床护比指标质量持续保持方案。

五、评述

在很长一段时间内,床护比几乎是我国卫生行政部门指导医疗机构配置护理人力的唯一一个量化指标。1978 年,原卫生部会发布的《综合医院组织编制原则试行草案》便提出了不同床位规模医疗机构床护比的指导意见,例如,床位数为 100～200 张的机构,推荐床护比为 1:(0.46～0.49);床位数为 300 张的机构,推荐床护比为 1:(0.50～0.53);床位数达 500 张的机构,推荐床护比为 1:(0.58～0.61)。2011 年底,原卫生部会颁发的《中国护理事业发展规划纲要(2011－2015 年)》提出,到 2015 年,全国三级综合医院、部分三级专科医院的医院床护比不低于 1:0.8,病区床护比不低于 1:0.6。2014 年,国家卫健委颁布的《优质护理服务评价细则》,也使用床护比作为护理质量的结构性指标。

以床护比作为指标,最大的优势是涉及的变量和计算方法简单,便于操作。这也是这一指标得到广泛应用的原因。然而,值得注意的是,床护比实际上是以"实际开放床位数"代表护理服务的需要,以"执业护士数"代表护理服务的提供。这既忽略了床位使用率对护理服务需要的影响,也没有细致区分护士中有多少人是真正从事护理相关工作、有多少人是从事非护理工作。可见,床护比无论是对护理服务的需要还是提供的测量,都比较粗糙。

作为护理质量的结构性指标,护患比和护理时数要比床护比敏感。国内有学者研究了国内外护理人力资源的配置现状与方法,其中包括以护理时数推算护理人力配备,然后评判目前业内流行的床护比标准的恰当性。

此外,影响护理服务需要和提供的因素复杂,应用床护比时应当结合患者的病情、病房的条件设施、相关配套设施(如是否设有配液中心)、护理人员的工作效率及当地的风俗习惯等进行综合考虑。翁卫群等根据收治患者病情危重程度、临床专业、护理工作量不同,将各临床专业病区分为 A、B、C 三类,测算得出 A 类病区床护比为 1:0.75,B 类病区 1:0.68,C 类病区 1:0.57。也有学者以医院等级代表医院收治患者的护理服务需要,提出三级综合医院床护比为 1:(0.63～0.77),二级医院床护比为 1:(0.49～0.51),一级医院床护比为 1:(0.4～0.44)。

总而言之,应用床护比时,应综合考虑床位使用率、平均住院日、危重患者占比等影响护理实际工作量的因素。如能结合护患比、护理时数、基础设施建设、设备配备等做全面分析,则能更好地控制偏差。

(刘 静)

第三节 住院患者约束率

一、概述

患者身体约束带来很多负性质量问题。通过对住院患者身体约束率的监测，医院或护理部门能够及时获得约束具使用率、约束具使用导致的不良事件和约束具使用的其他相关信息。通过根本原因分析，找到过度使用约束具的影响因素。通过医院管理团队和医务人员的共同努力，找到有效的替代措施，努力减少身体约束率或使身体约束更具合理化，从而提高住院患者的安全性，提高人文护理质量。

二、指标的定义和意义

(一)指标定义

1.身体约束率

住院患者在医疗机构任何场所，任何徒手或采用物理的、机械的设备、材料，或者使用患者附近不易移动的设施，来限制患者活动或正常运用身体的自由。其使用率即统计周期内住院患者约束具使用天数占统计周期内住院患者人数的百分率。由于 ICU、精神科、神经内科、神经外科等病区约束具使用较普遍，建议目前对这些特殊科室进行约束具使用的数据监测。

2.约束

一切用身体、药物、环境等措施来限制患者活动能力的行为。

3.身体约束

使用任何物理或机械性设备、材料或工具附加在或邻近患者的身体，患者不能轻易将其移除，限制患者的自由活动或使患者不能正常接近自己的身体。

4.药物约束

通过给药来限制患者活动或用于控制意外行为。但用于患者特殊病情或精神疾病治疗的情况除外。

5.隔离(环境约束)

隔离(环境约束)指把患者独立安置于单独的房间，防止他们离开，也可看作约束的一种形式。

6.约束用具

约束用具是指对自伤、可能伤及他人的患者限制其身体或机体某部位的活动，以达到维护患者安全，保证治疗、护理顺利进行的各种用具。身体约束的装置包括皮制或棉质的腕关节或踝关节约束带、约束大单、软带或背心、连指手套、骨盆带、衣服或背带、轮椅安全带和床栏等。

(二)指标的意义

临床护理服务质量是考评医疗机构质量的重要指标，各个环节的护理内容都需要严格进行质量控制，约束也不例外。以避免自我伤害、非计划拔管、坠床等保障患者安全为目的，身体约束是在我们国家医院部分护理领域经常采取的护理行为。在全球发达国家中，身体约束的使用已经是一个很有争议的问题,尽管是为了保护患者,但是约束却带来了更多负面问题,例如,导致皮肤创伤、压疮、便秘、抑郁、愤怒、功能下降等,这些问题可能增加患者的烦躁,甚至会让患者受到更严重的伤害,增加患者的病死率和住院费用。通过对住院患者身体约束率的监测,医院或部门能够及时获得约束具使用的率、约束具使用导致的不良事件和约束具使用的关联信息。通过根本原因分析,找到过度使用约束具的因素,可采取一系列有效的预防策略和替代疗法,减少约束具的使用和克服约束具使用的不良反应。相关研究表明,护士是直接负责患者安全的主体,也是身体约束的直接实践者,护理人员在约束实践中扮有重要角色,只有拥有正确的认知才能做出正确的决策与实践。因此,监测活动首先起始于护理人员对约束具使用危害的认知,不然就有可能导致约束具的过度使用。

通过医院管理团队和医务人员的共同努力,找到有效的替代措施,努力减少约束具的使用,从而提高住院患者的安全性、减少患者的病死率和住院费用等。因此,以指标监测获得信息为引导的持续质量改进活动,是日常医院患者安全管理的重要内容。由于护理人员在患者身体约束中起着很重要的作用,以护理人员为主导、以团队合作为基础的住院患者身体约束率的监测具有非常重要的意义。

三、测量方法

(一)计算公式

住院患者身体约束率=同期住院患者身体约束日数/统计周期内住院患者实际占用床日数×100%。

统计周期可根据质量管理评价部门要求确定统计周期,如每月、每季度、每年。"约束天数"每班由相关成员观察每位患者使用约束具情况,每位患者每天使用1次或1次以上计1天,约束一个部位或同时约束多个部位均计1次。

身体约束率的其他相关指标计算方法扩展:除了基本公式的统计方法,各医院也可以根据自己医院管理的需求采取不同的统计方法,如统计平均每位患者的约束时长等。

(二)数据及来源

1.涉及的变量

病区名称、日期、患者数、班次、当班护士人数;约束患者年龄、性别、主要诊断、APACHE Ⅱ评分;约束发生时的意识状态、是否镇静和镇静程度、是否机械通气、有无气管插管、各种导管置管情况;约束原因、约束部位、约束工具、约束开始和结束时间、有无约束医嘱、意外拔管等不良事件发生率、患者知情同意等。

2.数据来源

患者身体约束天数可来自护理病历记录、病程记录、医嘱单、患者约束观察表;住院患者实际占用床日数来源于病区的病案日报。如医院有信息系统,患者身体约束天数可直接从护理电子病历系统获取,住院患者实际占用床日数从病案系统直接获取。

四、指标的使用方法

住院患者身体约束率作为一个常用指标进行监测,通常用于使用约束具频率较高的科室,如ICU、精神科、神经内科、神经外科等病区。身体约束的使用受多因素影响,研究显示患者类型、治疗特征、医护人员对身体约束的认知及实践行为、医疗资源环境等都是影响临床使用身体约束的重要因素。

通过数据监测,可以了解住院患者约束具使用情况,同时可分析身体约束的相关因素,为制定合理使用约束、减少身体约束策略提供理论依据。因此,医院应建立身体约束的记录、分析、反馈和上报系统,建立完整的合理使用约束和减少患者身体约束的流程和制度,并对医护人员进行定期培训、教育和考核。

一旦患者给予约束,所有医务人员都应有记录和上报的习惯。护理部、病区每月进行全院和病区约束具使用数据的收集和统计分析,每季度向医院质量管理委员会汇报。根据监测结果,可以检验临床护理实践、组织体系、医护合作、规章制度是否合理、医护人员对于约束的认知是否到位、了解护理人员是否短缺、替代约束的措施有无落实到位,通过寻找相关原因并制定整改计划;按照计划实施落实;监测过程、维持改进。改进后的结果与基线比较,确认整改措施是否有效。如果无效,需要改变措施,进入下一轮的持续质量改进。

五、评述

(一)实施身体约束的争议

身体约束主要用于以下两个方面:①减少医疗干扰,降低医疗潜在风险,保证医疗和护理工作的顺利实施。②对意识障碍患者的肢体制动,减少伤害和自我伤害的发生,其中,最主要的是降低非计划拔管的发生率。但其使用指征和程度尚有争议。澳大利亚循证医学循证卫生保健中心于2013年7月公布的身体约束原则中指出:尽量不使用约束,应尽早解除约束;尽可能地寻求替代性治疗方法。美国护理协会及其他相关护理和医疗组织表示,减少约束已经成为衡量护理质量的重要指标,也是持续质量改进的目标之一。国外很多医疗机构认为,身体约束会明显降低护理质量,属于不合格护理。强制约束患者只能作为其他方法都无效的情况下,被采用的最后一种不得已方法。目前,国外的很多医疗机构已制订了大量限制或禁止医务人员对患者使用身体约束的规定和鉴定标准,要求所有医院应制订相应规定,将约束的应用降低到最低。国内ICU人力资源相对不足,部分医护人员约束使用知识不够、约束具使用技能不熟练、缺乏有效的身体约束相关制度和流程,导致患者身体约束率居高不下。现状调查发现当前ICU身体约束主要存在以下问题:身体约束告知流程不规范、约束指征不明确、约束期间护理不到位、对患者及家属缺乏必要的人文关怀等。在患者法律观念和维权意识日益增强的今天,不恰当的身体约束的使用或将带来医患纠纷。研究发现身体约束可能引发下列不良后果。

(1)身体约束可能导致皮肤、血管、神经和肌肉骨骼的损伤,其原因可能是烦躁或意识模糊的患者在身体约束时挣扎、躁动引起的机械性损伤。

(2)身体约束也被认为是ICU患者不适感的主要来源。ICU患者处在陌生环境,若同时身体约束,极有可能发生意识状态和精神心理因素的改变。Shehabi等的一项大样本研究表明身体约束增加ICU谵妄的发生率。Tugay等报道身体约束的患者可能遭受一系列不良的心理后果,从淡漠和拒绝到认知行为异常等。

(3)身体约束在一定程度上被认为侵犯患者的自主权和人格尊严。这个论点在国外伦理学和医学界被广泛争议。

(4)身体约束与ICU获得性肌无力(ICU acquired weakness,ICUAW)相关。ICUAW是一项重要的重症相关性并发症,可引起较长时间的神经和肌肉功能障碍。

因此,保护性身体约束作为一项对患者干预治疗的方法,实际却是涉及生理、心理、法律和伦理等方面的复杂课题。但鉴于ICU等治疗单元患者病情的特殊性和多样性,以及专业护理人员缺乏等实际情况的存在,使身体约束在今后的临床工作中仍长期存在。

(二)正确评估对身体约束合理使用的作用

身体约束的使用一定要在对患者生理、心理、医疗设备及环境充分评估后进行。用一定的评估工具来衡量是否有使用身体约束的指征,可以降低约束具使用率,而我国目前尚缺乏相关工具来评估身体约束使用的指征和时机,护理人员往往根据经验判断是否进行身体约束。

(三)身体约束使用的其他相关因素

临床上约束的使用与很多情况相关,多项研究显示患者因素、治疗因素、医护人员对约束的认知与态度及医疗环境等都是影响临床进行约束决策的重要因素。

1.患者因素

研究显示患者的疾病特征、治疗方式、药物使用特点、精神意识状态和人口统计学特征等都影响患者身体约束的使用。重症监护室病情危重和意识不清的患者较多,意识状态的影响和插管带来的不舒适都会导致意外拔管事件的发生,再加上护理工作量较大,监护室中缺少专人陪护,约束就成为最理想的保护措施。患者镇静程度越深身体约束使用越少,镇静越浅身体约束使用越多,但也越容易发生拔管。Martin等建议身体约束和药物约束的选择应该根据治疗目的、疾病及医疗资源来综合考虑。

2.护士因素

护士是直接负责患者医疗设备完整和安全的主体,也是身体约束的直接实践者,他们对约束的认知、态度及相关行为都会对身体约束的使用产生影响。护理人员在约束实践中扮有重要角色,只有拥有正确的认知才能做出正确的决策与实践,但是许多临床护理人员缺乏对身体约束的正确认知,导致临床护士有滥用约束的倾向。目前临床约束存在的错误认知主要表现在两方面:夸大身体约束使用效果,忽视约束给患者带来的不良反应。法国的调查显示85%的护士认为没有身体约束气管插管的患者是不可能有安全保证的,临床护士常常为了预防意外发生而对清醒尚合作的患者使用约束,增加了不必要的身体约束使用。在实践活动中护士是约束决策实践的主体,研究显示临床上约束使用的决策大部分是由护士决定,有些国家护士拥有医嘱权,而有些国家护士需将决定通知给医师,再由医师开医嘱执行,但护士的判断始终是影响约束使用最为重要的因素。

3.环境因素

环境因素主要是指影响身体约束使用的人力资源、管理、物理环境等方面的因素。人力资源包括人力数量、人才结构和职称结构,以及护理临床教学科研等功能发挥和利用的综合概念,特别是作为衡量人力资源数量指标的护患比和人力资源调配过程中护理工作量、每班护士人力及职称的构成都对身体约束的使用产生影响。在我国护患比普遍较低,护士没有能力全面、持续观察到患者的行为举动,不得不预防性使用身体约束来替代临床观察对患者的安全监视,从而潜在性地增加了身体约束的使用。管理方面,Hurlock-Chorostecki等认为医院的组织构架与相关制度会直接影响约束的使用状况。例如,在欧洲的研究调查发现,相关约束管理制度完善的ICU使用约束率比制度不完善的ICU低。物理环境已经被证实成为影响身体约束使用的重要因素。ICU和普通病房相比,ICU灯光长明、仪器报警、有创诊治操作、限制探视等都可能会使患者发生谵妄、焦虑、激怒等。隔离的环境可能保护了患者的尊严与隐私,但也可能限制护士能够及时观察患者,护士会通过增加身体约束来保障患者的安全。

(四)通过多元化的干预减少身体约束率

通过管理、教育、身体约束的替代和正确使用约束具四个维度减少身体约束发生率。首先约束具使用时必须做好记录和相关数据的收集和分析,医院管理部门应规定约束相关内容的记录方式并指定相应责任人负责数据的整理和分析。通过对患者身体约束率的分析,明确与患者身体约束的相关的因素,积极使用替代约束的方法以减少约束的使用。建立和完善医院减少约束具使用的制度和流程,加强医务人员对约束认知的教育,提高护士人力资源配备。为减少身体约束的应用,医疗团队应做到:优化镇静策略、尽早脱离机械通气、早期开始运动康复训练等。护理方面需要注意以下几点。①维持患者定向力:要加强与患者的语言或非语言沟通,重视他们参与护理计划,安慰、抚触患者。②防止患者自行拔除治疗监护设备:可将管道等设备移到患者直接视野之外,如将胃管绕到前额,将微量泵放到患者身后,提供让患者抓在手里的物品。③环境疗法和其他分散注意力的方法,如音乐、按摩、推拿、针灸等。

六、此指标与其他敏感指标的关联和联合应用

(1)患者身体约束率的高低与其他指标密切相关。大量文献表明,护患比、住院患者每 24 小时平均护理时数可以影响约束率的高低。如果护患比、住院患者每 24 小时平均护理时数低下,则不能满足床旁护理的需求。为了保障患者安全和非计划拔管等不良事件的发生,很多医护人员会选择患者身体约束来替代护理人员对患者的床旁实时监护,导致约束的过度使用。

(2)本科及以上学历护士的占比、不同级别护士的合理配置等指标对降低住院患者身体约束率都起着非常大的作用。学历结构的高低决定护士对培训的接受度和对知识的理解能力,护理团队中如果低学历、低层级护士多,这些护理人员相对工作经验缺乏,对如何合理使用身体约束的判断能力较低,从而导致给患者盲目使用身体约束的率增加。

(3)约束率的高低与非计划拔管之间存在一定的关联性。约束时段的镇静水平不合适,可以导致非计划拔管的发生。以减少非计划拔管的发生为目的产生的身体约束,虽然非计划拔管率有可能降低,也是约束率居高不下的原因之一。部分文献表明:使用约束并不能降低非计划拔管的发生率。

(4)约束具的使用与压疮发生率有关。约束状态下患者主动活动和被动活动均减少,护士由于担心约束的有效性加之约束状态下操作的不方便,间接减少了给患者被动活动的频率和活动时间,也可能改变给患者活动的方式如翻身不彻底,侧卧位时间减少等。患者约束状态下身体舒适度下降,主动活动减少,躁动的可能性增加,导致皮肤破损的危险,也可以成为压疮的诱因之一。

(刘　静)

第四节　住院患者跌倒发生率

一、概述

患者发生跌倒可能造成伤害,导致严重甚至危及生命的后果。通过对住院患者跌倒发生率指标的监测,了解所在医院或部门的跌倒发生率和伤害率。通过根本原因分析和有效的对策实

施,可以降低导致患者跌倒的风险及跌倒的发生率,保障患者安全。对患者跌倒风险的评估,可以帮助护理工作者建立患者分类管理的职业思维。预防患者跌倒的过程,充分体现了护理工作对患者的责任和关怀。

二、指标的定义和意义

(一)指标定义

1.跌倒

跌倒指住院患者在医疗机构任何场所,未预见性地倒于地面或倒于比初始位置更低的地方,可伴或不伴有外伤。所有无帮助及有帮助的跌倒均应包含在内,无论其由生理原因(如晕厥)或是环境原因(如地板较滑)造成。若患者是从一张较低的床上滚落至垫子(地面)上也应视其为跌倒并上报。

2.跌倒伤害

跌倒伤害指患者跌倒后造成不同程度的伤害甚至死亡。跌倒对患者造成的影响可根据美国护理质量指标国家数据库做出的分级定义。①无:没有伤害;②严重度1级(轻度):不需或只需稍微治疗与观察的伤害程度,如擦伤、挫伤、不需要缝合的皮肤小撕裂伤等;③严重度2级(中度):需要冰敷、包扎、缝合或夹板等医疗或护理处置与观察的伤害程度,如扭伤、大或深的撕裂伤、皮肤撕破或小挫伤等;④严重度3级(重度):需要医疗处置及会诊的伤害程度,如骨折、意识丧失、精神或身体状态改变等;⑤死亡:患者因跌倒产生的持续性损伤而最终致死。

3.住院患者跌倒发生率

统计周期内住院患者跌倒发生例次数(包括造成或未造成伤害的)与统计周期内住院患者总日数的千分比称为住院患者跌倒发生率。

4.住院患者跌倒伤害率

统计周期内住院患者跌倒发生伤害例次数与统计周期内有记录的跌倒例次数的比例称为跌倒伤害率。

5.跌倒伤害严重度1级比率

统计周期内住院患者跌倒发生伤害严重度1级的例次数与同期住院患者有记录的跌倒发生伤害例次数的比率。

6.跌倒伤害严重度2级比率

统计周期内住院患者跌倒发生伤害严重度2级的例次数与同期住院患者有记录的跌倒发生伤害例次数的比率。

7.跌倒伤害严重度3级比率

统计周期内住院患者跌倒发生伤害严重度3级的例次数与同期住院患者有记录的跌倒发生伤害例次数的比率。

8.住院患者

住院患者包括所有住院患者和急诊观察室患者。

(二)指标的意义

住院患者跌倒是医院内患者不良事件之一,跌倒可能导致严重甚至危及生命的后果。

跌倒的发生与医院的整体管理、护理质量、患者教育、疾病因素和治疗方法等密切相关。跌倒发生率的高低是评价医院患者安全的重要指标之一。美国医疗机构联合委员会在患者安全目标中指出,跌倒是护理质量的核心指标,也是护理的一项敏感指标。采用某些工具来评估并辨别出具有较高跌倒风险的患者,实施跌倒预防措施,对发生的跌倒事件进行监测和上报,医院或部门能够及时获得跌倒发生的频率、严重度和跌倒发生相关联的其他信息。通过根本原因分析,使患者跌倒的相关危险因素得到及时识别,在医院管理团队和医务人员的共同努力下,找到有效的预防措施,努力减少跌倒不良事件的发生,借此提高住院患者的安全性。住院患者发生跌倒造成的伤害,不但给患者带来身体和精神上的痛苦,也给医院的整体利益带来损失,包括增加患者的住院时间和医疗费用、增加护理人员的工作任务、影响床位周转率等。因此,以指标监测获得的信息为基础引导的持续质量改进活动,是日常医院患者安全管理的重要内容。由于护理人员直接接触患者,是控制导致患者跌倒的不安全因素的主要实施者,这些活动包括及时正确评估患者跌倒的高危因素,通过循证获得预防跌倒的最佳措施予以实施,评估跌倒预防措施的落实率,防止责任缺陷。管理部门通过对跌倒发生率、伤害率和伤害程度的分析,得到造成患者跌倒的特异性因素,完善医院预防跌倒管理制度、优化预防流程、提高护士人力资源配备,将与跌倒关联的系统原因包括环境因素、设备因素、人员因素、治疗因素、患者教育因素等改进,防止类似的事件再次发生。因此,护理人员介导的以团队改进为基础的住院患者跌倒发生率的监测具有非常重要的意义。

三、测量方法

(一)计算公式

(1)住院患者跌倒发生率=同期住院患者中发生跌倒患者例次数/统计周期内住院患者人数×1 000‰。

(2)住院患者跌倒伤害率=同期住院患者中发生跌倒伤害例次数/统计周期内有记录的患者跌倒例次数×100%。

(3)跌倒伤害某等级比率=同期住院患者中发生跌倒伤害某等级患者例次数/统计周期内住院患者中发生跌倒伤害例次数。

"统计周期"可根据质量管理部门要求确定,如每月、每季度、每年;"跌倒"的纳入标准:所有的住院患者、急诊观察室的患者发生的跌倒,同一患者多次跌倒每次都需要计一例。

(二)数据及来源

计算住院患者跌倒发生率,需要先确定统计的周期;然后根据不良事件报表或护理记录,获得统计周期内跌倒发生例数和跌倒造成不同程度伤害的例数。住院患者人数可以通过病区日报表获得。如果医院信息系统比较完善,跌倒发生例数和跌倒造成不同程度伤害的例数可直接从不良事件上报系统或护理记录系统获取,住院患者实际占用床日数从病案系统直接获取。

为了便于做分层分析,通常还会将患者的跌倒风险评分、个体特征(年龄、性别、诊断)等信息一并进行采集。如果要通过跌倒原因寻找病区或医院层面患者跌倒的危险因素,则可以根据跌倒的影响因素设计报表。

四、指标的使用方法

住院患者跌倒发生率和跌倒伤害率作为护理高度相关的常用安全指标进行监测。通过数据监测,可以了解住院患者跌倒发生率和跌倒伤害率的情况,同时可以分析发生跌倒和跌倒伤害的相关因素,是否与护理不当和照护缺失有关,为制定预防跌倒的改进策略提供理论依据。医院应建立护理不良事件上报系统;护理不良事件报告有上报-分析-责任确认-系统整改-落实反馈等完整流程和制度;相关制度与流程有利于主动报告;定期对护士进行安全警示教育。跌倒发生后护理人员除及时上报以外,还应在护理病历中及时记录跌倒的过程、跌倒的结果和处置。护理部、病区每月进行全院和病区跌倒数据的收集和统计分析,每季度向医院质量管理委员会汇报。根据监测结果,可以检验临床护理实践、组织体系、规章制度是否合理,预防跌倒的措施是否落实到位,了解患者跌倒的风险是什么、本医院护理工作的效力和效率如何、护理人员是否短缺、护理临床工作经验是否缺乏、护士防范患者跌倒的知识是否缺乏等问题。通过寻找相关原因并制定整改计划;按照计划实施落实;监测过程、维持改进;改进后的结果与基线比较,确认整改措施是否有效。如无效果,需要改变措施,进入下一轮的持续质量改进。

五、评述

据美国疾病控制与预防中心(CDC)的调查数据显示,跌倒是老年人非致死性损伤和伤害死亡的主要原因,据估计,每年 65 岁以上的老年人跌倒的发生率为 33%,其中 20%~30% 的人遭受中度到重度跌倒所致的损伤,包括骨折和头部创伤,从而导致死亡率上升、严重致残等;由于跌倒患者群体呈逐年上升趋势,给社会造成的经济负担也很严重。因此,跌倒已成为值得关注的公共卫生问题。很多国家已经或正在把住院患者跌倒发生率作为临床护理质量控制的一项指标。美国医疗机构联合委员会在患者安全目标中指出,跌倒是护理质量的核心指标,也是护理的一项敏感指标。

(一)多团队合作

Merrett 等认为跌倒的发生与患者的疾病、生理、心理、所用的药物和周围环境等密切相关,因此,跌倒的预防措施也是全面和多方位的,不能把预防跌倒的工作仅仅作为护理部门的职责,应该通过不同领域的专业人员合作来预防跌倒。文献报道,护理人力资源配置、外部环境、患者个体因素等都会对跌倒和跌倒造成的伤害产生影响。预防患者跌倒是一个系统工程,需要医师、护士、后勤服务等及家属等共同参与。Graham 等认为,一个完整的跌倒预防项目需要跨学科的团队去完成,这个团队成员包括每个护理单元的护士代表、药剂师、康复人员、风险管理者和管理员等。Wright 等于 2007 年提出,沟通、政策和程序、团队合作是成功进行跌倒管理的 3 个要素。Miake-Lye 等通过文献系统回顾(包括 4 个 Meta-分析涉及 19 项研究)表明,强调多元化策略预防跌倒,其中包括跌倒风险的评估、患者教育等在住院患者中的应用,可降低跌倒的相对风险高达 30%。Ireland 等针对各种各样患者的需求、复杂的临床实践环境和有限医疗资源,对传统的干预措施进行了改革,强调主动地利用证据、员工参与、专家咨询、政策和协议、员工和患者教育等措施,在 60 个临床中心的实施证实了能降低年跌倒率达 20%。Bonuel 等于 2011 年提出 CATCH 模型,建议跨学科团队成员每月定期召开会议,讨论跌倒的案例,并发挥头脑风暴提出可能有效减少跌倒发生的预防策略。包括:制作住院患者跌倒预防宣传册和家庭预防跌倒小册子;重新评价医院的跌倒政策和程序是否与联合委员会及以证据为基础的跌倒预防实践相一致;为员工创建醒目的跌倒教育海报;制作适合本院的跌倒预防视频;开发患者跌倒报告的查检表;将一个新的患者跌倒风险评估模板和跌倒有关的文件模版结合到教育规划中;重新评估医院现有的跌倒预防能力;完成各学科间有关跌倒的教育等预防措施。

(二)跌倒风险评估量表的选择

为了减少患者因跌倒造成的伤害风险,JCAHO中指出,各医院应该建立降低患者跌倒的计划,其中包括评估患者的跌倒风险,并采取措施减少风险和降低跌倒导致的伤害风险。

Dana 等指出需使用标准化的风险评估工具评估跌倒的风险。在国外用于预测住院患者跌倒的评估量表有许多种,其中托马斯跌倒风险评估工具,Hendrich 跌倒风险评估表,摩尔斯跌倒评估量表和约翰霍普金斯跌倒风险评估量表。4 个量表研究较多,是相对较成熟的量表。

1.托马斯跌倒风险评估工具

托马斯跌倒风险评估工具是 Oliver 等在 1997 年研制的,量表主要包括 5 个条目:意识不清/躁动不安;步态不稳;曾发生过跌倒;常上厕所的需求;视觉不佳且造成日常生活功能障碍。评估总分≥2 分表明跌倒高风险,需要实施防跌倒措施。Oliver 等对托马斯跌倒风险评估工具进行测评,表明其敏感度为 93%,特异度为 87%,阳性预测率为 62%,阴性预测率为 98%。应用此量表评估患者的跌倒风险花费时间短,较容易完成,是专为老年人设计的跌倒风险评估量表,缺点是评估中考虑跌倒内在因素较多,而忽略了外在因素如环境因素等。

2.Hendrich 跌倒风险评估表

Hendrich 跌倒风险评估表是 Ann Hendrich 等在 2003 年研制的。研究者在一家三级综合医院,通过病例对照研究(355 例/780 例),从 600 多条跌倒危险因素中最终筛选出 8 个条目:意识模糊/定向力障碍/行为冲动;排泄状态/抑郁状态;头晕/眩晕;男性;服用抗癫痫类药物;服用苯二氮䓬类药物;起立一行走测试。量表总得分≥5 分被认为是跌倒高危人群,提示护理人员应实施护理干预措施,预防患者跌倒。此量表是目前最新的跌倒风险评估量表,是专门应用于成年住院患者的跌倒风险评估,敏感度为 74.9%、特异度为 73.9%,评定者间信度为 100%。量表简短,使用方便,3~5 分钟即可完成跌倒风险的评估。

3.摩尔斯跌倒评估量表

摩尔斯跌倒评估量表是由 Morse 等在 1989 年研制的,包括 6 个条目:精神状态不佳;步态/移位障碍;曾发生跌倒;行走需辅具;次诊断;附加医疗设备(IV/检测器/导管)。得分 0~24 分为跌倒低危人群,25~44 分为跌倒中危人群,45 分以上为跌倒高危人群。研究者对加拿大的医院、护理院、康复中心的 16 个病房的 2 689 例患者做了测试研究,其中 41% 是 65 岁以上的老年人。当临界值为≥45 分时敏感度为 73%,特异度为 75%,阳性预测率 4%,阴性预测率为99%。此量表可以应用于社区、护理院及医院的所有患者。

4.约翰霍普金斯跌倒风险评估量表

约翰霍普金斯跌倒风险评估量表是由美国约翰·霍普金斯大学医学院在 2003 年研制的,包括 7 个条目:年龄;跌倒史;排泄(大、小便);使用高风险跌倒的药物;携带的导管;活动能力;认知。得分 0~5 分为低危跌倒风险值,6~13 分为中危跌倒风险值,13 分以上为高危跌倒风险值。有学者应用美国约翰霍普金斯大学医院跌倒危险评估表中文版对住院老年患者进行跌倒危险性的评估,将患者分为高度、中度和低度跌倒危险并给予相应的护理措施,结果经过 1 年的临床研究和效果观察,某老年病房跌倒发生率由预防跌倒分级管理方案实施前 0.045% 下降到 0.015%。

对于跌倒评估的频次,JCAHO强调住院患者每天评估 1 次,患者转科、病情改变或跌倒后需再次评估。Gustafson 等认为患者入院时即完成跌倒风险的评估,然后在评估的基础上,按照医院的政策和程序采取措施,降低跌倒的发生。

（三）跌倒重在预防

美国、英国、新加坡、日本、加拿大等发达国家，已在社区、医院、养老院等建立了不同规模的预防跌倒团队，团队成员包括医师、护士、药师、心理治疗师、康复或作业治疗师、生物工程技术人员、社会工作者、社会学家、流行病学家、社区警察等。Cumming 报道，通过跌倒预防，养老院老年人跌倒率降低了 26％且两年内未发生与跌倒有关的入院事件。

跌倒是由环境、生理、病理和心理等因素综合作用的结果。国内外相关研究已证实，给予患者综合性预防，能有效降低住院患者跌倒发生率。然而，到目前为止，所有的研究都片面强调护士的作用，而忽略了其他医务人员（如医师、药师、康复治疗师、后勤、设备人员等）在患者跌倒防范中的作用。因此，以跌倒高危因素为切入点，以多学科合作、综合预防为核心，防患于未然，降低住院患者跌倒率和跌倒伤害率。

（四）数据的真实性和便捷性

据统计，每年有 20％的住院老年患者发生跌倒，其中 5％～15％的跌倒造成脑部损伤、软组织损伤、骨折、脱臼，但实际跌倒上报的发生率偏低。据国外报道，42％住院跌倒患者造成了伤害，8％住院跌倒患者造成了严重伤害。国内报道，70.28％住院跌倒患者造成了伤害，23.74％住院跌倒患者造成了严重伤害。那么高的伤害率有可能存在跌倒漏报的现象，尤其跌倒后没有造成伤害的案例可能被忽视了。目前，国内有关跌倒率和跌倒伤害率并没有统一的计算标准，如果分母、分子的纳入、排除标准不一致，本质上就没有可比性。不同医院收治的病种和病情严重度不一样，导致发生跌倒的风险因素就不一致，那么可比性也较差。因此，要加强教育，必须明确指标监测的意义，指标的监测并不是进行好坏的排序，而是为了自我前后对照、与标杆对照、与目标值对照，帮助机构找差距，找问题，进行持续质量改进。同时，要普及临床护理信息系统，把跌倒相关信息直接植入病历书写模块，那么，数据就可以直接从信息源头抓取，保证了数据的真实和便捷。

（五）关注过程指标

进行指标监测时，不能仅仅关注结果指标，还要关注导致该结果的相关要素（过程）指标，如跌倒的评估、个体化护理计划的制定、预防措施的落实，从而进行过程改进。

（六）跌倒指标计算

不同科室的跌倒指标要分别计算，尤其产科、康复科、儿科、精神科的住院患者跌倒发生率应单独计算，因其发生跌倒的原因和预防策略有其特殊性。

六、此指标与其他敏感指标的关联和联合应用

近年来，有研究提示护理单元的人员配置，尤其是专业护士的数量和专业水平，可能会影响跌倒事件的发生率。护士有责任识别出具有较高跌倒风险的患者，并且有义务制订相应的护理计划来将此风险最小化。护理人员短缺，经验不足，以及专业知识欠缺均可使患者受伤的风险增加。较高的跌倒发生率则提示医院管理部门需要对识别、预防"跌倒高危"患者相关的临床及组织过程进行检视，并考虑是否可能存在人员短缺的情况，包括是否存在护患比低下、护理时数不足、护理人员由于学历层次和教育水平不够导致的经验匮乏，以上因素可以导致组织对患者存在的跌倒风险感知能力和预防能力低下等。对住院患者跌倒发生率的监测可以有效评价医院患者安全管理水平和护理质量，能敏感地影响护理实践，指导护理工作者针对问题主导和进行持续质量改进工作。在一定程度内提高护患比、住院患者每 24 小时平均护理时数、本科及以上学历护

士的占比,改善不同级别护士的合理配置等指标,对降低住院患者跌倒发生率和伤害率都起着非常大的作用。

(刘　静)

第五节　院内压疮发生率

一、概述

通过监控院内压疮发生率,可分析院内压疮发生的趋势、特征及其影响因素,通过采取针对性的压疮护理措施与管理,进一步减少院内压疮的发生,减少皮肤损伤对患者造成的直接和间接伤害。

二、指标的定义和意义

(一)指标定义

1.压疮

美国国家压疮咨询委员会(National Pressure Ulcer Advisory Panel,NPUAP)和欧洲压疮咨询会(European Pressure Ulcer Advisory Panel,EPUAP)联合定义压疮:皮肤和皮下组织的局限性损伤,通常发生在骨隆突处,一般由压力或压力联合剪切力引起。因弥漫性蜂窝织炎、散在性的胶带撕脱伤、动静脉功能不全、糖尿病相关神经病变及失禁造成的皮肤损伤均为非压力因素导致,不属于压疮范畴。压疮包括医院获得性压疮(hospital-acquired pressure ulcers,HAPU)和社区获得性压疮(community-acquired pressure ulcers,CAPU),这里重点阐述的是住院患者的压疮,通常以"院内压疮发生率"和"压疮现患率"来描述。

2.医院获得性压疮

医院获得性压疮又称院内压疮,是指患者在住院期间获得的压疮,即患者入院24小时后新发生的压疮,也包括社区获得性压疮患者在住院24小时后又发生了新部位的压疮。入院24小时内发生的压疮应纳入社区获得性压疮。

3.院内压疮发生率

院内压疮发生率是指统计周期内住院患者压疮新发病例数与周期内住院患者总数的百分比。

4.压疮现患率

压疮现患率是指在某一特定时点住院患者中已经发生压疮的总人数(包含 HAPU 和CAPU)与该时点住院患者总数的百分比。

(二)指标的意义

压疮的发生会增加患者的痛苦、住院时间、医疗费用和病死率,给患者、家庭和社会带来沉重负担,也增加护理工作量。在严重压疮治疗过程中,患者感受到的疼痛程度不亚于一般的癌性疼痛。在英国,每治愈1例Ⅰ期压疮需 1 064 英镑,Ⅳ期压疮需 10 551 英镑;在美国,每治愈1例压疮需要 2 000 美元~70 000 美元。压疮还延长患者住院时间,增加出院 30 天内的再住院率。院内压疮的发生,除了与患者自身因素(如疾病严重程度、年龄、营养状况)有关外,还与临床护士认知因素(如对压疮风险防范意识不强、专业知识掌握不全面)、行为因素(如专业护理不到位、健康宣教未落实、对患者的动态评估不及时、压疮护理措施不规范、针对个体的压疮防范重点不到位),以及其他因素(如护理人力不足、防范设施不完善、管理者监控的时效性滞后)密切相关,除患者因素外,护理人员认知、行为及人力等因素均是护理服务范畴内的活动。

另一方面,护士是患者皮肤直接护理者和观察者。护理人员通过院内压疮发生率的监测,分析院内压疮发生的现状、趋势、特征及影响因素,为其预防、控制等管理活动提供科学依据,以进行历史性、阶段性的自身比较,或与国家、地区标杆水平进行横向比较,并进行目标性改善,可避免院内压疮发生,减轻患者痛苦,提高其生活质量。

三、测量方法

(一)计算公式

1.院内压疮发生率

院内压疮发生率=同期住院患者压疮新发病例数/统计周期内住院患者总数×100%

该公式用于计算某时间段医疗机构院内压疮发生率,能较为客观地反映院内压疮发生情况和压疮管理质量,使用简单,可操作性强,国内外普遍使用。由于临床对Ⅰ期压疮的评估存在一定困难(如肤色较深的人群),以及对Ⅰ期压疮预期的乐观认识,存在不报和漏报的现象。为使压疮发生率能准确反映压疮发生情况,可通过现患率的调查来佐证发生率的准确和真实。同时在计算时分类统计出包含Ⅰ期压疮和不含Ⅰ期压疮两个数值更为客观。院内压疮发生是一个持续动态过程,通过早期干预,可以防止已发生的压疮进一步恶化。减少Ⅲ～Ⅳ期压疮的发生率是医院压疮管理的重要目标,可以更好地反映医院压疮的综合管理水平。

2.院内压疮现患率

压疮现患率=某一特定时点住院患者压疮病例数/该时点住院患者总数×100%

该公式用于计算某一个特定时点的压疮现患率,能较为全面反映压疮的存在情况,包括社区获得性及医院获得性的压疮,国内外均较多使用。压疮现患率常用于分析压疮流行趋势、流行特征,也可以来佐证临床压疮发生率的真实性,了解压疮现存情况,可反映护理管理质量。

(1)不同分期压疮构成比:反映了某一特定时点不同分期的压疮构成情况。

某期压疮构成比=某一特定时点某期压疮个数/该时点压疮总个数×100%

(2)不同部位压疮构成比:一般反映某一特定时点不同部位的压疮构成情况。

某部位压疮构成比=某一特定时点某部位压疮个数/该时点压疮总个数×100%

(3)不同风险患者压疮构成比:反映了某一特定时点压疮风险患者发生压疮的情况。压疮风险患者是根据压疮风险评估量表评估的,对于普通病房的患者,采用患者确诊压疮前的最严重风险评分;而对于ICU患者,采用患者确诊压疮前的最后风险评分;然后根据评分来判断患者是否有发生压疮的风险及风险的级别(包括低危、中危、高危和极高危患者)。

某等级风险患者压疮构成比=某一特定时点某等级风险患者发生压疮病例数/该时点压疮总例数×100%

(二)数据及来源

计算院内压疮发生率涉及的信息包括统计周期内住院患者总人数及这些患者新发生压疮的例数。临床护士根据压疮风险评估工具对患者进行评估(24小时内),被确定为具有压疮风险或已发生压疮的患者,填写其基本资料、风险评分、压疮部位、分期及处理措施等信息,并持续动态评估(通过电子或手工上报表)。通过医院电子记录系统或手工报表的方法,提取统计周期始日(取 0:00)仍留院人数,加上统计周期内新入院患者数,即为周期内住院患者总数(分母)。定期通过电子系统或手工上报表合计该周期内的压疮发生例数(分子)。随着医院电子系统管理日趋成熟,通过计算机统计一定周期内的压疮发生例数和住院患者人数也变得更简单、便捷,然后依据计算公式得出压疮发生率的数值。

四、指标的使用方法

院内压疮发生率主要用于护理质量的评价,也可以通过其与护理结构、过程指标的关联性来推断风险因素并提供相关的支持。无论应用在哪个方面,只要应用得当,都有助于临床护理工作的有序开展,进而预防院内压疮的发生、保障患者的安全。

(一)院内压疮发生率与护理质量的评价

评价一家医院的压疮护理质量,最客观的评价指标就是院内压疮发生率。实施院内压疮发生率的监控,可以帮助医疗机构及时监测该项患者安全指标,促进医院质量改进。持续开展院内压疮发生率的监测,可以了解医院院内压疮发生的现况、趋势,并与国家、地区标杆质量和基线水平相比,有助于发现自身存在的问题,从结构指标和过程指标中寻找致伤因素,以促进压疮护理质量的提升。持续监测、反馈信息,应纳入护理质控系统中,作为护理质量持续改进的一部分,以提高相关科室护理人员对压疮预防的认识,增强对压疮护理的重视程度,不断更新压疮相关知识,降低院内压疮发生率,改善压疮患者皮肤损伤的结局,提高压疮管理的效果。

(二)压疮护理质量与护理结构、过程指标的关联性推断

当管理者同时获取了医院/科室院内压疮发生率和其他护理结构、过程指标的数值,则可通过数据分析来推断它们的相关性和关联特征。例如,美国护理协会(American Nurses Association, ANA)在 2004－2011 年对美国 733 所医院开展的一项研究发现,随着患者护理时数的增加,院内压疮发生率随之降低,即护理时数与院内压疮发生率存在负相关关系($OR=1.04, P<0.01$)。由此分析出患者护理时数与压疮发生率的关联特征(图 1-2)。因而,若院内压疮发生率与患者护理时数密切关联,则护理时数很可能就是引起院内压疮发生率变化的原因之一,管理者应当考虑以患者的护理时数为切入点,改进护理质量,降低其发生率。

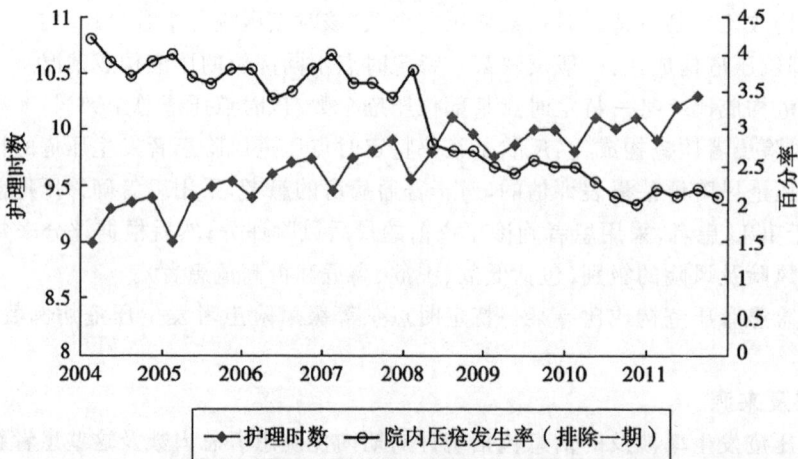

图 1-2　2004－2011 年美国 773 所医院患者护理时数与院内压疮发生率关系

由上得出,这样的关联性分析能够给上级部门提供科学的数据,将这些数据及时反馈给护士长、科主任、护理部、院长或其他护理单元的决策者,有助于发现压疮发生的真实原因,有的放矢地进行质量改进。

五、评述

欧美国家于多年前就开展了院内压疮发生率的调查工作,并有统一的平台上传、汇总、公布调查数据,指导临床实践。这说明开展院内压疮监测、建立压疮护理质量监控数据库已是全球性趋势。如何降低压疮发生率、提高质量管理的效率,对压疮数据的监测还需注意以下工作。

(一)专业护理队伍合作以预防为主

美国多所医院纷纷开展了以"减少院内压疮至零发生"为目标的预防研究,循证依据认为需要采用多种形式、多种方法的预防护理(如建立多学科护理小组或项目),才能达到较好的预防效果。美国迈阿密大学医院建立了由伤口造口失禁护理专科护士、临床护理专家(Clinical Nursing Specialist,CNS)、营养专家、临床教育者等组成的多学科护理小组,全员培训压疮预防知识、指导Braden量表评估方法、制定皮肤护理策略、更新床和床垫、选择和使用减压产品、每月调研一次压疮发生率,结果显示院内压疮发生率由干预前(2009 年)的 17.4% 降至干预后(2012 年)的4.1%。McGuinness 等报道,建立由伤口造口失禁护理专科护士、CNS 等专业人员组成的皮肤和伤口评估小组(Skinand Wound Assessment Team,SWAT),每周对所有患者进行一次全身皮肤检查,记录和测量所有压疮,指导护士如何实施预防计划和使用压疮预防及伤口护理产品等,结果院内压疮发生率在 3 年内下降了 61%。我国原南京军区总医院建立了以造口治疗师为督导、各专科护理骨干为组员的多学科伤口护理小组,设计并启动了压疮预警管理项目,包括制定全院预防压疮护理规范,培训护士正确使用 Braden 量表(表 1-2)和采取恰当的压疮预防护理措施,每月定期调研全院压疮发生率,有效提高了护士执行预防压疮护理的准确性和规范性。

表 1-2 Braden 压疮风险评估量表

项目	评分			
感知 机体对压力所引起的不适感的反应能力	1.完全受限 对疼痛刺激没有反应(没有呻吟、退缩或紧握)或者绝大部分机体对疼痛的感觉受限	2.大部分受限 只对疼痛刺激有反应,能通过呻吟、烦躁的方式表达机体不适;或者机体一半以上的部位对疼痛或不适感感觉障碍	3.轻度受限 对其讲话有反应,但不是所有时间都能用语言表达不适感,或者机体的1~2 个肢体对疼痛或不适感感觉障碍	4.没有改变 对其讲话有反应,机体没有对疼痛或不适的感觉缺失
潮湿 皮肤处于潮湿状态的程度	1.持久潮湿 由于出汗、排尿等原因皮肤一直处于潮湿状态,每当移动患者或给患者翻身时就可发现患者皮肤是湿的	2.经常潮湿 皮肤经常但不总是处于潮湿状态,床单每天至少每班换一次	3.偶尔潮湿 每天大概需要额外换一次床单	4.很少潮湿 皮肤通常是干的,只需按常规换床单即可

项目	评分			
活动能力 躯体活动的能力	1.卧床不起 限制在床上	2.局限于轮椅活动 行动能力严重受限或没有行走能力	3.可偶尔步行 白天在帮助或无需帮助的情况下偶尔可以走一段路。每天大部分时间在床上或椅子上度过	4.经常步行 每天至少两次室外行走,白天醒着的时候至少每2小时行走一次
移动能力 改变/控制躯体位置的能力	1.完全受限 没有帮助的情况下不能完成轻微的躯体或四肢的位置变动	2.严重受限 偶尔能轻微地移动躯体或四肢,但不能独立完成经常或显著的躯体位置变动	3.轻度受限 能经常独立地改变躯体或四肢的位置,但变动幅度不大	4.不受限 独立完成经常性的大幅度体位改变
营养 平常的食物摄入模式	1.重度营养摄入不足 从来不能吃完一餐饭,很少能摄入所给食物量的1/3,每天能摄入2份或以下的蛋白量(肉或者乳制品),很少摄入液体,没有摄入流质饮食,或者禁食和/或清液摄入或静脉输入大于5天	2.营养摄入不足 很少吃完一餐饭,通常只能摄入所给食物量的1/2,每天蛋白摄入量是3份肉或乳制品。偶尔能摄入规定食物量,或者可摄入低于理想量的流质或者管饲	3.营养摄入适当 可摄入供给量的一半以上。每天4份蛋白量(肉或者乳制品),偶尔拒绝肉类,如果供给食物通常会吃掉,或者管饲或TPN能达到绝大部分的营养所需	4.营养摄入良好 每餐能摄入绝大部分食物,从来不拒绝食物,通常吃4份或更多的肉和乳制品,两餐间偶尔进食。不需其他补充食物
摩擦和剪切力	1.有此问题 移动时需大量的帮助,不可能做到完全抬空而不碰到床单,在床上或椅子上经常滑落。需要大力帮助下重新摆体位。痉挛、挛缩或躁动不安通常导致摩擦	2.有潜在问题 躯体移动乏力,或者需要一些帮助,在移动过程中,皮肤在一定程度上会碰到床单、椅子、约束带或其他设施。在床上或椅子上可保持相对好的位置,偶尔会滑落下来	3.无明显问题 能独立在床上或椅子上移动,并且有足够的肌肉力量在移动时完全抬空躯体。在床上或椅子上总是保持良好的位置	

多项分析研究表明,通过专业的评估、追踪及多学科团队的综合预防和整体管理,可以有效预防患者住院期间发生的Ⅲ~Ⅳ期压疮。宏观上加强对院内压疮的预防、监测和管控,细节上做好个案管理和相关研究,将压疮预防的先进理念与实践相结合,可以有效降低院内压疮发生率。

（二）关于院内压疮发生率和现患率

院内压疮发生率和现患率是反映住院患者压疮发生状况的两个指标,两者从不同角度诠释了医院压疮新的发生和在院患者压疮总体状况。现患率是某一时间截面某一医疗机构压疮现况,容易收集和获取数据。在压疮数据统计中,目前大多数文献均采用了现患率调查,统计得出现有压疮患者数去除院外带入压疮数,可以粗略得出院内压疮发生率,这与发生率指标数值有出入,也难以准确反映院内压疮在一段时期内演变状况及特征。美国质量论坛将院内压疮发生率作为衡量护理质量的一个指标,若同级别医院院内压疮发生率越高,则表明其皮肤护理管理质量越差。

(三)数据来源准确性

目前国内在压疮管理过程中,由于研究对象、调查工具、数据收集过程等不同,导致数据的形成缺乏科学性、有效性。不同国家院内压疮现患率和发生率的结果存在差异,如我国的调查结果普遍低于欧美国家。这可能与国家医疗制度有关,如与住院人群、患者病情及所接受的治疗和预防措施等不同有关,还可能与不同地域人群的体型、生活习惯、饮食结构有关。美国住院患者多为病重、手术患者或卧床者,而我国分级诊疗未建立,住院患者病情轻重不一。随着我国医疗安全意识、不惩罚文化的建立,以及分级诊疗的深入,不同层级医院的压疮发生率会有一个更客观的数据。

国际联合委员会(JCI)护理敏感指标实施指南及国外部分研究将Ⅰ期压疮不纳入统计范畴,原因是对Ⅰ期压疮进行评估时存在一定困难(尤其是肤色较深的人群)、护士对Ⅰ期压疮认知的差异及乐观的预期,导致护士存在不报和漏报的现象。因此在监测时应分类统计,计算包含Ⅰ期压疮和不包含Ⅰ期压疮两个数值,使数据更为准确客观,利于比较和分析。此外,美国护理质量指标国家数据库及JCI护理敏感指标实施指南将在监测时不具备医学稳定性、无法进行评估的患者(如休克、疼痛无法控制、骨折待修复及濒死等患者压疮不再是治疗目标者)排除压疮监测范畴,但在当前国内护理工作中,出于对患者皮肤完整性、舒适、尊严及人文关怀等方面考虑,仍将其作为压疮管理的对象。

(四)压疮管理应关注重点对象

1.重点科室

Lahmann 等对德国 256 所医院 2002—2009 年 32 400 例住院患者资料进行回顾性分析,比较 ICU 与普通病房患者压疮发生率,结果表明普通病房患者压疮发生率为 3.9%,而 ICU 压疮发生率高达 14.9%;国内对多所综合性医院压疮发生率的调研显示,院内压疮发生率前三位的科室排序分别为 ICU、老年科、神经内科。因而,重点防控 ICU、老年科等高发科室,可提高压疮管理效率。

2.重点人群

(1)风险患者:Delmore 等的一项关于足跟部压疮的病例对照研究显示,压疮组患者入院时 Braden 评分平均为(15±3)分,而对照组平均为(20±3)分,差异具有统计学意义,通过 Logistic 回归分析得出:Braden 评分≤18 分是足跟部压疮发生的独立危险因素;Eberlein-Gonska 等的研究表明,Braden 评分每减少 1 分,院内压疮的发生率增加 1.19 倍。

(2)老年患者:Leijon 等研究表明,年龄与压疮发生率密切相关。Sullivan 等对 59 个压疮预防研究进行系统评价,发现老年是最常见的院内压疮发生人群;Lyder 等的研究中,≥65 岁的老年患者占院内压疮的 82.9%。随着我国老龄人口比例的增加,重视对老龄患者及其照护者压疮预防的教育,早期对脆弱老化皮肤进行保护、个体化失禁控制、积极体位调整等,可有效降低压疮发生的风险。

(3)儿童患者:Schindler 等对 9 所医院儿科重症监护病房(PICU)患儿的一项研究显示,≤2 岁、住院时间≥4 天、机械通气、体外膜肺治疗的患儿更易发生压疮,压疮的发生多因治疗所用的医学装置,如导管、氧饱和度探头、电极线等,增加了患儿压疮发生的可能性。因此,在压疮预防与管理中,婴幼儿患者作为高危人群应重点关注,如增加评估的频次、改善营养状态、选择合适的支撑面及保护装置等,均可减少压疮的发生。

(4)低营养状态患者:Desneves 等研究表明,体重减轻、蛋白质或能量摄入不足、脱水、低蛋白血症等低营养状态是压疮发生的独立危险因素;Stratton 等也认为,体重下降、低体重指数与营养摄入不足是导致压疮的重要危险因素。鉴于此,护士需使用有效而可靠的筛查工具,判断患者的营养风险,联系注册营养师或跨学科营养团队,并实施个体化营养支持计划,改善患者营养状态,有助于降低院内压疮发生率。

(5)病情危重患者:AlmirallSolsona 对医院 ICU 一年收治的患者调查结果显示,APACHEⅡ评分的增高会促使院内压疮的发生、发展;国内对 735 名 ICU 住院患者的调查结果表明,压疮发生风险与APACHEⅡ评分成正相关关系,表明患者病情越严重,发生压疮的风险性增加。所以,通过体位调整、更换支撑面及营养支持等措施,强化危重患者压疮的预防与护理,是压疮护理管理的重点。

(6)脊髓损伤患者:压疮是脊髓损伤后最常见的并发症,是导致患者死亡的主要因素之一,其发生与脊髓损伤无直接的因果关系,而是运动功能受损的后果。因此,对于脊髓损伤坐位患者,由于畸形会导致压力再分布,应让患者坐在可适合身体形态的、压力分散均匀、高陷入或可减压的座位支撑面上;对于卧床患者,提供适当的辅助设备,鼓励患者定期调整体位,协助其维持合适的体位,可有效预防压疮发生或促进已有的压疮愈合。

六、此指标与其他敏感指标的关联和联合应用

(一)与护理时数的关系

现有研究表明,护理时数的变化影响院内压疮的发生率。国外研究报道,当护理时数减少时,院内压疮呈上升趋势,当护理时数增加时,院内压疮呈下降趋势。调查结果也强调,院内压疮发生主要与护理时数有关,充足的护理时间有利于预防压疮。因此,增加住院患者的护理时数,有助于护士做好患者的细节护理,有效预防压疮发生。

(二)与约束具使用率的关系

医源性制动常需要约束,由此引起患者活动量下降、卧床时间延长,造成皮肤易损,压疮发生率增高。Manzano 等调查显示,由于机械通气患者的制动、感知觉丧失及频繁的血流动力学监测等原因,易发生压疮。当进行医源性制动时,会增加约束具的使用,而约束具的使用也在一定程度上增加了院内压疮的发生。

(武萍萍)

第二章

常见症状的护理

第一节 呼吸困难

呼吸困难是指患者呼吸时主观上自觉空气不足或呼吸急促,客观上可看到患者呼吸活动费力、辅助呼吸肌参与呼吸运动,以增加通气量。呼吸频率、深度与节律发生异常,严重时可出现张口、抬肩、鼻翼翕动、发绀甚至端坐呼吸,而引起严重不适的异常呼吸。正常人在安静状态下,因年龄不同,呼吸次数有很大的差异,一般情况下,呼吸频率随年龄的增长而减慢,但当从事运动或情绪波动时,呼吸次数也会有明显的变化。

一、病因与发病机制

(一)病因

呼吸困难的发生与呼吸运动密切相关,调节呼吸运动的机制有以下几种。①神经调节:包括各种反射系统和高级中枢神经系统。②呼吸力学:主要为弹性阻力与非弹性阻力。③气体交换:通过气体交换,机体吸入氧,呼出二氧化碳。

一般来说,呼吸运动受很多因素的影响,如年龄、运动、睡眠、精神兴奋、剧痛等均可使呼吸次数减慢或增快。临床上当人体呼吸不能适应机体的需要时,则发生呼吸困难,呼吸困难常见于呼吸、循环、神经、血液系统疾病及中毒患者。

1.呼吸系统疾病

(1)喉部疾病:主要是因为肺外的通气路径即上呼吸道阻塞,如吞入异物、喉头血管性水肿、白喉等。

(2)气管、支气管疾病:支气管哮喘、毛细支气管炎、异物、肿瘤、气管或支气管受压(如甲状腺肿大、主动脉瘤、纵隔肿瘤)。

(3)肺部疾病:肺炎、肺脓肿、肺不张、肺梗死、弥漫性肺结核、肺动脉栓塞等。

(4)胸膜疾病:胸膜炎、胸腔积液、自发性气胸、血胸等。

(5)胸壁改变:多源于胸廓畸形,如漏斗胸、鸡胸、脊柱侧弯或后侧弯、后弯、前弯及脊柱炎等。

(6)呼吸肌病变:呼吸肌麻痹是由于横膈神经受损或格林巴利综合征造成支配呼吸肌的运动神经元损害。

2.心脏疾病

充血性心力衰竭、心包大量快速积液等。

3.血液变化

重度贫血、失血、一氧化碳中毒、糖尿病、尿毒症等。

4.神经精神性疾病

脊髓灰质炎、吉兰-巴雷综合征所致的肋间肌或膈肌麻痹、脑出血、癔症、重症肌无力等。

5.其他

大量腹水、气腹、腹腔内巨大肿瘤、怀孕后期等。

(二)发病机制

造成呼吸困难的机制大致分为以下几个方面。

1.通气不足

(1)呼吸道阻力增加。

(2)呼吸运动受限,胸肺顺应性降低,顺应性由弹性决定,弹性丧失,则由不顺应变为僵硬。

(3)呼吸肌的神经调节或胸廓功能障碍。

2.弥散功能障碍

肺泡中的氧透过气-血间的一切屏障进入血液并与血红蛋白结合的量下降。肺泡-毛细血管膜面积减少或肺泡-毛细血管膜增厚,均会影响换气功能而导致呼吸困难。

3.肺泡通气与血流比例失调

肺泡通气与血流比值大于或小于 0.8 时,分别造成无效通气与生理性动静脉分流,导致缺氧。

4.吸入的氧气不足

空气中的氧含量较低或组织无法利用氧,如氰化物中毒,不正常的血红蛋白无法携带氧气,虽有足够的氧气到达组织,但是却无法为组织所利用等。

由于以上因素刺激延髓呼吸中枢,增加呼吸肌的工作量,企图增加氧的供给量,从而造成呼吸困难的症状。

二、分类

(1)按其病因可分为呼吸源性、心源性、血源性、中毒性、神经精神性呼吸困难。

(2)按其发病急缓可分为突发性、阵发性和慢性呼吸困难。

(3)按其程度可分为轻度呼吸困难,即指运动时出现呼吸困难;中度呼吸困难,指安静状态下无症状,但稍微运动即造成呼吸困难;重度呼吸困难,指安静状态下也出现明显的呼吸困难。

(4)按呼吸周期可分为吸气性呼吸困难,指吸气时出现显著的呼吸困难,有明显的三凹征,即吸气时胸骨上窝、锁骨上窝、肋间隙出现凹陷;呼气性呼吸困难,指呼气费力,呼气时间延长;混合性呼吸困难,指吸气与呼气均费力。

三、临床表现

(一)呼吸困难会导致呼吸频率、节律及深度的变化

1.潮式呼吸

即陈-施呼吸,指呼吸由浅慢至深快,再由深快至浅慢直至暂停数秒,再开始如上的周期性

呼吸。

2.间停呼吸

即毕奥呼吸,指在有规律地呼吸几次后,突然停止呼吸,间隔一个短的时期后,又开始呼吸,如此周而复始。

3.叹息样呼吸及点头呼吸

叹息样呼吸及点头呼吸是临终性呼吸。

4.呼吸频率异常

呼吸频率异常指呼吸过快或过慢。

5.呼吸深度异常

呼吸深度异常指呼吸深大或呼吸微弱而呼吸频率不变,也可为频率、深度均异常。

(二)循环系统反应

呼吸困难刺激心脏使心率加快,心搏出量增加,血压上升。但严重呼吸困难可导致血压、脉率和搏出量下降,而发生心肌缺氧、坏死、心律失常,甚至心搏骤停。表现为出冷汗、发绀、胸部压迫感、杵状指等。

(三)中枢神经系统反应

呼吸困难可致低氧血症和高碳酸血症,神经细胞对低氧极为敏感。一般说来,轻度低氧血症时,最早出现的功能紊乱表现在智力、视觉方面,短暂或轻微的缺氧后功能可迅速恢复,重而持久的缺氧则导致神经细胞死亡。严重时,可出现脑皮质功能紊乱而发生一系列功能障碍,直接威胁生命。中枢神经系统功能障碍表现为头痛、不安、空白与记忆障碍、计算障碍、精神紊乱、嗜睡、惊厥、昏迷等。

(四)泌尿系统反应

呼吸困难引起轻度缺氧时,尿中可出现蛋白、红细胞、白细胞与管型,严重时可发生急性肾衰竭,出现少尿、氮质血症和代谢性酸中毒,甚至无尿。

(五)消化系统反应

呼吸困难致严重缺氧时,可使胃壁血管收缩,降低胃黏膜的屏障作用,出现消化道出血;另外,二氧化碳潴留可增强胃壁细胞的碳酸酐酶活性,而使胃酸分泌增加。

(六)酸碱度与电解质变化反应

呼吸困难可致呼吸性酸中毒、代谢性酸中毒或呼吸性酸中毒合并代谢性酸中毒、呼吸性碱中毒。

(七)耐力反应

严重的呼吸困难致患者能量消耗增加和缺氧,故感胸闷、气急、耐力下降,而使活动量减少。

(八)心理反应

呼吸困难与心理反应是相互作用、相互影响的关系。呼吸困难的心理反应受个性、人群关系、情绪及既往经验等影响。如极度紧张会导致呼吸困难,激怒、焦虑或挫折等易加剧哮喘者的呼吸困难,惊吓、疼痛等易发生过度换气的呼吸困难。呼吸困难一般可导致表情痛苦、紧张、疲劳、失眠;严重时会有恐惧、惊慌、濒死感;慢性呼吸困难患者自觉预后差,另外,家庭经济不宽裕、家属或人群缺乏同情心也可使患者悲观、失望甚至厌世。呼吸困难的病因是否明确、其性质和发作持续时间也会使患者产生不良的心理反应。

四、治疗

(一)药物治疗

常用药物有肾上腺素,为治疗支气管哮喘药,禁用于高血压及心脏病患者,且注射时要测量患者的脉搏、血压等生命体征;异丙肾上腺素,禁用于伴冠心病、心动过速、甲亢的支气管哮喘者,且用量不宜过大,并应舌下含服;氨茶碱,禁用于伴严重心血管病、肾脏病的呼吸困难患者,静脉注射液的配制一般为氨茶碱 0.25 g+25% 葡萄糖 20 mL,缓慢推注,同时应严密观察患者,静脉注射后 4~6 小时再开始口服治疗。本品不宜与麻黄碱或其他拟肾上腺素药同时注射,否则会增加氨茶碱的毒性作用。

(二)氧疗法

氧疗法指用提高吸入气中氧浓度的方法增加肺泡中的氧分压、提高动脉血氧分压和氧含量、改善或消除低氧血症的治疗方法。氧疗吸入气的氧浓度,低的可只稍高于空气,如 24%~28%,高的可达 100%,即"纯氧",应根据呼吸困难的程度而定。氧疗法一般包括使用鼻导管、面罩、气管插管等给氧方式。在氧疗过程中,会因使用不当而出现如下危险。

1.慢性气道阻塞患者

用氧之初,若氧的浓度太高,则有导致二氧化碳积聚的危险,因为这些病的呼吸运动是由低的血氧分压刺激外周感受器所驱动的,一旦用过高浓度氧,则消除了这种刺激,引起通气减少甚至暂停,反而导致更严重的二氧化碳积聚。

2.氧中毒

长时间使用高浓度氧将发生氧中毒。持续用氧 24 小时,胸骨会产生难受的感觉,用 36 小时则发生血氧分压下降,连续用两天 50% 浓度的氧,则可产生氧中毒的反应。

(三)人工机械通气法

人工机械通气是帮助重度呼吸困难者度过危险期的重要手段。使用人工通气,须用气管内插管或气管切开。机械通气类型有间歇正压通气(IPPV)、呼气末正压通气(PEEP)、连续气道正压通气(CPAP)等。

五、护理

(一)护理目标

(1)呼吸困难的程度及伴随症状减轻或消失。

(2)患者舒适感增加。

(3)患者及家属配合治疗的自我管理能力提高。

(二)护理措施

1.减轻呼吸困难

(1)维持患者呼吸道通畅:①对意识清醒、能自行咳嗽、咳痰者,应协助其翻身、叩背,指导其有效咳嗽、排痰的动作。②痰液多且黏稠时,可服祛痰药或行雾化吸入。③对于咳痰无力、痰不易咳出者,应及时给予吸痰。④对于气道部分或完全堵塞、神志不清者,应及时建立人工气道,如行气管切开或气管内插管,进行吸痰。

(2)维持患者的舒适体位:①根据病情,可借助枕头、靠背椅或床旁桌,采取半坐卧或坐位身体前倾的体位,并维持患者舒适。②若无法躺下或坐下,则可采取背靠墙、重心放于双脚、上半身前倾的姿势,使胸廓和横膈放松,以利呼吸。③少数患者也可采取特殊卧位,如自发性气胸者应取健侧卧位,大量胸腔积液患者取患侧卧位,严重堵塞性肺气肿患者应静坐,缓缓吹气。

(3)保证休息:减少活动量,可减少氧及能量的消耗,减轻缺氧,改善心、肺功能。

(4)穿着适当:避免穿紧身衣物和盖厚重被子,以减轻胸部压迫感。

(5)提供舒适环境:保持环境安静,避免噪音,调整室内温、相对湿度,保持空气流通、清新。

(6)稳定情绪:必要时限制探视者,并避免谈及引起患者情绪波动的事件,使患者心情平静。

(7)指导患者采取放松技巧:①吸气动作应缓慢,尽量能保持 4~5 秒,直至无法再吸气后,再缓慢吐气。②噘嘴呼吸以减慢呼吸速率,增加气道压力,减轻肺塌陷,缓解呼吸异常现象。

2.指导患者日常生活方式

(1)禁烟、酒,以减轻呼吸道黏膜的刺激。

(2)进易消化、不易发酵的食物,控制体重,避免便秘、腹部胀气及肥胖,因为肥胖时代谢增加,氧耗量增加,而使呼吸困难加重。

(3)根据自我呼吸情况,随时调整运动类型及次数。

(4)避免接触可能的变应原,减少呼吸困难的诱因。

(5)保持口腔、鼻腔清洁,预防感染。

3.严密观察病情并记录

(1)观察呼吸频率、节律、形态的改变及伴随症状的严重程度等。

(2)及时分析血气结果,以判断呼吸困难的程度。

(3)记录出入水量,如心源性呼吸困难者,应准确记录出入水量,以了解液体平衡情况;哮喘引起的呼吸困难者,在不加重心脏负担的前提下,应适当进水。

4.提高患者自我管理能力

(1)指导患者掌握各种药物的正确使用方法,尤其是呼吸道喷雾剂的使用,并给予回复示教,以确定患者能正确使用。

(2)指导患者及家属执行胸部物理治疗,如呼吸锻炼、有效咳嗽、背部叩击、体位引流等,使之能早日自行照顾。

(3)向患者解释饮食的重要性,使之了解饮食习惯与呼吸困难的利害关系。

(4)教会患者观察呼吸困难的各种表现,严重时应及时就医。

(5)保持心情愉快,适当休息,避免劳累,减少谈话。

(6)向患者解释氧疗及建立人工气道的重要性,使之能理解与配合。

5.氧疗护理

正确的氧疗可缓解缺氧引起的全身各器官系统生理学改变,提高患者的活动耐力和信心。鼻导管氧气吸入较为普遍,一般流量为 2~4 L/min。

(1)轻度呼吸困难伴轻度发绀,$PaO_2 > 34.7$ kPa(260 mmHg),$PaCO_2 < 6.5$ kPa(49 mmHg),可给低流量鼻导管吸氧。

(2)中度呼吸困难伴明显发绀,PaO_2 为 4.7~6.7 kPa(35~50 mmHg),可给低流量吸氧,必要时也可加大氧流量,氧浓度为 25%~40%。

(3)重度呼吸困难伴明显发绀,$PaO_2 < 4.0$ kPa(30 mmHg),$PaCO_2 > 9.3$ kPa(70 mmHg),可给持续低流量吸氧,氧浓度为 25%~40%,并间断加压给氧或人工呼吸给氧。

6.加强用药管理

用药期间应密切监测呼吸情况、伴随症状及体征,以判断疗效,注意药物不良反应,掌握药物配伍禁忌。

（张良红）

第二节 发 热

发热是人体对于致病因子的一种全身性反应。正常人在体温调节中枢的调控下,机体的产热和散热过程保持相对平衡,当机体在致热源的作用下或体温调节中枢的功能发生障碍时,使产热过程增加,而散热不能相应地随之增加,散热减少,体温升高超过正常范围,称为发热。当腋下温度高于 37 ℃,口腔温度高于 37.2 ℃,或直肠温度高于 37.6 ℃,一昼夜间波动在 1 ℃以上时,可认作发热。按发热的高低可分为:低热(37.3～38 ℃)、中等度热(38.1～39 ℃)、高热(39.1～40 ℃)、超高热(40 ℃以上)。

一、常见病因

发热是由于各种原因引起的机体散热减少、产热增多或体温调节中枢功能障碍所致。发热的原因可分为感染性和非感染性两类,其中以感染性最为常见。

(一)感染性发热

各种病原体,如病毒、细菌、支原体、立克次体、螺旋体、真菌、寄生虫等所引起的感染。由于病原体的代谢产物或毒素作用于单核细胞-巨噬细胞系统而释放出致热源,从而导致发热。

(二)非感染性发热

(1)结缔组织与变态反应性疾病,如风湿热、类风湿病、系统性红斑狼疮、结节性多动脉炎、血清病、药物热等。

(2)组织坏死与细胞破坏,如白血病、各种恶性肿瘤、大手术后、大面积烧伤、重度外伤、急性溶血、急性心肌梗死、血管栓塞等。

(3)产热过多或散热减少,如甲状腺功能亢进(产热过多)、重度脱水(散热减少)等。

(4)体温调节中枢功能障碍失常,如中暑、颅脑损伤、颅内肿瘤等。

(5)自主神经(植物神经)功能紊乱,如功能性低热、感染后低热等。

二、热型及临床意义

(一)稽留热

体温恒定地维持在 39～40 ℃的高水平,达数天或数周。24 小时内体温波动范围不超过 1 ℃。常见于大叶性肺炎、斑疹伤寒及伤寒高热期。

(二)弛张热

体温常在 39 ℃以上,波动幅度大,24 小时内波动范围超过 2 ℃,但都在正常水平以上。常见于败血症、风湿热、重症肺结核及化脓性炎症等。

（三）间歇热

体温骤升达高峰后持续数小时，又迅速降至正常水平，无热期（间歇期）可持续1天至数天。如此高热期与无热期反复交替出现，见于疟疾、急性肾盂肾炎等。

（四）波状热

体温逐渐上升达39℃或更高，数天又逐渐下降至正常水平，持续数天后又逐渐升高，如此反复多次。常见于布鲁菌病。

（五）回归热

体温急剧上升至39℃或更高，数天后又骤然下降至正常水平。高热期与无热期各持续若干天后规律交替一次。可见于回归热、霍奇金病、周期热等。

（六）不规则热

发热的体温曲线无一定规律，可见于结核病、风湿热、支气管肺炎、渗出性胸膜炎等。

三、护理

（一）护理要点

体温反映机体调节产热和散热的情况。

（1）急性病期以感染性发热为多见，对发热患者应注意热型及发热前有无寒战，发热时伴随症状，有无持续高热或高热骤退现象。

（2）高热患者应卧床休息，给予易消化、高热量、高维生素流质或半流质饮食，鼓励多饮水，保持环境安静，有寒战时注意保暖。

（3）体温超过39℃需进行物理降温，如头部冷敷、冰袋置于大血管部位、冰水或酒精擦浴、4℃冷盐水灌肠、吲哚美辛栓塞肛。

（4）按医嘱应用药物（如布洛芬、吲哚美辛、柴胡注射液、清开灵）降温，但年老体弱者不宜连续使用退热剂。

（5）加强口腔护理，发热患者唾液分泌减少，机体抵抗力下降，易引起口腔黏膜损害或口腔感染，因此，应按时做好口腔护理。

（6）退热时患者常大汗淋漓，应及时补充液体，并擦身换衣，防止虚脱和受凉。

（7）如有中枢性高热服用解热剂效果较差时，可给予物理降温，以减少脑细胞耗氧量，包括盖薄被、酒精擦浴、头置冰袋或冰帽，对不宜降温者可行人工冬眠，高热惊厥者应按医嘱给抗惊厥药。

（8）重症结核伴高热者，可按医嘱在有效抗结核药治疗的同时，加用糖皮质激素，并按高热护理处理。

（二）用药及注意事项

（1）一般处理：卧床休息，补充能量，纠正水与电解质平衡。

（2）在发热的病因诊断过程中，若体温低于39℃且诊断尚未明确，可暂不用退热药物，观察体温变化曲线，以明确病因。若体温高于39℃，不管什么情况均需立即降温治疗（物理或药物方法）至39℃以下（尤其是小儿），以防高热惊厥发生。必要时可考虑转上级医院。

（3）对疑诊感染性疾病，经病原学检查后可针对性地给予敏感的抗生素、抗结核药、抗真菌及抗原虫药物等。

（4）物理降温：见"护理要点"。

(5)药物降温:对高热惊厥者,除物理降温外,应配合药物降温。①小儿可使用亚冬眠疗法。②成人可用吲哚美辛、布洛芬、柴胡及复方奎宁等解热剂,也可用激素类药物如地塞米松5～10 mg,静脉推注或静脉滴注等。③针灸疗法:针刺合谷、曲池、太冲、大椎等穴,必要时针刺少商、委中穴出血。

(张良红)

第三节 疼 痛

疼痛是临床上一些疾病常见的症状或一种综合征,是患者就医的主要原因之一。据某医院对550名普通综合门诊连续就诊的患者统计,有40%患者主诉是疼痛。除不可测定疼痛的疾病外,美国每年有8 800万人患急、慢性疼痛,其中7 700万是慢性疼痛,每年用于这方面的花费约60亿美元。20世纪70年代以来,对疼痛的理论研究使人们对疼痛产生的机制和疼痛的治疗、护理有了许多新的认识。

一、概述

疼痛是一种复杂的病理生理活动,是人体对有害刺激的一种保护性防御反应。1979年国际疼痛研究会(international association of studying pain,IASP)对疼痛的定义是:"疼痛是一种令人不快的感觉和情绪上的感受,伴随着现有的或潜在的组织损伤,疼痛经常是主观的,每个人在生命的早期就通过损伤的经历学会了表达疼痛的确切词汇。无疑这是身体局部状态或整体的感觉,而且也总是令人不愉快的一种情绪上的感受。"简而言之,疼痛是由于现有的或潜在的组织损伤而产生的一种令人不快的感觉和情绪上的感受。这种感受是一个广泛涉及社会心理因素的问题,受个性、社会文化、宗教信仰及个人经历等因素的影响。疼痛感觉和反应因人而异,因时而异。所以每个人对疼痛的表达形式也不同。若严重的持续性疼痛,会使患者身心健康受到极大影响,因此,帮助患者避免疼痛、适应疼痛、解除疼痛,详细观察疼痛的性质和特点,有助医师正确地诊断和治疗,这是护理工作中的一项重要内容。提高疼痛护理的效果,与护士所具备的镇痛的知识、技能及对患者的态度密切相关。提高护士教育质量、加强职业培训,尤其是使护士掌握控制疼痛的有效方法,是改善疼痛护理的关键。

(一)疼痛的临床分类

临床上可以根据疼痛的病因、发病机制、病程、疼痛的程度及部位等进行不同的分类。疼痛的分类对于诊断、治疗有一定帮助,同时对于总结分析病例及治疗效果有一定参考价值。常用分类方法如下。

1.按病情缓急分类

急性和慢性痛。

2.按疼痛轻重分类

轻度痛(微痛、隐痛、触痛)、中度痛(切割痛、烧灼痛)、重度痛(疝痛、绞痛)、极度痛(剧痛、惨痛)。

3.按时间分类

一过性、间断性、周期性、持续性疼痛等。

4.按机体部位分类

躯体性痛(表面痛)、内脏痛(深部痛)。

5.按疼痛的表现形式分类

原位痛、牵涉痛、反射痛、转移性痛。

临床上可以根据以上不同的因素,作出各种疼痛的分类,但由于疼痛包含许多复杂因素,不是一种分类方式可以概括的。因此,临床上要结合具体患者,根据病因、病情的主要特点进行分类。

(二)常见疼痛的病理生理变化

1.急性疼痛

常有明确的病因,由疾病或损伤所致单独的或多种的急性症状,严重者伴有休克、虚脱、高热等全身症状。患者的精神和情绪常表现为处于兴奋焦虑状态,进行有防御的反应。疼痛程度较重,为锐痛、快痛,一般发病及持续时间较短,临床上见于急性炎症、心肌梗死、脏器穿孔、创伤、手术等。

2.慢性疼痛

病因可以是明确的或不明确的。患者常有复杂的精神、心理变化,常表现为精神抑郁,久病则可能出现厌世、悲观情绪。疼痛程度为轻、中度,发病慢,病程较长,常伴有自主神经功能紊乱,如表现为食欲缺乏,心动过缓,低血压等。临床上见于慢性腰腿痛、神经血管疾病性疼痛、晚期癌痛等。

3.表面疼痛

表面疼痛又称浅表痛,是指体表如皮肤、黏膜等处所感受的疼痛,如穿刺、压迫、捻挫、冷热、酸碱等物理性、化学性刺激所引起的疼痛。性质多为锐痛、快痛,比较局限,有防御反应,严重者可以产生休克等全身症状。

4.深部疼痛

肌腱、韧带、关节、骨膜、内脏、浆膜等部位的疼痛,性质一般为钝痛,不局限,患者只能笼统地申诉疼痛部位,严重者常伴有呕吐、出汗、脉缓、低血压等症状。

5.内脏疼痛

内脏疼痛是深部疼痛的一部分,疼痛刺激多由于无髓纤维传入,痛阈较高。一般由挤压、切割、烧灼等引起,并伴有自主神经症状。由于其传入通路不集中,并涉及几个节段的脊神经,故疼痛定位不精确。内脏疼痛可以产生牵涉性,因为该脏器传入纤维进入脊髓神经后根后,和躯体传入纤维在同节脊髓后角细胞水平发生聚合,从而在远距离脏器的体表皮肤发生牵涉性疼痛。

(三)疼痛对全身各系统的影响

1.精神心理状态

急性剧痛的疼痛可以引起患者精神兴奋、烦躁不安甚至强烈的反应,如大哭大喊。长时间的慢性疼痛使大部分患者呈抑制状态,情绪低落,表情淡漠。

2.神经内分泌系统

急剧强烈的刺激,中枢神经系统表现为兴奋状态,疼痛刺激兴奋了交感神经和肾上腺髓质,使儿茶酚胺和肾上腺素分泌增多;肾上腺素抑制胰岛素分泌,促进胰血糖素分泌,增强糖原分解和异生,导致血糖升高,同时出现负氮平衡;皮质醇、醛固酮、抗利尿激素、甲状腺素和三碘甲腺氨酸都增加。

3.循环系统

剧烈疼痛可引起心电图 T 波变化,特别是冠状动脉病变患者。在浅表痛时脉搏增快,深部痛时减慢,变化与疼痛程度有关,强烈的内脏痛甚至可以引起心搏骤停。血压一般与脉搏变化一致,高血压病患者因疼痛而促使血压升高。而剧烈的深部疼痛会引起血压下降,发生休克。

4.呼吸系统

强烈疼痛时呼吸快而浅,尤其是发生胸壁或腹壁痛时表现得更明显,而每分通气量通常无变化。但是与呼吸系统无关部位的疼痛,患者由于精神紧张、兴奋不安,也可产生过度换气。

5.消化系统

强烈的深部疼痛引起恶心、呕吐,一般多伴有其他自主神经症状,表现为消化功能障碍,消化腺分泌停止或被抑制。

6.泌尿系统

疼痛可引起反射性肾血管收缩及垂体抗利尿激素分泌增加,导致尿量减少。

二、疼痛的护理评估

在某些国家,学者们已经把疼痛的控制作为一门学科来研究。研究人员包括医师、护士及其他辅助治疗人员。疼痛控制是广义的概念,包括一切解除、减轻和预防疼痛的方法及措施。在对疼痛控制的过程中,疼痛的评估是一个重要环节。要选择合适的护理措施,护士不仅要客观地判断疼痛是否存在,还要确定疼痛的强度。因此,评估疼痛的强度,分析采集到的信息及选择合适的护理措施都是护士的责任。

对疼痛的反应和描述,个体差异很大,很难作为疼痛的客观指标。评估疼痛的目的是:①提供疼痛的正式记录。②提供有价值的主观经历的记录。③监测缓解疼痛措施的效果。④监测治疗的不良反应。⑤认识病情进展的体征。⑥促进交流。

(一)影响疼痛表达的因素

1.主观因素

主观因素包括人的性格、精神心理状态等。

(1)个性因素:从生理和心理两方面来考虑患者的疼痛十分重要。通常,内向性格的人对疼痛的耐受性大于外向性性格,主诉较少。

(2)注意力的集中或分散、转移:在日常生活中疼痛可以因为从事注意力集中的工作而忘却,事实表明痛冲动可以由于应用其他刺激而改变或减弱。

(3)对疼痛的态度:Beecher 曾比较了战伤士兵与一般创伤患者对麻醉药的需要量,发现前者虽然创伤范围大,但所需麻醉药量却相对的少,认为这与对待创伤疼痛的不同态度有关。

(4)情绪的影响:Bronzo 用辐射热法研究情绪与痛阈的关系,发现焦虑不安使痛阈降低。

(5)既往经验:对疼痛的感受,除了极少数先天性痛觉缺失患者外,过去的生活经历、疼痛的经验及对疼痛的理解都与疼痛的感受和反应有关。

(6)精神异常与疼痛:精神分裂症、神经症、精神抑郁症等患者,常伴有疼痛症状。据某疼痛治疗中心分析,精神抑郁症患者主诉头痛占 40%,腰背痛 62.5%,四肢关节痛 56%,胃痛6.3%。有人认为这种没有躯体器质性损伤或病变的心因性疼痛,不是一种感觉体验而是一种复杂的心理状态。

2.客观因素

(1)环境的变化:昼夜不同的时间内疼痛的感受不同,如夜间疼痛常加重。充满噪音或强烈的光线照射可以影响患者疼痛的感受和反应。

(2)社会文化背景:每个人所受的教育程度和文化水平不同,对疼痛的耐受性和反应也不同。生活在一个推崇勇敢和忍耐精神的文化背景之中,往往更善于耐受疼痛。

(3)性别:一般认为男性的耐受性大于女性,女性比男性更易表达疼痛。

(4)年龄:一般老年患者较年轻患者主诉疼痛机会少、程度低,这可能是由于老年患者感觉降低及过去有较多的疼痛经历,因而对疼痛的耐受性增高。

3.护理人员的因素

护理人员的因素包括:①对患者的类比心理往往导致主观偏差,如认为同一种肿瘤患者的疼痛程度应该类似。②凭一般经验将患者的疼痛与某些疾病种类相联系。③缺乏有关疼痛的理论、实践知识。④过分担心药物不良反应和成瘾性,使患者得不到必要的药物治疗。⑤与患者缺乏思想交流,仅依据主诉来判断疼痛的存在与程度。以上这些因素往往使一部分患者的疼痛得不到及时处理。

(二)疼痛的护理评估

正确评估疼痛便于选择治疗方式和评价治疗效果。由于痛觉是主观的精神活动,旁观者无法直接察觉到,所以只能依赖间接方法的综合分析,作动态观察和多方位间接评估。

以往通常用简单的方法测量疼痛的次数和程度,或是简单地问:"你还疼吗?疼痛减轻了吗?"近年来,许多学者从多方面进行研究,试图找到测量疼痛的理想方法。目前常用的方法有以下几种。

1.详细询问病史

(1)初次疼痛的表现:出现时间,整个过程疼痛特征的变化,痛的部位、分布、强度、性质、时间特性,持续性或周期性等。

(2)相差的感觉现象:如感觉异常、感觉障碍及麻木。伴随症状常见肌萎缩、消瘦、乏力、出汗、流泪、鼻塞、头晕、眼花、视力障碍、恶性呕吐、内脏功能障碍等。

(3)激化或触发疼痛的因素:不同体位对疼痛的影响。体力活动、社交活动、情绪、药物等对疼痛的影响。

(4)用药史:包括止痛和其他治疗史。

(5)癌性疼痛:若是癌症患者,应知道癌肿的病理诊断、手术、转移和扩散、化疗和放疗的剂量和疗程、计算机断层扫描或磁共振扫描检查结果等。

2.视觉模拟评分测量法(VAS)

由日本学者发明。具体方法:在白纸上画一条粗直线,通常为10 cm,一端为"0"。表示"无痛",另一端为"10",表示"最剧烈的疼痛"(图2-1)。患者根据自己所感受的疼痛程度,在直线上某一点作一记号,以表示疼痛的强度及心理上的冲击。从起点至记号处的距离就是疼痛的量。此评分法较多地用于衡量疼痛强度,也可做多方位的疼痛评估。它的优点是简单明白,易行易评,对疼痛强度有量的表达。此法的灵敏度较高,微细的变化均可以表示出来,可让7岁以上意识正常的患者自己填写疼痛的等级。

3.马克盖尔疼痛调查表(MPQ)

这是由疼痛闸门学说的提出者Melzack以他所在的大学名称命名的疼痛调查表,他是在

Dallenbach 于 1939 年列出的 44 个形容疼痛性质词的基础上,广泛地从书刊上收集有关疼痛的词汇达102 个之多,如轻度、重度疼痛,可怕的疼痛及无法忍受的疼痛等来帮助描述自己的疼痛,使患者更好地表达疼痛。它是目前被英语国家最为广泛应用的评估疼痛的工具。由于它的合理性,已被翻制成法文、德文、芬兰文、意大利文、西班牙文及阿拉伯文等多种版本。

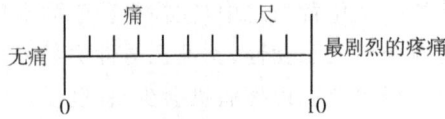

图 2-1　疼痛视觉模拟评分法(VAS)

这些疼痛描绘词汇分散在三个大组中:感觉的、情感的和评价的。感觉组又分为 10 个亚小组,分别代表不同性质的疼痛,包括时间性疼痛(如搏动性痛)、空间性疼痛(如穿透样痛)、点样压力、切样压力、收缩压力、牵引压力、热感、钝性、明快性和杂类感觉。情感分为 5 个亚小组,包括紧张、油然自发的情绪、恐惧性、惩罚性、情绪-评估-感觉的杂类。评价不分类,共 16 个亚小组,61 个字。由于以上范围内的描述字汇不敷应用,故又补充 4 个亚小组,共 17 个字,供患者选择合适的描绘字(表 2-1、表 2-2)。

此调查表应用时费时 15～20 分钟,随着经验的增加,时间可缩短至 5～10 分钟。MPQ 的结果可靠有效,重复性好,而且可多方面地反映疼痛的情况。

MPQ 虽然是目前较为合理的测痛手段,但由于语言文字结构学上的问题,不能将英语的描绘字简单地直译而全盘照搬过来,在英语国家里,不少人对某些词汇也不是轻易能理解的。其他国家首先收集有关疼痛的词汇,如阿拉伯语的痛词汇为 100 个,意大利文为 203 个,然后在大批群众中进行每个字评级,如德国将 122 人分三批,意大利将 160 人分两批对痛的词汇评级。可见这是非常艰巨的工作。美国的Memillan设计了一份短期形式的 MPQ 疼痛估计表(SFM.P.Q),该表简化了 MPQ 调查表的内容,缩短了填写时间。由 15 个描述信息组成,11 个感觉(跳痛、针刺样痛、刀割样痛、刺骨痛、痉挛性痛、咬痛、烧灼痛、剧烈痛、触痛、痛苦的痛、撕裂样痛);4 个情感(疲劳、厌倦、恐惧、痛苦的折磨)。将每一个信息从 0～3 分为 4 个等级。我们只能采用 MPO 的原理,制作我国自己的中文版 MPQ。

4.上海医科大学华山医院的疼痛评估表

参照 Karnofsky 的 100 等分法和 Keele 的 24 小时记录的方法,设计了疼痛缓解程度评价表。这是疼痛缓解百分制评分法,把患者在治疗前所感受到的最痛的程度假定为 100 分,不管患者的疼痛程度如何。在 100 分以下表示疼痛减轻,超过 100 分表示疼痛加重。记录的次数由患者自己掌握,并不严格要求患者必须每小时记录一次,但必须记录最痛和最轻的时间和程度,以免患者把注意力终日集中在疼痛上。此法的优点是100 分法,比较符合中国人的习惯,可以看到动态变化和药物治疗的关系。缺点是不能反映疼痛的程度和性质。这方面只能依靠详细的病史记录来补充。从我国人群的总体文化水平考虑,此方法是切实可行的(表 2-3)。

5.疼痛的监护

疼痛的监护包括心跳、呼吸、局部肌肉紧张度、掌心出汗、血浆皮质醇水平等指标,其他如表情、体位、儿童哭闹等也可间接了解疼痛的程度。

另外,学者们还研制了评估疼痛的仪器,以记录疼痛的感觉和情感的尺度及对生活的影响。尽管方法很多,但至今仍未找到理想的客观评估疼痛的仪器和方法。

表 2-1　马克盖尔疼痛调查表

| 病人姓名_____　日期_____　时间_____　AM/PM |
| PRI:S_____　A_____　E_____　M_____　PRI（T）_____　PPI_____ |

（1～10）	（1～15）	（16）	（17～20）	（1～20）
1.闪烁性	11.劳　累	短暂	节律性	持续性
颤抖性	精疲力竭	片刻	周期性	稳定性
悸动性	12.病　恹	瞬变	间歇性	经常性
搏动性	气　闷			
鞭打性	13.胆　怯	疼痛在何处？		
猛捶性	惊　骇			
2.奔跳性	吓坏了			
电掣性	11.惩罚的			
闪射性	虐待的			
3.针刺性	残暴的			
锥入性	恶毒的			
钻通性	宰杀的			
戳刺性	15.苦恼的			
刀捣性	眩目的			
4.锐利性	16.烦扰的			
切割性	忧虑的			
撕裂性	悲伤的			
5.拧捏性	渴望的			
掀压性	受不了的			
咬　样	17.播散的			
绞　样	放射的			
碾　样	穿入的			
6.扯　样	刻骨的			
拉　样	18.箍紧的	I=内部 　　E=外部		
扭　样	麻木的			
7.热辣样	拉割的			
灼　样	挤压的	评述		
烫　样	撕碎的			
烙焦样	19.凉　的			
8.麻刺感	冰　的			
痒　感	冰结的			
烈　痛	20.烦恼不已			
蜇伤痛	厌　恶			
9.钝　痛	抈　扎			
疮疡痛	覃　透			
伤　痛	折　磨			
酸　痛	PPI			
深重痛	0.无　痛			
10.触　痛	1.轻　微			
绷紧痛	2.不　适			
锉　痛	3.痛　苦			
开裂痛	4.可　怕			
	5.极　度			

1～10 为感觉，11～15 为情感，16 为评估，17～20 为杂类，PRI 为疼痛
分级指数，PPI 为目前疼痛强度

表 2-2　马克盖尔疼痛调查表的总体评级法的举例

感觉		情绪		评估	
1.闪烁性	1	11.劳累 *	1	16.烦忧的 *	1
颤抖性	2	精疲力竭	2	忧虑的	2
悸动性 *	3			悲伤的	3
搏动性	4			渴望的	4
边打性	5			受不了的	5
猛锤性	6				
亚小组评级　3/6＝0.50		1/2＝0.50		1/5＝0.20	
4.锐利性	1	14.惩罚的	1		
切割性	2	虐待的 *	2		
撕裂性 *	3	残暴的	3		
恶毒的	4				

	感觉		情绪	评估
	宰杀的	5		
亚小组评级		3/3＝1.00	2/5＝0.40	
	7.热辣样 *	1		
	灼样	2		
	烫样	3		
	烙焦样	4		
亚小组评级	1/4＝0.25			
亚小组总分	1.75	0.90	0.20	
小组 PRI	$\frac{1.75}{10}=0.175$		$\frac{0.90}{5}=0.18$	$\frac{0.20}{1}=0.20$
总评级			$\frac{0.175+0.18+0.2}{3}=0.185$	

注：＊选中的字；PRI 疼痛分级指数

表 2-3　上海医科大学华山医院麻醉科所设计的疼痛缓解程度评价表

姓名＿＿＿　性别：男、女　年龄＿＿＿　日期＿＿＿年＿＿＿月＿＿＿日　编号＿＿＿

病员同志：

下表是请你对自己的疼痛做一评价，横线表示时间，从早上 6 点到第 2 天早晨 6 点，每格代表 1 小时，纵线表示疼痛程度，以原来疼痛作为 100％，将现在的疼痛与其做比较，如增加则为大于 100％，如减轻 20％，则为 80％，依次类推，每小时记录 1 次，并且，请把用药情况记录下来。

护士对疼痛患者管理的重要步骤是对病史的收集，其主要内容如下：①疼痛的部位。②疼痛的程度，让患者自己描述。③疼痛的性质——即疼痛感觉像什么。④疼痛的频率和持续的时间。⑤加重或缓解的有关因素。⑥疼痛对生活的影响。⑦以前和现在缓解疼痛的方法。⑧当前患者的期望是什么。通过以上诸项调查，可较全面了解疼痛的原因，从而正确评估疼痛的程度，制定控制疼痛的措施。

（三）小儿疼痛的评估

对小儿疼痛性质和强度的客观评估是一个难题。婴儿尚未有直接表达疼痛的能力,较大儿童有口述表达的能力,但他们的词汇量是随着年龄增长而积累的。由于背景不同,所用的词汇也不同,所以医护人员一般并不信赖儿童的口述,而依赖小儿行为的表现。

1.行为评估法

对婴儿疼痛的评估,目前只限于急性疼痛,如声音的表达包括尖叫声、哭声的强度、时间、哭周期的数目、频率、音调、曲调等作为疼痛程度的标志。婴儿哭声的 11 个声学特性可被鉴别出来。哭声的长度及发音可用于预测哭的类型,如冷热、饥饿、疼痛。面部表情是婴儿对伤害性刺激的先天性反应,"鉴别面部活动的系统"将面部分为三个区域,即前额及眉头、眼及鼻脊、嘴等;有 9 种面部表情,即眉收紧、鼻唇沟加深、双唇张开、嘴垂直拉开(唇角拉紧、下巴明显下拉)、嘴水平拉大、嘬嘴、舌拉紧(舌呈高耸的杯状,舌边紧锐)及下巴抖动。身体部位分为上身、手臂及双腿。疼痛动作如上身的僵硬、回缩、四肢的猛烈移动和护卫。

2.生理学的痛测试

疼痛时呼吸频率及心率增加,手掌出汗被看作焦虑的标志。

3.疼痛评估法

(1)推测式方法:此法特别适合于年龄较小的儿童。①颜色选择法。Stewart 最初让小儿从 7 种颜色中选择一种代表疼痛,红、黑、紫等被选为疼痛的标志,以后采用很多组的不同直径的同心圆,以红色代表疼痛、黑色代表情绪,直径长度代表强度。②Hester 的扑克牌方法。0～4 选择的扑克牌以代表不同程度的疼痛,让小儿选择以表示所受痛苦的程度。

(2)直接自报法:包括口述自报、面谈、视觉模拟评分法及各种间距度量法,如表达情绪的面部变化。①口头描述法:儿童的口述难免带有偏见,或夸张,或缩小,应配合仔细观察。根据口述,了解疼痛性质、强度、部位、高峰期、持续时间等。②面谈:面谈有独特的作用,可以了解很多信息,包括疼痛原因,环境的或内源性的疼痛激化因素,家庭成员或朋友的反应,患儿对治疗的态度和祈求。③Jeans 及 Gorden 的画图法:要求 54 名 3～13 岁的健康儿童画出他们自己想象中和经历中的关于疼痛的图画。画后,和儿童们面谈,了解他们以往的疼痛经历、痛的字汇、痛的言语及应付痛的能力。根据图的内容、所用的颜色、类型、痛的来源(自伤或他伤)及意向(意外的或意料的),将图画编码。患儿画出一人或身体的一部分,选择红色或黑色代表疼痛程度,然后根据编码评分。

三、疼痛的护理措施

控制疼痛的方法很多,归纳起来主要是药物治疗、手术治疗及心理行为的治疗。

（一）疼痛护理的要点

(1)护士首先要有同情心,用亲切和蔼的态度对待患者,表现出对患者痛苦的充分理解。国外曾报道一组癌症患者通过护士及家属的鼓励,96%获得止痛效果,一般的止痛方法可能产生80%以上的效果。

(2)保持病室环境安静,尽量减少噪音,使患者充分休息。避免对患者的一切恶性刺激。在进行护理工作时,动作要轻柔,避免粗暴操作,减少疼痛刺激。

(二)药物止痛

1. 常用的止痛药物

(1)抗胆碱能药:用以解痉止痛,对各种平滑肌痉挛如肠绞痛有明显效果,常用药有颠茄片、颠茄合剂、普鲁苯辛、阿托品等,服后可出现口干舌燥。

(2)解热镇痛药:用以抗风湿性解热镇痛药治疗头痛、风湿性神经痛等,常用药有阿司匹林、水杨酸钠等。

(3)镇痛药:如阿片、吗啡、可卡因、哌替啶等为全身性止痛剂,有镇痛、镇静、解痉作用,多用于严重疼痛患者,但有成瘾性。

(4)非麻醉性镇痛药:这类药物对肌肉、韧带、骨关节的疼痛有效,对内脏疼痛则无效。

(5)麻醉性镇痛药:此类药物对癌症性疼痛最有效,由于会产生耐药性与成瘾性,故倾向于作为最后的治疗手段。但深部的绞痛和胀痛,任何部位剧烈的锐痛,有时必须注射麻醉性镇痛药。针对晚期癌症患者的剧烈疼痛使用麻醉性镇痛药缓解疼痛时,不宜迟延,因为药物成瘾并不重要,最后阶段应尽一切可能让患者感到舒适。

只有依据疼痛的不同原因,选用恰当的止痛药物,采用适当地给药途径,才能获得止痛效果。

2. 给药方法

(1)经口给药:口服止痛药是最常见的方法,患者也易接受。如阿司匹林、吲哚美辛等,由于对胃肠道黏膜有一定的损伤,临床应用受到一定限制。近年来文献报道了对慢性癌痛采用布洛芬与美沙酮合用取得了良好效果。

口服吗啡制剂控制癌痛已沿用多年,过去每4小时给药一次较为麻烦。多年来研究者们试图研制长效口服吗啡制剂,以克服上述剂型的缺点。近来应用控制释放硫酸吗啡片剂(morphine sulfate tablet,M.S.T)治疗晚期癌痛取得了较好的临床效果。

关于给药时间,以往习惯于疼痛时给药,近来研究发现,定时给药血清中浓度较稳定,止痛效果较好,同时用药总量还会减少。但不能千篇一律,如病情加重超出定时给药控制疼痛的效力时,则按需要给药更为适宜。也有一些人喜欢疼痛开始时给药。制定治疗方案时,要依据患者的意愿及影响止痛成败的各种因素做出选择。

(2)经胃肠外给药:当大量口服止痛药不能控制疼痛,或有严重的胃肠道反应如恶心、呕吐等不良反应时,需采用胃肠道外给药途径。①连续皮下输入麻醉剂:安全性和效果较好,深受患者欢迎,现已为普遍采用。②静脉给药患者自控止疼(PCA):用一个计数电子仪控制的注药泵——微泵,由患者或患者家属控制,在患者疼痛时给予一定剂量的止痛药物。可以提供麻醉剂的剂量、增减范围和估计两剂量的间隔最短时间及提供一个稳定的注药间隔周期。优点是能较好地控制疼痛,减少止痛药用量及不良反应,并提供患者独立地管理止痛药的机会,对改善肺功能和减少术后并发症也有帮助。适用于不同的临床病例,包括7岁以上的儿童,已日趋广泛地应用于临床。早年用于手术后止痛,近来,这一技术广泛用于意识正常而没有阿片类药物成瘾的各种癌痛患者,其安全性和止痛效果是可靠的,在使用PCA泵时应注意要有完整的医疗记录:医嘱记录、护理计划、疼痛管理计划、护理记录和医疗记录等。此外,所有医护人员都要知道患者正在实施的疼痛管理情况,有的医院是在患者的门上或病历上贴上带有PCA标志的标签,提示护理人员做好患者的疼痛管理工作。③硬膜外镇痛法(epidural inducing analgesia,EIA):经硬膜外导管通过人工或可控性微泵持续给小剂量止痛药,方法简便有效,尤其适用于长期疼痛患者。提供持久的止痛效果,降低麻醉镇痛剂用量。呼吸抑制、血压降低及小腿水肿,一般呼吸抑制的危险性存在于中断给药后6~24小时。高龄全身情况差者减量;避免与其他镇痛方法联合使用;注意呼吸类型。据报道,通过静脉、肌肉、吸入等途径的中枢性镇痛与通过硬膜外腔等途径的局部镇痛比较,后者效果更佳,不影响意识,无成瘾。

(三)针刺和刺激镇痛

1.针刺

这是一种值得推广的安全、简便、经济、有效的止痛方法。针刺镇痛是用特制的不锈钢针刺入机体一定的穴位来解除疼痛的一种方法。有时也采用电针刺激。经大量的临床试验和观察研究表明,针刺利用可控制的低振幅频率的电流刺激局部组织,或兴奋深部组织包括肌肉在内的牵张、压力等多种感受器,通过各种传入神经纤维将信息传入中枢神经系统,在中枢神经系统的各级水平阻遏或调制伤害性信号的传递和感受。电针的传入冲动主要进入中枢神经系统,激活内源性阿片肽镇痛系统、非阿片肽镇痛系统和经典递质系统而达到镇痛效果。

2.经皮肤电刺激神经

这是根据痛觉产生的闸门控制学说和电针镇痛而发展起来的一种方法。这种方法常被用于慢性疼痛,刺激电极可放在某些穴位、疼痛部位或邻近关节。其镇痛范围限于同一脊髓节段或同神经支配区。根据刺激脉冲的频率及强度不同,其作用机制也不尽相同,低频低强度刺激可兴奋神经干中粗的神经纤维。在脊髓水平,粗神经纤维的冲动可抑制细神经纤维或中间神经元对痛觉信号的向上传递。如果刺激较强,则可激活脑内源性镇痛系统,通过下行抑制作用抑制痛觉信息在脊髓的传递。

3.表皮刺激止痛法

冷、温湿敷法,可使神经末梢的敏感性降低而减轻疼痛。

涂薄荷脑软膏止痛法止痛的原理尚不清楚。用法:取薄荷脑软膏(如清凉油)涂在疼痛部位附近。对疼痛不易触及的"内在疼"可用以上方法或用按摩七星针敲打刺激对侧皮肤以达到止痛的目的。

4.脑刺激镇痛

在脑内某些核团如中脑水管周围灰质、下丘脑、尾核等埋藏电极,电刺激这些部位可控制癌症患者的顽痛。

(四)常用的疼痛护理措施

1.松弛

这种方法是通过各种放松训练,使患者在精神上和肉体上从应激中释放出来。放松训练包括生物反馈,进行性肌肉松弛、深呼吸等。最简单的松弛性动作,如叹气、打呵欠、腹式呼吸等。

2.想象

想象是现实和幻想在精神上的表现。它不仅包括精神上的画面,而且也包括听觉、触觉、嗅觉、味觉及运动的再现。想象包括会话式的、简单的症状替换、标准想象技术、系统的个体想象技术等。

3.分散注意力

引导患者注意其他事物,"忽视"疼痛感觉,从而提高患者疼痛阈值以减轻疼痛。这种方法能提高对痛的耐受力,但不能去除疼痛,只可短期应用。分散注意力,采用的方法:当患者疼痛很轻时,可讲述患者感兴趣的故事;选放患者喜欢的音乐,播放快速高音调的音乐,嘱患者边听边随节奏打拍并闭目,疼痛减轻时音量放小;缓慢有节奏的呼吸,嘱患者眼睛注意室内前方物体,进行深慢吸气与缓慢呼出,继续慢吸慢呼并数数,闭目想象空气缓慢进肺或意想眼前是海滨和绿色原野。

4.催眠

这是在有意识的状态下,由催眠师所执行的通过强化暗示改变意识状态而使行为改变的一种方法。

催眠状态是一种注意力或精神高度集中的状态,可产生多种效果。许多研究都证实催眠术对抑制疼痛十分有效,但其神经生理学基础尚不清楚。

5.音乐

选择适当的音乐,使患者放松,不仅能改善患者的疼痛,而且对克服焦虑也有效。

6.幽默

有人报道,对某些患者来说,大笑10分钟后,患者的疼痛可缓解2小时。

7.按摩

皮肤和皮下组织施以不同程度的按压,能松弛肌肉,改善循环,以减轻疼痛。

8.气功

剧烈疼痛时可先用镇痛剂,待疼痛缓解后再练功。练功可使镇痛时间延长,防止疼痛再发生。众所周知,应用药物止痛,与病因治疗无关。而气功止痛通过唤起机体的自然治愈能力,有可能达到病因治疗,使机体处于良好的内环境状态,这是气功控制疼痛的优点所在。目前,气功止痛的机制尚不清楚。

9.心理疗法

(1)生物反馈疗法:通过机器让患者本人感觉到自主神经系统反应(血压、脉搏、体温、肌电图),通过附加自发反应条件用意志控制这些功能。自我催眠疗法可减轻疼痛的感觉和苦恼,其内容是同疼痛作斗争,好像疼痛从伤口出来而消失。

(2)图像法:通过交谈制成图像以提供患者控制疼痛的感觉。Doake初次报道了图像法可减少止痛药的使用剂量并减轻疼痛。

四、癌症疼痛的护理

疼痛是癌症患者最主要的症状之一。世界上每天约有350万例以上的癌症患者忍受着疼痛的折磨。一般癌症的疼痛率占53%,晚期癌症则高达91%。根据研究,疼痛发生率最高的是骨癌和口腔癌,为80%~90%;其次是肝癌、泌尿系统癌肿、乳腺癌、肺癌等;发生最低的是白血病,仅占5%。老年患者癌症出现的疼痛在程度上可能稍轻,但疼痛仍是晚期癌症患者护理的一项重要内容。世界卫生组织(WHO)近来公布了治疗癌痛的指导原则,强调用药的三个步骤:首先用非麻醉药,如非甾体抗炎药(non-steroid anti-inflammatory drugs,NSAIDs);然后用弱麻醉镇痛剂如可卡因;最后选用强麻醉镇痛剂与复合止痛药联用,如吗啡制剂等。

(一)癌性疼痛的护理原则

1.变按需给药为按时给药

对癌性疼痛的治疗,传统的做法多以患者超过忍耐力为给药标准,并有意识地尽可能延长给药间隔时间,以减少止痛药用量,这样不仅不能使患者摆脱疼痛的痛苦,还会提高对疼痛的警觉和恐惧,甚至形成索取更多、更强的止痛药愿望,造成对止痛药的"心理性成瘾"。因此,最好根据药物半衰期按时给药,一般在前次服药效果消失1小时前给药为宜。尽可能口服,其次直肠给药,最后才考虑注射。

2.分阶梯复合用药

WHO建议癌性痛治疗选用镇痛剂必须从弱到强按三个阶梯进行。首选第1类非阿片镇痛剂,代表药是阿司匹林,代替药是氨基比林,对于轻、中度疼痛有效。如果止痛不满意,可选用第2类阿片镇痛剂,代表药是可待因,代替药是右旋丙氧酚。只有效果仍不满意时才选用第3类强阿片镇痛剂,代表药是吗啡,代替药有美沙酮、哌替啶等。由于癌性疼痛具有急性和慢性疼痛两种特点,用止痛药可长期安排应付持续性疼痛,并应根据疼痛程度经常变换止痛药,在充分缓解的前提下尽可能减少止痛药用量。实践表明,合理的间隔时间、充足的剂量、科学的搭配药物,应用非麻醉性止痛药可使大多数癌性疼痛缓解。

3.注重心理护理

疼痛患者极为敏感,需要格外关注,不仅需要技术上治疗,也需要情感上的照料。给予疼痛患者心理安慰、鼓励,使其精神上摆脱恐惧感,并教育患者及家属改变对药物不良反应及耐受性的错误认识,使广大的癌症患者从疼痛的痛苦中解脱出来。

(二)麻醉技术控制癌痛

1.神经阻滞

神经阻滞是经皮将局麻药或神经破坏药直接注入神经节、神经干或神经丛及其周围,阻断疼痛传导的一类方法,在晚期癌痛患者中已应用了多年。近年来提倡给早期癌痛患者应用。治疗性神经阻滞常用破坏神经的不可逆的药物,如酚、酒精等。

2.椎管内应用麻醉剂

椎管内应用麻醉剂已有十余年的历史。这项技术是通过导管或泵,连续或间断将药物输入硬膜外或鞘内。这种方法避免了口服给药法和其他方法给药的不良反应,同时还减少了辅助药物的应用。然而,耐药性是影响止痛效果的一个因素。

(三)神经外科技术控制癌痛

神经外科手术已广泛用于治疗癌痛。这些技术近期才应用于临床,手术治疗的目的是在周围神经与中枢神经之间某一点切断传导疼痛的途径。如周围神经切断术、脊髓前侧切断术、脑回切断术等。

（张良红）

第四节 腹 泻

腹泻是指排便次数较平时增加,且粪质稀薄、容量及水分增加,并含有异常成分,如未消化的食物、黏液、脓血及脱落的肠黏膜等。腹泻时常伴有腹痛及里急后重。

正常排便次数因人而异,每天2～3次或2～3天1次。但每天排出水量不应超过200 mL,粪便成形,不含有异常成分。病程不足2个月者为急性腹泻,超过2个月者为慢性腹泻。

一、病因与发病机制

每天进入肠道的水分有两个来源:其一为体外摄入,共约2 500 mL(包括饮水1 500 mL及食物中含水约 1 000 mL);另一来源为消化器官分泌进入肠道的消化液,共约 7 000 mL(包括唾液 1 000 mL、胃液 2 000 mL、胆汁 1 000 mL、胰液 2 000 mL、小肠液 1 000 mL、大肠液 60 mL),二者合计约 9 000 mL。其中绝大部分被重吸收,空肠每天吸收水分约 4 500 mL,回肠吸收约 3 500 mL,结肠吸收约 900 mL。因此,每天从粪便排出的水分为 100~200 mL。当某些原因造成肠道分泌增加、吸收障碍或肠蠕动过快时,即可造成腹泻。但腹泻的发生常不是单一因素所致,有些腹泻是通过几种机制共同作用而产生的,根据发病机制可分为以下几种。

(一)感染性腹泻

造成的机制有二:①毒素,主要由于细菌毒素与肠黏膜上皮细胞的受体结合,使腺苷环化酶活力增强,细胞内 cAMP 增加,使肠黏膜细胞分泌的电解质和水增加。②由于细菌直接侵犯造成肠黏膜的破坏,使肠黏膜无法吸收而造成腹泻,如霍乱、沙门氏菌属感染及葡萄球菌毒素中毒。

(二)渗透性腹泻

由于水溶性物质吸收障碍,使肠腔内渗透压增加,影响水的吸收,肠内容积增大,肠管扩张,肠蠕动加速,从而发生腹泻。引起渗透性腹泻的原因如下。

1.消化不良

消化不良可因胃、胰腺、肝胆系统疾病引起。

(1)胃原性腹泻:如胃大部分切除、空肠吻合术后,食物到达胃内未经充分消化即进入空肠,肠蠕动加快,引起腹泻。其次还可见于萎缩性胃炎等。

(2)胰原性腹泻:见于慢性胰腺炎、胰腺癌等,由于胰腺分泌胰酶减少,食物中蛋白质、脂肪及淀粉的消化发生障碍,未经消化的营养物质不能被吸收而产生腹泻。

(3)肝、胆原性腹泻:常见于肝脏疾病、胆管梗阻等。因胆汁中含有胆盐和胆汁酸,对脂肪的消化和吸收具有重要作用。肝脏疾病时胆盐产生减少,胆管梗阻时胆汁不能进入肠道,皆可导致肠道胆盐缺乏,使脂肪的消化和吸收不良而发生腹泻。

2.吸收不良

吸收不良见于吸收不良综合征,是由于肠道吸收功能障碍所致,口服不易吸收的药物,如硫酸镁、甘露醇、山梨醇等引起的腹泻也为渗透性腹泻。

(三)分泌性腹泻

此类腹泻乃因肠黏膜不但无法吸收水及电解质,反而不断地分泌水及电解质进入肠道内,这种腹泻即使在没有吃东西时也会发生。例如,心力衰竭、肝硬化门脉高压等,由于肠道静脉压升高,细胞外液容量增大,影响水分吸收也增加水的分泌,因而造成腹泻。另外还有内分泌因素,如类癌瘤释放出的血清素,以及组胺、儿茶酚胺、前列腺素等物质,也可造成肠局部血管扩张及肠黏膜的分泌作用。其他胃肠道肿瘤如佐-埃综合征(分泌胃泌素的肿瘤)等也会有此类腹泻。另肠道切除后,尤其是末端回肠切除 100 cm 以上时,会造成原本应在该处吸收的盐类进入大肠,刺激大肠的分泌作用而造成腹泻。

(四)肠运动速度改变造成的腹泻

此类腹泻最常见的是肠敏感综合征,这是因为食物由口至形成粪便需要一定的时间,假使肠道运动速度太快,则水分还未在大肠吸收足够便由肛门排出而形成腹泻。最需注意的是某些时候有肿瘤或粪便堵住直肠时,如未完全堵塞反而会出现腹泻的症状,主要是因为只有水分可由堵住处通过而排出体外。此时给予止泻药物是其禁忌。

(五)假造的腹泻

假造的腹泻指本来无病,却为了逃学、休假等而吃泻药或是在正常大便中加水混合,以达到其特殊目的。

二、临床表现

腹泻可造成脱水、电解质不平衡,如低血钾、低血钠等。低血钾可造成肌肉无力、心律不齐,甚至可因心律失常而死亡。长期腹泻可造成营养不良,血中清蛋白降低,使血中渗透压不足而造成全身性水肿,肛门局部出现溃烂、疼痛。患者感觉食欲缺乏、肠鸣、呃逆、腹痛,可合并发热(感染或脱水热)、失眠、头晕、全身倦怠。腹泻可产生低渗性脱水,即细胞外渗透压低于细胞内,引起细胞外液的水分移向细胞内,严重时导致脑细胞水肿,产生颅高压,表现为头痛、视力模糊、神志不清,甚至抽搐、惊厥、昏迷。

三、护理

(一)护理目标

(1)腹泻所带来的症状减轻或消除。

(2)患者的排便次数及大便性状恢复正常。

(3)维持水电解质平衡和良好的营养。

(4)药物治疗次数及剂量减少或停止使用。

(5)患者能说出日常生活中导致腹泻的原因、诱因及预防方法。

(6)患者能够描述腹泻时的自我照顾方法,如饮食、饮水、药物等。

(二)护理措施

1.休息

创造舒适安静的环境,避免紧张性刺激,保持身体用物及床单位的整洁、舒适,频繁腹泻、全身症状明显者应卧床休息,腹部应予保暖,以使肠蠕动减少。腹泻症状减轻后可适当运动。

2.病情观察与标本采集

严密观察生命体征变化,注意皮肤弹性、排便情况如大便次数、间隔时间、量、气味、性状等,及伴随症状如发热、恶心、呕吐、腹痛、腹胀等情况,以提供病情依据。及时采集各项检验标本如大便标本作常规、潜血及培养,采集标本时应注意不要放过那些有追踪病原菌价值的脓血便、红白冻状便等,并注意及时送检。

3.补液治疗

遵医嘱给予补液治疗和药物治疗,并观察排便情况,评估药物治疗效果。

4.肛门周围皮肤的护理

频繁的排便易造成肛门周围的皮肤擦伤而引起感染,应指导患者及家属便后用软纸轻拭并用温水清洗。有脱肛者可用手隔以消毒纱布轻揉局部,以助肠管还纳。每天用1/5 000PP粉水坐浴,肛周局部涂以无菌凡士林或其他无菌油膏,保持清洁,保护局部皮肤。

5.饮食护理

(1)严重腹泻者应禁食,以后按医嘱进行渐进式饮食治疗(禁食→流质饮食→半流质饮食→普通饮食)。

(2)轻症者宜摄取高蛋白、高热量、低脂、少纤维素、易消化的流质、半流质饮食,如能适应可逐渐增加食量,对食欲差者应鼓励进食。

(3)避免过冷、过热及易产气的食物。

6.心理护理

避免精神紧张、烦躁,耐心细致地给患者讲述疾病的发展、治疗及转归过程,以减轻患者的思想负担,对假造腹泻者予以疏导并矫正其行为。

7.穴位按压

取内关、公孙做穴位按压 30～50 次(2～3 分钟),通常可协助改善症状。内关位于前臂掌侧桡尺骨之间腕关节以上 2 寸,公孙位于第一跖骨基底部前下缘处。

8.健康教育

告诉患者饮食、饮水不洁、机体抵抗力低下等都是导致腹泻的原因和诱因。指导患者及家属注意饮食卫生,如食物要洗净、煮熟;在夏秋季节,煮熟的食物不宜放置过久,食用前要再加热,生、熟食分开加工。便后及进食前要洗手等。同时,要注意吃易消化、少渣、少纤维素、低油脂的饮食,如稀饭、牛奶、豆浆、豆腐等,多饮水。腹泻时暂不吃冷食、冷饮、水果。禁食酒类、油炸食物及刺激性调料等。

指导患者遵医嘱按时、按量用药,疗程足够,治疗彻底,并说明中断治疗的危害,治疗不彻底或转变成慢性腹泻,会影响今后的工作、学习和生活。只有当患者具备了有关知识才能提高患者的自我护理能力,有利于腹泻的治愈。

(张良红)

第三章

麻 醉 护 理

第一节 不同麻醉方式的护理

麻醉学是研究临床麻醉、急救复苏、重症监测治疗和疼痛治疗的专门学科,其中临床麻醉是麻醉学的主要内容。麻醉是应用药物或其他方法,使患者机体或机体的一部分痛觉暂时消失,为手术创造良好条件的技术。理想的麻醉要求做到安全、无痛和适当的肌肉松弛。根据麻醉作用部位和所用药物的不同将临床麻醉分为局部麻醉、全身麻醉两大类。椎管内麻醉属于局部麻醉范畴,因有其自身的特殊性,临床上将其作为专门的麻醉方法。护理人员承担了麻醉前准备、麻醉中配合和麻醉后的护理工作,因此应熟悉麻醉的基本知识,掌握麻醉患者的护理工作,从而提高患者麻醉的安全性。

一、常用麻醉方法

(一)局部麻醉

1.常用局部麻醉药物(表 3-1)

表 3-1 常用四种局麻药的性能

局麻药	毒性*	麻醉强度*	显效时间 (min)	作用时间 (h)	常用浓度(%)			次限量 (mg)
					表面麻醉	局部麻醉	神经阻滞	
普鲁卡因	1	1	5～10	0.75～1	—	0.5	1～2	1 000
丁卡因	12	10	10	2～3	0.5～1(眼)	—	0.15～0.3	表面麻醉 40
					1～2			神经阻滞 80
								表面麻醉 100
利多卡因	4	4	＜2	1～2	2～4	0.25～0.5	1～2	局部麻醉 400
								神经阻滞 400
丁哌卡因	10	16	3～5	5～6	—	—	0.25～0.5	150

* 毒性及麻醉强度以普鲁卡因＝1

(1)按化学结构分类:可分为酯类和酰胺类。常用的酯类局麻药有普鲁卡因、丁卡因;酰胺类局麻药有利多卡因、丁哌卡因和罗哌卡因等。因酯类局麻药易引起患者变态反应,所以目前临床常用局麻药多为酰胺类。

(2)按临床作用时效分类:可分为短效(如普鲁卡因)、中效(如利多卡因)和长效局麻药(如丁哌卡因、丁卡因和罗哌卡因)。

2.常用局部麻醉方法

局部麻醉分为表面麻醉、局部浸润麻醉、区域阻滞和神经阻滞四类。

(1)表面麻醉:将穿透力强的局麻药与黏膜接触,使其透过黏膜阻滞浅表的神经末梢而产生的局部麻醉现象,称为表面麻醉,常用于眼、鼻、咽喉、气管和尿道等处的浅表手术或内镜检查。一般眼部的表面麻醉多采用滴入法,鼻腔黏膜常采用棉片浸药填敷法,咽及气管内黏膜用喷雾法,尿道内黏膜表面麻醉用灌入法。临床上常用的表面麻醉药有2%~4%利多卡因,1%~2%丁卡因。

(2)局部浸润麻醉:沿手术切口将局麻药按组织层次由浅入深注射在组织中,使神经末梢发生传导阻滞,称为局部浸润麻醉,是应用最广的局麻方法。常用药物为0.5%~1%普鲁卡因,0.25%~0.5%利多卡因。如无禁忌,局麻药中加入少量肾上腺素,可降低吸收速度,延长麻醉时间并减少出血。

(3)区域阻滞麻醉:将局麻药注射在手术区的四周及基底部的组织中,阻滞通向手术区的神经末梢和细小的神经干,称为区域阻滞麻醉。此法常与局部浸润麻醉合用,常用药物为0.5%~1%普鲁卡因,0.25%~0.5%利多卡因。

(4)神经阻滞麻醉:将局麻药注射到神经干、丛、节的周围,使其所支配的区域产生麻醉作用。例如,颈丛神经阻滞、臂丛神经阻滞分别用于颈部手术和上肢手术等,常用药物为1%~2%利多卡因,0.5%~0.75%丁卡因。

(二)椎管内麻醉

将局麻药选择性注入椎管内的某一腔隙中,使部分脊神经的传导功能发生可逆性阻滞的麻醉方法,称椎管内麻醉。根据局麻药注入的腔隙不同,分为蛛网膜下腔阻滞、硬脊膜外腔阻滞。椎管内麻醉时,患者神志清醒,镇痛效果确切,肌肉松弛良好,但可引起一系列生理功能紊乱,也不能完全消除内脏牵拉反应,需加强管理。

1.蛛网膜下腔阻滞麻醉

蛛网膜下腔阻滞麻醉又称腰麻,是将局麻药注入蛛网膜下腔,作用于脊神经根,使一部分脊神经的传导受到阻滞的麻醉方法。特点是使麻醉平面以下区域产生麻醉现象,止痛完善,肌肉松弛良好,操作简便。

(1)适应证:适用于手术时间在2~3小时的下腹部、盆腔、肛门、会阴和下肢手术。

(2)禁忌证:①中枢神经系统疾病。②穿刺部位皮肤感染。③脊柱畸形、外伤。④全身情况极差(如休克等)。⑤婴幼儿及不合作者。⑥老人、孕妇、高血压、心脏病或有水、电解质及酸碱平衡失调者。

(3)常用药物:最常用的是普鲁卡因和丁卡因。一般多使用比重比脑脊液高的重比重液。使用时,用5%葡萄糖溶液或脑脊液溶解至总量3 mL,使之成5%浓度即可。

(4)操作方法:患者屈体侧卧,弓腰抱膝。选择第3、4或第4、5腰椎棘突间隙为穿刺点,见有脑脊液滴出,即注入药液。注射后立即测麻醉平面和血压,如平面过高或血压下降均应立即处理。影响蛛网膜下腔阻滞平面的因素包括药物剂量、比重和容积,其中以药物剂量最为重要。如药物因素不变,则穿刺间隙、患者体位及注药速度等是影响麻醉平面的重要因素。

2.硬脊膜外阻滞麻醉

将局麻药注入硬膜外间隙,作用于脊神经根,使其支配区域产生暂时性麻痹的麻醉方法,称硬脊膜外阻滞或硬膜外麻醉。特点是麻醉效果为节段性,可在硬膜外腔留置导管,技术要求较高。给药方式有单次法和连续法两种。因可间断注入麻醉药,手术时间不受限制。

(1)适应证:适用范围比腰麻广,主要适用于腹部、腰部和下肢手术,尤其适用于上腹部手术,也可用于颈、胸壁和上肢手术。

(2)禁忌证:与腰麻相似,凝血机制障碍者禁用。

(3)常用药物:该类药物应具备穿透性和弥散性强、起效时间短、作用时间长、不良反应小等特点,常用药物为利多卡因、丁卡因和丁哌卡因。

(4)操作方法:穿刺体位、进针部位和针所经过的层次均与腰麻相同,仅硬膜外穿刺在针尖通过黄韧带后即需停止前进。在预定的椎间隙进行穿刺,出现负压证实针头在硬膜外腔后,插入导管退出穿刺针,经留置导管向硬膜外腔注药。影响硬膜外阻滞的因素有药物容量、注药速度、导管位置和方向等。妊娠后期由于下腔静脉受压,硬膜外间隙静脉充盈,间隙相对变小,用药量减少。机体处于低凝状态时,容易引起硬膜外腔出血和血肿等并发症。

(三)全身麻醉

全身麻醉(简称全麻)是麻醉药物经呼吸道吸入或静脉、肌内注射进入人体内,对患者的中枢神经系统产生暂时性抑制,呈现暂时性意识及全身痛觉消失,反射活动减弱,肌肉松弛状态的一种麻醉方法。全身麻醉是临床最常使用的麻醉方法,其安全性、舒适性均优于局部麻醉和椎管内麻醉。按给药途径的不同,全身麻醉可分为吸入麻醉、静脉麻醉和复合全身麻醉。

1.吸入麻醉

经呼吸道吸入挥发性液体或气体麻醉药物而产生全身麻醉的方法称吸入麻醉。吸入麻醉可产生安全、有效的完全无知觉状态,使者消除焦虑,肌肉松弛,痛觉消失。

(1)吸入麻醉的方法。①开放滴药吸入麻醉:将挥发性液体麻醉药(如乙醚等)直接滴在特制的麻醉面罩纱布上,患者吸入药物的挥发气体而进入麻醉状态。目前很少采用。②气管内吸入麻醉:指在药物诱导下,将特制气管导管经口腔或鼻腔插入气管内,连接麻醉机吸入麻醉药而产生麻醉的方法。优点是便于吸出呼吸道分泌物,确保呼吸道通畅;不受手术体位及手术操作的限制;易控制麻醉药的用量和麻醉深度,适用于各种大手术,尤其是开胸手术。

(2)常用吸入麻醉药。①氟烷:优点是术后恶心、呕吐发生率低,因其可降低心肌耗氧量,适用于冠心病患者的麻醉。缺点是安全范围小,有肝损害的危险;肌松作用不充分。氟烷麻醉期间禁忌用肾上腺素和去甲肾上腺素。②恩氟烷:优点是不刺激气道,不增加分泌物,肌松弛效果好,可与肾上腺素合用。缺点是对心肌有轻微抑制,在吸入浓度过高时可产生惊厥,深麻醉时抑制呼吸和循环。③异氟烷:优点是麻醉诱导及复苏快,肌松良好,麻醉性能好,较少引起颅内压增高,是颅脑手术较好的麻醉剂之一。缺点是价格昂贵,有刺激性气味,可使心率增快。④氧化亚氮:也称笑气,其优点是麻醉诱导及复苏迅速,镇痛效果强,不刺激呼吸道黏膜。缺点是麻醉效能弱,使用高浓度时易产生缺氧。

2.静脉麻醉

自静脉注入麻醉药,通过血液循环作用于中枢神经系统而产生全身麻醉的方法,称为静脉麻醉。静脉麻醉最突出的优点是无需经气道给药,不污染手术间,操作方便,药物无爆炸性等。缺点是镇痛效果不强,肌肉松弛效果差;可控性不如吸入麻醉;药物代谢受肝肾功能影响;个体差异较大;无法连续监测血药浓度变化。

(1)分类。①按给药方式分类:分单次、间断和连续给药,后者可分人工设置或计算机设置给药速度。②按具体用药分类:包括硫喷妥钠、氯胺酮和羟丁酸钠静脉麻醉等。

(2)常用静脉麻醉药。①硫喷妥钠:一种超短效的巴比妥类药物,用药后1分钟就进入麻醉状态,消失也快,需小剂量反复注射;患者醒后无任何不适,麻醉效果佳。适用于全身麻醉的诱导及不需肌肉松弛的短小手术。②氯胺酮:属分离性麻醉药,其特点是体表镇痛作用强,临床上出现痛觉消失后而意识可能部分存在,这种意识和感觉分离的现象称为分离麻醉。麻醉中咽喉反射存在,在苏醒后可能出现精神症状。临床主要用于体表小手术的麻醉及全身麻醉的诱导。③地西泮类:临床常用的是咪达唑仑,其作用强度为地西泮的1.5～2倍,诱导剂量为0.2～0.3 mg/kg,静脉注射后迅速起效。④丙泊酚(异丙酚):属于超短效静脉麻醉药,临床主要用于全身麻醉的诱导与维持,尤其适用于小儿和颅脑外科手术的麻醉。复苏迅速,苏醒后无后遗症。

3.复合麻醉

复合麻醉又称平衡麻醉,常以多种药物或方法合理组合使用,借以发挥优势,取长补短,最大限度地减少对患者生理功能的不利影响,同时充分满足麻醉和手术的需要。根据给药途径不同分为全静脉复合麻醉和静吸复合麻醉。

(1)全静脉复合麻醉:在静脉麻醉诱导后,采用多种短效静脉麻醉药复合应用,以间断或连续静脉注射法维持麻醉。其用药包括静脉麻醉药、麻醉性镇痛药和肌松药。

(2)静吸复合麻醉:在静脉麻醉的基础上,于麻醉减浅阶段间断吸入挥发性麻醉药。一方面可维持麻醉相对稳定,另一方面还可减少吸入麻醉药的用量,且有利于麻醉后迅速复苏。

二、麻醉前护理

麻醉前护理是麻醉患者护理工作的首要步骤和重要环节之一。做好麻醉前的护理工作,对于保证患者麻醉期间的安全性、提高患者对麻醉和手术的耐受力、减少麻醉后并发症等均具有重要意义。

(一)护理评估

1.健康史

了解患者既往有无中枢神经系统、心血管系统及呼吸系统疾病等病史;既往麻醉及手术史;近期有无应用强心药、利尿药、抗高血压药、降血糖药、镇静药、镇痛药、抗生素及激素等用药史;有无药物、食物等过敏史;有无遗传性疾病的家族史;有无烟酒嗜好及有无药物成瘾等个人史。

2.身体状况

重点评估心、肺、肝、肾和脑等重要脏器功能状况,患者的生命体征及营养状况,水、电解质代谢和酸碱平衡情况,牙齿有无缺少、松动或义齿,局麻穿刺部位有无感染,脊柱有无畸形及活动受限。

3.心理-社会状况

了解患者的情绪状态和性格特征,对疾病、手术和麻醉的认识程度,对术前准备、护理配合和术后康复知识的了解程度,患者的经济状况和社会支持程度等。

（二）护理诊断及医护合作性问题

1.恐惧或焦虑

其与患者对麻醉和手术缺乏了解有关。

2.知识缺乏

缺乏有关麻醉及麻醉配合的知识。

（三）护理目标

（1）患者恐惧或焦虑减轻。

（2）了解有关麻醉及麻醉配合知识。

（四）护理措施

1.提高机体对麻醉和手术的耐受力

努力改善患者的营养状况，纠正各种生理功能紊乱，使各重要脏器的功能处于较好的状态，为麻醉创造条件。

2.心理护理

用恰当的语言向患者讲解麻醉方法和手术方案、配合方法，安慰并鼓励患者，缓解患者恐惧、焦虑情绪，取得患者的信任和配合，确保麻醉与手术的顺利实施。

3.胃肠道准备

择期手术患者麻醉前常规禁食 12 小时，禁饮 4～6 小时，以减少术中、术后因呕吐和误吸导致窒息的危险。急诊手术的患者，只要时间允许，应尽量准备充分。饱食后的急诊手术患者，可以采取局部麻醉方式，因手术需要必须全麻者，则应清醒插管，主动控制气道，避免引起麻醉后误吸。

4.局麻药过敏试验

应详细了解患者的药物过敏史。普鲁卡因使用前，常规做皮肤过敏试验，并准备好肾上腺素和氧气等急救用品。

5.麻醉前用药

用药目的：稳定患者情绪，减轻患者的心理应激反应；抑制呼吸道及唾液腺分泌，保持呼吸道通畅；消除因手术或麻醉引起的不良反应，提高痛阈，增强麻醉效果，减少麻醉药用量。临床工作中，常根据患者病情、手术方案、拟用麻醉药及麻醉方法等确定麻醉前用药的种类、剂量、用药途径等（表 3-2）。一般手术前一晚给催眠药，术前 30～60 分钟应用抗胆碱药和其他类药物各一种合理配伍，肌内注射。抗胆碱药物能抑制汗腺分泌和影响心血管活动，甲状腺功能亢进、高热、心动过速者不宜使用。吗啡有抑制呼吸中枢的不良反应，故小儿、老年人应慎用，孕妇、呼吸功能障碍者禁用。

6.麻醉物品的准备

药品准备包括麻醉药和急救药。器械准备包括吸引器、面罩、喉镜、气管导管、供氧设备、麻醉机、监测仪等。

7.健康教育

（1）术前向患者详细讲解麻醉方法和手术过程，消除患者不必要的顾虑和恐惧。

（2）指导患者自我调控，保持情绪稳定。

（3）术前指导患者练习术中的特殊体位，便于手术的配合。

（4）讲解术后并发症的表现、预防及康复训练方法，使患者有充分的心理准备。

表 3-2　麻醉前用药的种类、作用及应用方法

药物类型	药名	作用	成人用法和用量
安定镇静药	地西泮	安定镇静、催眠、抗焦虑、抗惊厥、中枢性肌肉松弛及一定的抗局麻药毒性的作用	肌内注射 5～10 mg
	氟哌利多		肌内注射 5 mg
催眠药	苯巴比妥	镇静、催眠、抗惊厥，并能防治局麻药毒性反应	肌内注射 0.1～0.2 g
镇痛药	吗啡	镇痛、镇静、提高痛阈，增强麻醉效果	肌内注射 5～10 mg
	哌替啶		肌内注射 50～100 mg
抗胆碱药	阿托品	抑制腺体分泌，解除平滑肌痉挛和迷走神经兴奋	肌内注射 0.5 mg
	东莨菪碱		肌内注射 0.2～0.6 mg

（五）护理评价

（1）患者紧张、焦虑及恐惧心理是否得到缓解，能否积极主动配合治疗、安静地休息和睡眠。

（2）能否很好地配合麻醉，生命体征是否稳定，是否出现窒息、呼吸困难等麻醉潜在并发症。

三、常用麻醉护理

（一）护理评估

（1）了解麻醉方法、手术方式、术中情况、出血量、尿量、输液输血量及用药情况。

（2）密切观察局部麻醉有无毒性反应及变态反应；椎管内麻醉有无呼吸、循环系统及局部并发症；全麻至苏醒前是否发生呼吸系统、循环系统和中枢神经系统并发症。

（二）护理诊断

（1）有窒息的危险：与麻醉过程中、麻醉后发生呕吐引起的误吸有关。

（2）潜在并发症：局麻药毒性反应、呼吸道梗阻、循环功能衰竭等。

（3）头痛：与脑脊液压力降低有关。

（三）护理目标

（1）避免发生呕吐，呕吐后及时处理，避免窒息。

（2）生命体征稳定。

（3）麻醉后无明显头痛。

（四）护理措施

1.局部麻醉患者的护理

（1）一般护理：局麻药对机体影响小，一般无须特殊护理。门诊手术患者若术中用药多、手术过程长，应于术后休息片刻，经观察无异常后方可离院，若有不适，立即就诊。

（2）局麻药的毒性反应与护理。①毒性反应：局麻药吸收入血后，单位时间内血中局麻药浓度超过机体耐受剂量就可发生毒性反应，严重者可致死。②常见原因：一次用量超过患者的耐量；误将药液注入血管内；局部组织血运丰富，吸收过快或局麻药中未加肾上腺素；患者体质衰弱，耐受力低；肝功能严重受损，局麻药代谢障碍；药物间相互影响使毒性增高。应用小剂量局麻药后即出现毒性反应者称为高敏反应。③临床表现：轻度毒性反应患者表现为嗜睡、眩晕、多语、惊恐不安和定向障碍等症状。此时若药物停止吸收，一般在短时间内症状可自行消失，否则出现意识丧失、谵妄、惊厥，严重时出现呼吸、心跳停止。④急救：立即停止给药，吸氧，保持呼吸道畅通；烦

躁不安患者可进行肌内或静脉注射地西泮 10~20 mg,有惊厥者给予 2.5%硫喷妥钠 1~2 mg/kg,缓慢静脉注射;出现呼吸、循环功能抑制的患者应进行面罩给氧,人工呼吸,静脉输液,给予升压药麻黄碱或间羟胺维持血压;心率缓慢者静脉注射阿托品等;呼吸、心搏骤停者,立即进行心肺复苏。⑤预防:限定麻醉药剂量,一次最大剂量普鲁卡因不超过 1 g,利多卡因不超过 0.4 g,丁卡因不超过 0.1 g;麻醉前用巴比妥类、地西泮、抗组胺类药物,提高毒性阈值;在每 100 mL 局麻药中加入 0.1%肾上腺素 0.3 mL,可减慢局麻药的吸收,减少毒性反应的发生,并能延长麻醉时间,但不能用于指(趾)、阴茎神经阻滞麻醉和高血压、心脏病、甲状腺功能亢进、老年患者;注药前常规回抽,无血液时方可注药;根据患者状态或注射部位适当减量,如在血液循环丰富的部位,年老、体弱及对麻醉药耐受力差的患者,用药要适当减量。

(3)局麻药的变态反应与护理:多见于普鲁卡因和丁卡因。预防的关键是麻醉前询问过敏史和进行药物过敏试验。变态反应的临床表现为注入少量局麻药后出现荨麻疹、喉头水肿、支气管痉挛、低血压和血管神经性水肿等体征。必须立即停止用药,给予对症抗过敏处理。病情严重者立即皮下或静脉注射肾上腺素,然后给皮质激素或抗组胺药物。

2.椎管内麻醉患者的护理

(1)蛛网膜下腔麻醉的护理。

体位:穿刺时协助麻醉师摆好患者体位,注药后立即帮助患者平卧,以后根据麻醉要求调整体位。麻醉后常规去枕平卧 6~8 小时。

观察病情:严密监测血压、脉搏和呼吸的变化。继续输液,连接和固定好各种引流管。

并发症及护理。①血压下降,心动过缓:因交感神经抑制,迷走神经亢进所致。应立即快速输液,以扩充血容量。必要时静脉或肌内注射麻黄碱 15~30 mg。心动过缓时静脉注射阿托品 0.3~0.5 mg。②呼吸抑制:因麻醉平面过高使呼吸肌运动无力或麻痹所致,表现为胸闷气短、说话无力、发绀,如出现严重呼吸困难,应给予气管插管、人工呼吸、给氧等抢救措施。③腰麻后头痛:因蛛网膜穿刺处脑脊液漏,颅内压降低,颅内血管扩张所致;也可因腰穿出血或药物刺激蛛网膜和脑膜所致。典型的头痛可发生在穿刺后 6~12 小时,疼痛常位于枕部、顶部或颞部,呈搏动性,抬头或坐起时加重。约 75%的患者在 4 天内症状消失,多数不超过 1 周,但个别患者的病程可长达半年以上。麻醉时采用细针穿刺、提高穿刺技术、缩小针刺裂孔、保证术中术后输入足量液体及手术后常规去枕平卧 6~8 小时可预防头痛发生;出现头痛症状者,应平卧休息,服用镇痛或镇静类药物,每天饮水或静脉补液 2 500~4 000 mL。严重头痛者经上述处理无效时,可在硬膜外腔隙注入生理盐水或中分子右旋糖酐 15~30 mL,疗效较好。

对症处理:注意有无恶心呕吐、尿潴留、穿刺处疼痛等,若发现异常,配合医师做相应处理。

(2)硬膜外麻醉的护理。

硬脊膜外麻醉的并发症及护理。①全脊髓麻醉:硬膜外麻醉最严重的并发症。因麻醉穿刺时,穿破硬脊膜,将大量药液误注入蛛网膜下腔而产生异常广泛的阻滞,引起意识丧失,呼吸停止,血压下降,继而心搏骤停而致死。一旦疑有全脊髓麻醉,应立即进行面罩正压通气,必要时进行气管插管维持呼吸,输液、用升压药,维持循环功能,如抢救及时,呼吸、血压和神志可能恢复。硬膜外麻醉前常规准备抢救器械,穿刺时认真细致,注药前先回抽,观察有无脑脊液,注射时先用 3~5 mL 试验剂量并观察 5~10 分钟,改变体位后需再次注射试验剂量,以重新检验,防止患者术中躁动。②穿刺损伤脊神经根:多由于穿刺不当所致。如穿刺过程中患者主诉有电击样痛并向单侧肢体传导,应调整进针方向。术后出现该神经根分布区疼痛或麻木,一般 2 周内多能缓解或消失,但麻木可遗留数月,可对症治疗。③硬膜外血肿:因穿破血管而引起出血,血肿压迫脊髓可并发截瘫。如发现患者有下肢的感觉运动障碍,应在 8 小时内手术清除血肿。置管动作宜细致轻柔,对凝血功能障碍或在抗凝治疗期间患者禁用硬膜外阻滞麻醉。④硬膜外脓肿:无菌操作不严格或穿刺经过感染的组织,可引起硬膜外腔隙感染甚至形成脓肿,出现全身感染表现及头痛、呕吐、颈项强直等脑膜刺激症状。应用大剂量抗生素治疗,在出现截瘫前及早手术切开椎板排脓。

麻醉后处理:麻醉后患者平卧 4～6 小时,其他护理同腰麻。

3.全身麻醉患者的护理

(1)并发症的观察和护理。

呕吐与窒息:呕吐可发生于麻醉诱导期、术中或麻醉苏醒期,呕吐物误吸入呼吸道可导致窒息或吸入性肺炎。应密切观察呕吐的先兆,如发现恶心、唾液分泌增多且频繁吞咽时,立即将患者上身放低、头偏向一侧,以利呕吐物排出,同时迅速清理口、鼻腔内残留的呕吐物。若呕吐物已进入呼吸道,应诱发咳嗽或进行气管内插管,彻底清除呼吸道内异物。

呼吸暂停:多见于使用硫喷妥钠、丙泊酚或氯胺酮等施行的小手术,也见于全身麻醉者苏醒拔管后,是因苏醒不完全而发生呼吸暂停,表现为胸腹部无呼吸动作,发绀。一旦发生,应立即施行人工呼吸,必要时在肌松药辅助下气管内插管进行人工呼吸,吸氧。

呼吸道梗阻:上呼吸道梗阻最常见原因是舌后坠及咽部分泌物积聚堵塞气道。吸气困难为主要症状,舌后坠时可听到鼾声,咽部有分泌物则呼吸时有水泡音。完全梗阻时出现鼻翼翕动和三凹征。一旦发生则应立即托起下颌或置入咽导管,及时清除分泌物,梗阻即可解除。下呼吸道梗阻的常见原因为气管、支气管分泌物积聚,应给予气管内插管,清除分泌物。

急性支气管痉挛:好发于既往有哮喘病史或对某些麻醉药过敏者,气管内导管插入过深致反复刺激隆突或诱导期麻醉过浅均可诱发。患者表现为呼吸阻力极大,两肺下叶或全肺布满哮鸣音,严重者气道压异常增高可 >3.92 kPa(40 cmH$_2$O)。应在保证循环稳定的情况下,快速加深麻醉,经气管或静脉注入利多卡因、氨茶碱、皮质激素、平喘气雾剂等,松弛支气管平滑肌。

低血压:麻醉药引起的血管扩张、术中器官牵拉所致的迷走神经反射、大血管破裂引起的大失血,以及术中长时间血容量补充不足或不及时等均可引起低血压。应根据手术刺激强度调整麻醉状态;根据失血量,快速补液,酌情输血,必要时使用升压药。

心搏骤停与心室颤动:全身麻醉最严重的并发症。原因复杂,多发生于原有器质性心脏病、低血容量、高或低碳酸血症、高或低钾血症等患者,麻醉深度不当、呼吸道梗阻、手术牵拉内脏等均可成为诱发因素,需立即施行心肺复苏。

(2)全麻恢复期的护理:全麻手术结束至苏醒前,药物对机体的影响将持续一段时间,易发生呼吸系统、循环系统和中枢神经系统并发症。必须重视麻醉恢复期的护理,严密观察生命体征,争取及早发现并及时处理各种并发症。具体护理措施如下。

一般护理:了解麻醉和手术方式、术中用药情况、出血量及尿量等。保持输液及各种引流管通畅,监测记录用药及出入量。

安置适当卧位:清醒前去枕平卧,头偏向一侧或侧卧。

密切观察病情:①全麻苏醒前应有专人护理,每 15～30 分钟测量脉搏、呼吸、血压 1 次,同时观察意识、肢体运动和感觉、口唇与皮肤色泽、心电图和血氧饱和度,并做好记录,直至患者完全清醒。②保持呼吸道通畅。床边备吸痰器和气管切开包,防止呕吐物引起误吸和窒息。③保持正常体温。因手术中内脏暴露时间长,多数大手术后患者体温较低,应给予保暖,但避免烫伤。④保证患者安全。麻醉恢复过程中,患者可能出现躁动现象,应专人守护,适当约束,防止坠床、外伤、拔除输液管和引流管等。⑤评估患者麻醉恢复情况,达到以下标准可转回病房。神志清醒,有定向力,能正确回答问题;呼吸平稳,能深呼吸及咳嗽,$SaO_2 > 95\%$;血压、脉搏平稳,心电图无严重心律失常和 ST-T 改变。

(五)护理评估

评估:①患者呼吸道是否通畅,有无缺氧症状。②患者生命体征是否平稳。③各种麻醉的潜在并发症是否避免。

四、术后镇痛管理

(一)术后镇痛的意义

手术后疼痛是一种伤害性刺激,可引起机体一系列的病理生理改变。有效的术后镇痛有利于患者早期下床活动,促进胃肠功能的早期恢复,减少肺部并发症及下肢静脉血栓的形成,加速康复进程。

(二)术后镇痛的方法

1.传统方法

传统镇痛方法是在患者需要时根据医嘱肌内注射阿片类药物镇痛(吗啡或哌替啶)。因需经历患者需要-开处方-肌内注射-起效的过程,不能做到方便及时、反应迅速,结果使多数患者存在不同程度的镇痛不全,且多次肌内注射还增加了患者的痛苦。

2.现代方法

现代术后镇痛的宗旨是尽可能完善地控制术后疼痛,使患者感觉不到疼痛。可请患者参与镇痛方法的选择,使用患者自控镇痛、硬膜外置管镇痛及持续外周神经阻滞镇痛等新型镇痛装置和技术。具体方法如下。

(1)持续镇痛:以镇痛泵持续输入小剂量镇痛药。

(2)患者自控镇痛:在持续镇痛基础上,允许患者根据自身对疼痛的感受,触发释放一定量的药物。该电子泵系统可在预先设定的时间内对患者的第二次要求不做出反应,以防止药物过量。它包括患者自控静脉镇痛:以阿片类药物为主;患者自控硬膜外镇痛:以局麻药为主;皮下自控镇痛:药物注入皮下;神经干旁阻滞镇痛:以局麻药为主。

(3)其他:物理疗法、神经电刺激及心理治疗等。

(三)术后镇痛的并发症及护理

1.并发症

(1)恶心、呕吐:术后引起恶心、呕吐的原因很多,阿片类药物对延髓呕吐中枢化学感受区的兴奋作用可能是引起恶心、呕吐的主要原因。术后呕吐可增加腹压,加剧切口疼痛,引发伤口出血,故出现呕吐时应给予甲氧氯普胺(胃复安)注射,同时采取平卧位头偏向一侧,防止呕吐物误入气管。

(2)呼吸抑制:阿片类药物最危险的不良反应为直接作用于脑干,抑制呼吸中枢,导致呼吸衰竭。开始表现为呼吸频率减慢,继而通气量减少,呼吸运动不规则,最后出现呼吸抑制,每分钟呼吸频率<10 次,甚至停止。一旦发生上述表现,应立即报告医师,采取急救措施。

(3)内脏运动减弱:发生尿潴留时予以留置导尿管,可将尿管的拔出时间延长至镇痛结束;若消化道排气延迟,甲氧氯普胺能促进胃肠运动,在减轻恶心、呕吐症状的同时减轻胃潴留。通过术后早期活动可预防或减轻以上情况发生。

(4)皮肤瘙痒:瘙痒是阿片类药物诱发组胺释放而引起的不良反应,表现为荨麻疹和瘙痒,给予抗组胺类药物可使症状缓解,严重者可以用纳洛酮对抗。

2.护理

(1)护士在术前应详细向患者介绍所使用镇痛方法的益处及操作要领,同时使患者增强战胜疼痛的信心。

(2)监测记录患者的生命体征:监测呼吸变化是自控镇痛护理的关键,应每小时测量呼吸1次,每6小时测量血压、脉搏、体温各1次,并做好记录,直到自控镇痛结束。由于局麻药及吗啡类药物有扩张血管作用,加上术中血容量相对不足,少数患者可出现低血压反应。当发现血压较基础血压下降10%时,可适当加快输液速度。当血压下降20%时,则应暂停使用镇痛药并补液。

(3)评价镇痛效果:镇痛不全或患者需要更为复杂地调整剂量时,要与麻醉科人员联系。

(4)保护留置导管,防止脱落、扭曲,以防影响药物的输入。同时注意观察局部有无发红或脓性分泌物渗出,如发生感染,应报告医师及时拔管并加强抗感染治疗。

(5)协助诊治并发症,发现异常应立即停用镇痛泵。遇呼吸抑制、心搏骤停的紧急情况,则立即就地抢救,同时请麻醉科会诊参与。

(令狐锦)

第二节　围麻醉期患者的整体护理

麻醉及手术均可影响患者生理状态的稳定性,使患者生理功能处于应激状态;妇产科疾病与并存的内科疾病又有各自不同的病理生理方面的改变,这些因素使得麻醉与手术的风险增加。为提高麻醉与手术的安全性,应该在患者麻醉与手术前对全身情况和重要器官生理功能进行充分估计,并尽可能加以维护和纠正。例如,一老年心律失常型冠心病患者,行分段子宫诊刮术,虽然是个小手术,但如果术前不重视对心肌缺血及心律失常的治疗,围术期患者可能会因精神紧张或手术刺激而使心肌缺血加重,诱发室性心动过速或室颤,导致患者死亡。

全面的麻醉与手术前病情估计和准备工作应包括以下几个方面:①全面了解患者的全身健康状态和特殊病情。②明确全身状况和器官功能存在哪些不足,麻醉与手术前需做哪些准备。③明确器官疾病和特殊病情的危险所在,术中可能发生什么意外情况,需采取什么防治措施。④评估患者接受麻醉和手术的耐受力。⑤做好常规准备工作。

一、护理评估

(一)了解病史

手术前仔细查看住院记录,并有目的地了解个人史、过去史、手术史及治疗用药史。如患者有哮喘病而医师询问病史时可能忽略,护士应将此类重要信息告知医师,还有如患者术前一直在自服阿司匹林等药物,护士也应告知医师让患者及时停药并延期手术。

（二）全身状况

术前护士应观察患者有无营养障碍、贫血、脱水、水肿、发热、发绀、消瘦或过度肥胖，了解近期内的体重变化，如近期内体重显著减轻者，对麻醉手术的耐受能力较差，应告知医师。

1.精神状态

观察患者是否紧张和焦虑，估计其合作程度。询问患者对麻醉和手术有何顾虑和具体要求，酌情进行解释和安慰。焦虑情绪严重者，可提前通知麻醉医师进行相应处理。有明显精神症状者，应请精神科医师确诊并治疗。

2.器官功能状态

手术前应全面了解心、肺、肝、肾、脑等重要生命器官的功能状态，注意体温、血压、脉搏、呼吸等生命体征的变化，查看心电图、胸片、血、尿等常规检查的结果。

（1）体温上升者常表示体内存在感染病灶或炎症，或代谢紊乱。体温低于正常者，表示代谢低下，情况差，对麻醉及手术的耐受能力低。

（2）血压升高者，应在双上肢反复多次测量血压，明确其原因、性质和波动范围，协助医师决定手术前是否需要抗高血压治疗，同时要估计其累及心、脑、肾重要器官功能损害的程度。

（3）血红蛋白、血细胞比容可反映贫血、脱水及血容量的大致情况。成人血红蛋白低于 80 g/L 或高于 160 g/L 时，麻醉与手术时易发生休克或栓塞等危险，均需手术前尽可能纠正。

（三）体格检查

1.呼吸系统

观察呼吸次数、深度、形式（即胸式呼吸、腹式呼吸）及潮气量大小，有无呼吸道不通畅或胸廓异常活动和畸形。这些观察对于全麻深浅的正确判断和维持麻醉平稳，以及术后是否会发生肺部并发症等都有重要的关系。此外，要重视肺部听诊和叩诊检查，参阅 X 线透视和摄片结果，尤其对 60 岁以上老年人，或并存慢性肺部疾病的患者更需重视，有时可获得病史和体检不能查出的阳性发现。遇有下列 X 线检查征象者应待诊断明确，病情稳定后再行择期手术：气管明显移位或狭窄，纵隔占位病变压迫邻近大血管、脊神经、食管或气管，肺气肿、肺炎、肺不张、肺水肿或肺实变，脊椎、肋骨或锁骨新鲜骨折，心包炎或心脏明显扩大等。对并存急性上呼吸道感染（鼻塞、咽充血、疼痛、咳嗽、咳痰或发热等）者，除非急症手术，否则至少需推迟到治愈 1 周以后再手术。对于慢性支气管炎或肺部疾病患者，或长期吸烟者，注意痰量、性状、黏稠度、是否易于咳出，需采取预防术后肺并发症或病变播散的措施，禁用刺激呼吸道的麻醉药。对于影响呼吸道通畅度的病情要特别重视，如鼻中隔偏曲、鼻甲肥大、鼻息肉、扁桃体肥大、颈部肿物压迫气管、声带麻痹、大量咯血、呕血、频繁呕吐、昏迷、过度肥胖及颈项过短等，麻醉中都易引起急性呼吸道阻塞，均需常规采用清醒气管内插管，或事先做好抢救准备（如气管插管用具、抽吸器、气管切开器械包及纤支镜等）。对拟行气管内插管的患者，必须常规检查呼吸道有关解剖及其病理改变。

2.心血管系统

除检查血压、脉搏、皮肤黏膜颜色和温度等周围循环外，要注意心脏听诊和叩诊，周围浅动脉、眼底动脉和主动脉情况。有心脏扩大、桡动脉和眼底动脉硬化、主动脉迂曲伸直者，在麻醉用药量、麻醉深度、氧供应、输液速度和输液量及消除手术刺激不良反应等处理上，都必须格外谨慎合理。这类患者对麻醉的耐受性很差。心脏听诊有杂音，但无心脏功能障碍者，对麻醉的耐受未必很差。有心律失常者，需用心电图确诊其性质，并予治疗。对 40 岁以上的患者，术前需常规检查心电图，以排除冠心病。据统计，术前能查出心电图异常而给予适当处理者，死亡率可降低

50%。此外,对心肺功能的代偿程度作出恰当估计,十分重要。

3.脊柱

对拟行椎管内麻醉者,常规检查脊柱情况和脊髓功能甚为重要。应明确脊柱有无病变、畸形或变形,穿刺点邻近组织有无感染,是否存在出血性疾病或使用抗凝药治疗,是否有经常头痛史,是否存在隐性脊髓病变。如果存在或怀疑有上述情况,为避免发生全脊麻、脊髓病变加重或椎管内血肿形成、感染化脓而继发截瘫等并发症,应禁用椎管内麻醉。

4.体表血管

观察颈外静脉,平卧时静脉塌陷提示血容量不足,静脉怒张提示心功能不全或输液过量。检查四肢浅表静脉,选定输液穿刺点,估计有无穿刺困难情况。

二、护理诊断

(一)恐惧
其与疾病的诊断及担心生命的安危有关。

(二)焦虑
其对疾病的预后及麻醉、手术缺乏了解所致。

(三)疼痛
其与妇产科急腹症有关,如卵巢囊肿蒂扭转、输卵管妊娠破裂。

三、麻醉手术前护理措施

(一)精神状态准备
多数手术患者术前都存在不同程度的恐惧、紧张和焦虑心理。情绪激动或彻夜失眠均可导致中枢神经或交感神经系统过度活动,由此足以削弱患者对麻醉与手术的耐受力。近来研究证实患者的免疫能力也受到明显的影响。因此,术前必须设法解除患者的思想顾虑和焦虑情绪,应从关怀、安慰、解释和鼓励着手,例如,酌情将手术目的、麻醉过程、手术体位等情况,用恰当的语言向患者作具体解释,针对患者存在的疑问进行交谈,取得患者的信任,争取充分合作。术前精神准备措施:①一般访视加交谈。②一般访视加患者阅读"手术简介"小册。③一般访视加患者阅读"手术简介"和交谈、讨论及释疑。比较结果证实,第③组患者术前焦虑水平最低,术后疼痛和不安最轻;术后头 24 小时的镇痛药需求量最少;食欲恢复得最早;术后前 6 天的恢复过程最平稳,正常活力恢复最快。

尽管术前焦虑与术后恢复之间的相关性,目前还存在争议,但医护人员切实做到对患者关心、体贴并进行安慰和解释,主动控制患者术前、术后的焦虑程度仍为一项重要的常规医护措施,不容忽视。具体护理措施:术前交谈、视听介绍及指导阅读"手术简介"小册;对焦虑程度特别严重的患者可以约麻醉医师从手术前数天开始访视患者,每天与患者访谈 1~2 次,每次约 20 分钟,采用正面引导、集中注意力及被动放弃各种心烦意乱的话题,以引起"松弛"效果,已证实的确可产生减低氧耗、降低动脉血压等功效。借助药物解除焦虑:目前最常用的主要有咪达唑仑、地西泮及氯甲西泮。咪达唑仑为水溶性,苯二氮䓬类药物,具有镇静、抗焦虑、遗忘、抗惊厥、肌肉松弛等功效。最近的研究表明,咪达唑仑可以改善手术患者的睡眠质量,从而防止患者免疫力的降低。由于咪达唑仑具有起效迅速、清除半衰期短(2.1~3.4 小时)、代谢产物无活性、对局部组织和静脉无刺激等优点,现已广泛应用于术前患者。一般口服剂量为 15 mg,静注剂量为 2.5~7.5 mg,

肌内注射剂量为 0.07~0.1 mg/kg。老年人对咪达唑仑较敏感,故剂量需酌减,如 90 岁老人静注咪达唑仑的剂量宜<0.03 mg/kg。

术前患者已有疼痛会加重焦虑,焦虑又可加剧疼痛。镇静、抗焦虑和镇痛药的联合应用可产生协同效应。但需注意联合用药可产生呼吸抑制的不良反应,能诱发低氧血症,甚至窒息。

(二)营养状况的改善

营养不良致蛋白质和某些维生素不足,可明显降低麻醉与手术耐受力。蛋白质不足常伴有贫血或低血容量,耐受失血的能力降低,还可伴有组织水肿而影响切口愈合和降低术后抗感染能力。维生素缺乏可致营养代谢异常,术中易出现循环功能或凝血功能异常。对营养不良患者,如时间允许,应尽可能经口补营养,一般选用高蛋白质饮食,或请营养科医师定食谱。如时间不充裕,或患者不能或不愿经口饮食,可通过注射水解蛋白和维生素等进行纠正,清蛋白低下者,最好给浓缩清蛋白注射液。

(三)适应手术后需要的训练

有关术后饮食、体位、大小便、切口疼痛或其他不适,以及可能需要较长时间输液、吸氧、胃肠减压、导尿及各种引流等情况,术前可酌情将其临床意义向患者讲明,以争取配合。多数患者不习惯在床上大小便,术前需进行锻炼。必须向患者讲清楚术后深呼吸、咳嗽、咳痰的重要性,并训练正确执行的方法。

(四)胃肠道准备

择期手术中,除用局麻做小手术外,不论采用何种麻醉方式,均需常规排空胃,目的在于防止术中术后反流、呕吐,避免误吸、肺部感染或窒息等意外。胃排空时间正常人为 4~6 小时。情绪激动、恐惧、焦虑或疼痛不适等可致胃排空显著减慢。为此,成人一般应在麻醉前至少 8 小时,最好 12 小时开始禁饮、禁食,以保证胃彻底排空;在小儿术前也应至少禁饮、禁食 8 小时,但乳儿术前 4 小时可喂一次葡萄糖水。有关禁饮、禁食的重要意义,必须向患者及家属交代清楚,以争取合作。

(五)膀胱的准备

患者送入手术室前应嘱其排空膀胱,以防止术中尿床和术后尿潴留,对盆腔手术则有利于手术野显露和预防膀胱损伤。危重患者或复杂大手术,均需于麻醉诱导后留置导尿管,以利观察尿量。

(六)口腔卫生准备

麻醉后,上呼吸道一般性细菌易被带入下呼吸道,在手术后抵抗力低下的状况下,可能引起肺部感染并发症。为此,患者住院后即应嘱患者早晚刷牙、饭后漱口,有松动龋齿或牙周炎症者需经口腔科诊治。进手术室前应将活动义齿摘除,以防麻醉时脱落,甚至被误吸入气管或嵌顿于食管。

(七)输液输血准备

施行中等以上的手术前,应检查患者的血型,准备一定数量的浓缩红细胞,做好交叉配血试验。凡有水、电解质或酸碱失衡者,术前均应常规输液,尽可能作补充和纠正。

(八)治疗药物的检查

病情复杂的患者,术前常已接受一系列药物治疗,手术前除要全面检查药物的治疗效果外,还应重点考虑某些药物与麻醉药物之间存在相互作用的问题,有些容易在麻醉中引起不良反应。为此,对某些药物要确定是否继续服用、调整剂量再用或停止使用。例如,洋地黄、胰岛素、皮质激素和抗癫痫药,一般都需要继续用至术前,但应核对剂量重作调整。对1个月以前曾服用较长时间皮质激素,而术前已经停服者,手术中仍有可能发生急性肾上腺皮质功能不全危象,故术前必须恢复使用外源性皮质激素,直至术后数天。正在施行抗凝治疗的患者,手术前应停止使用,并需设法拮抗其残余抗凝作用。患者长期服用某些中枢神经抑制药,如巴比妥、阿片类、单胺氧化酶抑制药、三环类抗忧郁药等,均可影响对麻醉药的耐受性,或于麻醉中易诱发呼吸和循环意外,故均应于术前停止使用。安定类药(如吩噻嗪类药——氯丙嗪)、抗高血压药(如萝芙木类药——利舍平)、抗心绞痛药(如β受体阻滞剂)等,均可能导致麻醉中出现低血压、心动过缓,甚至心缩无力,故术前均应考虑是否继续使用、调整剂量使用或暂停使用。

(九)手术前晚复查

手术前晚应对全部准备工作进行复查。如临时发现患者感冒、发热、妇女月经来潮等情况时,除非急症,否则手术应推迟施行。手术前晚睡前宜给患者服用镇静催眠药,以保证有充足的睡眠。

四、手术当天及术中的护理措施

(1)患者入手术室前,巡回护士调节好室温,使患者感到温暖舒适,以免着凉感冒。

(2)手术室护士在患者入手术室后对不同年龄的患者用不同的方式亲切地打招呼,查对患者时用一种拉家常的方式而不能像查户口或审问,避免加重患者紧张情绪。

(3)根据要求,协助医师按时填写《麻醉手术前访视记录表》,围术期用药应"三查八对"。

(4)对患者提出的疑问应尽可能答复或解释,适当地满足患者的小小要求,像挠痒痒等,并对手术与麻醉方式做简单明了的介绍。

(5)轻柔地使用约束带,同时向患者解释这样做仅仅是为了她的安全,不要让其联想到"五花大绑""上刑场"之类的词。手臂外展角度<90°,手臂放于托手板上,一定要软布包裹,防止腕、肘、肩关节受压。另外,血压计袖带同样要绑得适宜,防止出现红色压痕。

(6)正确摆放截石位,避免出现局部皮肤压伤、静脉血栓形成和腓总神经损伤等并发症。术后随访注意患者下肢的皮肤颜色、温度、感觉、运动功能。提醒患者如出现异常反应及时与医师联系。

(7)巡回护士在进行一些与患者身体有接触的操作或准备(如绑约束带、静脉穿刺等)时,应先与患者招呼一声(比如说会有点不舒服,有点痛等),让其有心理准备,以免加重其原有紧张情绪。

(8)洗手、巡回护士在术前准备过程中应轻柔、高效,避免发出太大响声;不喧闹,不闲扯,不随意开玩笑,以保证手术室的安静。

(9)手术中经常询问患者有何不适,有时抚摸其不适处或轻握其手可使患者得到安慰和鼓励,让其体会到有人关心她,从而增加战胜疾病的信心。

(10)防止感染,从以下几个方面注意:①所有手术人员按手术室要求穿、戴,并且皮肤无破损、感染,患感冒的医务人员不得入手术室;严格遵守无菌操作,如有污染或怀疑污染应及时更换、消毒。②所有器械、敷料包经高压灭菌符合要求后方可使用,同时包布应完整无破损及潮湿。一次性用品使用时严格检查批号及包装有无破损。③静脉穿刺时应严格消毒皮肤并严守操作规程,用无菌贴膜固定好。使用三通给药后及时盖好三通帽。④术中遵医嘱及时使用抗生素。⑤切口应清洁、备皮,如需在手术间备皮则应注意防止碎屑飞扬及剃破皮肤。⑥手术组人员术中避免不必要的交谈、说笑。

（11）敏捷地配合麻醉医师进行硬膜外麻醉,协助患者摆好体位,在麻醉医师操作过程中陪在患者身边,这样既可使患者很好地与麻醉医师合作,又可防止患者意外受伤。

（12）静脉穿刺时先做好解释工作,穿刺时穿破皮肤后套管针直接送入血管,避免在皮下组织内行走,以减轻穿刺带来的痛苦。术中巡视患者,注意保持液体无漏出或空气栓子。输液、给药时应严格查对药液的批号、透明度,有无沉淀及包装有无破损等,同时要与麻醉医师共同核对后方可使用。输血前与麻醉医师共同核对血型单、交叉配血单、采血日期,防止输错血型。冷藏血在输前应稍加温。

（令狐锦）

第三节 围麻醉期常见并发症的处理及护理

一、术后躁动的处理及护理

手术结束停止麻醉后患者苏醒,但有些患者可能出现意识模糊、嗜睡、定向障碍、躁动不安等脑功能障碍。术后躁动患者往往表现为交感神经兴奋,从而增加循环系统并发症和术后出血量;剧烈的活动将造成伤口裂开,输液管、引流管脱落甚至导致手术失败、意外受伤等严重并发症。术后躁动的危险因素:术后患者呼吸功能受抑制,血压过低,代谢紊乱,水、电解质紊乱,术前有癫痫病史等中枢神经系统并发症,术前长期服用精神治疗药、镇静药、乙醇及麻醉药品等。子宫、卵巢等切除手术可导致剧烈的情感反应,另外,疼痛、尿潴留、胃膨胀、恶心、呕吐、眩晕等因素均可引起术后躁动。可采用如下护理措施防治术后躁动。

（1）尽量减少造成术后躁动的因素,包括术中维持恰当的麻醉深度,术后注意观察患者呼吸功能并常规术后输氧,维持血压稳定,充分的术后镇痛及避免不良刺激等。

（2）在躁动原因未明确之前,主要是加强护理,以防挣扎而导致伤口裂开,引流管、导尿管及输液管被拔出;采取必要的防护措施,以防发生患者从床上翻下而致摔伤等意外性伤害。

（3）如躁动的原因较为明确,应立即予以消除。对可能的原因去除后躁动仍无明显缓解或原因不明的躁动患者,若无呼吸和循环功能不全,可适当使用起效快、作用时间短的镇静催眠药,如咪达唑仑、丙泊酚等。切忌在呼吸循环不稳定的情况下使用上述药物,否则将导致严重并发症,甚至危及患者的生命安全。

二、麻醉手术期寒战的处理及护理

围麻醉手术期5％～65％的患者会出现寒战现象,其发生原因目前尚不十分清楚。若手术时患者长时间持续寒战,机体耗氧量和二氧化碳产生增加,进而易产生低氧血症、乳酸性酸中毒、每分通气量和心排血量增加及眼压增高,对老年人、冠心病、高血压、肺功能不全等患者的围术期恢复极为不利;严重的寒战会出现整个躯体明显抖动,这将使冠心病患者心肌缺血明显加剧,可导致严重心律失常、心肌梗死,甚至死亡,所以应积极防治围术期的寒战。

(一)注意围术期的保暖,防止体温下降

因为硬膜外麻醉及手术消毒时需要暴露手术患者,故患者入手术室前即应将室内温度调整在 24~28℃。手术中如需用大量生理盐水冲洗腹腔,宜用同体温的温盐水,大量输液、输血者也可采用预温热的方法。

(二)药物治疗

地西泮、咪达唑仑、哌替啶、氟哌利多、异丙嗪等药物均有消除寒战的作用,可以酌情选用,但要警惕药物的不良反应。

(三)输氧

输氧能有效预防低氧血症的发生。

三、围术期呼吸抑制的处理及护理

围术期呼吸抑制的发生率很高,临床表现为呼吸幅度变小、呼吸频率过低、节律不规则、呼吸道梗阻及呼吸暂停等。引起呼吸抑制的原因:①患者自身病理生理状况,如年老、体弱、肥胖、肺部感染、肺气肿、肺心病、哮喘、营养不良、肝肾功能受损等。②麻醉药蓄积或残留作用,如宫颈癌广泛根治手术患者接受大剂量中长效肌松药、吸入性麻醉药、镇痛镇静药。③手术后疼痛,也可以影响患者通气功能。护理措施如下。

(1)术前加强对肺部感染患者的治疗:根据细菌培养加药敏检查,选用适当的抗生素。

(2)对肺功能不全的患者应重视肺功能的锻炼,提高呼吸储备能力。

(3)加强对术后患者呼吸功能的观察:定期检查患者的呼吸频率、呼吸幅度,对可疑患者可行脉搏氧饱和度监测和血气分析。

(4)术后患者应常规输氧:研究表明,硬膜外麻醉或全身麻醉后 24 小时内许多患者将出现不同程度的缺氧,而输氧能很好地解决这一问题。

(5)保持患者呼吸道通畅:术后舌后坠引起呼吸道梗阻可采用托下颌、置口咽通气道或气管内插管等手段。

(6)及时清除呼吸道分泌物:手术创伤和吸入麻醉均可抑制肺泡表面物质活性,致肺顺应性降低,肺泡萎陷;痰液潴留于气道,可引起支气管堵塞及小叶性肺不张,易继发肺部感染;如有大量的黏稠痰液,不能及时排出,可能会造成呼吸道窒息而危及生命。因此,术后要鼓励患者咳嗽、深呼吸,拍击胸壁协助患者咳痰;尽早开始雾化吸入,湿化气道有利于支气管纤毛恢复运动。对咳痰无力,呼吸功能严重不全,并有神志恍惚或昏迷者,应及时气管插管或气管造口插管,彻底吸痰,供氧及应用呼吸器治疗。

(7)伤口疼痛的处理:手术后患者因伤口疼痛往往不愿主动深呼吸或用力咳嗽排痰,恰当应用吗啡类镇痛药或硬膜外注射低浓度丁哌卡因加小剂量吗啡类镇痛药能有效镇痛,可使患者敢于深呼吸及咳嗽,由此可显著改善通气,减少肺部并发症,但同时不应忽视镇痛药所致的不良反应。

(8)应随时准备好面罩加压给氧,机械通气,抽吸器等物品及纳洛酮和多沙普仑等药品。

四、围术期恶心、呕吐的护理

妇产科手术患者围术期恶心、呕吐的发生率较高,围术期恶心、呕吐不仅给患者增添痛苦,而且会导致水、电解质,酸碱平衡紊乱,伤口撕裂而影响患者的术后恢复。某些患者可因误吸而发

生吸入性肺炎甚至死亡,故对围术期恶心、呕吐的防治十分重要。

围术期恶心、呕吐的易发因素包括以下几点。①年龄:儿童和青春期术后恶心、呕吐发生率最高,老年人术后恶心、呕吐的发生率较低。②性别:女性术后恶心、呕吐的发生率是男性的2～3倍。③肥胖患者术后恶心、呕吐的发生率较高。④术前有运动呕吐史和呕吐阈值较低的患者容易发生恶心、呕吐。⑤患者对手术如有恐惧和担忧,精神上有沉重的负担,通过大脑皮质兴奋呕吐中枢,引起恶心、呕吐。⑥进食后不久进行手术或术后不久即进食均易引起术后恶心、呕吐,但如果禁食时间过长也会触发呕吐,特别是女性患者。可采用如下护理措施防治围术期恶心、呕吐。

(一)解除患者思想顾虑和急躁情绪

术前就要重视对围术期恶心、呕吐的预防,要将手术目的、麻醉方式、手术体位及手术中可能出现的不适情况给患者作恰当的解释,消除患者的思想顾虑,取得患者的信任。

(二)禁食

适当的禁食可明显降低围术期恶心、呕吐的发生率,除用局麻做小手术外,不论采用何种麻醉方式,成人应在麻醉手术前8～12小时禁饮禁食。

(三)适当镇痛

患者会因伤口疼痛而呻吟,这将使进入胃内的气体增加而导致恶心、呕吐,而单纯应用麻醉性镇痛药如哌替啶也可致恶心、呕吐,故选择适当的药物及给药途径行术后镇痛也有助于降低术后恶心、呕吐的发生。

(四)药物

常用的止吐药包括氟哌利多、甲氧氯普胺、昂丹司琼、异丙嗪、东莨菪碱等。

(五)其他

其他包括针灸,避免使用有严重胃肠刺激的药物,维持水、电解质、酸碱平衡及尽量少移动患者等。

(令狐锦)

第四章

内镜室护理

第一节　电子胃镜检查技术的护理

一、发展史

正当纤维内镜不断改进并向治疗内镜迅速发展过程中,1983 年美国 Welch Allyn 公司又发明了电子内镜并用于临床。电子内镜是在纤维内镜的前端将光纤导像束换上微型摄像电荷耦合器件(charge coupled divice,CCD),经过光电信号转换,于监视器屏幕上显示彩色图像。由于 CCD 的像素超过 30 000,配套高分辨率的监视器(电视机),图像非常清晰,色泽逼真,且可供多人共同观察、会诊,又可同步照相和录像,深受内镜工作者的欢迎。但由于该公司早期生产的电子内镜其镜身的硬度和机件性能逊色于纤维内镜,加之售后服务未能跟上,1986 年当 Olympus 电子内镜及继后的 Pentax 双画面电子内镜输入中国,以其优异的性能优势,迫使 Welch Allyn 公司退出中国市场。目前国内引进较多的有 Olympus、Pentax 电子内镜,近年来,日本 Fujinon 宽屏幕、高分辨电子内镜也进入中国。

由于电子内镜价格昂贵,国内基层医院难以推广应用。近年来,Fujinon 和 Olympus 都开发了简易电子内镜,价格低廉而图像却优于纤维内镜的电视摄像系统。再加上随着电子元件性能的提高,生产成本的下降,电子内镜的售价日趋低廉,以其超越纤维内镜的多种提高诊断的功能,记录、分析、存储功能等优势,预测电子内镜将逐步取代纤维内镜。

二、适应证

(1)凡有上消化道症状,经各项检查未能确诊者。

(2)原因不明的上消化道出血患者。

(3)已确诊的上消化道病变,需要随访复查或进行治疗者。

(4)上消化道手术后仍有症状需确诊者。

(5)治疗性胃镜包括食管、胃内异物夹取,息肉切除,电凝止血及导入激光治疗贲门和食管恶性肿瘤等。

(6)常规体检。

三、禁忌证

(1)严重的心肺疾病或极度衰竭不能耐受检查者。

(2)精神病或严重智力障碍不能合作者。

(3)怀疑有胃肠穿孔或腐蚀性食管炎、胃炎的急性期患者。

(4)严重脊柱成角畸形或纵隔疾病如胸主动脉瘤等患者。

(5)严重高血压患者。

四、操作流程

(一)操作前准备

1.评估患者并解释

(1)评估患者：年龄、性别、病情、意识、治疗及是否装有心脏起搏器等情况、活动能力及合作程度。

(2)向患者解释胃镜检查的目的、方法、注意事项及配合要点。

2.患者准备

(1)了解胃镜检查的目的、方法、注意事项及配合要点。

(2)愿意合作，取左侧卧位，头微曲，下肢屈曲。

(3)解开衣领或领带，宽松裤带。

(4)如患者装有活动义齿，应将其取出置于冷水中浸泡。

(5)常规口服咽部麻醉祛泡药。

3.护士自身准备

衣帽整洁，修剪指甲，洗手，戴口罩，系围裙，戴手套及袖套，必要时戴防护目镜。

4.用物准备

完整的电子胃镜标准套，包括主机、操作键盘、电子胃镜、监视器、冷光源、吸引器、内镜台车；有条件者配备图像记录和打印系统。弯盘、牙垫、治疗巾、活检钳、滤纸条、玻片、细胞刷、标本固定瓶和/或缸、乳胶手套、生理盐水、祛泡剂、麻醉霜或2％利多卡因、各种规格的注射器、干净纱布块、纸巾等。备有氧气、急救物品车，车内包括吸氧面罩、吸氧管、简易球囊呼吸器、复苏药物及局部止血药物等。

5.环境准备

调节室温，关闭门窗及照明灯，拉上遮光窗帘。

6.设备检查及调试

(1)在使用前，把胃镜与冷光源、吸引器、注水瓶连接好，注水瓶内装有 $1/2 \sim 2/3$ 的蒸馏水或冷开水。

(2)连接：①连接主机和监视器，将 RGB 连接线的一端接到主机后面板的 RGB 接口的"OUT"接口上，另一端接到监视器后面的 RGB 接口的"IN"接口上；②连接键盘和主机，将键盘的连接线插头插入主机后面板上的"?"插口上；③连接主机和冷光源；④连接主机和图像记录及打印系统，将 Y/C 连接线的一头接到主机后面板的 Y/C 接口的"OUT"接口上，另一端接到打印机后面 Y/C 接口的"IN"接口上；⑤连接主机和图像记录手控装置，此线接好后，可完成通过内镜操纵部的手控按钮控制图像摄影工作。

（3）一切连接好后，将冷光源的电源插头插入电源插座中，开启冷光源的电源开关，可见光从胃镜先端射出，并听到气泵转动的声音，证明光源工作正常。注意：在胃镜各部没接好之前，不能打开光源的开关，防止损伤胃镜或造成操作者的身体伤害。

（4）做白平衡调节。打开光源，见到光从胃镜头端传出后，将胃镜头端对准内镜台车上附带的白色塑料帽2～3分钟，电子内镜会自动进行白色平衡。白色是所有色彩的基本色，只有白色是纯白了，其他色彩才有可比的基础，因而电子内镜都设有白平衡系统。

（5）用一大口杯装1/2杯水，将胃镜先端置入水中，用示指轻轻塞住送气送水按钮，检查送气送水功能。

（6）将胃镜先端置入盛水杯中，按下吸引按钮，踩下吸引器脚踏开关，观察吸引功能是否正常。

（二）操作步骤

此处介绍取活检时的配合操作步骤。

1.核对

核对患者姓名、性别、年龄、送检科室是否与申请单一致。

要点与说明：确认患者。

2.检查活检钳

右手持活检钳把手，来回推拉把手滑杆，左手握住活检钳的先端，观察活检钳瓣是否开闭灵活，关闭时钳瓣是否能完全闭拢。

要点与说明：活检钳必须是经过消毒处理过的干净钳。一切正常，方可使用。如果发现有不正常出，应该立即更换一把。

3.送入活检钳配合

右手握住活检钳把手，左手用一块乙醇溶液纱布包住活检钳末端10 cm处，在活检钳处于关闭状态下将活检钳递与术者。术者接住活检钳末端，将其插入胃镜活检通道。

要点与说明：将金属套管绕成一个大圈握在手中，以便于操作，防止套管拖到地上污染套管。送钳过程中，始终保持活检钳金属套管垂直于钳道管口，避免套管成锐角打折而损坏活检钳套管。

4.取活检配合

活检钳送出内镜先端后，根据意思指令张开或关闭活检钳钳取组织。

要点与说明：活检钳未送出内镜先端时，不能做张开的动作，以免损坏内镜钳管。钳取标本时，不能突然过度用力，防止损坏钳子里面的牵引钢丝或拉脱钳瓣开口的焊接点。如果遇到某些癌肿组织较硬，钳取时关闭速度要慢才能取到大块组织。

5.退活检钳配合

在钳取组织后，右手往外拔出钳子，左手用乙醇溶液纱布贴住活检孔，既擦去钳子身上的黏液血迹，又可初步消毒。

要点与说明：活检钳前端有一个焊接点连接前后两部分，该焊点易折弯、折断，操作时注意保护该处，防止受损。防止胃液溅至术者。

6.留取活检组织

活检钳取出后张开钳瓣在滤纸上轻轻一夹，钳取的组织便附在滤纸上，将多块组织一起放入盛有10%溶液的小瓶中，写上姓名、取样部位，并填写病理检查申请单送检。

要点与说明:不同部位钳取的活检组织应分别放入不同的小瓶中。小瓶要给予编号。申请单上要注明不同编号组织的活检部位。

7.观察

病情与患者反映。

要点与说明:观察有无恶心、呕吐,观察呼吸、心率、血压、血氧饱和度的变化,观察有无发绀、呼吸困难等。

8.用物处理

备用。

9.洗手记录

记录检查结果、患者反映等。

(朱丽君)

第二节　经皮内镜下胃造瘘术的护理

经皮内镜下胃造瘘术(percutaneous endoscopic gastrostomy,PEG)是指在内镜引导下经腹部皮肤穿刺放置造瘘管,直接给予胃肠营养支持的一种内镜下治疗技术。对于不能经口进食的患者,留置鼻胃管是临床常用的治疗方法,但长期留置鼻胃管容易导致吸入性肺炎,同时鼻腔、咽喉、食管长期受压易发生局部黏膜糜烂、出血等并发症。经皮内镜下胃造瘘术能建立肠内营养支持治疗,有效地改善各种不能经口进食患者的营养状况,提高生活质量,操作简单安全,也能较好地解决留置鼻胃管注食所引发的并发症问题。护士应积极掌握其适应证及置管后注意事项,术中顺利配合术者操作,以达到满意的治疗效果。

一、适应证

(1)食管广泛瘢痕形成者。

(2)严重的胆外漏需将胆汁引流回胃肠道者。

(3)各种中枢神经系统疾病或全身性疾病导致的吞咽障碍:①脑血管意外、脑肿瘤、脑干炎症、脑干变形或咽肌麻痹。②系统性硬化、重症肌无力。③完全不能进食的神经性厌食或神经性呕吐。④意识障碍、痴呆。

(4)耳鼻喉科肿瘤(咽部、喉部、口腔)。

(5)颌面部肿瘤。

(6)气管切开,同时需行经皮内镜下胃造瘘术者。

二、禁忌证

(1)严重的凝血功能障碍者。

(2)完全性口、咽、食管、幽门梗阻者。

(3)大量腹水者。

(4)胃前壁有巨大溃疡、肿瘤或穿刺部位腹壁广泛损伤,皮肤感染者。

(5)器官变异或胃大部切除术后残胃极小者。

(6)胃张力缺乏或不全麻痹者。

三、术前准备

(一)器械准备

(1)前视或前斜视治疗胃镜:胃镜的安装与检查同常规胃镜检查。

(2)牵拉式置管法:备3号粗丝线或引导钢丝150 cm、16号套管穿刺针、造瘘管等。

(3)直接置管法:备18号穿刺针、16 F或18 F特制套有塑料外鞘的中空扩张器、12 F或14 F的Foley球囊造瘘管、长40 cm的J形引导钢丝。

(4)1%利多卡因、生理盐水、注射器、润滑剂、抗生素软膏。

(5)手术切开包:消毒剂、棉签、无菌洞巾、无菌敷料、无菌止血钳和剪刀等。

(6)圈套器。

(7)两个吸引装置。

(8)必要时备齐急救药品,确保各种抢救及检查仪器性能良好。

(9)其他物品同常规胃镜检查。

(二)患者准备

(1)向患者及家属讲明手术的目的和风险性,取得患者及家属同意后,签署手术同意书。

(2)术前评估患者身体状况。检查血常规、出凝血时间、肝功能等。凝血功能障碍者禁忌。

(3)了解患者过敏史及用药情况,如近期正在服用阿司匹林、NSAIDs和抗血小板凝集药物,应停药至少7天后才可行经皮内镜下胃造瘘术。

(4)做好心理护理。清醒患者置管前向患者解释经皮内镜下胃造瘘术的目的、方法及注意事项,告之术中可能出现恶心、腹痛、腹胀等不适,可以通过深呼吸缓解,以消除其紧张、恐惧心理。

(5)术前禁食12小时,禁水4小时。

(6)建立静脉通道,术前1小时给予静脉滴注抗生素预防感染。术前30分钟肌内注射地西泮10 mg、消旋山莨菪碱10 mg。

(7)其他同常规胃镜检查护理。

四、术中护理配合

(一)患者护理

(1)给予持续低流量吸氧,有效提高其血氧饱和度,减少心肺意外的发生。

(2)根据术者指令协助患者调整体位,保证患者安全,防止坠床。

(3)术中注意观察患者神志、面色、生命体征变化,如有异常,立即停止手术,并做对症处理。

(4)由于患者是在局部麻醉下接受手术,术中处于清醒状态,随时了解和安慰患者,消除其紧张情绪。

(5)及时清理口咽分泌物,保持呼吸道通畅,防止误吸。

(二)治疗过程中的配合

1.牵拉式置管法

(1)体表定位:协助患者取左侧卧位,术者插入胃镜后取平卧位,抬高头部15°~30°并左转,双腿伸直。向胃内注气使胃前壁与腹壁紧密接触。将室内灯光调暗,观察胃镜在腹壁的透光点,胃镜下可见到胃前壁压迹,即确定该处为造瘘部位。助手在腹壁透光处用手按压此点,术者在内镜直视下可见胃腔内被按压的隆起,指导助手选定体表经皮内镜下胃造瘘术最佳穿刺位置,一般在左上腹左肋缘下 4~8 cm 处。术者固定胃镜并持续注气,保持胃腔张力。护士将圈套器经胃镜活检孔插入胃腔内并张开置于胃内被按压的隆起处。

(2)局部麻醉:助手消毒穿刺点皮肤,铺无菌巾。抽 1% 利多卡因在腹壁各层注入。

(3)助手于穿刺部位皮肤做小切口至皮下,再钝性分离浅筋膜至肌膜下。

(4)助手将经皮内镜下胃造瘘术套管穿刺针经皮肤切口垂直刺入胃腔的圈套器内,退出针芯,沿套管将长 150 cm 的粗丝线或导丝插入胃腔。圈套器套紧粗丝线或导丝后,连同胃镜一起退出口腔外,使粗丝线或导丝一端在口腔外,一端在腹壁外。

(5)术者将口端粗丝线或导丝与造瘘管尾部扎紧,将造瘘管外涂抹润滑油。助手缓慢牵拉腹壁外粗丝线或导丝,将造瘘管经口、咽喉、食管、胃和腹壁拉出腹壁外。

(6)再次插入胃镜,观察造瘘管头端是否紧贴胃壁,确认后退镜。用皮肤垫盘固定锁紧造瘘管,于造瘘管距腹壁 20 cm 处剪断,装上 Y 形管。

2.直接置管法

(1)体表定位、麻醉同牵拉置管法。

(2)术者插入胃镜,向胃内注气使胃前壁与腹壁紧密接触。助手用 18 号穿刺针在确定好的腹壁穿刺点处垂直穿刺入胃内,拔出针芯,将 J 形导丝头端由针管插入胃腔。

(3)助手拔出穿刺针,沿导丝切开皮肤至肌膜,根据扩张器的直径确定皮肤切口的大小。将特制套有外鞘的中空扩张器在导丝引导下旋转进入胃腔内。拔出扩张器,保留外鞘于胃腔内。

(4)将 Foley 球囊造瘘管通过外鞘插入胃腔,向球囊内注气或注水,使其充分扩张。向外牵拉造瘘管,使扩大的球囊壁紧贴胃黏膜,拔出外鞘。固定腹壁外造瘘管,锁紧或缝于皮肤上,剪去多余造瘘管,装上 Y 形管。

五、术后护理

(一)患者护理

(1)术后患者保持头背部抬高或取侧卧位,防止误吸。

(2)术后注意观察患者有无发热、呼吸困难等表现,发现异常及时报告医师处理。遵医嘱应用抗生素及止血剂。

(3)经皮内镜下胃造瘘术喂饲护理:①经皮内镜下胃造瘘术术后 24 小时禁食、禁水。24 小时后先从造瘘口注入 50 mL 生理盐水,4 小时后再注入 50 mL,如无不适,可给予营养液。②每次喂饲量为 100~300 mL,由低浓度到高浓度,由慢到快。喂饲时,清醒患者取坐位或半卧位,昏迷患者抬高床头 30°,以防止食物反流和吸入性肺炎。每次注入食物或药物后,应用 50 mL.温水冲管,以防堵塞。③每次喂饲前应用 50 mL.注射器抽吸,以检查食物潴留情况。如果食物潴留超过 50 mL,应停止食物注入,并且报告医师。④尽量不经营养管给片剂药物,必要时需研碎溶解后输注。

(4)造瘘管周围皮肤护理:①术后 24 小时内密切观察穿刺口周围敷料,如有脓性或血性分泌物污染应及时更换。②注意观察造瘘口周围皮肤的情况,注意有无红、肿、热、痛,以及胃内容物渗漏。③保持造瘘管周围清洁,可以用肥皂和清水清洗。保持敷料清洁、干燥直到造瘘管周围切口闭合为止。如造瘘管周围切口闭合,无分泌物排出,可撤掉敷料。④保持造瘘口周围皮肤清洁、干燥,防止感染。⑤每天用 2%碘伏液消毒造瘘口 2 次,无菌纱布遮盖,胶布固定。

(5)造瘘管的护理:①妥善固定造瘘管,注意保持造瘘管的适当松紧度,过松易于出现胃内容物沿管侧向腹壁流出,过紧则易造成局部缺血,进而出现红肿,甚至局部坏死等情况。②保持造瘘管通畅,每次灌注营养液后用温开水冲洗导管,如需喂饲药物,必须充分捣碎溶解后方可注入,并用温开水冲洗导管。③如长时间不喂养,至少每 8 小时应冲洗管道 1 次。

(二)器械及附件处理

检查结束后,一次性物品应销毁,内镜及其附件按消毒规范进行处理。

六、并发症及防治

(一)恶心呕吐

常因营养液灌注过多和过快所致。营养液的量以递增方式注入,配方根据患者的能量需求、耐受程度及全身疾病状况而定。从少量开始,根据患者的适应能力逐渐调快输注的速度,保持在注入食物时将床头抬高 30°~40°或坐起。如出现恶心呕吐,应暂停灌注,用 30~50 mL 温开水冲洗导管并夹闭,清洁口腔,保持呼吸道通畅,必要时肌内注射甲氧氯普胺 10 mg。

(二)腹泻和腹胀

营养液乳酸和脂肪过多,以及长期大量抗生素使肠道菌群失调可引起腹胀、腹泻。温度过高可能灼伤肠道黏膜,过低则会刺激肠道引起痉挛。同时输注食物应遵循由少到多、由慢到快、由稀到浓的原则进行。指导患者床上勤翻身,多下床活动,促进肠蠕动,同时辅助应用促进消化或增强胃肠动力的药物。

(三)造瘘口皮肤感染

在经皮内镜下胃造瘘术后一周内每天检查造瘘口周围的皮肤,观察有无红、肿、热、痛,以及胃内容物渗漏,保持造瘘口周围皮肤清洁、干燥,防止感染。造瘘口根据具体情况换药,有胃内容物渗漏者,用锌氧油保护皮肤。沐浴时避免淋湿造瘘口,保持造瘘口的清洁、干燥。

(四)肉芽生长预防

主要方法如下:①保持造瘘口清洁、干燥。②帮助患者翻身时动作轻柔,保护管道不被拉扯,减少管道刺激瘘口变大或使渗液从管口旁渗出。③每次从造瘘管注入食物量不超过 300 mL,每次鼻饲的时间为 15~20 分钟。出现肉芽组织时,用 10%氯化钠局部湿敷半小时,再用 0.9%外用生理盐水清洗后用氧气吹干或棉签抹干,用无菌纱布 Y 形固定,直至肉芽组织痊愈。出现肉芽生长时用 3%~10%的高渗盐水局部湿敷。

(五)堵塞管道

造瘘管堵管、断管及脱管食物的颗粒过大、输注速度太慢、药物与食物配伍不当形成凝块都可堵塞管道。因此所有食物均用搅拌机搅碎调匀;喂药时药片要研碎溶解后注入,保持造瘘管的清洁、通畅,每次注入食物或药物前后均用 30~50 mL 温开水冲洗造瘘管,每次注完食物后不要平睡,应坐起 30 分钟,以免食物反流阻塞造瘘管。为防止造瘘管滑脱,应定期检测球囊的完整性,必要时重新充气,至少维持 8 mL 的体积。造瘘管体外段断裂时可用力拔出残端,更换造瘘管;造瘘管胃内段断裂时应及时在胃镜下取出残端。

(六)误吸

误吸常因呕吐时食物进入气管或食物反流所致,管饲过程中及管饲后 30 分钟内给患者采取半坐位。合理安排吸痰时间,在给患者管饲前应进行较彻底吸痰,管饲后 1 小时内尽量不吸痰。

患者一旦发生误吸,尽快吸出口腔、咽喉、气管内的食物,情况较严重时用纤维支气管镜冲洗,配合抗生素治疗。

(七)咽喉部疼痛或异物感

主要原因与胃镜检查,管腔压迫或损伤咽喉部组织有关。必要时行雾化吸入,每天两次,缓解咽喉部不适症状。

七、注意事项

(1)造瘘管放置后即可进行间歇性喂养,每次应注入适量的肠内营养物,避免快速大量输注而发生胃食管反流。

(2)患者应保持半卧位,减少误吸的危险。

(3)患者出院后可继续利用造瘘管进行持续肠内营养支持,维持正常营养状态。

(4)造瘘管要及时更换和拔除,如果造瘘管出现磨损、破裂或梗阻时就应及时更换。患者病情好转,可以自主经口进食时,则可拔除造瘘管。但拔管必须在窦道形成以后,通常至少在放置术后10天。目前常用的造瘘管借助内镜帮助即可拔除,不需手术,有些造瘘管还可直接从体外拔除。为了更加方便、更加美观,拔除原造瘘管后还可为患者更换一种按压式的胃造瘘装置,该装置一般应在腹壁窦道形成、拔除之前的造瘘管后放置。

(5)患者出院前,要对患者及其家属进行相关教育。①管饲指导:指导患者如何正确地进行管饲,包括一些注意事项。②营养指导:根据每个患者的实际情况,合理科学地进行营养成分的搭配,保证量与质的需求。③造瘘口、造瘘管清洁护理的指导。④并发症预防指导,告知相关的并发症,如有发生可及时就医。⑤定期复诊。

(朱丽君)

第三节　十二指肠镜检查技术的护理

一、发展史

1968年,Mc Cune首先报道经内镜逆行胰胆管插管造影成功,为胰腺、胆道疾病的诊断开辟了一条十分有效的新途径。20世纪70年代初,我国引进纤维十二指肠镜后不久,首先在北京协和医院开展,现已普及于三级甲等医院,甚至二级医院。1986年Olympus电子内镜及继后的Pentax双画面电子内镜输入中国。目前国内引进较多的有Olympus、Pentax、Fujinon电子十二指肠镜也进入中国。十二指肠镜分为纤维十二指肠镜与电子十二指肠镜,由于其功能相同,故不再分开叙述。十二指肠镜主要用于进行内镜逆行胰胆管造影(endoscopic retrograde cholangio-pancreatography,ERCP)、乳头括约肌切开(endoscopic sphincterotomy,EST)取石、胆管内支架置入等,本节以ERCP例进行介绍。

二、基本结构及原理

(一)十二指肠镜的基本结构

十二指肠镜的基本结构与胃镜基本相同,主要区别十二指肠镜多为侧视式,而胃镜为前视式。近年来,Olympus 增加后方斜视5°~15°,扩大了视野范围。视角从早期的 75°,增加到100°~110°,这对在迂回曲折的肠道内寻找肠腔和判断肠腔走向是非常有利的,也减少或消除球面差的影响。由于十二指肠镜主要用于观察乳头开口和在适当的距离内插入导管,探索出5~60 mm 为最佳视距,因为此范围内对乳头开口和导管观察最清晰。插入部的外径也随着治疗技术的改进,多为 11~12 mm,便于放置内支架。

(二)十二指肠镜的传光传像原理

十二指肠镜的传光传像原理与胃镜相同。

三、适应证及禁忌证

(一)适应证

(1)怀疑有胆结石而常规胆管检查不能确诊者。

(2)梗阻性黄疸鉴别于肝内、外梗阻困难者,或需要确定梗阻具体部位者。

(3)慢性胰腺炎或复发性胰腺炎缓解期的患者。

(4)临床怀疑胰腺癌者。

(5)肝胆管肿瘤或囊肿患者。

(6)胆管或胆囊手术后症状反复而常规检查不能确诊者。

(7)上腹部肿块疑为胆胰疾病者。

(8)胰腺囊肿。

(二)禁忌证

(1)碘过敏者。

(2)重度食管静脉曲张、食管或十二指肠球部狭窄无法通过内镜者。

(3)急性胰腺炎或慢性胰腺炎急性发作期的患者。

(4)严重心、肺、肾或脑等重要脏器功能障碍者。

(5)有出血倾向者。

(6)上消化道内镜检查禁忌者。

四、操作流程

(一)操作前准备

1.评估患者并解释

(1)评估患者:年龄、性别、病情、意识、适应证、禁忌证、治疗及是否装有心脏起搏器等情况,活动能力及合做程度。

(2)向患者解释 ERCP 的目的、方法、注意事项、配合要点及术中或术后可能发生的并发症。

2.患者准备

(1)了解 ERCP 的目的、方法、注意事项及配合要点,取得患者及家属同意后方可做检查或治疗。

（2）如造影剂使用76％泛影葡胺，术前1天做碘过敏试验，阴性者才能使用。

（3）检查前禁食禁饮6～8小时，保证空腹状态。

（4）愿意合作，取俯卧位或左侧卧位，俯卧位时将头偏向一侧。

（5）穿着要适合摄片的要求，不能穿得太厚，解开衣领或领带，宽松裤带。

（6）如患者装有活动义齿，应将其取出置于冷水中浸泡。除去金属物品及影响造影的物品。

（7）于患者下腹部盖上X线防护设备，头上戴铅帽。

3.护士自身准备

衣帽整洁，修剪指甲，洗手，戴口罩，戴手套及袖套，穿戴防护铅衣及其他防护设施，如铅面罩、甲状腺护罩等。

4.用物准备

用物包括侧视式十二指肠镜、冷光源、注水瓶、吸引器、造影导管、导丝、内镜台车；X线检查床；专用X线机；弯盘、牙垫、治疗巾、活检钳、胆道细胞刷、鼻胆引流管、气囊导管、取石篮、碎石篮、胆胰管内引流支架、静脉曲张硬化剂注射针、喷洒导管、电凝探头和/或缸、乳胶手套、生理盐水、葡萄糖注射液、祛泡剂、麻醉霜或2％利多卡因、造影剂、镇静药、抑制肠蠕动药、各种规格的注射器、钝针头、干净纱布块、纸巾、30％乙醇溶液等。备有氧气、急救物品车，车内包括吸氧面罩、吸氧管、简易球囊呼吸器、复苏药物及局部止血药物等。估计造影困难时可备用三腔括约肌切开器、内镜聪明刀，必要时备内镜超滑导丝、针式电刀。

5.环境准备

调节室温，关闭门窗及照明灯，拉上遮光窗帘。

6.设备检查及调试

（1）在使用前，把十二指肠镜与冷光源、吸引器、注水瓶连接好，注水瓶内装有1/2～2/3的蒸馏水或冷开水。

（2）检查十二指肠镜插入管表面有无破损、凹陷，检查内镜导光是否良好，成像是否清晰。检查内镜弯曲功能：①旋转各角度钮，看弯曲部是否能圆滑地弯曲；②查看角度钮是否能使角度钮的转动停下来；③检查弯曲部的外皮是否有细微孔洞、破损及其他不正常。

（3）检查十二指肠镜的钳子抬举器上下活动是否正常，内镜送气是否通畅，吸引器工作是否正常。

（4）检查X线机透视及拍片功能是否正常，检查床的移动是否正常。

（5）凡有导管的附件，都要在注射器接头处接一注射器注水，检查导管是否通畅，有无从不该出水的地方出水；检查接头部是否牢固，把手是否好用；凡需接高频电的器械都要按说明书上要求进行通电试验：将高频电器接好后，在电极板上放一小块肥皂，将器械先端通电部分与肥皂接触，通电后可见电火花表示该器械功能良好。

（二）操作步骤

ERCP的配合操作步骤见表4-1。

表 4-1　ERCP 的配合操作步骤

步骤		要点与说明
核对	核对患者姓名、性别、年龄、送检科室是否与申请单一致	确认患者
摆体位	协助患者取俯卧位或左侧卧位躺于 X 线检查床上,在患者头下放一治疗巾,弯盘置于治疗巾上,嘱患者张口咬住牙垫	防止口水污染检查床及患者衣物 注意枕头与肩同高,以利于顺利插镜 防止咬坏十二指肠镜镜身
插镜配合	左手扶住患者头部,右手握住镜身前端,将十二指肠镜弯曲部轻度弯曲成适应入口咽部的弯曲形状,再将内镜头端送入口咽部,顺着咽后壁轻柔地送至喉部食管入口处	以双人插镜法为例 操作时动作要轻柔,速度不要过快
送镜配合	嘱患者做吞咽动作,食管入口开启,顺势将镜头送入食管、胃、十二指肠降部,找到十二指肠乳头	送镜速度不要过快,以减轻咽喉部的刺激送镜时,持镜的手要靠近口垫
插管配合	将 ERCP 导管递与术者,待导管送出内镜先端后,用少量生理盐水或稀释好的造影剂将导管充满;术者将导管插入胰胆管后,在 X 线监视下缓缓推注造影剂	注意勿使导管打折 以排除气泡对造影结果产生的干扰 注意推注力量不宜太大,速度不宜过快
退镜配合	紧握住镜身,与操作者保持一定抵抗力,使镜身呈一直线,慢慢退镜,至咽喉部(约 15 cm 处)则快速将镜退出	以防内镜移动或滑出 速度不宜过快,以免擦伤黏膜 防止分泌物进入气管
观察	病情与患者反应	观察有无恶心、呕吐,观察呼吸、心率、血压、血氧饱和度的变化,观察有无发绀、呼吸困难等
用物处理		备用
洗手,记录		记录检查结果、用药情况、患者反应、消毒时间

五、常见并发症及处理

近 30 年来,随着器械及插管技术的不断进步,ERCP 的成功率逐年提高,目前已达 90% 以上。但 ERCP 为一侵入性操作,因患者自身因素、操作者因素及设备等原因均可造成一些并发症。常见并发症有导丝插入困难、乳头损伤和出血、急性药物性胰腺炎等。碘变态反应、败血症、急性胆管炎、化脓性胆管炎、十二指肠穿孔、休克等较少见。下面对于常见的并发症做详细介绍。

(一)导丝插入困难

1.发生原因

(1)导丝与导管不匹配。

(2)导丝原本有折痕。

(3)导丝太干燥,送入时太涩。

(4)内镜弯角太锐,或抬钳器升到最高位,导致导丝插入困难。

2.临床表现

送入导丝时,遇有阻力或导丝插入困难。

3.预防及处理

(1)根据导管的型号选择相匹配的导丝,通常使用 0.46 mm 的导丝。

(2)使用导丝前,认真仔细检查导丝是否光滑,有无折痕,如导丝有折痕,则需更换导丝。

(3)送入导丝前,先在导管内灌注 2～5 mL 生理盐水,使导丝通过时顺畅。送入导丝时,助手一手拿一块蘸有 30％乙醇溶液的纱布,另一手将备好的导丝由导丝套中抽出,放在乙醇溶液纱布中间,使导丝持续湿润。

(4)送入时太干燥、太涩时,更换乙醇溶液纱布。

(5)当内镜弯角太锐,或抬钳器升到最高位时,提醒操作者将内镜角度钮完全松开,将抬钳器放至最低位,以便导丝顺利送入。

(二)乳头损伤和出血

1.发生原因

(1)操作者对十二指肠解剖欠熟悉,操作技术欠熟练,多次插管不成功,损伤乳头。

(2)由于患者过度紧张,剧烈恶心、呕吐,导致十二指肠乳头括约肌痉挛,插管困难。

(3)行 EST 时,切开时伤及血管,止血不及时或暂时性止血,术后迟发性出血。

2.临床表现

术中见乳头肿胀、糜烂,有活动性出血;术后患者有留置鼻胆引流管者,引流管中可见血性液体引出,严重者出现呕血、黑便、面色苍白、头晕、脉搏细速、血压下降、出冷汗、乏力等临床表现。听诊肠鸣音亢进。化验大便潜血阳性。

3.预防及处理

(1)培训医护人员熟练掌握专业知识及专科操作技能。

(2)做好心理疏导,尽可能消除患者过度紧张的情绪,积极配合检查,必要时适当加用镇静药。

(3)插镜动作要轻柔、快捷。

(4)术中、术后严密监测生命体征,观察有无呕血、黑便,观察引流管引出液的颜色、性质及量,及时报告医师处理。

(5)出血后可采取 1∶10 000 肾上腺素溶液局部注射止血、止血钛夹或电凝止血等内镜下止血措施。

(6)术后应用止血药物。

(7)内科治疗无效者,行外科手术治疗。

(三)急性药物性胰腺炎

1.发生原因

(1)术中造影时造影剂注入速度过快,压力过大,剂量过多。

(2)胰管反复显影。

(3)乳头切开后炎症、水肿,或胰管有梗阻造影后导致造影剂、胆汁和胰液排出受阻。

(4)为胰腺囊肿患者造影时,造影剂充满囊腔。

2.临床表现

术后患者出现腹痛、恶心、呕吐、发热、黄疸,甚至休克等急性胰腺炎临床表现。血、尿淀粉酶测定升高。

3.预防及处理

(1)造影剂注入速度不要过快,压力不要过大,剂量不要过多,匀速推注,胰管造影时,一般以0.2~0.6 mL/s为宜。造影剂的量应视造影目的而定。一般胰管2~4 mL,胆管5~15 mL,有时因外漏无法精确计算,应以透视下观察部位显影满意患者又无痛苦为准。特别是胰腺,更应注意掌握剂量。

(2)避免胰管反复显影。在X线监视下见主胰管和1~2级胰管显影即可,不宜使胰腺泡显影。

(3)发现乳头切开后的炎症、水肿,或胰管有梗阻者,造影后留置鼻胆引流管或内引流管引流胆汁、胰液。

(4)对估计可能发生胰腺炎的患者造影后预防性禁食、补液及给予抑制胰液分泌的药物,按急性胰腺炎护理。

(5)对已经发生胰腺炎的患者,对因处理后,再按急性胰腺炎处理。

六、常见故障及排除方法

由于内镜是精密设备,维护与维修的难度大,故维护成本与维修成本较大多数设备要昂贵。除主机、光源以外,内镜本身更是使用了大量软性部件,如内镜的插入外管、先端弯曲部的弯曲橡皮、内部的活检管道等均为易损部件,而这些部件的损坏更可能导致电子元件的二次损坏,如果不及时运用正确的方法处理这些故障则可能导致更严重的损害,使日常工作受到影响,而且维修成本是可能以数倍乃至数十倍地增加。

十二指肠镜常见故障有喷嘴堵塞、送水/送气不畅、附件插入困难、内镜漏水、吸引困难、光亮度调节故障、内镜与附件的损坏、按钮故障等。本节主要介绍内镜与附件的损坏、按钮故障的原因及排除方法。

(一)内镜与附件的损坏

1.故障原因

(1)由于未经彻底酶洗的内镜上残留的蛋白质遇到戊二醛后凝固变性,导致内镜变黄,内镜表面粗糙,橡皮老化。

(2)使用未经验证的清洗消毒机或化学剂对内镜的材料造成不同程度的损伤,严重者破坏内外部材料,从而导致内部重要结构老化和损坏。

(3)在内镜操作过程中使用含有矿物质的润滑油,润滑油与内镜外管的橡胶产生化学反应,导致外管性状改变,最常见为外管韧性改变,产生皱褶。

(4)使用某些不规范消毒机进行清洗消毒有时会因送水送气压力过大而导致内镜破裂。

(5)使用酸化水浸泡消毒有时会造成内镜外管被腐蚀、内镜金属部分生锈。

(6)非专业维修导致内镜损坏。

2.故障排除方法

(1)内镜与附件消毒前必须彻底洗净。

(2)对附件进行超声清洗。

(3)避免使用非指定的自动清洗消毒机和清洗消毒方法。

(4)由于目前专业的内镜生产厂家不会对外出售他们的内镜维修零件,因此不要到非指定的代理店进行购买与维修。

(5)出现内镜与附件损坏,需送至专门维修部门修理或通知厂家的工程技术人员进行处理。

(二)按钮故障

1.故障原因

(1)按钮上有针孔,仍进行清洗消毒,进水后造成内部零件故障。

(2)按钮外皮破裂,造成漏水,导致开关失灵。

(3)搬运时按钮和其他设备、水槽等碰撞,或被锐利部分刮伤。

2.故障排除方法

(1)由于按钮上的针孔很难发现,因此清洗消毒前必须进行测漏试验。

(2)发生按钮外皮破裂后,内镜不能再使用,立即送修。

(3)在操作、运送、清洗和保存内镜的时候注意保护好内镜的操作部与先端部,避免与内镜台车、检查床、清洁台或其他任何硬物相碰撞。注意拿内镜的时候运用标准的持镜手法,保护好按钮,避免碰到硬物或被锐器刮伤。

七、设备管理与维护

十二指肠镜的管理与维护与胃镜相同。

八、使用期限

该设备在正常使用情况下,使用期限为 10 年。具体使用期限,见设备使用说明书。

(韩桂玉)

第四节　单气囊小肠镜检查技术的护理

单气囊小肠镜与双气囊小肠镜相比,具有器械准备时间短、清洗消毒更简便、高分辨率图像结合内镜窄带成像技术观察提高了病变的检出率等优势,临床常用的为 Olympus SIFQ260 小肠镜。

一、适应证

(一)国际上通用的适应证

(1)胶囊内镜检查后的深入检查。

(2)可疑小肠出血者。

(3)胃肠术后功能紊乱。

(4)小肠狭窄的内镜诊断及治疗。

(5)小肠肿瘤及肿块。

(6)胰腺炎及胆源性疾病。

(7)克罗恩病。

(8)小肠异体移植的观察。

(9)回收滞留胶囊内镜。

(10)清除肠道寄生虫。

(11)明确小肠梗阻的病因。

(12)肠套叠的内镜下处理。

(13)做结肠镜检查有困难的病例。

(二)中华医学会消化内镜学分会小肠学组 2008 年提出的双气囊小肠镜检查的适应证

(1)原因不明的消化道(小肠)出血及缺铁性贫血。

(2)疑小肠肿瘤或增殖性病变。

(3)疑小肠克罗恩病。

(4)不明原因小肠梗阻。

(5)不明原因腹泻或蛋白丢失。

(6)小肠内异物。

(7)外科肠道手术后异常情况(如出血、梗阻等)。

(8)已确诊的小肠病变治疗后复查。

(9)相关检查提示小肠存在器质性病变可能者。

二、禁忌证

(1)严重心肺功能异常者。

(2)有高度麻醉风险者。

(3)无法耐受或配合内镜检查者(如精神障碍者)。

(4)相关实验室检查明显异常(如重度贫血、严重凝血功能障碍等),在指标纠正前不能接受该检查。

(5)完全性小肠梗阻无法完成肠道准备者。

(6)多次腹部手术史者。

(7)低龄儿童、孕妇。

(8)其他高风险状态或病变者(如中度以上食管胃底静脉曲张、大量腹水等)。

三、术前准备

(一)器械准备

1.内镜准备

(1)测试气囊:取出送气管,连接外套管上的气囊送气接头与气囊控制装置上的接头,按下气囊控制装置遥控器的充气/放气按钮,确认气囊充气、放气性能及报警功能良好。一次性外套管使用前必须经过漏水测试。

(2)润滑外套管:外套管内层为亲水润滑涂层,抽取20 mL无菌水或专用油注入外套管腔内,来回移动外套管,使无菌水或专用油与外套管内层充分接触。

(3)连接小肠镜:按照正确方向将小肠镜套入外套管内,因内镜镜身较长,必须特别注意保护内镜前端,避免碰及坚硬物体。

2.其他物品准备

(1)中心负压吸引、中心供氧装置、监护仪、治疗车。

(2)基础治疗盘(内有镊子、乙醇、碘伏、棉签、砂轮、止血钳、胶布等)。

(3)注射器(5 mL、10 mL、20 mL各两支,50 mL一支),输液器,输血器。

(4)危重症抢救用盘(内有开口器、舌钳、压舌板、手电筒、叩诊锤、针灸针等)。

(5)气管切开包、静脉切开包。

(6)胸外心脏按压板、心内穿刺针。

(7)专科特殊抢救设备。

(8)血压计、听诊器。急救药品:肾上腺素、多巴胺、洛贝林、毛花苷C、去甲肾上腺素、尼可刹米、氨茶碱、盐酸利多卡因、异丙肾上腺素、盐酸阿托品、地塞米松、间羟胺、山莨菪碱、氢化可的松、呋塞米注射液等。

(二)患者准备

(1)向患者及家属详细讲解检查目的、过程和配合要点,说明可能出现的意外及对策,签署检查知情同意书。

(2)术前常规检查血常规、肝肾功能、凝血功能、心电图等,排除严重的心肺疾病。

(3)术前禁食、禁水8小时。

(4)经不同途径进镜的患者准备。①经口进镜的双气囊内镜检查:术前需禁食8~12小时,于术前10~20分钟口服咽麻祛泡剂,取下活动性义齿、眼镜等。②经肛门进镜的双气囊内镜检查:内镜需要经过大肠才能进入回肠,因肠道粪渣有可能覆盖内镜视野,或进入外套管内而增加内镜与外套管的摩擦力。③经胃肠途径的双气囊内镜检查基本同经肛门进镜的术前准备。因做过胃部分切除术的患者,残胃蠕动较弱,可能会有食物残渣存留,这些食物残渣不但影响观察,一旦进入外套管内,还会增加镜身和外套管的摩擦力,使进镜困难,所以,对有过胃切除史的患者,术前禁食时间更长。

(5)术前用药。由于双气囊内镜检查比普通胃肠镜检查所需时间长,一次检查需要大约1.5小时,内镜通过咽喉和勾拉肠道时会引起咽喉和腹部不适,患者会感到焦虑。因此给予患者合适的镇静剂或静脉麻醉是非常重要的,尤其是经口进镜时,最好行静脉麻醉。

(6)心理护理:接受小肠镜检查的患者多数病程较长,且常规胃肠检查未明确病因,因此患者常表现出恐惧、焦虑等不良情绪,检查前应充分评估患者病情及心理状态,告知患者及家属检查过程及配合要点,介绍成功病例,消除患者紧张等不良情绪,使患者以最佳的心理状态接受检查。

(7)给予氧气吸入、心电监护。

(8)建立静脉通道,由麻醉医师进行静脉麻醉。

四、术中护理配合

(一)患者护理

(1)密切监测患者生命体征及血氧饱和度,发现异常及时告知术者。

(2)观察患者面部表情、身体活动、腹部体征等,若患者出现痛苦表情、身体活动或明显腹部膨隆,应及时报告麻醉医师及术者。

(3)经口检查者必须及时吸出患者口腔的分泌物,术中注意防止肠液经外套管反流,引起窒息或吸入性肺炎。

(4)保持静脉输液通畅。

(二)治疗过程中的配合

根据患者的症状、体征及其他辅助检查结果,确定首次进镜途径,怀疑十二指肠至小肠中上段病变者采用经口进镜,怀疑远端回肠病变者则采用经肛门进镜。

(1)操作过程中,护士用右手扶稳、固定接近内镜操作部的外套管一端,左手固定接近患者口腔或肛侧的外套管一端,两手用力外展,尽量保持体外的镜身处于直线状态。为保持外套管与镜身之间的润滑,可在外套管中适当添加无菌水。

(2)经口检查时,当小肠镜进入十二指肠后,术者操作时动作要轻、稳、缓慢,以免损伤小肠黏膜而引起出血、穿孔等并发症。

(3)当内镜向深部推进困难时,护士可协助患者变换体位,或用手在患者腹部施加压力,以减少或防止内镜在胃肠道内结襻,若已结襻,可回拉镜身解襻后再向小肠深部推进;当镜身全部进入外套管后,给外套管球囊放气,放气完毕后术者调整内镜角度钮以固定肠腔,护士缓慢送入外套管至内镜的镜身 50 cm 标记处,给外套管球囊充气,内镜及外套管同步回拉,消除肠襻后再次插入内镜,重复以上过程,完成小肠镜检查。

(4)退镜时护士固定外套管,术者缓慢退镜,仔细观察肠腔有无间质瘤、梅克尔憩室等病变,退至内镜的镜身 50 cm 标记处时,给外套管球囊放气,术者调整内镜角度钮以固定肠腔,护士将外套管缓慢退至内镜操作部一端,然后给外套管球囊注气,再次缓慢退镜观察,重复以上过程,完成小肠镜退镜。退镜过程中应及时抽气,以减轻术后患者腹胀、腹痛等不适。根据病情需要,有时小肠镜检查需分两次进行,一端进镜困难时,应做好标记,以便从另外一端进镜时在此汇合。

(5)需要行小肠活检时,要求医护人员必须技术熟练、细心,配合默契,同时内镜护士要眼明手快,及时获取病理组织。

五、术后护理

(一)患者护理

(1)检查结束后,指导患者卧床休息,经口检查者,部分患者术后出现咽痛,可口服消炎片缓解症状,同时做好解释工作,告知是由于小肠镜检查时间长,检查时镜身反复摩擦咽喉部所致,消除患者紧张情绪。

(2)术后需观察患者有无腹痛、腹胀、便血、发热等症状,若无不适症状,检查 6 小时后或次日嘱患者进食。

(3)采用静脉麻醉患者,检查结束后必须继续观察生命体征至患者完全苏醒,部分患者清醒后可能有头晕症状,嘱其卧床休息,必要时可吸氧;检查结束后注意观察有无腹痛、腹胀及腹部体征变化,若有异常情况,及时报告医师处理。

(二)器械及附件处理

检查完毕后向内镜送气/送水 10 秒,采用蘸有多酶洗液的纱布擦拭镜身,由护士将内镜送至清洗消毒室,清洗要求及步骤同一般内镜。由于小肠镜镜身长,清洗过程中要注意防止损伤内镜头端,内镜清洗消毒、干燥后,将各旋钮置于自由位,悬挂于镜房储存备用。

六、并发症及防治

(一)咽喉疼痛

因外套管反复摩擦所致,一般不需特殊处理。向患者做好解释,症状严重者,可含服消炎片或行雾化吸入。

（二）误吸、肺部感染

经口小肠镜检查时，应及时清理咽喉部分泌物及反流胃肠液，防止误吸，必要时可采取气管插管，以减少误吸及肺部感染风险。

（三）食管贲门黏膜撕裂症

若检查时间短，检查过程中应注意患者有无恶心呕吐反应，进镜、退镜时仔细观察贲门有无损伤及出血；若检查时间长，应在静脉麻醉状态下进行。

（四）腹胀

少数患者术后出现腹胀，多数症状较轻，活动后可自行消失，必要时可行肛管排气等治疗。

（五）黏膜损伤

内镜进退过程中有时可损伤小肠黏膜，多数程度轻，无须特殊处理；若损伤较重，可服用小肠黏膜营养剂，如谷氨酰胺等。

（六）肠穿孔

检查中及检查后注意观察患者腹部体征，若出现腹部压痛、反跳痛、腹肌紧张等，需警惕肠穿孔的发生，应及时报告医师，尽早采取相应的治疗措施。

（七）出血

按消化道出血治疗原则处理，必要时可通过内镜下止血治疗。

（八）肠套叠

发生率极低，缓慢退镜可减少肠套叠发生。

（九）急性胰腺炎

发生率极低，经口途径检查者，术后观察有无腹痛、呕吐等不适，如有以上症状，及时报告医师，检查淀粉酶等排除急性胰腺炎。

七、注意事项

（1）选择合适的进镜途径。通常，怀疑病灶位于空肠者，可先采用经口途径进镜；怀疑病灶位于回肠者，可先采用经肛门途径进镜；当无法判断先采用何种途径进镜时，应先选择经肛门途径，因经肛门途径进镜，患者的不适感相对较轻。

（2）内镜进镜及外套管推进时必须在视野清晰的状态下进行，严格遵循"循腔而入"的操作原则，以免损伤肠黏膜或引起出血、穿孔等并发症。

（3）患者吞咽反射完全恢复，饮水无呛咳方可进食。因内镜检查时需反复进退，咽喉部可能会有擦伤，需进食清淡饮食一天，勿食过热、粗糙、坚硬及辛辣刺激性食物，以免加重咽喉部不适，次日可正常饮食。

（4）检查后 3～6 小时需有人陪护。

（5）24 小时内不得驾驶机动车辆、进行机械操作和从事高空作业，以防意外。

（6）检查后 24 小时内最好不做需精算和逻辑分析的工作。

（韩桂玉）

第五章

神经内科护理

第一节　短暂性脑缺血发作

一、概念和特点

短暂性脑缺血发作(transient ischemic attack,TIA)是指因脑血管病变引起的短暂性、局限性脑功能缺失或视网膜功能障碍,临床症状一般持续 10～20 分钟,多在 1 小时内缓解,最长不超过 24 小时,不遗留神经功能缺损症状。凡临床症状持续超过 1 小时且神经影像学检查有明确病灶者不宜称为 TIA。

我国 TIA 的人群患病率为每年 180/10 万,男：女约为 3：1。TIA 的发病率随年龄的增加而增加。

二、病理生理

发生缺血部位的脑组织常无病理改变。主动脉弓发出的大动脉、颈动脉可见动脉粥样硬化改变、狭窄或闭塞。颅内动脉也可有动脉硬化改变,或可见动脉炎性浸润。还可有颈动脉或椎动脉过长或扭曲。

三、病因与诱因

(一)血流动力学改变

各种原因如动脉炎和动脉硬化等所致的颈内动脉系统或椎-基底动脉系统的动脉严重狭窄,在此基础上血压的急剧波动导致原来靠侧支循环维持的脑区发生一过性缺血。

(二)微栓子形成

微栓子主要来源于动脉粥样硬化的不稳定斑块或附壁血栓的破碎脱落、瓣膜性或非瓣膜性心源性栓子及胆固醇结晶等。

(三)其他因素

如锁骨下动脉盗血综合征,某些血液系统疾病,如真性红细胞增多症、血小板增多、各种原因所致的严重贫血和高凝状态等,也可参与 TIA 的发病。

四、临床表现

(一)一般特点

TIA 好发于 50～70 岁中老年人,男性多于女性,患者多伴有高血压、动脉粥样硬化、糖尿病、高血脂和心脏病等脑血管疾病危险因素。突发局灶性脑或视网膜功能障碍,持续时间短暂,多在 1 小时内恢复,最长不超过 24 小时,恢复完全,不留后遗症状,可反复发作,且每次发作症状基本相似。

(二)颈内动脉系统 TIA

大脑中动脉供血区的 TIA,病灶对侧肢体单瘫、偏瘫、面瘫和舌瘫,可伴有偏身感觉障碍和对侧同向偏盲,优势半球受累可有失语;大脑前动脉供血区的 TIA,病灶对侧下肢无力,可伴有人格和情感障碍;颈内动脉主干 TIA,病灶侧 Horner 征、单眼一过性黑蒙或失明、对侧偏瘫及感觉障碍。

(三)椎-基底动脉系统 TIA

最常见的症状是眩晕、恶心、呕吐、平衡失调、眼球运动异常和复视。可能出现的症状是吞咽功能障碍、构音障碍、共济失调(小脑缺血)、交叉性瘫痪(脑干缺血)。

五、辅助检查

(一)影像学

CT 或 MRI 检查大多正常,部分病例(发作时间>60 分钟者)于弥散加权 MRI 和正电子发射体层成像(PET)可见片状缺血灶。CT 血管成像(CTA)、磁共振血管造影(MRA)检查可见血管狭窄、动脉粥样硬化斑,数字减影血管造影(DSA)可明确颅内外动脉的狭窄程度。

(二)彩色经颅多普勒(TCD)

可见颅内动脉狭窄、粥样硬化斑等,并可进行血流状况评估和微栓子监测。

(三)其他

血常规、血流变、血脂、血糖和同型半胱氨酸等。

六、治疗

消除病因、减少及预防复发、保护脑功能。

(一)病因治疗

高血压患者应控制高血压,使血压<18.7/12.0 kPa(140/90 mmHg),有效地治疗糖尿病、高脂血症、血液系统疾病、心律失常等。

(二)预防性药物治疗

1.抗血小板聚集药物

常用的药物有阿司匹林、双嘧达莫、噻氯匹定、氯吡格雷和奥扎格雷等。

2.抗凝药物

临床伴有心房颤动、频发 TIA 且无出血倾向、严重高血压、肝肾疾病和消化性溃疡患者,可行抗凝治疗。常用药物有肝素、低分子肝素和华法林。

3.钙通道阻滞剂

防止血管痉挛,增加血流量,改善循环。常用的药物有尼莫地平和盐酸氟桂利嗪等。

4.中药

对老年 TIA 并有抗血小板聚集剂禁忌证或抵抗性者可选用活血化瘀的中药制剂治疗,常用的中药有川芎嗪、丹参、红花、三七等。

(三)手术和介入治疗

对有颈动脉或椎-基底动脉严重狭窄(＞70％)的 TIA 患者,经药物治疗效果不佳或病情有恶化趋势者,可酌情选择动脉血管成形术(PTA)和颈动脉内膜切除术(CEA)。

七、护理评估

(一)一般评估

1.生命体征

体温升高常见于继发感染、下丘脑或脑干受损引起的中枢性高热。合并有心脏疾病时常有脉搏的改变。患者多伴有高血压,在脑动脉粥样硬化或管腔狭窄的基础上,当测得患者血压偏低或波动较大时,脑部一过性缺血极易诱发 TIA。

2.患者主诉

(1)诱因:发病前有无剧烈运动或情绪激动。

(2)发作症状:发作时有无意识障碍、时间和地点的定向障碍、记忆丧失,有无眩晕、恶心、呕吐、平衡失调,有无吞咽、语言、视觉、运动功能障碍。

(3)发病形式:是否急性发病,持续时间及复发的时间,症状的部位、范围、性质、严重程度等。

(4)既往检查、治疗经过及效果,是否有遵医嘱治疗。目前情况包括使用药物的名称、剂量、用法和有无不良反应。

3.相关记录

患者年龄、性别、体重、体位、饮食、睡眠、皮肤、出入量、NIHSS 评分、GCS 评分、Norton 评分、吞咽功能障碍评定等记录结果。

(二)身体评估

1.头颈部

患者意识是否清楚,睁眼运动是否正常。两侧瞳孔是否等大、等圆、瞳孔对光反射是否灵敏;角膜反射是否正常。头颅大小、形状,注意有无头颅畸形。面部表情是否淡漠、颜色是否正常,有无畸形、面肌抽动、眼睑水肿、眼球突出、眼球震颤、巩膜黄染、结膜充血,额纹及鼻唇沟是否对称或变浅,鼓腮、示齿动作能否完成,伸舌是否居中,舌肌有无萎缩。有无吞咽困难、饮水呛咳,有无声音嘶哑或其他语言障碍。注意头颅有无局部肿块或压痛。咽反射是否存在或消失。有无头部活动受限、不自主活动及抬头无力;颈动脉搏动是否对称。脑膜刺激征是否阳性,颈椎、脊柱、肌肉有无压痛。颈动脉听诊是否闻及血管杂音。

2.胸部

脊柱有无畸形,心脏及肺部听诊是否异常。

3.腹部

腹壁反射、提睾反射是否存在,病理反射是否阳性。

4.四肢

四肢有无震颤、抽搐、肌阵挛等不自主运动或瘫痪,患者站立和行走时步态是否正常。肱二、三头肌反射,桡反射、膝腱反射、跟腱反射是否阳性。

（三）心理-社会评估

1.疾病知识

患者对疾病的性质、过程、防治及预后知识的了解程度。

2.心理状况

了解疾病对其日常生活、学习和工作的影响，患者能否面对现实、适应角色转变，有无焦虑、恐惧、抑郁、孤僻、自卑等心理反应及其程度；性格特点如何，人际关系和环境的适应能力如何。

3.社会支持系统

了解家庭的组成、经济状况、文化教育背景；家属对患者的关心、支持及对患者所患疾病的认识程度；了解患者的工作单位或医疗保险机构所能承担的帮助和支持情况；患者出院后的继续就医条件，居住地的社区保健资源或继续康复治疗的可能性。

（四）辅助检查结果评估

部分病例（发作时间＞60分钟者）于弥散加权 MRI 可见片状缺血灶。CTA、MRA 及 DSA 检查可见血管狭窄、动脉粥样硬化斑。DSA 检查可明确颅内外动脉的狭窄程度，TCD 检查可发现颅内动脉狭窄，并可进行血流状况评估和微栓子监测。血常规和血生化等也是必要的，神经心理学检查可能发现轻微的脑功能损害。

（五）常用药物治疗效果的评估

1.应用抗血小板聚集剂评估

（1）用药剂量、时间、方法的评估与记录。

（2）胃肠道反应评估：观察并询问患者有无恶心、呕吐、上腹部不适或疼痛。

（3）出血评估：抗血小板药物可致胃肠溃疡和出血。患者服药期间，应定期检测血象和异常出血的情况，对肾功能明显障碍者应定期检查肾功能。

2.应用抗凝药物评估

（1）详细询问患者的过敏史和疾病史，有无严重肝肾功能不全、急性胃十二指肠溃疡、脑出血、严重凝血系统疾病等。

（2）凝血功能监测：用药过程中，抽血检查患者血小板计数，凝血功能，观察局部皮肤有无出血及全身各系统有无出血倾向及其他不良反应，观察患者牙龈及大小便有无出血。皮下注射抗凝药物，应观察注射部位皮肤有无瘀斑、硬结及其大小，询问患者有无疼痛。

3.应用钙通道阻滞剂评估

观察患者有无低血压表现，严密监测患者血压变化。注意观察患者有无一过性头晕、头痛、面色潮红、呕吐等。

4.应用中药评估

（1）注意用药制剂、剂量、用药方法、疗程的评估和记录。

（2）观察中药对患者的不良反应。

八、主要护理诊断/问题

（1）跌倒的危险　与突发眩晕、平衡失调和一过性失明有关。

（2）知识缺乏：缺乏疾病的防治知识。

（3）潜在并发症：脑卒中。

九、护理措施

(一)休息与运动

指导患者卧床休息,枕头不宜太高(以 15°～20°为宜),以免影响头部供血。仰头或摇头幅度不要过大,注意观察有无频繁发作,记录每次发作的持续时间、间隔时间和伴随症状。避免重体力劳动,进行散步、慢跑等适当的体育锻炼,以改善心脏功能,增加脑部血流量,改善脑循环。

(二)合理饮食

指导患者进低盐、低脂、低糖、充足蛋白质和丰富维生素的饮食,多吃蔬菜水果,戒烟酒,忌辛辣油炸食物和暴饮暴食,避免过分饥饿。

(三)用药护理

指导患者正确服药,不可自行调整、更换或停用药物。注意观察药物不良反应,例如,抗凝治疗时密切观察有无出血倾向,使用抗血小板聚集剂治疗时,可出现可逆性白细胞和血小板减少,应定期查血象。

(四)心理护理

详细告诉患者本病的病因、常见症状、预防、治疗知识及自我护理方法。帮助患者了解本病的危害性,帮助患者寻找和去除自身的危险因素,积极治疗相关疾病,改变不良生活方式,建立良好的生活习惯。

(五)皮肤护理

观察患者肢体无力或麻木等症状有无减轻或加重,有无头痛、头晕等表现,给予肢体按摩、被动运动,长时间卧床时,给予功能卧位,加强翻身拍背,避免压疮的发生。

(六)健康教育

1.疾病预防指导

向患者和家属说明肥胖、吸烟、酗酒及不合理饮食与疾病发生的关系。指导患者选择低盐、低脂、足量蛋白质和丰富维生素的饮食。多食入谷类和鱼类、新鲜蔬菜、水果、豆类、坚果等,限制钠盐摄入量每天不超过 6 g。少摄入糖类和甜食,忌辛辣、油炸食物和暴饮暴食;戒烟、限酒。告知患者心理因素与疾病的关系,使患者保持愉快心情,注意劳逸结合,培养自己的兴趣爱好,多参加有益于身心的社交活动。

2.疾病知识指导

告知患者和家属本病是脑卒中的一种先兆和警示,未经正确和及时治疗,约 1/3 患者数年内可发展为脑卒中。应评估患者和家属对疾病的认知程度。

3.就诊指标

出现肢体麻木、无力、眩晕、复视等症状及时就诊;定期门诊复查,积极治疗高血压、高血脂、糖尿病等疾病。

十、护理效果评估

(1)患者眩晕、恶心、呕吐、肢体单瘫、偏瘫和面瘫、单肢或偏身麻木等症状好转。

(2)患者一过性黑蒙或失明症状消失,视力恢复。

(3)患者记忆力恢复,对时间、地点定向力均无任何障碍。

（4）患者症状无反复发作。

（5）患者对疾病知识、自身病情有一定了解,无焦虑、抑郁等心理情绪。

（王 冰）

第二节 脑 出 血

一、概念和特点

脑出血(intracerebral hemorrhage,ICH)又称出血性脑卒中,是指原发性非外伤性脑实质内出血,是发病率和病死率都很高的疾病。可分为继发性和原发性脑出血。继发性脑出血是由于某种原发性血管病变如血液病、结缔组织病、脑肿瘤、脑血管畸形等引发的脑出血。原发性脑出血是指在动脉硬化的基础上,脑动脉破裂出血。

二、病理生理

绝大多数高血压性脑出血发生在基底节区的壳核和内囊区,约占 ICH 的 70％。脑叶、脑干及小脑齿状核出血各占约 10％。壳核出血常侵入内囊,如出血量大也可破入侧脑室,使血液充满脑室系统和蛛网膜下腔;丘脑出血常破入第三脑室或侧脑室,向外也可损伤内囊;脑桥或小脑出血则可直接破入蛛网膜下腔或第四脑室。脑出血血肿较大时,可使脑组织和脑室变形移位,形成脑疝;幕上的半球出血,可出现小脑幕疝;小脑大量出血可发生枕大孔疝。

三、病因与诱因

最常见的病因为高血压合并细小动脉硬化,其他病因包括脑动脉粥样硬化,颅内动脉瘤和动静脉畸形、脑动脉炎、血液病(再生障碍性贫血、白血病、特发性血小板减少性紫癜、血友病等)、梗死后出血、脑淀粉样血管病、脑底异常血管网病、抗凝及溶栓治疗等。

四、临床表现

(一)一般表现

脑出血好发年龄为 50～70 岁,男性稍多于女性,冬春季发病率较高,多有高血压病史。情绪激动或活动时突然发病,症状常于数分钟至数小时达到高峰。

(二)不同部位出血的表现

1.壳核出血

壳核出血最常见,占脑出血的 50％～60％,为豆纹动脉破裂所致,可分为局限型(血肿局限于壳核内)和扩延型(血肿向内扩展波及内囊外侧)。患者常有病灶对侧偏瘫、偏身感觉缺失和同向性偏盲,还可出现眼球向病灶对侧同向凝视不能,优势半球受累可有失语。

2.丘脑出血

丘脑出血约占脑出血的 20％,为丘脑穿通动脉或丘脑膝状体动脉破裂所致,分为局限型(血肿局限于丘脑)和扩延型(出血侵及内囊内侧)。患者常有"三偏征",通常感觉障碍重于运动障碍,深浅感觉均受累,但深感觉障碍更明显。可有特征性眼征,如上视不能或凝视鼻尖、眼球偏斜或分离性斜视等。优势侧出血可出现丘脑性失语(言语缓慢不清、重复语言、发音困难等);也可出现丘脑性痴呆(记忆力减退、计算力下降、情感障碍和人格改变等)。

3.脑干出血

脑干出血占脑出血的10%,绝大多数为脑桥出血,为基底动脉的脑桥分支破裂所致。偶见中脑出血,延髓出血罕见。脑桥出血患者常表现为突发头痛、呕吐、眩晕、复视、交叉性瘫痪或偏瘫、四肢瘫等。大量出血(血肿>5 mL)者,患者立即昏迷、双侧瞳孔缩小如针尖样、呕吐咖啡色胃内容物、中枢性高热、呼吸衰竭和四肢瘫痪,多于48小时内死亡。出血量小可无意识障碍。中枢性高热由于下丘脑散热中枢受损所致,表现为体温迅速升高,达39 ℃以上,解热镇痛剂无效,物理降温有效。

4.小脑出血

小脑出血占脑出血的10%,多由小脑上动脉破裂所致。小量出血主要表现为小脑症状,如眼球震颤、病变侧共济失调、站立和步态不稳等,无肢体瘫痪。出血量较大者,发病12~24小时颅内压迅速升高、昏迷、双侧瞳孔缩小如针尖样、呼吸节律不规则、枕骨大孔疝形成而死亡。

5.脑室出血

脑室出血占脑出血的3%~5%,分为原发性和继发性。原发性脑室出血为脉络丛血管或室管膜下动脉破裂所致,继发性脑室出血为脑实质内出血破入脑室。出血量较少时,仅表现为头痛、呕吐、脑膜刺激征阳性。出血量较大时,很快昏迷、双侧针尖样瞳孔、四肢肌张力增高。

6.脑叶出血

脑叶出血占脑出血的5%~10%,常由淀粉样脑血管疾病、脑动脉畸形、高血压、血液病等所致。出血以顶叶最为常见,其次为颞叶、枕叶及额叶。临床表现为头痛、呕吐等,肢体瘫痪较轻,昏迷少见。额叶出血可有前额痛、呕吐、对侧偏瘫和精神障碍,优势半球出血可出现运动性失语。顶叶出血偏瘫较轻,而偏侧感觉障碍显著,优势半球出血可出现混合型失语。颞叶出血表现为对侧中枢性面舌瘫及以上肢为主的瘫痪,优势半球出血可出现感觉性或混合性失语。枕叶出血表现为对侧同向性偏盲,可有一过性黑蒙和视物变形,多无肢体瘫痪。

五、辅助检查

(一)头颅 CT

头颅 CT 是确诊脑出血的首选检查方法,可清晰、准确的显示出血的部位、出血量、血肿形态、脑水肿情况及是否破入脑室等。发病后立即出现边界清楚的高密度影像。

(二)头颅 MRI

对检出脑干、小脑的出血灶和监测脑出血的演进过程优于 CT。

(三)脑脊液

脑出血患者需谨慎进行腰椎穿刺检查,以免诱发脑疝。

(四)DSA

脑出血患者一般不需要进行 DSA 检查,除非疑有血管畸形、血管炎或 Moyamoya 病有需要外科手术或介入手术时才考虑进行。

(五)其他检查

其他检查包括血常规、血液生化、凝血功能、心电图检查。

六、治疗

治疗原则为脱水降颅压、调整血压、防止继续出血、减轻血肿所致继发性损害、促进神经功能恢复、加强护理防治并发症。

(一)一般治疗

卧床休息,密切观察生命体征,保持呼吸道通畅,吸氧,保持肢体功能位,鼻饲,预防感染,维持水电解质平衡等。

(二)脱水降颅压

积极控制脑水肿、降低颅内压是脑出血急性期治疗的重要环节。可选用:20%甘露醇125~250 mL,快速静脉滴注,1次用时6~8小时;呋塞米20~40 mg静脉推注,2~4次/天;甘油果糖500 mL静脉滴注,3~6小时滴完,1~2次/天。

(三)调控血压

脑出血患者血压过高时,可增加再出血的风险,应及时控制血压,常用的药物有苯磺酸氨氯地平、硝普钠等。血压过低时,应进行升压治疗以维持足够的脑灌注,常用的药物有多巴胺、去甲肾上腺素等。

(四)止血和凝血治疗

仅用于并发消化道出血或有凝血障碍时,对高血压性脑出血无效。常用的药物有6-氨基己酸、对羧基苄酸、氨甲环酸等。应激性溃疡导致消化道出血时,可应用西咪替丁、奥美拉唑等药物。

(五)外科治疗

有开颅血肿清除、脑室穿刺引流、经皮钻孔血肿穿刺抽吸等手术治疗。

(六)亚低温治疗

脑出血的新型辅助治疗方法,越早应用越好。

(七)康复治疗

早期将患肢置于功能位,病情稳定时,尽早行肢体、语言、心理康复治疗。

七、护理评估

(一)一般评估

1.生命体征

脑出血患者可有发热,评估是否为中枢性高热;脉率可加快、减慢或有心律不齐;注意观察呼吸频率、深度和节律(潮式、间停、抽泣样呼吸等)的异常;血压过高易致再出血,诱发脑疝,血压过低常提示病情危重,也可能是失血性休克表现。

2.患者主诉

询问患者既往有无高血压、动脉粥样硬化、血液病和家族性脑卒中史;是否遵医嘱进行降压、抗凝等治疗和治疗效果及目前用药情况;了解患者的性格特点、生活习惯与饮食结构。了解患者是在活动还是安静状态下起病,起病前有无情绪激动、活动过度、疲劳、用力排便等诱因和头晕、头痛、肢体麻木等前驱症状;发病时间及病情进展速度。

3.相关记录

生命体征、体重、体位、饮食、皮肤、出入量、GCS评分、NIHSS评分等记录结果。

(二)身体评估

1.头颈部

患者意识是否清楚,睁眼运动是否正常。两侧瞳孔是否等大等圆、瞳孔对光反射是否灵敏,角膜反射是否正常。是否存在剧烈头痛、喷射性呕吐、视盘水肿等颅内压增高的表现。有无面色苍白、口唇发绀、皮肤湿冷、烦躁不安,是否存在吞咽困难和饮水呛咳,有无声音嘶哑或其他语言障碍。注意头颅有无局部肿块或压痛,咽反射是否存在或消失。有无头部活动受限、不自主活动及抬头无力。颈动脉听诊是否闻及血管杂音。

2.胸部

脊柱有无畸形,心脏及肺部听诊是否异常。

3.腹部

上腹部有无疼痛、饱胀,肠鸣音是否正常。有无大、小便失禁,并观察大小便的颜色、量和性质。

4.四肢

四肢肌肉有无萎缩,皮肤是否干燥。脑膜刺激征是否阳性,颈椎、脊柱、肌肉有无压痛。肢体有无瘫痪及其类型、性质和程度。肱二头肌、肱三头肌反射,桡反射、膝腱反射、跟腱反射是否阳性。

(三)心理-社会评估

了解患者是否存在因突发肢体残疾或瘫痪卧床,生活需要依赖他人而产生的焦虑、恐惧、绝望等心理反应;患者及家属对疾病的病因和诱因、治疗护理经过、防治知识及预后的了解程度;家庭成员组成、家庭环境及经济状况和家属对患者的关心和支持程度等。

(四)辅助检查结果评估

(1)头颅 CT:有无高密度影响及其出现时间。

(2)头颅 MRI 及 DSA:有无血管畸形、肿瘤及血管瘤等病变的相应表现。

(3)脑脊液:颜色和压力变化。

(4)血液检查:有无白细胞、血糖和血尿素氮增高及其程度等。

(五)常用药物治疗效果的评估

1.应用脱水药的评估

(1)用药剂量、方法、时间、疗程的评估与记录。

(2)观察患者瞳孔的变化,询问患者头痛、恶心等症状的变化。

(3)准确记录 24 小时出入量,用药期间监测水、电解质、酸碱平衡,注意补充氯化钠和氯化钾,以免造成低钠、低氯、低钾血症。

(4)观察局部皮肤情况,药物不能外渗入皮下,以免引起皮下组织坏死。

2.应用血管活性药物的评估

(1)脑出血患者密切监测血压变化,血压$\geqslant$26.7/14.7 kPa(200/110 mmHg)时,应采取降压治疗,使血压维持在 24.0/14.0 kPa(180/105 mmHg)左右。收缩压在 24.0~26.7 kPa(180~200 mmHg)或舒张压在 13.3~14.7 kPa(100~110 mmHg)时暂不应用降压药物。

(2)脑出血患者血压降低速度和幅度不宜过快、过大,以免造成脑低灌注;血压过低时,应进行升压治疗以维持脑足够的脑灌注。急性期血压骤降提示病情危重,脑出血恢复期应将血压维持在正常范围。

3.应用止血和凝血药物的评估

(1)高血压性脑出血应用止血药物无效。

(2)并发上消化道出血时和凝血功能有障碍时,应用止血和抗凝药物。

八、主要护理诊断/问题

(1)有受伤的危险:与脑出血导致脑功能损害、意识障碍有关。

(2)自理缺陷:与脑出血所致偏瘫、共济失调或医源性限制(绝对卧床)有关。

(3)有失用综合征的危险:与脑出血所致意识障碍、运动障碍或长期卧床有关。

(4)潜在并发症:脑疝、上消化道出血。

九、护理措施

(一)休息与运动

绝对卧床休息 2～4 周,抬高床头 15°～30°,减轻脑水肿。病室安静,减少探视,操作集中进行,减少刺激。躁动患者适当约束,必要时应用镇静剂,便秘患者应用缓泻剂。

(二)饮食护理

给予高蛋白、高维生素、清淡、易消化、营养丰富的流质或半流质饮食,补充足够的水分和热量。昏迷或有吞咽功能障碍的患者发病第 2～3 天遵医嘱予鼻饲饮食。食物应无刺激性,温度适宜,少量多餐,并加强口腔护理,保持口腔清洁。

(三)用药护理

脑出血患者抢救时,遵医嘱快速静脉滴注甘露醇或静脉注射呋塞米,甘露醇应在 15～30 分钟滴完,避免药物外渗。注意甘露醇会导致肾衰竭等不良反应,观察尿液的颜色、量和性质,定期复查电解质。上消化道出血患者用药,应观察药物疗效和不良反应,如奥美拉唑可致转氨酶升高、枸橼酸铋钾引起大便发黑等。

(四)心理护理

详细告诉患者本病的原因、常见症状、预防、治疗知识及自我护理方法。帮助患者了解本病的危害性,帮助患者寻找和去除自身的危险因素,积极治疗相关疾病。安慰患者,消除其紧张情绪,创造安静舒适的环境,保证患者休息。

(五)皮肤护理

加强皮肤护理和大小便护理,每天床上擦浴 1～2 次,每 2～3 小时应协助患者变换体位 1 次,变换体位时,尽量减少头部摆动幅度,以免加重脑出血。注意保持床单整洁和干燥,应用气垫床或自动减压床,预防压疮。将患者瘫痪侧肢体置于功能位,指导和协助患者进行肢体的被动运动,预防关节僵硬和肢体挛缩畸形。

(六)健康教育

1.疾病预防指导

指导高血压患者避免情绪激动,保持心态平和;建立健康的生活方式,保证充足的睡眠,适当的运动,避免体力或脑力过度劳累和突然用力;低盐、低脂、高蛋白、高维生素饮食;戒烟限酒,养成定时排便的习惯,保持大便通畅。

2.用药指导与病情监测

告知患者和家属疾病的基本病因、主要危险因素和防治原则,遵医嘱服用降压药等。教会患者测量血压、血糖,并会鉴别早期疾病表现,发现剧烈头痛、头晕、恶心、肢体麻木、乏力、语言障碍等症状时,应及时就医。

3.康复指导

教会患者和家属自我护理方法和康复训练技巧,并使其认识到坚持主动或被动康复训练的意义。

4.就诊指标

出现肢体麻木、无力、头痛、头晕、视物模糊等症状及时就诊,定期门诊复查,积极治疗高血压、高血脂、糖尿病等疾病。

十、护理效果评估

(1)患者意识障碍无加重或意识清楚。

(2)患者没有发生因意识障碍而并发的误吸、窒息、压疮和感染。

(3)患者未发生脑疝、上消化道出血或脑疝抢救成功、上消化道出血得到有效控制。

(4)患者能适应长期卧床的状态,生活需要得到满足。

(王　冰)

第三节　蛛网膜下腔出血

一、概念和特点

蛛网膜下腔出血指各种原因致脑底部或脑表面的血管破裂,血液直接流入蛛网膜下腔引起的一种临床综合征,又称为原发性蛛网膜下腔出血。还可见因脑实质内、脑室出血,硬膜外或硬膜下血管破裂,血液穿破脑组织流入蛛网膜下腔,称为继发性蛛网膜下腔出血。约占急性脑卒中的 10%,是一种非常严重的常见疾病。世界卫生组织调查显示中国发病率约为 2.0/10 万人年,也有报道为每年(6~20)/10 万人。

二、病理生理

血液进入蛛网膜下腔后、血性脑脊液刺激血管、脑膜和神经根等脑组织,引起无菌性脑膜炎反应。脑表面常有薄层凝块掩盖,其中有时可找到破裂的动脉瘤或血管。随时间推移,大量红细胞开始溶解,释放出含铁血黄素,使软脑膜呈现锈色关有不同程度的粘连。如脑沟中的红细胞溶解,蛛网膜绒毛细胞间小沟再开道,则脑脊液的回吸收可以恢复。

三、病因与诱因

凡能引起脑出血的病因都能引起本病,但以颅内动脉瘤、动静脉畸形、高血压动脉硬化症、脑底异常血管网和血液病等为最常见。本病多在情绪激动或过度用力时发病(如排便)。

四、临床表现

(1)突然发生的剧烈头痛、恶心、呕吐和脑膜刺激征,以颈项强直最为典型,伴或不伴局灶体征。

(2)部分患者,尤其是老年患者头痛、脑膜刺激征等临床表现常不典型,而精神症状较明显。

(3)原发性中脑出血的患者症状较轻,CT 表现为中脑或脑桥周围脑池积血,血管造影未发现动脉瘤或其他异常,一般不发生再出血或迟发型血管痉挛等情况,临床预后良好。

五、辅助检查

(一)头颅影像学检查

1.CT 检查

CT 检查是诊断 SAH 的首选方法,CT 显示蛛网膜下腔内高密度影可以确诊 SAH。

2.MRI 检查

当病后数天 CT 的敏感性降低时,MRI 可发挥较大作用。4 天后 T_1 像能清楚地显示外渗的血液,血液高信号可持续至少 2 周,在 FLAIR 像则持续更长时间。因此,当病后 1～2 周,CT 不能提供蛛网膜下腔出血的证据时,MRI 可作为诊断蛛网膜下腔出血和了解破裂动脉瘤部位的一种重要方法。

(二)脑血管影像学检查

1.脑血管数字减影(DSA)

DSA 是诊断颅内动脉瘤最有价值的方法,阳性率达 95%,可以清楚显示动脉瘤的位置、大小、与载瘤动脉的关系、有无血管痉挛等,血管畸形和烟雾病也能清楚显示。但以出血 3 天内或 3～4 周后进行为宜。

2.CT 血管成像(CTA)和 MR 血管成像(MRA)

CTA 和 MRA 是无创性的脑血管显影方法,但敏感性、准确性不如 DSA。主要用于动脉瘤患者的随访及急性期不能耐受 DSA 检查的患者。

3.其他

经颅超声多普勒(TCD)。

(三)实验室检查

血常规、凝血功能、肝功能及免疫学检查有助于寻找出血的其他原因。

六、治疗

制止继续出血,防止血管痉挛及复发,以降低病死率。

七、护理评估

(一)一般评估

1.生命体征

患者的血压、脉搏、呼吸、体温有无异常。

2.患者主诉

患者发病时间、方式,有无明显诱因,有无头晕、剧烈头痛、恶心、呕吐等症状出现。患者既往有无高血压,动脉粥样硬化,血液病和家族脑卒中病史。患者的平时生活方式和饮食情况,患者的性格特点。

3.相关记录

体重、身高、上臂围、皮肤、饮食、NIHSS 评分、GCS 评分、Norton 评分等记录结果。

(二)身体评估

1.头颈部

患者意识是否清楚,睁眼运动是否正常。两侧瞳孔是否等大等圆、瞳孔对光反射是否灵敏,角膜反射是否正常。有无面色苍白、口唇发绀、皮肤湿冷、烦躁不安,是否存在吞咽困难和饮水呛咳,咽反射是否存在或消失,有无声音嘶哑或其他语言障碍。注意头颅有无局部肿块或压痛,头痛是否为爆炸样。有无头部活动受限、不自主活动及抬头无力。脑膜刺激征是否阳性,颈椎、脊柱、肌肉有无压痛。颈动脉听诊是否闻及血管杂音。

2.胸部

脊柱有无畸形,心脏及肺部听诊是否异常。

3.腹部

上腹部有无疼痛、饱胀,肠鸣音是否正常。有无大、小便失禁,并观察大小便的颜色、量和性质。

4.四肢

有无肢体活动障碍或感觉缺失,四肢肌力及肌张力等情况。

(三)心理-社会评估

了解患者及其家属对疾病的了解程度,经济状况,对患者的支持关心程度等。

(四)辅助检查结果评估

评估血液检查、影像学检查、脑血管影像学检查等结果。

(五)常用药物治疗效果的评估

对意识清醒者给予适量的止痛剂和镇静剂,如罗通定、苯巴比妥等,禁用吗啡以免抑制呼吸。患有高血压的蛛网膜下腔出血患者,可有一过性反应性血压升高,注意监测,必要时使用降压药,血压过低可导致脑组织灌注不足,过高则有再出血的危险,降血压控制在正常范围内。预防和缓解血管痉挛的药物,在静脉滴注过程中,应注意滴速,定时测血压及观察患者的意识状态。用20%甘露醇降颅压时,应按时给药,以保持颅压的稳定性。

八、主要护理诊断/问题

(1)疼痛:头痛与脑水肿、颅内高压、血液刺激脑膜或继发出血有关。
(2)潜在并发症:再出血与病情变化有关;肺部感染与长期卧床有关。
(3)焦虑:与担心疾病预后有关。
(4)生活自理缺陷:与医源性限制有关。

九、护理措施

(一)一般护理

绝对卧床休息,卧床时间应在 4 周以上,尽量减少搬动,减少人员探视,避免精神刺激,亲属探望过多,会引起情绪激动,身体劳累诱发再出血。

(二)严密观察病情变化

注意脑血管痉挛发生:脑血管痉挛是蛛网膜下腔出血的主要并发症,继发于出血后4~5天,这是出血后患者死亡和致残的主要原因。因此严密观察病情变化:除观察体温、脉搏、呼吸、血压外、应特别观察瞳孔、头痛、呕吐和抽搐等情况的变化。

(三)保持呼吸道通畅预防肺部感染

保持呼吸道通畅,预防肺部感染并发症,对昏迷患者尤为重要,因为昏迷患者咳嗽及吞咽反射减弱或消失。口腔呼吸道分泌物及呕吐物误吸或坠积于肺部而发生肺部感染,此外也可引起窒息,患者应取侧卧位,头部略抬高稍后仰,吸痰时,吸痰管从鼻腔或口腔内插入,轻轻地吸出,避免损伤黏膜。

(四)保持大便通畅

患者因长期卧床,肠蠕动减少,或不习惯于床上排便,常常引起便秘,用力排便可使血压突然升高,再次出血。因此,应培养患者良好的生活习惯,多吃高维生素,粗纤维饮食,锻炼床上大小便能力,防止便秘及尿潴留,对便秘者可用开塞露,液状石蜡或缓泻剂昏迷者可留置尿管。切忌灌肠,以免腹压突然增加,患者烦躁不安,加重出血。

(五)再出血的护理

蛛网膜下腔再出血是病情变化的重要因素,一般在病后2~3周发生,发生率及病死率均较高。如患者经治疗后出现剧烈头痛,意识障碍进行性加重,频繁呕吐,瞳孔不等大应高度怀疑再出血的发生。预防再出血要做到:①绝对卧床休息8周以上,饮食,大小便均不能下床;②保持大便通畅,排便时不能用力过猛;③避免情绪激动以免引起再出血。

(六)心理护理

护士要细心观察患者的心理反应,及时做好心理疏导工作,耐心安慰患者,向其介绍疾病的特点和病程转归,使他对疾病有正确的认识,取得合作,同时指导患者学会自我调节,保持情绪稳定,避免情绪激动和突然用力,对于合并肢体瘫痪患者,帮助其进行功能锻炼。

(七)健康教育

1.饮食指导

指导患者了解肥胖、吸烟、酗酒及饮食因素与脑血管病的关系,改变不合理的饮食习惯和饮食结构。选择低盐、低脂、充足蛋白质和丰富维生素的饮食,如多食谷类和鱼类,新鲜蔬菜水果,少吃糖类和甜食。限制钠盐和动物油的摄入,限制辛辣、油炸食物的摄入,限制暴饮暴食;注意粗细搭配,荤素搭配,戒烟限酒,控制食物热量,保持理想体重。

2.避免诱因

指导患者尽量避免使血压骤然升高的各种因素。如保持情绪稳定和心态平衡,避免过分喜悦、愤怒、焦虑、恐惧和悲伤等不良心理和惊吓等刺激;建立健康的生活方式,保证充足睡眠,适当运动,避免体力和脑力的过度劳累和突然用力过猛;养成定时排便的习惯,保持大便通畅,避免用力排便,戒烟酒。

3.检查指导

SAH患者一般在首次出血3周后进行DSA检查,应告知脑血管造影的相关知识,指导患者积极配合,已明确病因,尽早手术,解除隐患或危险。

4.照顾者指导

家属应关心体贴患者,为其创造良好的修养环境,督促尽早检查和手术,发现再出血征象及时就诊。

    5.就诊指标

    患者出现意识障碍、肢体麻木、无力、头痛、头晕、视物模糊等症状及时就诊;定期门诊复查。

十、护理效果评估

    (1)患者头痛得到减轻。

    (2)患者没有出现再次出血或能及时发现再次出血并得到很好控制。

    (3)患者心理得到很好的疏导,能很好配合治疗。

    (4)患者无其他并发症发生。

(谷洋洋)

第四节 脑 梗 死

一、概念和特点

    脑梗死又称缺血性脑卒中,是由于脑组织局部供血动脉血流的突然减少或停止,造成该血管供血区的脑组织缺血、缺氧导致脑组织坏死、软化,并伴有相应部位的临床症状和体征,如偏瘫、失语等神经功能缺失的症候。

    脑梗死发病率、患病率和病死率随年龄增加,45岁后均呈明显增加,65岁以上人群增加最明显,75岁以上者发病率是45~54岁组的5~8倍。男性发病率高于女性,男:女为(1.3~1.7):1。

二、病理生理

    动脉内膜损伤、破裂,随后胆固醇沉积于内膜下,形成粥样斑块,管壁变性增厚,使管腔狭窄,动脉变硬弯曲,最终动脉完全闭塞,导致供血区形成缺血性梗死。梗死区伴有脑水肿及毛细血管周围点状出血,后期病变组织萎缩,坏死组织被格子细胞清除,留下瘢痕组织及空腔,通常称为缺血性坏死。脑栓塞引起的梗死发生快,可产生红色充血性梗死或白色缺血性或混合性梗死。红色充血性梗死,常由较大栓子阻塞血管所引起,在梗死基础上导致梗死区血管破裂和脑内出血。大脑的神经细胞对缺血的耐受性最低,3~4分钟的缺血即引起梗死。

三、病因与诱因

    脑血管病是神经科最常见的疾病,病因复杂,受多种因素的影响,一般根据常规把脑血管病按病因分类分为血管壁病变,血液成分改变和血流动力学改变。

    流行病学研究证实,高血脂和高血压是动脉粥样硬化的两个主要危险因素,吸烟、饮酒、糖尿病、肥胖、高密度脂蛋白胆固醇降低、甘油三酯增高、血清脂蛋白增高均为脑血管病的危险因素,尤其是缺血性脑血管病的危险因素。

四、临床表现

临床表现因梗死的部位和梗死面积而有所不同,常见的临床表现如下。

(1)起病突然,常于安静休息或睡眠时发病。起病在数小时或1~2天达到高峰。

(2)头痛、眩晕、耳鸣、半身不遂,可以是单个肢体或一侧肢体,也可以是上肢比下肢重或下肢比上肢重,并出现吞咽困难,说话不清,伴有恶心、呕吐等多种情况,严重者很快昏迷不醒。

(3)腔隙性脑梗死患者可以无症状或症状轻微,因其他病而行脑CT检查发现此病,有的已属于陈旧性病灶。这种情况以老年人多见,患者常伴有高血压病、动脉硬化、高脂血症、冠心病、糖尿病等慢性病。腔隙性脑梗死可以反复发作,有的患者最终发展为有症状的脑梗死,有的患者病情稳定,多年不变。故对老年人"无症状性脑卒中"应引起重视,在预防上持积极态度。

五、治疗

(一)急性期治疗

(1)溶栓治疗:发病后6小时之内,常用药物有尿激酶、链激酶、重组组织型纤溶酶原激活剂等。

(2)脱水剂:对较大面积的梗死应及时应用脱水治疗。

(3)抗血小板聚集药:右旋糖酐-40,有心、肾疾病者慎用。此外,可口服小剂量阿司匹林,有出血倾向或溃疡病患者禁用。

(4)钙通道阻滞剂:可选用桂利嗪、盐酸氟桂利嗪。

(5)血管扩张剂。

(二)恢复期治疗

继续口服抗血小板聚集药、钙通道阻滞剂等,但主要应加强功能锻炼,进行康复治疗,经过3~6个月即可生活自理。

(三)手术治疗

大面积梗死引起急性颅内压增高,除用脱水药以外,必要时可进行外科手术减压,以缓解症状。

(四)中医、中药、针灸、按摩方法

对本病防治和康复有较好疗效,一般应辨证施治,使用活血化瘀、通络等方药治疗,针灸、按摩,对功能恢复,十分有利。

六、护理评估

(一)一般评估

1.生命体征

监测患者的血压、脉搏、呼吸、体温有无异常。脑梗死的患者一般会出现血压升高。

2.患者主诉

询问患者发病时间及发病前有无头晕、头痛、恶心、呕吐等症状出现。

3.相关记录

体重、身高、上臂围、皮肤、饮食、NIHSS评分、GCS评分、BI等记录结果。

(二)身体评估

1.头颈部

脑梗死的患者一般都会出现不同程度的意识障碍,要注意观察患者意识障碍的类型;注意有无眼球运动受限、结膜有无水肿及眼睑闭合不全;观察瞳孔的大小及对光反射情况;观察有无口角㖞斜及鼻唇沟有无变浅,评估患者吞咽功能(洼田饮水试验结果)。

2.胸部

评估患者肺部呼吸音情况(肺部感染是脑梗死患者一个重要并发症)。

3.腹部

上腹部有无疼痛、饱胀,肠鸣音是否正常。有无大、小便失禁,并观察大小便的颜色、量和性质。

4.四肢

评估患者四肢肌力,腱反射情况,以及有无出现病例反射(如巴宾斯基征)、脑膜刺激征(如颈强直、凯尔尼格征和布鲁津斯基征)。

(三)心理-社会评估

评估患者及其照顾者对疾病的认知程度,心理反应与需求,家庭及社会支持情况,正确引导患者及家属配合治疗与护理。

(四)辅助检查评估

(1)血液检查:血脂、血糖、血流动力学和凝血功能有无异常。

(2)头部 CT 及 MRI 有无异常。

(3)DSA、MRA 及 TCD 检查结果有无异常。

七、主要护理诊断/问题

(1)脑血流灌注不足:与脑血流不足、颅内压增高、组织缺血缺氧有关。

(2)躯体移动障碍:与意识障碍、肌力异常有关。

(3)言语沟通障碍:与意识障碍或相应言语功能区受损有关。

(4)焦虑:与担心疾病预后差有关。

(5)有发生压疮的可能:与长期卧床有关。

(6)有误吸的危险:与吞咽功能差有关。

(7)潜在并发症:肺部感染、泌尿系统感染。

八、护理措施

(一)一般护理

(1)严密观察病情,监测生命体征。备齐各种急救药品、仪器。

(2)保持呼吸道通畅,及时吸痰,防止窒息。

(3)多功能监护,氧气吸入。

(4)躁动的患者给予安全措施,必要时用约束带。

(5)保证呼吸机正常工作,观察血氧、血气结果,遵医嘱对症处理。

(6)保持各种管道通畅,并妥善固定,观察引流液的色、量、性状,做好记录。

(7)做好鼻饲喂养的护理。口腔护理 2 次/天。

(8)尿管护理 2 次/天。

(9)保持肢体功能位,按时翻身,叩背,预防压疮发生。

(10)准确测量 24 小时出入量并记录。

(11)护理记录客观、及时、准确、真实、完整。严格按计划实施护理措施。

(12)患者病情变化时,及时报告医师。

(13)脑血管造影术后,穿刺侧肢体制动,观察足背动脉、血压,有病情变化及时报告医师。

(14)做好晨晚间护理,做到两短六洁。

(二)健康教育

1.疾病知识指导

脑梗死患者康复时间比较长,患者出院后要教会患者及家属必要的护理方法。教会患者药物的名称、用法、疗效及不良反应。介绍脑梗死的症状及体征。并与患者及其家属共同制定包括饮食、锻炼在内的康复计划,告知其危险因素。

2.就诊指标

出现肢体麻木、无力、头痛、头晕、视物模糊等症状及时就诊,定期门诊复查,积极治疗高血压、高血脂、糖尿病等疾病。

九、护理效果评估

(1)患者脑血流得到改善。

(2)患者呼吸顺畅,无误吸发生。

(3)患者躯体活动得到显著提高。

(4)患者言语功能恢复或部分恢复。

(5)患者无压疮发生。

(6)患者生活基本能够自理。

(7)患者无肺部及尿路感染或发生感染后得到及时处理。

（谷洋洋）

第五节　帕金森病

一、概念和特点

帕金森病(PD)又称震颤麻痹,是中老年常见的神经系统变性疾病,以静止性震颤、运动减少、肌强直和体位不稳为临床特征,主要病理改变是黑质多巴胺能神经元变性和路易小体形成。

二、病理生理

黑质多巴胺能神经元通过黑质-纹状体通路将多巴胺输送到纹状体,参与基底节的运动调节。由于 PD 患者的黑质多巴胺能神经元显著变性丢失,黑质-纹状体多巴胺能通路变性,纹状体多巴胺递质浓度显著降低,出现临床症状时纹状体多巴胺浓度一般降低 80% 以上。多巴胺递质降低的程度与患者的症状严重程度相一致。

三、病因与发病机制

本病的病因未明,发病机制复杂。目前认为 PD 非单因素引起,可能为多因素共同参与所致,可能与以下因素有关。

(一)年龄老化

本病多见于中老年人,60 岁以上人口的患病率高达 1%,应用氟多巴显影的正电子发射断层扫描(PET)也显示多巴胺能神经元功能随年龄增长而降低,并与黑质细胞的死亡数成正比。

(二)环境因素

流行病学调查显示,长期接触杀虫剂、除草剂或某些工业化学品等可能是 PD 发病的危险因素。

(三)遗传因素

本病在一些家族中呈聚集现象,包括常染色体显性遗传或常染色体隐性遗传,细胞色素 $P450_2D_6$ 型基因可能是 PD 的易感基因之一。

高血压脑动脉硬化、脑炎、外伤、中毒、基底核附近肿瘤,以及吩噻嗪类药物等所产生的震颤、强直等症状,称为帕金森综合征。

四、临床表现

常为 60 岁以后发病,男性稍多,起病缓慢,进行性发展。首发症状多为震颤,其次为步行障碍、肌强直和运动迟缓。

(一)静止性震颤

静止性震多从一侧上肢开始,呈现有规律的拇指对掌和手指屈曲的不自主震颤。类似"搓丸"样动作。具有静止时明显震颤,动作时减轻,入睡后消失等特征,故称为"静止性震颤";随病程进展,震颤可逐步涉及下颌、唇、面和四肢。少数患者无震颤,尤其是发病年龄在 70 岁以上者。

(二)肌强直

肌强直多从一侧的上肢或下肢近端开始,逐渐蔓延至远端、对侧和全身的肌肉。肌强直与锥体束受损时的肌张力增高不同,后者被动运动关节时,阻力在开始时较明显,随后迅速减弱,呈所谓"折刀"现象,故称"折刀样肌强直"多伴有腱反射亢进和病理反射。

(三)运动迟缓

患者随意动作减少,减慢。多表现为开始的动作困难和缓慢,如行走时起动和终止均有困难。面肌强直使面部表情呆板,双眼凝视和瞬目动作减少,笑容出现和消失减慢,造成"面具脸"。手指精细动作很难完成,系裤带、鞋带等很难进行;有书写时字越写越小的倾向,称为"写字过小症"。

(四)姿势步态异常

早期走路拖步,迈步时身体前倾,行走时步距缩短,颈肌、躯干肌强直而使患者站立时呈特殊屈曲体姿,行走时上肢协同摆动的联合动作减少或消失;晚期由坐位、卧位起立困难。迈步后碎步、往前冲,越走越快,不能立刻停步,称为"慌张步态"。

五、辅助检查

(1)一般检查无异常。

(2)CT:头颅 CT 可显示脑部不同程度的脑萎缩表现。

(3)功能性脑影像:采用 PET 或 SPECT 检查有辅助诊断价值。

(4)基因检测:DNA 印记技术、PCR、DNA 序列分析等,在少数家族性 PD 患者中可能发现基因突变。

(5)生化检测:采用高效液相色谱(HpLC)可检测到脑脊液和尿中 HVA 含量降低。

六、治疗

(一)综合治疗

应采取综合治疗,包括药物治疗、手术治疗、康复治疗、心理治疗等,药物治疗是首选且主要的治疗手段。

(二)用药原则

药物治疗应从小剂量开始,缓慢递增,以较小剂量达到较满意疗效。达到延缓疾病进展、控制症状,尽可能延长症状控制的年限,同时尽量减少药物的不良反应和并发症。

(三)药物治疗

早期无须药物治疗,当疾病影响患者日常生活和工作能力时,适当的药物治疗可不同程度的减轻症状,并可因减少并发症而延长生命。以替代药物如复方左旋多巴、多巴受体激动剂等效果较好。

(四)外科治疗

采用立体定向手术破坏丘脑腹外侧核后部可以控制对侧肢体震颤;破坏其前部则可制止对侧肌强直。采用 γ-刀治疗本病近期疗效较满意,远期疗效待观察。

(五)康复治疗

进行肢体运动、语言、进食等训练和指导,可改善患者的生活质量,减少并发症。

(六)干细胞治疗

干细胞治疗是正在探索中的一种较有前景的新疗法。

七、护理评估

(一)一般评估

1.生命体征

一般无特殊。

2.患者主诉

(1)症状:有无静止性震颤,类似"搓丸"样动作;折刀样肌强直及铅管样肌强直;面具脸;写字过小症及慌张步态。

(2)发病形式:何时发病,持续时间,症状的部位、范围、性质、严重程度等。

(3)既往检查、治疗经过及效果,是否有遵医嘱治疗。目前情况包括使用药物的名称、剂量、用法和有无不良反应。

3.相关记录

患者认知功能、日常生活能力、精神行为症状、年龄、性别、体重、体位、饮食、睡眠、皮肤、出入量、跌倒风险评估、吞咽功能障碍评定等记录结果。

(二)身体评估

1.头颈部

患者意识是否清楚,睁眼运动是否正常。两侧瞳孔是否等大、等圆、瞳孔对光反射是否灵敏;角膜反射是否正常。头颅大小、形状,注意有无头颅畸形。面部表情是否淡漠、颜色是否正常,有无畸形、面肌抽动、眼睑水肿、眼球突出、眼球震颤、巩膜黄染、结膜充血,额纹及鼻唇沟是否对称或变浅,鼓腮、示齿动作能否完成,伸舌是否居中,舌肌有无萎缩。有无吞咽困难、饮水呛咳,有无声音嘶哑或其他语言障碍。咽反射是否存在或消失。有无头部活动受限、不自主活动及抬头无力;颈动脉搏动是否对称。颈椎、脊柱、肌肉有无压痛。颈动脉听诊是否闻及血管杂音。

2.胸部

无特殊。

3.腹部

无特殊。

4.四肢

四肢有无震颤、肌阵挛等不自主运动,患者站立和行走时步态是否正常。肱二头肌、肱三头肌反射,桡反射、膝腱反射、跟腱反射是否阳性。

(三)心理-社会评估

1.疾病知识

患者对疾病的性质、过程、防治及预后知识的了解程度。

2.心理状况

了解疾病对其日常生活、学习和工作的影响,患者能否面对现实、适应角色转变,有无人格改变、反应迟钝、记忆力及计算力下降或丧失等精神症状。

3.社会支持系统

了解家庭的组成、经济状况、文化教育背景;家属对患者的关心、支持,以及对患者所患疾病的认识程度;了解患者的工作单位或医疗保险机构所能承担的帮助和支持情况;患者出院后的继续就医条件,居住地的社区保健资源或继续康复治疗的可能性。评估患者居住的环境舒适程度及其安全性;评估患者的决策能力,决定患者是否需要代理人;评估服药情况和护理评测需求,是否需要制订临终护理计划;确认患者的主要照料者,并对照料者的心理和生理健康也予以评价。

(四)辅助检查结果的评估

(1)常规检查:一般无特殊。

(2)头颅 CT:脑部有无脑萎缩表现。

(3)功能性脑影像、基因检测、生化检测有无异常。

(五)常用药物治疗效果的评估

1.应用抗胆碱能药物评估

(1)用药剂量、时间、方法的评估与记录

(2)不良反应的评估:观察并询问患者有无头晕、视力模糊、口干、便秘、尿潴留、情绪不安、抽搐症状。

(3)精神症状的评估:有无出现幻觉等。

2.应用金刚烷胺药物评估

(1)用药剂量、时间、方法的评估与记录。

(2)不良反应的评估:有无神志模糊、下肢网状青斑、踝部水肿。

(3)精神症状的评估:有无出现幻觉等。

3.应用左旋多巴制剂评估

(1)用药剂量、时间、方法的评估与记录。

(2)有无"开、关"现象、异动症及剂末现象。

(3)有无胃肠道症状:初期可出现胃肠不适,表现为恶心、呕吐等。

八、主要护理诊断/问题

(1)躯体活动障碍:与黑质病变、锥体外系功能障碍所致震颤、肌强直、体位不稳、随意运动异常有关。

(2)长期自尊低下:与震颤、流涎、面肌强直等身体形象改变和言语障碍、生活依赖他人有关。

(3)知识缺乏:缺乏本病相关知识与药物治疗知识。

(4)营养失调:低于机体需要量 与吞咽困难、饮食减少和肌强直、震颤所致机体消耗量增加等有关。

(5)便秘:与消化功能障碍或活动量减少等有关。

(6)语言沟通障碍:与咽喉部、面部肌肉强直,运动减少、减慢有关。

(7)无能性家庭应对:与疾病进行性加重,患者长期需要照顾、经济或人力困难有关。

(8)潜在并发症:外伤、压疮、感染。

九、护理措施

(一)生活护理

加强巡视,主动了解患者的需要,既要指导和鼓励患者自我护理,做自己力所能及的事情,又要协助患者洗漱、进食、淋浴、大小便料理和做好安全防护,增进患者的舒适,预防并发症。主要是个人卫生、皮肤护理、提供生活方便、采取有效沟通方式、保持大小便通畅。

(二)运动护理

告知患者运动锻炼的目的在于防止和推迟关节强直与肢体挛缩;与患者和家属共同制订切实可行的具体锻炼计划。

1.疾病早期

应指导患者维持和增加业余爱好,鼓励患者尽量参加有益的社交活动,坚持适当运动锻炼,注意保持身体和各关节的活动强度与最大活动范围。

2.疾病中期

告诉患者知难而退或简单的家人包办只会加速其功能衰退。平时注意做力所能及的家务,尽量做到自己的事情自己做。起步困难和步行时突然僵住不能动时,应思想放松,尽量跨大步伐;向前走时脚要抬高,双臂要摆动,目视前方,不要目视地面;转弯时,不要碎步移动,否则易失去平衡;护士或家人在协助患者行走时,不要强行拉着走;当患者感到脚粘在地上时,可告诉患者先向后退一步,再往前走,这样会比直接向前容易得多。

3.疾病晚期

应帮助患者采取舒适体位,被动活动关节,按摩四肢肌肉,注意动作轻柔,勿造成患者疼痛和骨折。

(三)安全护理

(1)对于上肢震颤未能控制、日常生活动作笨拙的患者,应谨防烧伤、烫伤等。为端碗持筷困难者准备带有大把手的餐具,选用不易打碎的不锈钢饭碗、水杯和汤勺,避免玻璃和陶瓷制品等。

(2)对有幻觉、错觉、欣快、抑郁、精神错乱、意识模糊或智能障碍的患者应特别强调专人陪护。护士应该认真查对患者是否按时服药,有无错服或误服,药物代为保管,每次送服到口;严格交接班制度,禁止患者自行使用锐利器械和危险品;智能障碍患者应安置在有严密监控区域,避免自伤、坠床、坠楼、走失、伤人等意外发生。

(四)心理护理

护士应细心观察患者的心理反应,鼓励患者表达并注意倾听他们的心理感受,与患者讨论身体健康状况改变所造成的影响、不利于应对的因素,及时给予正确的信息和引导,使其能够接受和适应自己目前的状态并能设法改善。鼓励患者尽量维持过去的兴趣与爱好,多与他人交往;指导家属关心体贴患者,为患者创造好的亲情氛围,减轻他们心理压力。告诉患者本病病程长、进展缓慢、治疗周期长,而疗效的好坏常与患者精神情绪有关,鼓励他们保持良好心态。

(五)用药指导

告知患者本病需要长期或终身服药治疗,让患者了解常用的药物种类、用法、服药注意事项、疗效及不良反应的观察和处理。告诉患者长期服药过程中可能会突然出现某些症状加重或疗效减退,让患者了解用药过程可能出现的"开-关现象""剂末现象"及应对方法。

(六)饮食指导

告知患者及家属导致营养低下的原因、饮食治疗的原则与目的,指导合理选择饮食和正确进食。给予高热量、高维生素、高纤维素、低盐、低脂适量优质蛋白的易消化饮食,并根据病情变化及时调整和补充各种营养素,戒烟、酒。

(七)健康教育

(1)对于被迫退休或失去工作的患者,应指导或协助其培养新的嗜好。

(2)教会家属协助患者计划每天的益智活动及参与社会交往。

(3)就诊指标:症状加重或者出现精神症状及时就诊。

十、护理效果评价

(1)患者能够接受和适应目前的状态并能设法改善。

(2)患者积极参与康复锻炼,尽量能够坚持自我护理。

(3)患者坚持按时服药,无错服、误服及漏服。

(4)患者未发生跌倒或跌倒次数减少。

(5)患者及家属合理选择饮食和正确进食;进食水时不发生呛咳。

(6)患者大便能维持正常。

(7)患者及家属的焦虑症状减轻。

(王　冰)

第六节 癫 痫

一、概念和特点

癫痫是由不同病因导致脑部神经元高度同步化异常放电所引起的,以短暂性中枢神经系统功能失常为特征的慢性脑部疾病,是发作性意识丧失的常见原因。因异常放电神经元的位置和异常放电波及的范围不同,患者可表现为感觉、运动、意识、精神、行为、自主神经功能障碍。每次发作或每种发作的过程称为痫性发作。

癫痫是一种常见病,流行病学调查显示其发病率为 5‰～7‰,全国有 650 万～910 万患者。癫痫可见于各个年龄组,青少年和老年是癫痫发病的两个高峰年龄段。

二、病理生理

癫痫的病理改变呈现多样化,我们通常将癫痫病理改变分为两类,即引起癫痫发作的病理改变和癫痫发作引起的病理改变,这对于明确癫痫的致病机制及寻求外科手术治疗具有十分重要的意义。

海马硬化肉眼可见海马萎缩、坚硬,组织学表现为双侧海马硬化病变多呈现不对称性,往往发病一侧有明显的海马硬化表现,而另一侧海马仅有轻度的神经元脱失。镜下典型表现是神经元脱失和胶质细胞增生,且神经元的脱失在癫痫易损区更为明显。

三、发病机制

神经系统具有复杂的调节兴奋和抑制的机制,通过反馈活动,使任何一组神经元的放电频率不会过高,也不会无限制的影响其他部位,以维持神经细胞膜电位的稳定。无论是何种原因引起的癫痫,其电生理改变是一致的,即发作时大脑神经元出现异常的、过度的同步性放电。其原因为兴奋过程的过盛、抑制过程的衰减和/或神经膜本身的变化。脑内最重要的兴奋性递质为谷氨酸和天门冬氨酸,其作用是使钠离子和钙离子进入神经元,发作前,病灶中这两种递质显著增加。不同类型癫痫的发作机制可能与异常放电的传播有关:异常放电被局限于某一脑区,表现为局灶性发作;异常放电波及双侧脑部,则出现全面性癫痫;异常放电在边缘系统扩散,引起复杂部分性发作,异常放电传至丘脑神经元被抑制,则出现失神发作。

四、病因与诱因

癫痫病根据其发病原因的不同通常分原发性(也称特发性)癫痫、继发性(也称症状性)癫痫及隐源性癫痫。

原发性癫痫病指病因不清楚的癫痫,目前临床上倾向于由基因突变和某些先天因素所致,有明显遗传倾向。继发性癫痫病是由多种脑部器质性病变或代谢障碍所致,这种癫痫病比较常见。

(一)年龄

特发性癫痫与年龄密切相关。婴儿痉挛症在 1 岁内起病,6～7 岁为儿童失神发作的发病高峰期,肌阵挛发作在青春期前后起病。

(二)遗传因素

在特发性和症状性癫痫的近亲中,癫痫的患病率分别为1‰～6‰和1.5‰,高于普通人群。

(三)睡眠

癫痫发作与睡眠-觉醒周期关系密切,全面强直-阵挛发作常发生于晨醒后,婴儿痉挛症多于醒后和睡前发作。

(四)环境因素

睡眠不足、疲劳、饥饿、便秘、饮酒、情绪激动等均可诱发癫痫发作,内分泌失调、电解质紊乱和代谢异常均可影响神经元放电阈值而导致癫痫发作。

五、临床表现

(一)共性

所有癫痫发作都有的共同特征,包括发作性、短暂性、重复性、刻板性。

(二)个性

不同类型癫痫所具有的特征,如全身强直-阵挛性发作的特征是意识丧失、全身强直性收缩后有阵挛的序列活动;失神发作的特征是突然发生、迅速终止的意识丧失;自动症的特征是伴有意识障碍的,看似有目的,实际无目的的行动,发作后遗忘是自动症的重要特征。

评估癫痫的临床表现时,需了解癫痫整个发作过程如发作方式、发病频率、发作持续时间,包括当时环境,发作时姿态,面色、声音、有无阵挛性抽搐和喷沫,有无自主神经症状、自动症或行为、精神失常及发作持续时间等。

癫痫每次发作及每种发作的短暂过程称为痫性发作。依据发作时的临床表现和脑电图特征可将痫性发作分为不同临床类型。

1.部分性发作

部分性发作包括单纯部分性发作、复杂部分性发作、部分性继发全身性发作3类。

(1)单纯部分性发作:除具有癫痫的共性外,发作时意识始终存在,发作后能复述发作的生动细节是单纯部分性发作的主要特征。①运动性发作:身体某一局部发生不自主抽动,多见于一侧眼睑、口角、手指或足趾也可波及一侧面部肢体。②感觉性发作:一侧肢体麻木感和针刺感,多发生于口角、手指、足趾等部位,特殊感觉性发作可表现为视觉性(闪光、黑蒙)、听觉性、嗅觉性和味觉性发作。③自主神经性发作:全身潮红、多汗、呕吐、腹痛、面色苍白、瞳孔散大等。④精神性发作:各种类型的记忆障碍(似曾相识、强迫思维)、情感障碍(无名恐惧、忧郁、愤怒等)、错觉(视物变形、声音变强或变弱)、复杂幻觉等。

(2)复杂部分性发作:占成人癫痫发作的50%以上,有意识障碍,发作时对外界刺激无反应,以精神症状及自动症为特征,病灶多在颞叶,故又称颞叶癫痫。①自动症:指在癫痫发作过程中或发作后意识模糊状态下出现的具有一定协调性和适应性的无意识活动。自动症均在意识障碍的基础上发生,表现为反复咀嚼、舔唇、或反复搓手、不断穿衣、解衣扣,也可表现为游走、奔跑、乘车上船,还可以出现自言自语、唱歌、或机械重复原来的动作。②仅有意识障碍。③先有单纯部分性发作,继之出现意识障碍。④先有单纯部分性发作,后出现自动症。

(3)部分性继发全身性发作:先出现部分性发作,随之出现全身性发作。

2.全面性发作

最初的症状学和脑电图提示发作起源于双侧脑部者,这种类型的发作多在发作初期就有意识丧失。

(1)强直-阵挛发作:意识丧失和全身抽搐为特征,表现全身骨骼肌持续性收缩,四肢强烈伸直,眼球上翻,呼吸暂停,喉部痉挛,发出叫声,牙关紧闭,意识丧失。持续 10 秒后出现细微的震颤,继而出现连续、短促、猛烈的全身屈曲性痉挛,阵挛的频率达到高峰后逐渐减慢至停止,一般持续 30 秒左右。阵挛停止后有 5～8 秒的肌肉弛缓期,呼吸先恢复,心率、血压、瞳孔等恢复正常,可发现大小便失禁,5～10 分钟意识才完全恢复。

(2)强直性发作:表现为与强直-阵挛性发作中强直期的表现,常伴有明显的自主神经症状如面色苍白等。

(3)阵挛性发作:类似全身强直-阵挛性发作中阵挛期的表现。

(4)失神发作:儿童期起病,青春期前停止发作。发作时患者意识短暂丧失,停止正在进行的活动,呼之不应,两眼凝视不动,可伴咀嚼、吞咽等简单的不自主动作,或伴失张力如手中持物坠落等。发作过程持续 5～10 秒,清醒后无明显不适,继续原来的活动,对发作无记忆。每天发作数次至数百次不等。

(5)肌阵挛发作:系头、颈、躯干和四肢突然短暂单次或反复肌肉抽动,累及一侧或两侧肢体的某一肌肉的一部分或整块肌肉,甚至肌群。发作常不伴有意识障碍,睡眠初醒或入睡过程易犯,还可呈成串发作。累及全身时常突然倒地或从椅子中弹出。

(6)失张力发作:部分或全身肌肉张力突然降低导致垂颈、张口、肢体下垂和跌倒。持续数秒至1分钟。

六、辅助检查

脑电图、脑电地形图、动态脑电图监测:可见明确病理波、棘波、尖波、棘-慢波或尖-慢波。如为继发性癫痫应进一步行头颅 CT、头颅 MRI、MRA、DSA、PET 等检查评估,发现相应的病灶。

脑电生理检查是诊断癫痫的首选检查,脑电图检查(EEG)是将脑细胞微弱的电活动放大 10^6 倍而记录下来,癫痫波常为高波幅的尖波、棘波、尖慢波或棘慢综合波。

应用视频脑电图系统可进行较长时间的脑电图记录和患者的临床状态记录,使医师能直接观察到脑电图上棘波发放的情况及患者临床发作的情况,可记录到多次睡眠 EEG,尤其是在浅睡状态下发现异常波较清醒状态可提高 80%,为癫痫的诊断、致痫灶的定位及癫痫的分型提供可靠的依据。

影像学检查是癫痫定位诊断的最佳手段。CT 和 MRI 检查可以了解脑组织形态结构的变化,进而作出病变部位和性质的诊断。

七、治疗

(一)治疗原则

药物治疗为主,达到控制发作或最大限度地减少发作次数;没有或只有轻微的不良反应;尽可能不影响患者的生活质量。

(二)病因治疗

有明确病因者首先进行病因治疗,如手术切除颅内肿瘤、药物治疗寄生虫感染、纠正低血糖、低血钙等。

(三)发作时治疗

立即让患者就地平卧;保持呼吸道通畅,吸氧;防止外伤及其他并发症;应用地西泮或苯妥英钠预防再次发生。

发作间歇期治疗:服用抗癫痫药物。

八、护理评估

(一)一般评估

1.生命体征

癫痫发作时心率增快,血压升高。由于患者意识障碍,牙关紧闭,呼吸道分泌物增多等因素影响,很可能导致呼吸减慢甚至暂停,引起缺氧。

2.患者主诉

(1)诱因:发病前有无疲劳、饥饿、便秘、经期、饮酒、感情冲动、一过性代谢紊乱和变态反应等因素影响;过去是否患者什么重要疾病,如颅脑外伤、脑炎、脑膜炎、心脏疾病;家族成员是否有癫痫患者或与之相关疾病者。

(2)发作症状:发作时有无意识障碍、时间和地点的定向障碍、记忆丧失,身体或局部的不自主抽动程度及持续时间。

(3)发病形式:发作的频率,持续时间及复发的时间,症状的部位、范围、性质、严重程度等。

(4)既往检查、治疗经过及效果,是否有遵医嘱治疗。目前情况包括使用药物的名称、剂量、用法和有无不良反应。

3.相关记录

患者年龄、性别、体重、体位、饮食、睡眠、皮肤、出入量、NIHSS 评分、GCS 评分、Norton 评分、吞咽功能障碍评定、癫痫发作评估表等记录结果。

(二)身体评估

1.头颈部

患者意识是否清楚,是否存在感觉异常和幻觉现象。眼睑是否抬起,眼球是否上窜或向一侧偏转,两侧瞳孔是否散大、瞳孔对光反射是否消失;角膜反射是否正常。面部表情是否淡漠、颜色是否发绀,有无面肌抽动。有无牙关紧闭,口舌咬伤,吞咽困难、饮水呛咳,有无声音嘶哑或其他语言障碍。咽反射是否存在或消失。

2.胸部

肺部听诊是否异常,防止舌后缀或口鼻分泌物阻塞呼吸道。

3.腹部

患者有无腹胀,有无大、小便失禁,并观察大小便的颜色、量和性质,听诊肠鸣音有无减弱。

4.四肢

四肢有无震颤、抽搐、肌阵挛等不自主运动或瘫痪,四肢有无外伤等。四肢肌力及肌张力,痛刺激有无反应。抽搐后肢体有无脱臼。

(三)心理-社会评估

癫痫是一种慢性疾病,且顽固性癫痫长期反复发作,严重影响日常工作学习,降低生活质量,加之担心随时可能发作,患者不但忍受着躯体的痛苦,还受着家庭的歧视、社会的偏见,而这一切深深地影响患者的身心健康,患者有时会感到恐惧、焦虑、紧张、情绪不稳等,因此对癫痫患者进行社会心理评估,进行思想上的疏导,使其生活在一个良好的生活环境里,从而保持愉快的心情、良好的情绪以积极的态度面对疾病。

目前癫痫患者社会心理评估主要包括语言能力测试、记忆能力测试、智力水平测试,以及生活质量评估。

(四)用药评估

癫痫患者用药评估包含以下几个方面:用药依从性(包括漏服情况和按时用药情况)、对药品知识的知晓程度、患者用药的合理性(包括平均用药品种数和按等间隔用药情况)、癫痫症状的控制情况,以治疗前 3 个月内患者的各种发作类型发作频度记录为基线,与治疗后 6 个月的发作频度进行比较,以发作频度减少 50% 为有效标准、患者用药的安全性(包括出现药品不良反应和血药浓度监测)情况、患者的复诊率,以及对用药教育的满意度。

九、主要护理诊断/问题

(1)有窒息的危险:与癫痫发作时意识丧失、喉痉挛、口腔和气道分泌物增多有关。

(2)有受伤的危险:与癫痫发作时意识突然丧失,判断力失常有关。

(3)知识缺乏:缺乏长期、正确服药的知识。

(4)气体交换受损:癫痫持续状态、喉头痉挛所致呼吸困难或肺部感染有关。

(5)潜在并发症:脑水肿、酸中毒、水电解质紊乱。

十、护理措施

(一)保持呼吸道通畅

置患者于头低侧卧位或平卧位头偏向一侧;松开领带和衣扣,解开腰带,取下活动性义齿,及时清除口腔和鼻腔分泌物;立即放置压舌板,必要时用舌钳将舌拖出,防止舌后坠阻塞呼吸道;癫痫持续状态者插胃管鼻饲,防止误吸,必要时备好床旁吸引器和气管切开包。

(二)病情观察

密切观察生命体征及意识、瞳孔变化,注意发作过程中有无心率增快、血压升高、呼吸减慢或暂停、瞳孔散大、牙关紧闭、大小便失禁等;观察并记录发作的类型、发作频率与发作持续时间;观察发作停止后患者意识完全恢复的时间,有无头痛、疲乏及行为异常。

(三)发作期安全护理

告知患者有前驱症状时立即平卧;活动状态时发作,陪伴者应立即将患者缓慢置于平卧位,防止外伤,切忌用力按压患者抽搐肢体,以防骨折和脱臼;将压舌板或筷子、纱布、手绢、小布卷等置于患者口腔一侧上下臼齿之间,防止舌、口唇和颊部咬伤;用棉垫或软垫对跌倒时易擦伤的关节加以保护;癫痫持续状态、极度躁动或发作停止后意识恢复过程中有短时躁动的患者,应由专人守护,加保护性床栏,必要时用约束带适当约束。遵医嘱立即缓慢静脉注射地西泮,快速静脉滴注甘露醇,注意观察用药效果和有无出现呼吸抑制,肾脏损害等不良反应。

(四)发作间期安全护理

给患者创造安全、安静的休息环境,保持室内光线柔和,无刺激;床两侧均安装带床栏套的床栏;床旁桌上不放置热水瓶,玻璃杯等危险物品。对于有癫痫发作病史并有外伤病史的患者,在病室内显著位置放置"谨防跌倒,小心舌咬伤"的警示牌,随时提醒患者、家属及医护人员做好防止发生意外的准备。

(五)心理护理

对癫痫患者心理问题疏导应从其原因入手,建立良好的沟通技巧,通过鼓励、疏导的方式解除其精神负担,进行情感交流,提高自尊和自信,以积极配合治疗。同时消除患者家属的偏见和歧视,使患者得到家庭的支持,以提高治疗效果。

(六)健康教育

1.服药指导

讲解按医嘱规范用药的重要意义,特别强调按期限、按时间、按用量服药对病情控制的重要性,擅自停、换药物和私自减量对机体的危害,强化患者或家属重视疾病及服药,积极配合治疗,如有漏服,一般在下一次服药时补上。定期检测血药浓度,并调整药物剂量。

2.生活指导

对患者和家属进行癫痫知识的宣教,如疾病的病因、发病机制、症状、治疗等,宣教中与患者建立良好的护患关系,进行全程健康教育、个体化教育。癫痫患者生活中要注意生活规律、注意休息、保持充足的睡眠、适当运动、增强机体抵抗力,避免剧烈运动,尽量避免疲劳和减少参加一些带电磁辐射的娱乐活动。不宜从事高空、水上作业、驾驶等带有危险性的工作。饮食宜清淡,不吃辛辣刺激性食物和兴奋性食品如可乐、浓茶等,戒烟酒,保持大便通畅。告知患者外出时随身携带写有姓名、年龄、所患疾病、住址、家人联系方式的信息卡。在病情未得到良好控制时,室外活动或外出就诊时应有家属陪伴,佩戴安全帽。特发性癫痫且有家族史的女患者,婚后不宜生育,双方均有癫痫,或一方有癫痫,另一方有家族史者不宜结婚。

3.就诊指标

患者出现意识障碍、精神障碍,某一局部如眼睑、口唇、面部甚至四肢肌肉不自主抽动,口吐白沫等症状时应立即就诊;服药期间应定期复诊,查血常规、肝功能和血药浓度,监控药物疗效及不良反应,调整用药。

十一、护理效果评估

(1)患者呼吸道通畅,无窒息发生。

(2)患者无跌倒、无损伤发生。

(3)患者癫痫控制良好,且无药物不良反应发生。

(王　冰)

第七节　吉兰-巴雷综合征

一、概述

吉兰-巴雷综合征(GBS)又称急性感染性脱髓鞘性多发性神经病,是可能与感染有关和免疫机制参与的急性特发性多发性神经病。临床上表现为四肢弛缓性瘫痪,末梢型感觉障碍和脑脊液蛋白细胞分离等。本病确切病因不清,可能与空肠弯曲菌感染有关;或是机体免疫发生紊乱,产生针对周围神经的免疫应答,引起周围神经脱髓鞘。本病年发病率为(0.6～1.9)/10万,我国尚无系统的流行病学资料。

二、诊断步骤

(一)病史采集要点

1.起病情况

以儿童或青少年多见,急性或亚急性起病,数天或2周内达高峰。需要耐心分析,争取掌握比较确切的起病时间,了解病情进展情况。

2.主要临床表现

主要临床表现为运动、感觉和自主神经损害。肢体弛缓性瘫痪,从下肢远端向上发展,至上肢并累及脑神经(也可以首发症状为双侧周围性面瘫)。感觉异常如烧灼感、麻木、疼痛等,以远端为主。自主神经紊乱症状明显,如心律失常、皮肤营养障碍等,但尿便障碍绝大多数患者不出现,严重患者可有。

3.既往史

若发现可能致病的原因有较大意义。如起病前1～4周有无胃肠或呼吸道感染症状,有无疫苗接种史,或者外科手术史,有无明显诱因。

(二)体格检查要点

1.一般情况

精神疲乏,若感染严重者,可有不同程度的发热。窦性心动过速,血压不稳定,出汗多,皮肤红肿及营养障碍。

2.神经系统检查

神志清,高级神经活动正常。脑神经以双侧周围性面瘫、延髓性麻痹为主,四肢呈弛缓性瘫痪,末梢型感觉障碍,大、小便功能障碍多不明显。

(三)门诊资料分析

1.血常规

白细胞计数轻度升高或正常。

2.生化

血钾正常。

3.病史和检查

可见患者有运动、感觉和自主神经障碍,因此,定位在周围神经病变。起病前有感染等病史,考虑为感染性或自身免疫性疾病,应进一步检查感染和免疫相关指标以确诊。

(四)进一步检查项目

1.腰穿

脑脊液蛋白细胞分离是本病特征性表现,蛋白增高而细胞数正常,出现在起病后2～3周,但在第1周正常。

2.肌电图

发现运动和感觉神经传导速度明显减慢,有失神经或轴索变性的肌电改变。脱髓鞘病变呈节段性和斑点状特点,可能某一神经感觉传导速度正常,另一神经异常,因此,早期要检查多根神经。发病早期可能只有F波或H反射延迟或消失。

三、诊断对策

(一)诊断要点

根据起病前有感染史,急性或亚急性起病,四肢对称性下运动神经元瘫痪,末梢型感觉减退及脑神经损害,脑脊液蛋白细胞分离,结合肌电图可以确诊。Asbury 等的诊断标准:①多有病前感染或自身免疫反应。②急性或亚急性起病,进展不超过 4 周。③四肢瘫痪常自下肢开始,近端较明显。④可有呼吸肌麻痹。⑤可有脑神经受损。⑥可有末梢型感觉障碍或疼痛。⑦脑脊液蛋白细胞分离。⑧肌电图早期 F 波或 H 反射延迟,运动神经传导速度明显减慢。

(二)鉴别诊断要点

1.低血钾型周期性瘫痪

本病一般有甲亢、低血钾病史。起病快(数小时～1 天),恢复也快(2～3 天)。四肢弛缓性瘫痪,无呼吸肌麻痹和脑神经受损,无感觉障碍。脑脊液没有蛋白细胞分离。血钾低,补钾有效。既往有发作史。

2.脊髓灰质炎

本病为脊髓前角病变,没有感觉障碍和脑神经受损。多在发热数天后,体温未恢复正常时出现瘫痪,通常只累及一个肢体。但本病起病后 3 周也可见脑脊液蛋白细胞分离。

3.重症肌无力

本病为神经肌肉接头病变,主要累及骨骼肌,因此,没有感觉障碍和自主神经症状。症状呈波动性,晨轻暮重。疲劳试验和肌电图有助于诊断。

(三)吉兰-巴雷综合征

变异型根据临床、病理及电生理表现可分为以下类型。

1.急性运动轴索型神经病

其为纯运动型,特点是病情中多有呼吸肌受累,24～48 小时迅速出现四肢瘫痪,肌萎缩出现早,病残率高,预后差。

2.急性运动感觉轴索型神经病发病

此型与前者相似,但病情更重,预后差。

3.Fisher 综合征

其表现为眼外肌麻痹、共济失调和腱反射消失三联征。

4.不能分类的吉兰-巴雷综合征

这包括"全自主神经功能不全"和极少数复发型吉兰-巴雷综合征。

四、治疗对策

(一)治疗原则

(1)尽早明确诊断,及时治疗。

(2)根据病情的严重情况进行分型,制订合理的治疗方案。

(3)治疗过程中应密切观察病情,注重药物毒副作用。

(4)积极预防和控制感染及消化道出血等。

(5)早期康复训练对功能恢复有重要意义,同时可提高患者自信心,观察效果。

(二)治疗计划

1.基础治疗(对症支持治疗)

(1)辅助呼吸:患者气促,血氧饱和度降低,动脉血氧分压下降至 9.3 kPa(70 mmHg)以下,可进行气管插管,呼吸机辅助呼吸,必要时气管切开。加强护理,保持呼吸道通畅,定时翻身、拍背,雾化吸入,吸痰等。

(2)重症患者持续心电监护,窦性心动过速通常无须处理。血压高时可予小剂量降压药,血压低时可予扩容等。

(3)穿长弹力袜预防深静脉血栓。

(4)保持床单平整,勤翻身,预防压疮。

(5)吞咽困难者可予留置胃管,鼻饲,以免误入气管窒息。

(6)尿潴留可加压按压腹部,无效时可留置尿管。便秘可用大黄苏打片、番泻叶等。出现肠梗阻时应禁食并请外科协助治疗。

(7)出现疼痛,可予非阿片类镇痛药,或试用卡马西平。

(8)早期开始康复治疗,包括肢体被动和主动运动,防止挛缩,用夹板防止足下垂畸形,以及针灸、按压、理疗和步态训练等。

2.特异治疗(病因治疗)

(1)血浆置换:按每千克体重 40 mL 或 1~1.5 倍血浆容量计算每次交换血浆量,可用 5% 白蛋白复原血容量,减少使用血浆的并发症。轻、中、重患者每周应分别做 2 次、4 次和 6 次。主要禁忌证是严重感染、心律失常、心功能不全及凝血系统疾病等。

(2)免疫球蛋白静脉滴注(IVIG):成人按 0.4 g/(kg·d)剂量,连用 5 天,尽早使用或在呼吸肌麻痹之前使用。禁忌证是先天性 IgA 缺乏,因为免疫球蛋白制品含少量 IgA,此类患者使用后可导致 IgA 致敏,再次应用可发生变态反应。常见不良反应有发热、面红等,减慢输液速度即可减轻。引起肝功能损害者,停药 1 个月即可恢复。

(3)以上两种方法是治疗吉兰-巴雷综合征的首选方法,可消除外周血免疫活性细胞、细胞因子和抗体等,减轻神经损害。尽管两种治疗费用昂贵,但是严重病例或是进展快速病例,均应早期使用,可能减少辅助通气的费用和改变病程。

(4)激素通常认为对吉兰-巴雷综合征无效,并有不良反应。但是,在无经济能力或无血浆置换和 IVIG 医疗条件时,可试用甲泼尼龙 500 mg/d,静脉滴注,连用 5~7 天。或地塞米松 10 mg/d,静脉滴注,连用 7~10 天为 1 个疗程。

五、病程观察及处理

可以按照以下分型评估患者的临床状况。

(1)轻型:四肢肌力Ⅲ以上,可独立行走。

(2)中型:四肢肌力Ⅲ以下,不能独立行走。

(3)重型:四肢无力或瘫痪,伴Ⅸ、Ⅹ对颅神经和其他神经麻痹,不能吞咽,活动时有轻微呼吸困难,但不需要气管切开人工辅助呼吸。

(4)极重型:数小时或数天内发展为四肢瘫痪,吞咽不能,呼吸肌麻痹,需要气管切开人工辅助呼吸。

六、预后评估

本病为自限性,呈单相病程,多于发病后 4 周时症状和体征停止进展,经数周或数月恢复,恢复中可有短暂波动,极少复发。70%～75%患者完全恢复,25%遗留轻微神经功能缺损,5%死亡,通常死于呼吸衰竭。前期有空肠弯曲菌感染证据者预后较差,病理以轴索变性为主者病程较迁延且恢复不完全。高龄、起病急骤或辅助通气者预后不良。早期有效治疗及支持疗法可降低重症病例的死亡率。

七、护理

(一)主要护理问题

1.呼吸困难

呼吸困难与病变侵犯呼吸肌,引起呼吸肌麻痹有关。

2.有误吸的危险

有误吸的危险与病变侵犯脑神经,使得吞咽肌群无力有关。

3.生活自理能力缺陷

生活自理能力缺陷与运动神经脱髓鞘改变引起的四肢瘫痪有关。

4.有失用综合征的危险

有失用综合征的危险与运动神经脱髓鞘改变引起的四肢瘫痪有关。

5.皮肤完整性受损

皮肤完整性受损与运动神经脱髓鞘改变引起的四肢瘫痪有关。

6.便秘

便秘与自主神经功能障碍及长期卧床有关。

7.恐惧

恐惧与运动障碍引起的快速进展性四肢瘫,或呼吸肌麻痹引起呼吸困难带来的濒死感有关。

(二)护理措施

1.严密观察病情变化

患者因四肢瘫痪,躯干、肋间肌和膈肌麻痹而致呼吸困难,甚至呼吸肌麻痹。因此,应重点观察患者呼吸情况。如果出现呼吸肌群无力,呼吸困难,咳痰无力,烦躁不安及口唇发绀等缺氧症状应及时给予吸氧。必要时进行气管切开,使用人工呼吸机辅助呼吸。

2.保持呼吸道通畅和防止并发症的发生

(1)能否保持患者呼吸道通畅是关系患者生命安危的关键问题。对已气管切开使用人工呼吸机的患者应采取保护性隔离。病室温度保持在 22～24 ℃,避免空气干燥,定时通风,保持室内空气新鲜。

(2)吸痰时要严格执行无菌操作,使用一次性吸痰管,操作前后洗手,防止交叉感染。

(3)每 2～3 小时翻身、叩背 1 次,气管内滴药,如 2%碳酸氢钠,促进痰液排出。预防发生肺不张。

(4)气管切开伤口每天换药,并观察伤口情况。

(5)减少探视。

3.防止压疮的发生

本病发病急骤,瘫痪肢体恢复缓慢,因此,久卧患者要每天擦洗1～2次,保持皮肤清洁干净。患者床褥整齐、干净、平整。每2～3小时翻身更换体位,以免局部受压过久。按压骨突处,促进局部血液循环。

4.加强对瘫痪肢体的护理

GBS患者瘫痪特点为四肢对称性瘫痪,患病早期应保持侧卧、仰卧时的良肢位,恢复期做好患者主动、被动训练、步态训练,以利于肢体功能恢复。

5.生活护理

患者四肢瘫痪,气管切开不能讲话。因此,护理人员必须深入细致地了解患者的各项要求,做好患者口腔、皮肤、会阴部的护理。

6.鼻饲护理

患者应进食营养丰富和易消化的食物。吞咽困难者可行鼻饲,以保证营养。鼻饲时应注意以下几点。

(1)鼻饲前将床头抬高30°。

(2)每次鼻饲前应回抽胃液,观察有无胃潴留、胃液颜色,并观察胃管有无脱出。

(3)每次鼻饲量不宜过多,在200～300 mL。

(4)鼻饲物的温度不宜过热,在38～40 ℃。

(5)速度不宜过快,15～20分钟,以防止呃逆。

(6)鼻饲之后,注入20 mL清水,清洗胃管。

7.肠道护理

患者长期卧床肠蠕动减慢,常有便秘,应多饮水、多吃粗纤维的食物。可做腹部按压,按顺时针方向,必要时服用缓泻药,使患者保持排便通畅。

8.心理护理

要做好患者心理护理,介绍有关疾病的知识,鼓励患者配合医护人员的治疗,树立战胜疾病的信心,早日康复。

9.健康指导

(1)指导患者养成良好的生活习惯,注意休息,保证充足的睡眠。

(2)指导患者坚持每天定时服药,不可随意更改药物剂量,定期复查。

(3)指导患者坚持活动和肢体功能锻炼,克服依赖心理,逐步做一些力所能及的事情。

(谷洋洋)

第八节　急性脊髓炎

一、概念和特点

急性脊髓炎是非特异性炎症引起脊髓白质脱髓鞘病变或坏死所致的急性横贯性脊髓损害,也称为急性横贯性脊髓炎,以胸3～5节段受累最为常见,其次是颈段和腰段。主要表现为病变水平以下肢体瘫痪、各种感觉缺失和自主神经功能障碍。本病可发生于任何年龄,但以青壮年较常见。

二、病因与发病机制

过度疲劳和外伤、受寒可能为其发病诱因。发病前1～2周常有病毒感染(如 EB 病毒),疱疹、流感、风疹、流行性腮腺炎、水痘等常为其前驱症状,人类免疫缺陷病毒(HIV)感染也可伴脊髓炎。本病的可能发病机制为细胞介导的免疫反应、病毒直接侵犯脊髓及自身免疫性脉管炎。病理证实急性脊髓炎可累及脊髓的任何节段,以胸段最常见。

三、临床表现

(一)前驱症状

病前数天或1～2周常有上呼吸道感染、发热、腹泻等症状,或有疫苗接种史。伴或不伴有发热,少数患者可在数小时内发展为完全性横贯性脊髓损害。

(二)典型表现

起病急,多在数小时至2～3天发展至高峰。首发症状多为双下肢麻木、无力,并可出现病变相应部位的背痛,病变节段有束带感,病损平面以下的运动障碍、感觉障碍和自主神经功能障碍。早期为双下肢弛缓性截瘫、肌张力降低、腱反射减弱或消失,感觉缺失,病理反射阴性,大小便潴留。病变节段以下的皮肤干燥、不出汗,颈段脊髓受损可出现霍纳综合征。常见并发症有压疮、泌尿系统感染和坠积性肺炎。2周后随着脊髓休克期的恢复,瘫痪肢体出现腱反射、病理反射阳性,肌张力逐渐增高,肌力逐渐恢复,感觉恢复较慢。

(三)特殊类型

上升性脊髓炎是本病的一种特殊类型,是病变迅速上升并波及高位颈段脊髓甚至延髓的结果。起病急骤,感觉障碍平面常于1～2天甚至数小时内上升至延髓,瘫痪也由下肢迅速波及上肢甚至延髓支配的肌群,出现吞咽困难,构音不清,呼吸肌瘫痪,常可引起死亡。

四、辅助检查

急性期周围血中白细胞增多;脑脊液中白细胞增多,蛋白含量明显增高。脊髓造影或磁共振成像有助于脊髓水肿和脊髓腔不完全梗阻的判断。早期行 MRI 检查是较为可靠手段之一,但其病变范围与临床不完全一致,可能是由于 MRI 对反应脊髓内水分改变非常敏感虽病变的边缘水分增多。

五、治疗

本病无特效治疗,主要减轻脊髓损害、防治并发症、加强功能训练及促进功能恢复。治疗要点主要有以下两点。

(1)药物治疗:急性脊髓炎急性期药物治疗应以糖皮质激素为主,糖皮质激素具有抗炎、抗水肿及免疫抑制作用。选用抗生素控制感染。

(2)功能训练:促进功能恢复,减少并发症。早期康复训练,被动运动及主动运动。

六、护理评估

(一)一般评估

1.生命体征

患者因感染可引起体温升高和心率加快。疾病波及高段颈髓和延髓时,易致呼吸肌瘫痪,注意观察呼吸的频率和节律。延髓心血管中枢受影响时,患者心率和血压波动较大。

2.患者主诉

发病前数天或1～2周有无发热、全身不适或上呼吸道感染症状、促发脊髓炎的主要原因及诱因等。询问其首发症状和典型表现,肌无力的部位,感觉障碍的部位和性质,大小便失禁/潴留等。

(二)身体评估

1.头颈部

评估患者的意识状态和面容、营养状态。面部表情是否淡漠、颜色是否正常,有无畸形、面肌抽动、眼睑水肿、眼球突出、眼球震颤、巩膜黄染、结膜充血。有无张口呼吸或鼻翼翕动,有无咳嗽无力。头颅大小、形状,注意有无头颅畸形。注意头颈部有无局部肿块或压痛;颈动脉搏动是否对称。有无头部活动受限、不自主活动及抬头无力。角膜反射、咽反射是否存在或消失,有无构音障碍或吞咽困难。脑膜刺激征是否阳性。

2.胸部

患者胸廓、脊柱有无畸形,有无呼吸困难。肺部感染者,可触及语音震颤。心脏及肺部叩诊和听诊是否异常,注意两侧对比。皮肤干燥和多汗的部位。注意感觉障碍的部位、性质、范围、感觉变化的平面及双侧对称性等。

(1)浅感觉。①痛觉:用针尖轻刺皮肤,确定痛觉减退、消失或过敏区域。检查时应掌握刺激强度,可从无痛觉区向正常区检查,自上而下,两侧对比。②温度觉:以盛有冷水(5～10 ℃)和热水(40～45 ℃)的两试管,分别接触患者皮肤,询问其感觉。③触觉:以棉花、棉签轻触患者皮肤,询问其感觉。

(2)深感觉。①位置觉:嘱患者闭目,检查者用手指从两侧轻轻夹住患者的手指或足趾,做伸屈动作,询问其被夹手指/足趾的名称和活动的方向。②震动觉:将音叉震动后,放在患者的骨突起部的皮肤上,询问其有无震动、震动持续时间及对称情况。③实体感觉:嘱患者闭目,用手触摸分辨物体的大小、方圆、硬度。④两点分辨觉:以圆规的两个尖端,触及身体不同部位,测定患者分辨两点距离的能力。

3.腹部

患者腹部和膀胱区外形和膀胱区是否正常,触诊有无局部压痛、反跳痛,双侧感觉是否存在、对称,记录感觉变化的部位。腹壁反射、提睾反射是否存在、对称。肠鸣音是否减弱或消失,大便是否失禁或秘结。小便是否失禁或潴留。留置尿管者,观察尿道口有无发红、脓性分泌物,尿液的性质。

4.四肢

患者四肢外形有无畸形,判断四肢的肌力和肌张力。感觉障碍的部位和性质。四肢腱反射的强弱,是否存在病理反射等。

根据肌力的情况,一般均将肌力分为以下0～5级,共6个级别。

0级:完全瘫痪,测不到肌肉收缩。

1级:仅测到肌肉收缩,但不能产生动作。

2级:肢体能在床上平行移动,但不能抵抗自身重力,即不能抬离床面。

3级:肢体可以克服地心吸收力,能抬离床面,但不能抵抗阻力。

4级:肢体能做对抗外界阻力的运动,但不完全。

5级:肌力正常。

(三)心理-社会评估

主要了解患者患病后的情绪反应,及其学习、工作与家庭生活等情况,家庭成员的支持程度,家庭经济能力和社会支持资源。

(四)辅助检查结果评估

(1)实验室检查:急性期血常规可见白细胞升高,脑脊液白细胞增多,蛋白含量明显增高。

(2)磁共振检查:MRI检查可在早期明确脊髓病变的性质、范围、程度,是确诊急性脊髓炎最可靠的措施。早期,脊髓病变段呈弥漫肿胀、增粗。病变脊髓和正常脊髓无明显界限。MRI增强检查多数病例无强化,少数可呈弥漫性、周边性或斑片状强化。后期,脊髓不再肿胀,少部分患者出现脊髓萎缩。

(五)常用药物治疗效果的评估

严格按医嘱用药,严禁骤然停药,否则会加重病情。急性期大剂量应用糖皮质激素,注意观察患者症状是否改善及其不良反应。长期大量应用糖皮质激素还可引起物质代谢和水盐代谢紊乱,出现类肾上腺皮质功能亢进综合征,如浮肿、低血钾、高血压、糖尿病、皮肤变薄、满月脸、水牛背、向心性肥胖、多毛、痤疮、肌无力和肌萎缩等症状,一般不需特殊治疗,停药后可自行消退。但肌无力恢复慢且不完全。低盐、低糖、高蛋白饮食及加用氯化钾等措施可减轻这些症状。骨质疏松及椎骨压迫性骨折是各种年龄患者应用糖皮质激素治疗中严重的合并症。

七、主要护理诊断/问题

(1)躯体移动障碍与脊髓病变有关。

(2)低效性呼吸形态与呼吸肌麻痹有关。

(3)尿潴留与膀胱自主神经功能障碍有关。

(4)生活自理缺陷与肢体瘫痪有关。

(5)潜在并发症:压疮、坠积性肺炎、泌尿系统感染。

八、护理措施

(一)病情观察

监测生命体征,应严密观察有无呼吸困难、心率加快、血压升高、体温升高,有无发绀、吞咽及言语障碍等。定期监测血生化指标。判断瘫痪和感觉平面有无上升,疾病有无进展。上升性脊髓炎:应迅速吸氧,准备气管插管、气管切开,呼吸机等抢救物品。

(二)一般护理

1.休息与活动

急性期特别是并发心肌炎时应卧床休息。如有呼吸肌麻痹应取平卧位,头偏向一侧。恢复期可适当活动,但避免过度劳累。

2.吸氧

给予低流量吸氧。如出现呼吸无力、呼吸困难应及时通知医师,必要时给予气管插管或气管切开、呼吸机辅助呼吸。

(三)合理饮食

保证机体足够的营养,进食高蛋白、高热量、高维生素、易消化、含钾丰富(如橘子、香蕉等)的食物。吞咽困难进食呛咳者,应给予鼻饲,切勿勉强进食,以免引起吸入性肺炎及窒息。口腔护理一天两次,根据患者的情况选择合适的漱口液,可以自理的患者尽量鼓励患者自己洗漱。

(四)皮肤护理

大小便失禁、腹泻、发热、出汗、自主神经功能紊乱等都会使皮肤处于潮湿环境中,易致失禁性皮炎的发生,同时也可增加发生压疮的风险,须加强皮肤护理。具体措施为:每次交接班时,检查全身皮肤,观察有无局部发红等情况,每天清洁皮肤,保持床单位平整、清洁、干燥;对排便异常的患者及时清理排泄物,保持会阴、肛门周围皮肤清洁、干燥;每1~2小时翻身1次,对骨隆突或受压部位,如脚踝、足跟、骶尾部等部位常检查,并加强营养;使用一些护理用品和用具,如给予垫气垫床、涂抹润肤霜或用敷料、海绵垫保护等。但任何方法都不能替代定时翻身。输液以健侧、上肢为原则,输液前认真观察准备输液肢体一侧的皮肤情况,输液后随时观察输液肢体局部及皮肤情况,以免液体外渗造成皮肤红肿;给予洗漱、浸泡时水温勿过热以免造成烫伤,冰袋降温时间长可引起冻伤;自主神经功能障碍可致无外因肢体局部水肿,应注意对皮肤的观察及保护。

(五)康复训练

在脊髓受损初期,就应与康复师根据患者情况制订康复计划,康复的目的是保持各关节的正常功能位,每次翻身后将肢体位置摆放正确,做关节的被动或主动运动。给予日常生活活动训练,使患者能自行穿脱衣服、进食、盥洗、大小便、淋浴及开关门窗、电灯、水龙头等,增进患者的自我照顾能力。

(六)排泄异常的护理

1.尿失禁患者

护理人员要根据给患者输液或饮水的时间,给予排便用品,协助其排便,同时在患者小腹部加压,增加膀胱内压,锻炼恢复自主排尿功能。

2.尿潴留患者

应给予留置导尿管,根据入量(输液、饮水)时间,适时、规律地夹闭、开放尿管,以维持膀胱充盈、收缩功能;同时在排放尿液时可采用一些方法刺激诱导膀胱收缩,如轻敲患者下腹部、听流水声和热敷膀胱区。对留置导尿管的患者:应每天清洗、消毒尿道口,观察尿液的色、量是否正常,是否有沉淀,尿道口有无分泌物;患者病情允许的情况下,尽早拔除尿管。

3.大便秘结的患者

应保持适当的高纤维饮食与水分的摄取。餐后胃肠蠕动增强,当患者有便意感时,指导并协助患者增加腹压来引发排便。每天固定时间进行排便训练,养成排便规律。必要时肛门塞入开塞露,无效时可给予不保留灌肠。

4.大便失禁的患者

选择易消化、吸收的高营养、低排泄的要素饮食,同时指导患者练习腹肌加压与肛门括约肌收缩,掌握进食后的排便时间规律,协助放置排便用品(便盆、尿垫);随时清洁排便后肛门周围皮肤。

（七）心理护理

患者均为突然发病且伴有肢体瘫痪、排泄异常等，严重影响其正常生活，加之对疾病知识、治疗效果不了解容易产生恐惧感。本病病程较长，患者可出现不同程度的情绪低落，对治疗和康复缺乏信心，护理人员应及时向患者介绍疾病相关知识，动员和指导家人和朋友在各个方面关心、支持、帮助患者，减轻其思想负担，去除紧张情绪，鼓励患者表达自己的感受，倾听患者的诉说。帮助患者做肢体活动，给予精神上的鼓励及生活支持，树立战胜疾病的信心。

（八）健康教育

（1）瘫痪肢体应早期做被动运动、按摩，以改善血液循环，促进瘫痪肢体的恢复。保持肢体的功能位置，预防足下垂及畸形。同时可配合物理治疗、针灸治疗。

（2）训练患者正确的咳嗽、咳痰方法，变换体位方法。

（3）提出治疗与护理的配合及要求包括休息与活动、饮食、类固醇皮质激素的应用及其注意事项。

（4）增加营养，增强体质，预防感冒。

（5）带尿管出院者，应指导留置尿管的护理及膀胱功能的训练。

（6）长期卧床者，应每 2 小时翻身、拍背 1 次，预防压疮及坠积性肺炎。

（7）就诊指标：出现生命体征改变、肢体感觉障碍、潜在并发症及时就诊。

九、护理效果评估

（1）自觉症状逐渐好转，生活基本自理。

（2）大小便失禁逐渐控制。

（3）无泌尿系统感染发生。

（4）皮肤完好，无压疮。

（5）大便秘结、小便潴留逐渐解除，大小便通畅。

（谷洋洋）

第九节　脊髓压迫症

一、概念和特点

脊髓压迫症是一组椎管内占位性病变引起的脊髓受压综合征，随着病变进展出现脊髓半切和横贯性损害及椎管梗阻，脊神经根和血管可不同程度受累。

二、病因

脊髓是含水分丰富的柔软组织，对外来机械压力及缺血缺氧的耐受能力差，脊髓压迫症与机械压迫、血供障碍及占位病变直接浸润破坏有关。急性压迫型：多由急性硬膜外血肿、外伤后椎管内血肿、椎管内出血等引起，病变发展快，在较短时间内（1～3 天）迅速压迫脊髓，使脊髓动脉血供减少，静脉回流受阻，受损区神经细胞、胶质细胞及神经轴突水肿、变性，若不能及时解除病因,可出现脊髓坏死。慢性压迫型:常由先天性脊柱畸形和椎管内良性肿瘤引起,病变发展速度较慢,可在一定的时间内不表现出相应的临床症状。发病后期出现失代偿症状,机械压迫表现为神经根脊髓半切或横贯性损害。

三、临床表现

(一)急性脊髓压迫症

发病及进展迅速,常于数小时至数天内脊髓功能完全丧失,多表现为脊髓横贯性损害,出现脊髓休克,病变以下呈弛缓性瘫,各种反射消失。

(二)慢性脊髓压迫症

病情缓慢进展,早期症状体征可不明显。可分为 3 期。

1.根痛期(神经根刺激期)

出现神经根痛及脊膜刺激症状。晚间症状加重,白天减轻;咳嗽、排便和用力等加腹压动作可使疼痛加剧,改变体位也使症状减轻或加重。

2.脊髓部分受压期

表现脊髓半切综合征,同侧损害节段以下上运动神经元性瘫痪,腱反射亢进、病理征阳性,同侧深感觉障碍及病变对侧损害节段以下痛温觉减退或丧失,而触觉良好,病变侧损害节段以下血管舒缩功能障碍。

3.脊髓完全受压期

出现脊髓完全横贯性损害,表现的运动、感觉与自主神经功能障碍和急性脊髓炎一致。

四、辅助检查

(1)脑脊液检查:常规、生化检查及动力学变化对确定脊髓压迫症和程度很有价值。

(2)影像学检查:脊柱 X 线平片、CT 及 MRI、脊髓造影等也可以确定病变的节段、性质及压迫程度。

五、治疗

(1)早期诊断,及早手术,尽快去除病因。恶性肿瘤或转移瘤可酌情手术、放疗或化疗。

(2)急性脊髓压迫症需在 6 小时内减压,如硬脊膜外脓肿应紧急手术并给予足量抗生素,脊柱结核在根治术同时抗结核治疗。

(3)瘫痪肢体应积极进行康复治疗及功能训练,预防并发症。

六、护理评估

(一)一般评估

1.生命体征

患者因感染引起的体温升高和心率加快。疾病波及高段颈髓和延髓时,易致呼吸肌瘫痪,观察呼吸的频率和节律。延髓心血管中枢受影响时,患者心率和血压波动较大。

2.患者主诉

了解发病前数天或1～2周有无发热、全身不适或上呼吸道感染症状、促发脊髓炎的主要原因及诱因等。询问其首发症状和典型表现,肌无力的部位,感觉障碍的部位和性质,大小便失禁/潴留,有无长期卧床并发症。

(二)身体评估

1.头颈部

评估患者的意识状态和面容,患者的营养状态。面部表情是否淡漠、颜色是否正常,有无畸形、面肌抽动、眼睑水肿、眼球突出、眼球震颤、巩膜黄染、结膜充血。有无张口呼吸或鼻翼翕动,有无咳嗽无力。头颅大小、形状,注意有无头颅畸形。注意头颈部有无局部肿块或压痛;颈动脉搏动是否对称。有无头部活动受限、不自主活动及抬头无力。角膜反射、咽反射是否存在或消失,有无构音障碍或吞咽困难。脑膜刺激征是否阳性。

2.胸部

患者胸廓、脊柱有无畸形,有无呼吸困难。肺部感染者,可触及语音震颤。心脏及肺部叩诊和听诊是否异常,注意两侧对比。皮肤干燥和多汗的部位。感觉检查宜在环境安静、患者清醒配合的情况下进行,注意感觉障碍的部位、性质、范围、感觉变化的平面及双侧对称性等。

(1)浅感觉。①痛觉:用针尖轻刺皮肤,确定痛觉减退、消失或过敏区域。检查时应掌握刺激强度,可从无痛觉区向正常区检查,自上而下,两侧对比。②温度觉:以盛有冷水(5～10 ℃)和热水(40～45 ℃)的两试管,分别接触患者皮肤,询问其感觉。③触觉:以棉花、棉签轻触患者皮肤,询问其感觉。

(2)深感觉。①位置觉:嘱患者闭目,医者用手指从两侧轻轻夹住患者的手指或足趾,做伸屈动作,询问其被夹指、趾的名称和被扳动的方向。②震动觉:将音叉震动后,放在患者的骨突起部的皮肤上,询问其有无震动及震动持续时间。③实体感觉:嘱患者闭目,用手触摸分辨物体的大小、方圆、硬度。④两点分辨觉:以圆规的两个尖端,触及身体不同部位,测定患者分辨两点距离的能力。

3.腹部

患者腹部和膀胱区外形和膀胱区是否正常,触诊有无局部压痛、反跳痛,双侧感觉是否存在、是否对称,记录感觉变化的部位。腹壁反射、提睾反射是否存在和对称。两便失禁是否引起压疮。留置尿道者,观察尿道口有无脓性分泌物,尿液的性质。叩诊膀胱区,判断有无尿潴留。肠鸣音是否减弱或消失。

4.四肢

患者四肢外形,有无畸形,四肢肌力和肌张力。触诊患者的肌力和肌张力,肌张力增高或降低,肌张力异常的形式。感觉障碍的部位和性质,病理反射阳性。评估患者四肢腱反射的强弱。病理反射是否阳性。

(三)心理-社会评估

主要了解患者患病后的情绪反应,及其学习、工作与家庭生活等情况,家庭成员的支持程度、家庭经济能力和社会支持资源。

(四)辅助检查结果评估

1.实验室检查

急性期血常规可见白细胞数升高,脑脊液白细胞数增多,蛋白含量明显增高。

2.磁共振检查

MRI 检查可在早期明确脊髓病变的性质、范围、程度。早期,脊髓病变段呈弥漫肿胀、增粗。后期,脊髓不再肿胀,少部分患者出现脊髓萎缩。

（五）常用药物治疗效果的评估

严格按医嘱用药,严禁骤然停药,否则会引发病情加重。急性期大剂量应用糖皮质激素,注意观察患者症状是否改善及其不良反应。长期大量应用糖皮质激素可引起物质代谢和水盐代谢紊乱,出现类肾上腺皮质功能亢进综合征,如浮肿、低血钾、高血压、糖尿病、皮肤变薄、满月脸、水牛背、向心性肥胖、多毛、痤疮、肌无力和肌萎缩等症状,一般不需格外治疗,停药后可自行消退。骨质疏松及椎骨压迫性骨折是各种年龄患者应用糖皮质激素治疗中严重的合并症。

七、主要护理诊断/问题

(1)躯体移动障碍:与脊髓病变有关。
(2)低效性呼吸形态:与呼吸肌麻痹有关。
(3)尿潴留:与膀胱自主神经功能障碍有关。
(4)生活自理缺陷:与肢体瘫痪有关。
(5)潜在并发症:压疮、坠积性肺炎、尿路感染。

八、护理措施

（一）病情观察

监测生命体征,应严密观察有无呼吸困难、心率加快、血压升高、体温升高,有无发绀、吞咽及言语障碍等。定期监测血生化指标。判断瘫痪和感觉平面有无上升,疾病有无进展或加重。

（二）一般护理

1.休息与活动

急性期特别是并发有心肌炎时应卧床休息。如有呼吸肌麻痹应取平卧位,头偏向一侧。恢复期可适当活动与休息相结合,但避免过度劳累。

2.吸氧

给予低流量吸氧。如出现呼吸无力、呼吸困难应及时通知医师,必要时给予气管插管或气管切开、呼吸机辅助呼吸。

（三）合理饮食

保证机体足够的营养,进食高蛋白、高热量、高维生素、易消化、含钾丰富(如橘子、香蕉等)的食物。吞咽困难进食呛咳者,应给予鼻饲,切勿勉强进食,以免引起吸入性肺炎及窒息。口腔护理一天两次,根据患者的情况选择合适的漱口液,可以自理的患者尽量鼓励患者自己洗漱。

（四）皮肤护理

大小便失禁、腹泻、发热、出汗、自主神经功能紊乱等都会使皮肤处于潮湿环境中,发生压疮的危险会增加,必须加强皮肤护理。对骨突或受压部位,如脚踝、足跟、骶尾部等部位常检查,加强营养;使用一些护理用品和用具,如给予气垫床、赛肤润、美皮康和海绵垫等;每2小时翻身、拍背1次。输液以健侧、上肢为原则,输液前认真观察准备输液肢体一侧的皮肤情况,输液后随时观察输液肢体局部及皮肤情况,以免液体外渗造成皮肤红肿;给予洗漱、浸泡时水温勿过热以免造成烫伤,冰袋降温时间勿过长引起冻伤。

（五）康复训练

在脊髓受损初期,就应与康复师根据患者情况制订康复计划,保持各关节的正常功能位,每次翻身后将肢体位置摆放正确,做关节的被动或主动运动。给予日常生活活动训练,使患者能自行穿脱衣服、进食、盥洗、大小便、淋浴及开关门窗、电灯、水龙头等,增进患者的自我照顾能力。

(六)排泄异常的护理

1.尿失禁患者

护理人员要根据给患者输液或饮水的时间,给予排便用品,协助其排便,同时在患者小腹部加压,增加膀胱内压,锻炼恢复自主排尿功能。

2.尿潴留患者

应给予留置导尿管,根据入量(输液、饮水)时间,适时、规律地夹闭、开放尿管,以维持膀胱充盈、收缩功能;同时在排放尿液时可采用一些方法刺激诱导膀胱收缩,如轻敲患者下腹部、听流水声和热敷膀胱区。对留置导尿管的患者:应每天消毒尿道口,观察尿液的色、量是否正常,是否有沉淀,尿道口有无分泌物;当尿常规化验有感染时,可根据医嘱给予膀胱冲洗,再留取化验至正常,注意操作时保持无菌规范;患者病情允许的情况下,尽早拔除尿管。

3.大便秘结的患者

应保持适当的高纤维饮食与水分的摄取。餐后胃肠蠕动增强,当患者有便意感时,指导并协助患者增加腹压来引发排便。每天固定时间进行排便训练,养成排便规律。必要时肛门塞入开塞露,无效时可给予不保留灌肠。

4.大便失禁的患者

选择易消化、吸收的高营养、低排泄的要素饮食,同时指导患者练习腹肌加压与肛门括约肌收缩,掌握进食后的排便时间规律,协助放置排便用品(便盆、尿垫);随时清洁排便后肛门周围皮肤。

(七)心理护理

患者均为突然发病且伴有肢体瘫痪、排泄异常等,严重影响其正常生活,加之对疾病知识、治疗效果不了解容易产生恐惧感。而且本病病程较长,患者可出现不同程度的情绪低落,对治疗和康复缺乏信心,护理人员应及时向患者介绍疾病相关知识,动员和指导家人和朋友在各个方面关心、支持、帮助患者,减轻其思想负担,去除紧张情绪,鼓励患者表达自己的感受,倾听患者的诉说。帮助患者做肢体活动,给予精神上的鼓励及生活支持,树立战胜疾病的信心。

(八)健康教育

(1)瘫痪肢体应早期做被动运动、按摩,以改善血液循环,促进瘫痪肢体的恢复。保持肢体的功能位置,预防足下垂及畸形。同时可配合物理治疗、针灸治疗。

(2)训练患者正确的咳嗽、咳痰方法,变换体位方法。

(3)提出治疗与护理的配合及要求,包括休息与活动、饮食、类固醇皮质激素的应用及其注意事项。

(4)增加营养,增强体质,预防感冒。

(5)带尿管出院者,应指导留置尿管的护理及膀胱功能的训练。

(6)长期卧床者,应每 2 小时翻身、拍背 1 次,预防压疮及坠积性肺炎。

(7)出现生命体征改变、肢体感觉障碍、潜在并发症及时就诊。

九、护理效果评估

(1)患者自觉症状(肌力增强、感觉障碍减退)逐渐好转,生活基本自理。

（2）患者大小便失禁，逐渐控制。

（3）患者无泌尿系统感染。

（4）患者皮肤完好，无压疮。

（5）患者大小便潴留逐渐解除，大小便通畅。

（谷洋洋）

第六章

心内科护理

第一节　原发性高血压

原发性高血压是以血压升高为主要临床表现但原因不明的综合征,通常简称为高血压。高血压是导致充血性心力衰竭、卒中、冠心病、肾衰竭、夹层动脉瘤的发病率和病死率升高的主要危险性因素之一,严重影响人们的健康和生活质量,是最常见的疾病。因此,防治高血压非常必要。

一、血压分类和定义

目前,我国采用国际上统一的血压分类和标准,将 18 岁以上成人的血压按不同水平分类(表 6-1),高血压定义为收缩压≥18.7 kPa(140 mmHg)和/或舒张压≥12.0 kPa(90 mmHg),根据血压升高水平,又进一步将高血压分为 1、2、3 级。

表 6-1　血压的定义和分类(WHO/ISH,1999 年)

类别	收缩压(mmHg)		舒张压(mmHg)
理想血压	<120	和	<80
正常血压	<130	和	<85
正常高值	130~139	或	85~89
高血压			
1 级(轻度)	140~159	或	90~99
亚组:临界高血压	140~149	或	90~94
2 级(中毒)	160~179	或	100~109
3 级(重度)	≥180	或	≥110
单纯收缩期高血压	≥140	和	<90
亚组:临界收缩期高血压	140~149	和	<90

注:当患者的收缩压和舒张压分属不同分类时,应当用较高的分类

二、病因

(一)遗传

高血压具有明显的家族性,父母均为高血压者其子女患高血压的概率明显高于父母均无高血压者的概率。约60%高血压患者可询问到有高血压家族史。

(二)饮食

膳食中钠盐摄入量与人群血压水平和高血压病患病率呈正相关。摄盐越多,血压水平和患病率越高,钾摄入量与血压呈负相关,限制钠补充钾可使高血压患者血压降低。钾的降压作用可能是通过促进排钠而减少细胞外液容量。有研究表明膳食中钙不足可使血压升高。大量研究显示高蛋白质摄入、饮食中饱和脂肪酸或饱和脂肪酸/不饱和脂肪酸比值较高、饮酒量过多都属于升压因素。

(三)精神

城市脑力劳动者高血压患病率超过体力劳动者,从事精神紧张度高的职业者发生高血压的可能性较大,长期生活在噪声环境中听力敏感性减退者患高血压也较多。高血压患者经休息后往往症状和血压可获得一定改善。

(四)肥胖

超重或肥胖是血压升高的重要危险因素。一般采用体重指数(BMI),即体重(kg)/身高$(m)^2$(以20~24为正常范围)。血压与BMI呈显著正相关。肥胖的类型与高血压发生关系密切,向心性肥胖者容易发生高血压,表现为腰围往往大于臀围。

(五)其他

服用避孕药的妇女容易出现血压升高。一般在终止服用避孕药后3~6个月血压常恢复正常。阻塞性睡眠呼吸暂停综合征(OSAS)是指睡眠期间反复发作性呼吸暂停。OSAS常伴有重度打鼾,患此病的患者常有高血压。

三、发病机制

原发性高血压的发病机制至今还没有一个完整统一的认识。目前认为高血压的发病机制集中在以下几个方面。

(一)交感神经系统活性亢进

已知反复的精神刺激与过度紧张可以引起高血压。长期处于应激状态如从事驾驶员、飞行员、等职业者高血压患病率明显增高。当大脑皮质兴奋与抑制过程失调时,交感神经和副交感神经之间的平衡失调,交感神经兴奋性增加,其末梢释放去甲肾上腺素、肾上腺素、多巴胺、血管升压素等儿茶酚胺类物质增多,从而引起阻力小动脉收缩增强使血压升高。

(二)肾素-血管紧张素-醛固酮系统(RAAS)激活经典的RAAS

肾小球旁细胞分泌的肾素,激活从肝脏产生的血管紧张素原转化为血管紧张素Ⅰ,然后再经肺循环中的血管紧张素转换酶(ACE)的作用转化为血管紧张素Ⅱ。血管紧张素Ⅱ作用于血管紧张素Ⅱ受体,有如下作用:①直接使小动脉平滑肌收缩,外周阻力增加;②刺激肾上腺皮质球状带,使醛固酮分泌增加,致使肾小管远端集合管的钠重吸收加强,导致水、钠潴留;③交感神经冲动发放增加使去甲肾上腺素分泌增加。以上作用均可使血压升高。近年来发现血管壁、心脏、脑、肾脏及肾上腺中也有RAAS的各种组成成分。局部RAAS各成分对心脏、血管平滑肌的作用,可能在高血压发生和发展中有更大影响,占有十分重要的地位。

(三)其他

细胞膜离子转运异常可使血管收缩反应性增强和平滑肌细胞增生与肥大,血管阻力增高;肾脏潴留过量摄入的钠盐,使体液容量增大,机体为避免心排血量增高使组织过度灌注,全身阻力小动脉收缩增强,导致外周血管阻力增高;胰岛素抵抗所致的高胰岛素血症可使电解质代谢发生障碍,还使血管对体内升压物质反应性增强,血液中儿茶酚胺水平增加,血管张力增高,从而使血压升高。

四、病理生理和病理解剖

高血压病的早期表现为全身细小动脉的间歇性痉挛,仅有主动脉壁轻度增厚,全身细小动脉和脏器无明显的器质性改变,患者多无明显症状。如病变持续,可导致许多脏器受累,最重要的是心、脑、肾组织的病变。

(一)心脏

心脏主要表现为左心室肥厚和扩大,病变晚期可导致心力衰竭。这种由高血压引起的心脏病称为高血压性心脏病。长期高血压还可引起冠状动脉粥样硬化。

(二)脑

由于脑细小动脉的长期硬化和痉挛,使动脉壁缺血、缺氧而通透性增高,容易形成微小动脉瘤,当血压突然升高时,微小动脉瘤破裂,从而发生脑出血。高血压可促使脑动脉发生粥样硬化,导致脑血栓形成。

(三)肾脏

细小动脉硬化引起的缺血使肾小球缺血、变性、坏死,继而纤维化及玻璃样变,并累及相应的肾小管,使之萎缩、消失,间质出现纤维化。因残存的肾单位越来越少,最终导致肾衰竭。

五、临床表现

(一)症状

大多数患者早期症状不明显,常见症状有头痛、头晕、耳鸣、眼花、乏力、心悸,还有的表现为失眠、健忘、注意力不集中、情绪易波动或发怒等。经常在体检或其他疾病就医检查时发现血压升高。血压升高常与情绪激动、精神紧张、体力活动有关,休息或去除诱因血压可下降。

(二)体征

血压受昼夜、气候、情绪、环境等因素影响波动较大。一般清晨起床活动后血压迅速升高,夜间血压较低;冬季血压较高,夏季血压较低;情绪不稳定时血压高;在医院或诊所血压明显增高,在家或医院外的环境中血压低。体检时可听到主动脉瓣区第二心音亢进、收缩期杂音,长期高血压时有心尖冲动明显增强,搏动范围扩大及心尖冲动左移体征,提示左心室增大。

(三)恶性或急进性高血压

表现为患者发病急骤,舒张压多持续在 $17.3\sim18.7$ kPa($130\sim140$ mmHg)或更高。常有头痛、视力模糊或失明,视网膜可发生出血、渗出及视盘水肿,肾脏损害突出,持续蛋白尿、血尿及管型尿,病情进展迅速,如不及时治疗,易出现严重的脑、心、肾损害,发生脑血管意外、心力衰竭和尿毒症,最后多因尿毒症而死亡,但也可死于脑血管意外或心力衰竭。

六、并发症

(一)高血压危象

在情绪激动、精神紧张、过度劳累、寒冷等诱因作用下,小动脉发生强烈痉挛,血压突然急剧升高,收缩压可达 34.7 kPa(260 mmHg)、舒张压可达 16.0 kPa(120 mmHg)以上,影响重要脏器血液供应而出现危急症状。在高血压的早、中、晚期均可发生。患者出现头痛、恶心、呕吐、烦躁、心悸、出汗、视力模糊等征象,伴有椎-基底动脉、视网膜动脉、冠状动脉等累及的缺血表现。

(二)高血压脑病

高血压脑病发生在重症高血压患者,是指血压突然或短期内明显升高,由于过高的血压干扰了脑血管的自身调节机制,脑组织血流灌注过多造成脑水肿。出现中枢神经功能障碍征象。临床表现为弥漫性严重头痛、呕吐、烦躁、意识模糊、精神错乱、局灶性或全身抽搐,甚至昏迷。

(三)主动脉夹层

主动脉夹层指主动脉腔内的血液通过内膜的破口进入主动脉壁中层而形成的血肿,夹层分离突然发生时多数患者突感胸部疼痛,向胸前及背部放射,随夹层涉及范围而可以延至腹部、下肢及颈部。疼痛剧烈难以忍受,起病后即达高峰,呈刀割或撕裂样。突发剧烈的胸痛常误诊为急性心肌梗死。高血压是导致本病的重要因素。患者因剧痛而有休克外貌,焦虑不安、大汗淋漓、面色苍白、心率加速,从而使血压增高。

(四)其他

其他并发症可并发急性左心衰竭、急性冠脉综合征、脑出血、脑血栓形成、腔隙性脑梗死、慢性肾衰竭等。

七、辅助检查

(一)测量血压

定期测量血压是早期诊断高血压和评估严重程度的主要方法,采用经验证合格的水银柱或电子血压计,测量安静休息坐位时上臂肱动脉处血压,必要时还应测量平卧位和站立位血压。但须在未服用降压药物情况下的不同时间测量 3 次血压,才能确诊。对偶有血压超出正常值者,需定期重复测量后确诊。通常在医疗单位或家中随机测血压的方式不能可靠地反映血压的波动和在休息、日常活动状态下的情况。近年来,24 小时动态血压监测已逐渐应用于临床及高血压的防治工作上。一般监测的时间为 24 小时,测压时间间隔为 15～30 分钟,可较为客观和敏感地反映患者的实际血压水平,可了解血压的昼夜变化节律性和变异性,估计靶器官损害与预后,比随机测血压更为准确。动态血压监测的参考标准正常值为:24 小时低于 17.3/10.7 kPa(130/80 mmHg),白天低于 18.0/11.3 kPa(135/85 mmHg),夜间低于 16.7/10.0 kPa(125/75 mmHg)。正常血压波动夜间 2～3 时处于血压最低,清晨迅速上升,上午 6～10 时和下午 4～8 时出现两个高峰,然后缓慢下降。高血压患者的动态血压曲线也类似,但波动幅度较正常血压时大。

(二)体格检查

除常规检查外还有身高,体重,双上肢血压,颈动脉及上下肢动脉搏动情况,颈部、腹部血管有无杂音,腹主动脉搏动,肾增大,眼底等的情况。

(三)尿液检查

通过肉眼观察尿的颜色、透明度、有无血尿;测比重、pH、糖和蛋白含量,并作镜下检验。尿比重降低(<1.010)提示肾小管浓缩功能障碍。正常尿液 pH 为 5～7,原发性醛固酮增多症尿呈酸性。

(四)血生化检查

空腹血糖、血钾、肌酐、尿素氮、尿酸、胆固醇、甘油三酯、低密度脂蛋白、高密度脂蛋白等。

(五)超声心动图

超声心动图能更为可靠地诊断左心室肥厚,测定计算所得的左心室重量指数(LVMI),是一项反映左心室肥厚及其程度的较为准确的指标,与病理解剖的相关性和符合率好。超声心动图还可评价高血压患者的心功能,包括左心室射血分数、收缩功能、舒张功能。

(六)眼底检查

眼底检查可见血管迂曲,颜色苍白,反光增强,动脉变细,视网膜渗出、出血、视盘水肿等。眼底改变可反映高血压的严重程度,分为 4 级:Ⅰ级,动脉出现轻度硬化、狭窄、痉挛、变细;Ⅱ级,视网膜动脉中度硬化、狭窄,出现动脉交叉压迫,静脉阻塞;Ⅲ级,动脉中度以上狭窄伴局部收缩,视网膜有棉絮状渗出、出血和水肿;Ⅳ级,出血或渗出物伴视盘水肿。高血压眼底改变与病情的严重程度和预后密切相关。

(七)胸透或胸片、心电图

胸透或胸片、心电图对诊断高血压及评估预后都有帮助。

八、治疗

(一)目的

治疗目的是通过降压治疗使高血压患者的血压达标,以期最大限度地降低心脑血管发病和死亡的总危险。

(二)降压目标值

一般高血压人群降压目标值<18.7/12.0 kPa(140/90 mmHg);高血压高危患者(糖尿病及肾病)降压目标值<17.3/10.7 kPa(130/80 mmHg);老年收缩期性高血压的降压目标值:收缩压18.7～20.0 kPa(140～150 mmHg),舒张压<12.0 kPa(90 mmHg)但不低于 8.7～9.3 kPa(65～70 mmHg),舒张压降得过低可能抵消收缩压下降得到的好处。

(三)非药物治疗

非药物治疗主要是改善生活方式,改善生活方式对降低血压和心脑血管危险的作用已得到广泛认可,所有患者都应采用,这些措施包括以下几点。

1.戒烟

吸烟所致的危害是使高血压并发症如心肌梗死、脑卒中和猝死的危险性显著增加,加重脂质代谢紊乱,降低胰岛素敏感性,降低内皮细胞依赖性血管扩张效应,并降低或抵消降压治疗的疗效。戒烟对心脑血管的良好益处,任何年龄组均可显示。

2.减轻体重

超重 10%以上的高血压患者体重减少 5 kg,血压便有明显降低,体重减轻也可增加降压药物疗效,对改善糖尿病、胰岛素抵抗、高脂血症和左心室肥厚等均有益。

3.减少过多的乙醇摄入

戒酒和减少饮酒可使血压显著降低,适量饮酒仍有明显加压反应者应戒酒。

4.适当运动

适当运动有利于改善胰岛素抵抗和减轻体重,提高心血管调节能力,稳定血压水平。较好的运动方式是低或中等强度的运动,可根据年龄及身体状况选择,中老年高血压患者可选择步行、慢跑、上楼梯、骑车等,一般每周 3～5 次,每次 30～60 分钟。运动强度可采用心率监测法,运动时心率不应超过最大心率(180 或 170 次/分)的 60%～85%。

5.减少钠盐的摄入量,补充钙和钾盐

膳食中约大部分钠盐来自烹调用盐和各种腌制品,所以应减少烹调用盐及腌制品的食用,每人每天食盐量摄入应少于 2.4 g(相当于氯化钠 6 g)。通过食用含钾丰富的水果(如香蕉、橘子)和蔬菜(如油菜、香菇、大枣等),增加钾的摄入。喝牛奶补充钙的摄入。

6.多食含维生素丰富的食物

多吃水果和蔬菜,减少食物中饱和脂肪酸的含量和脂肪总量。

7.减轻精神压力,保持心理平衡

长期精神压力和情绪忧郁是降压治疗效果欠佳的重要原因,也可导致高血压。应对患者做耐心的劝导和心理疏导,鼓励其参加社交活动、户外活动等。

(四)降压药物治疗对象

高血压 2 级或以上患者[≥21.3/13.3 kPa(160/100 mmHg)];高血压合并糖尿病、心、脑、肾靶器官损害患者;血压持续升高 6 个月以上,改善生活方式后血压仍未获得有效控制者。从心血管危险分层的角度,高危和极高危患者应立即开始使用降压药物强化治疗。中危和低危患者则先继续监测血压和其他危险因素,之后再根据血压状况决定是否开始药物治疗。

(五)降压药物治疗

1.降压药物分类

现有的降压药种类很多,目前常用降压药物可归纳为以下几大类(表 6-2):利尿剂、β 受体阻滞剂、钙通道阻滞剂、血管紧张素转换酶抑制剂、血管紧张素 Ⅱ 受体阻滞剂、α 受体阻滞剂。

表 6-2　常用降压药物名称、剂量及用法

药物种类	药名	剂量	用法(每天)
利尿剂	氢氯噻嗪	12.5～25 mg	1～3 次
	呋塞米	20 mg	1～2 次
	螺内酯	20 mg	1～3 次
β 受体阻滞剂	美托洛尔	12.5～50 mg	2 次
	阿替洛尔	12.5～25 mg	1～2 次
钙通道阻滞剂	硝苯地平控释片	30 mg	1 次
	地尔硫䓬缓释片	90～180 mg	1 次
血管紧张素转换酶抑制剂	卡托普利	25～50 mg	2～3 次
	依那普利	5～10 mg	1～2 次
血管紧张素 Ⅱ 受体阻滞剂	缬沙坦	80～160 mg	1 次
	伊贝沙坦	150 mg	1 次
α 受体阻滞剂	哌唑嗪	0.5～3 mg	2～3 次
	特拉唑嗪	1～8 mg	1 次

2.联合用药

临床实际使用降压药时,由于患者心血管危险因素状况、并发症、靶器官损害、降压疗效、药物费用及不良反应等,都可能影响降压药的具体选择。任何药物在长期治疗中均难以完全避免其不良反应,联合用药可使不同的药物互相取长补短,有可能减轻或抵消某些不良反应。联合用药可减少单一药物剂量,提高患者的耐受性和依从性。现在认为,2 级高血压 [≥21.3/13.3 kPa(160/100 mmHg)]患者在开始时就可以采用两种降压药物联合治疗,有利于血压在相对较短的时间内达到目标值。比较合理的两种降压药联合治疗方案是利尿药与 β 受体阻滞剂;利尿药与ACEI 或血管紧张素受体拮抗剂(ARB);二氢吡啶类钙通道阻滞剂与 β 受体阻滞剂;钙通道阻滞剂与 ACEI 或 ARB,α 阻滞剂和 β 阻滞剂。必要时也可用其他组合,包括中枢作用药如 α₂ 受体激动剂、咪哒唑啉受体调节剂,以及 ACEI 与 ARB;国内研制了多种复方制剂,如复方降压片、降压 0 号等,以当时常用的利舍平、双肼屈嗪、氢氯噻嗪为主要成分,因其有一定降压效果,服药方便且价格低廉而广泛使用。

(六)高血压急症的治疗

高血压急症是指短时期内血压重度升高,收缩压>26.7 kPa(200 mmHg)和/或舒张压>17.3 kPa(130 mmHg),伴有重要器官组织如大动脉、心脏、脑、肾脏、眼底的严重功能障碍或不可逆性损害。需要做紧急处理。

1.迅速降压

(1)硝普钠:同时直接扩张动脉和静脉,降低前、后负荷。开始时以 50 mg/500 mL 浓度每分钟 10~25 μg 速率静脉滴注,即刻发挥降压作用。使用硝普钠必须密切观察血压,避光静脉滴注,根据血压水平仔细调节滴注速度,硝普钠可用于各种高血压急症。一般使用不超过 7 天,长期或大剂量使用应注意可能发生氰化物中毒。

(2)硝酸甘油:选择性扩张冠状动脉与大动脉和扩张静脉。开始时以每分钟 5~10 μg 速度静脉滴注,然后根据血压情况增加滴注速度至每分钟 20~50 μg。降压起效快,停药后作用消失也快。硝酸甘油主要用于急性冠脉综合征或急性心力衰竭时的高血压急症。不良反应有头痛、心动过速、面部潮红等。

(3)地尔硫䓬:非二氢吡啶类钙通道阻滞剂,降压同时具有控制快速性室上性心律失常和改善冠状动脉血流量作用。配制成 50~60 mg/500 mL 浓度,以每小时 5~15 mg 速度静脉滴注,根据血压变化调整静脉输液速度。地尔硫䓬主要用于急性冠脉综合征、高血压危象。不良反应有面部潮红、头痛等。

(4)酚妥拉明:配制成 10~30 mg/500 mL 浓度缓慢静脉滴注,主要用于嗜铬细胞瘤高血压危象。

(5)其他药物:对血压显著增高,但症状不严重者,可舌下含用硝苯地平 10 mg,或口服卡托普利 12.5~25.0 mg,哌唑嗪 1~2 mg 等。降压不宜过快过低。血压控制后,需口服降压药物,或继续注射降压药物以维持疗效。

2.制止抽搐

可用地西泮 10~20 mg 静脉注射,苯巴比妥 0.1~0.2 g 肌内注射。也可予 25%硫酸镁溶液 10 mL 深部肌内注射,以以 5%葡萄糖溶液 20 mL 稀释后缓慢静脉注射。

3.脱水、排钠、降低颅内压

(1)呋塞米 20~40 mg 或依他尼酸钠 25~50 mg,加入 50%葡萄糖溶液 20~40 mL 中,静脉注射。

(2)20％甘露醇或 25％山梨醇静脉快速滴注,半小时内滴完。

4.其他并发症的治疗

对主动脉夹层分离,应采取积极的降压治疗,诊断确定后,宜施行外科手术治疗。

九、护理

(一)一般护理

1.休息

早期高血压患者可参加工作,但不要过度疲劳,坚持适当的锻炼,如骑自行车、跑步、做体操及打太极拳等。要有充足的睡眠,保持心情舒畅,避免精神紧张和情绪激动,消除恐惧、焦虑、悲观等不良情绪。晚期血压持续增高,伴有心、肾、脑病时应卧床休息。关心体贴患者,使其精神愉快,鼓励患者树立战胜疾病的信心。

2.饮食

饮食方面应给低盐、低脂肪、低热量的食物,以减轻体重。因为摄入总热量太大超过消耗量,多余的热量转化为脂肪,身体就会发胖,体重增加,提高血液循环的要求,必定提高血压。鼓励患者多食水果、蔬菜、戒烟、控制饮酒、咖啡、浓茶等刺激性饮料。少吃胆固醇含量多的食物,对服用排钾利尿剂的患者应注意补充含钾高的食物如蘑菇、香蕉、橘子等。肥胖者应限制热能摄入,控制体重在理想范围之内。

3.病房环境

病房环境应整洁、安静、舒适、安全。

(二)对症护理及病情观察护理

1.剧烈头痛

当出现剧烈头痛伴恶心、呕吐时,常为血压突然升高、高血压脑病,应立即让患者卧床休息,并测量血压及脉搏、心率、心律,积极协助医师采取降压措施。

2.呼吸困难、发绀

呼吸困难、发绀是高血压引起的左心衰竭所致,应立即给予舒适的半卧位,及时给予氧气吸入。按医嘱应用洋地黄治疗。

3.心悸

严密观察脉搏、心率、心律变化并做记录。安静休息,严禁下床,并安慰患者消除紧张情绪。

4.水肿

晚期高血压伴心肾衰竭时可出现水肿。护理中注意严格记录出入量,限制钠盐和水分摄入。严格卧床休息,注意皮肤护理,严防压疮发生。

5.昏迷、瘫痪

昏迷、瘫痪是晚期高血压引起脑血管意外所引起。应注意安全护理,防止患者坠床、窒息、肢体烫伤等。

6.病情观察护理

对血压持续增高的患者,应每天测量血压 2～3 次,并做好记录,必要时测立、坐、卧位血压,掌握血压变化规律。如血压波动过大,要警惕脑出血的发生。如在血压急剧增高的同时,出现头痛、视物模糊、恶心、呕吐、抽搐等症状,应考虑高血压脑病的发生。如出现端坐呼吸、喘憋、发绀、咳粉红色泡沫痰等,应考虑急性左心衰竭的发生。出现上述各种表现时均应立即送医院进行紧急救治。另外,在变换体位时也应动作缓慢,以免发生意外。有些降压药可引起水、钠潴留。因此,需每天测体重,准确记录出入量,观察水肿情况,注意保持出入量的平衡。

(三)用药观察与护理

1.用药原则

终身用药,缓慢降压,从小剂量开始逐步增加剂量,即使血压降至理想水平后,也应服用维持量,老年患者服药期间改变体位要缓慢,以免发生意外,合理联合用药。

2.药物不良反应观察

使用噻嗪类和襻利尿剂时应注意血钾、血钠的变化;用β受体阻滞剂应注意其抑制心肌收缩力、心动过缓、房室传导时间延长、支气管痉挛、低血糖、血脂升高的不良反应;钙通道阻滞剂硝苯地平的不良反应有头痛、面红、下肢水肿、心动过速;血管紧张素转换酶抑制剂的不良反应有头晕、乏力、咳嗽、肾功能损害。

(四)心理护理

患者多表现有易激动、焦虑及抑郁等心理特点,而精神紧张、情绪激动、不良刺激等因素均与高血压密切相关。因此,对待患者应耐心、亲切、和蔼、周到。根据患者特点,有针对性地进行心理疏导。同时,让患者了解控制血压的重要性,帮助患者训练自我控制的能力,参与自身治疗护理方案的制定和实施,指导患者坚持长期的饮食、药物、运动治疗,将血压控制在接近正常的水平,以减少对靶器官的进一步损害,定期复查。

十、出院指导

(一)饮食调节指导

强调高血压患者要以低盐、低脂肪、低热量、低胆固醇饮食为宜;少吃或不吃含饱和脂肪的动物脂肪,多食含维生素的食物,多摄入富含钾、钙的食物,食盐量应控制在 3～5 g/d,严重高血压病患者的食盐量控制在 1～2 g/d。饮食要定量、均衡、不暴饮暴食;同时适当地减轻体重,有利于降压。戒烟和控制酒量。

(二)休息和锻炼指导

高血压患者的休息和活动应根据患者的体质、病情适当调节,病重体弱者,应以休息为主。随着病情好转,血压稳定,每天适当从事一些工作、学习、劳动将有益身心健康;还可以增加一些适宜的体能锻炼,如散步、慢跑、打太极拳、体操等有氧活动。患者应在运动前了解自己的身体状况,以此来决定自己的运动种类、强度、频度和持续时间。注意规律生活,保证充足的休息和睡眠,对于睡眠差、易醒、早醒者,可在睡前饮热牛奶 200 mL,或用 40～50 ℃温水泡足 30 分钟,或选择自己喜爱的放松精神情绪的音乐协助入睡。总之,要注意劳逸结合,养成良好的生活习惯。

(三)心理健康指导

高血压病的发病机制是除躯体因素外,心理因素占主导地位,强烈的焦虑、紧张、愤怒及压抑常为高血压病的诱发因素,因此教会患者自我调节和自我控制能力是关键。护士要鼓励患者保持豁达、开朗愉快的心境和稳定的情绪,培养广泛的爱好和兴趣。同时指导家属为患者创造良好的生活氛围,避免引起患者情绪紧张、激动和悲哀等不良刺激。

(四)血压监测指导

建议患者自行购买血压计,随时监测血压。指导患者和家属正确测量血压的方法,监测血压、做好记录,复诊时对医师加减药物剂量会有很好的参考依据。

(五)用药指导

由于高血压是一种慢性病,需要长期的、终身的服药治疗,而这种治疗要患者自己或家属配合进行,所以患者及家属要了解服用的药物种类及用药剂量、用药方法、药物的不良反应、服用药物的最佳时间,以便发挥药物的最佳效果和减少不良反应。出现不良反应,要及时报告主诊医师,以便调整药物及采取必要的处理措施。切不可血压降下来就停药,血压上升又服药,血压反复波动,对健康极为不利。由于这类患者大多是年纪较大,容易遗忘服药,可建议患者在家中醒目之处做标记,以起到提示作用。对血压显著增高多年的患者,血压不宜下降过快,因为患者往往不能适应,并可导致心、脑、肾血液的供应不足而引起脑血管意外,如使用可引起明显直立性低血压药物时,应向患者说明平卧起立或坐位起立时,动作要缓慢,以免血压突然下降,出现晕厥而发生意外。

(六)按时就医

服完药出现血压升高或过低;血压波动大;出现眼花、头晕、恶心呕吐、视物不清、偏瘫、失语、意识障碍、呼吸困难、肢体乏力等情况时立即到医院就医。如病情危重,可求助 120 急救中心。

（武萍萍）

第二节 继发性高血压

继发性高血压是病因明确的高血压,当查出病因并有效去除或控制病因后,作为继发症状的高血压可被治愈或明显缓解。其在高血压人群中占 5%～10%。临床常见病因为肾性、内分泌性、主动脉缩窄、阻塞性睡眠呼吸暂停低通气综合征及药物性等,由于精神心理问题而引发的高血压也时常可以见到。提高对继发性高血压的认识,及时明确病因并积极针对病因治疗将会大大降低因高血压及并发症造成的高致死及致残率。

一、肾性高血压

(一)肾实质性

肾实质性疾病是继发性高血压常见的病因,占 2%～5%。由于慢性肾小球肾炎已不太常见,高血压性肾硬化和糖尿病肾病已成为慢性肾病中最常见的原因。病因为原发或继发性肾脏实质病变,是最常见的继发性高血压之一。常见的肾脏实质性疾病包括急、慢性肾小球肾炎、多囊肾、慢性肾小管-间质病变、痛风性肾病、糖尿病肾病及狼疮性肾炎等;也少见于遗传性肾脏疾病(Liddle 综合征)、肾脏肿瘤等。

临床有时鉴别肾实质性高血压与高血压引起的肾脏损害较为困难。一般情况下,前者肾脏病变的发生常先于高血压或与其同时出现,血压水平较高且较难控制、易进展为恶性高血压,蛋白尿/血尿发生早、程度重、肾脏功能受损明显。常用的实验室检查包括血、尿常规,血电解质、肌酐、尿酸、血糖、血脂的测定,24 小时尿蛋白定量或尿清蛋白/肌酐比值、12 小时尿沉渣检查,肾脏B超(了解肾脏大小、形态及有无肿瘤,如发现肾脏体积及形态异常,或发现肿物,则需进一步做肾脏 CT/MRI 以确诊并查病因;必要时应在有条件的医院行肾脏穿刺及病理学检查,这是诊断肾实质性疾病的金标准）。

肾实质性高血压应低盐饮食（每天<6 g）；大量蛋白尿及肾功能不全者，宜选择摄入高生物效价蛋白；在针对原发病进行有效的治疗同时，积极控制血压在＜18.7/12.0 kPa（140/90 mmHg），有蛋白尿的患者应首选 ACEI 或 ARB 作为降压药物，必要时联合其他药物。透析及肾移植用于终末期肾病。

（二）肾血管性

肾血管性高血压是继发性高血压最常见的病因。引起肾动脉狭窄的主要原因包括动脉粥样硬化（90%），主要是出现了其他系统性动脉硬化相关临床症状的老年患者；肌纤维发育不良（不到 10%），主要是健康状况较好的年轻女性，常有吸烟史；还有比较少见的多发性大动脉炎。单侧肾动脉狭窄时，患侧肾分泌肾素，激活 RAAS，导致水钠潴留。另外，健侧肾高灌注，产生压力性利尿，进一步导致 RAAS 激活，形成肾素依赖性高血压的恶性循环。双侧肾动脉狭窄时，同样存在 RAAS 激活，但无压力性利尿，因而血容量扩张使得肾素分泌抑制，因此产生容量依赖性高血压。当血容量减少时，容量依赖性高血压可再转变为肾素依赖性高血压，比如使用利尿剂治疗后容量减少，肾素再次分泌增多，可导致利尿剂抵抗性高血压。

以下临床证据有助于肾血管性高血压的诊断：所有需要住院治疗的急性高血压；反复发作的"瞬时"肺水肿；腹部或肋脊角处闻及血管杂音；血压长期控制良好的高血压患者病情在近期加重；年轻患者或 50 岁以后出现的恶性高血压；不明原因低钾血症；使用 ACEI 或 ARB 类药物后产生的急进性肾衰竭；左右肾脏大小不等；全身性动脉粥样硬化疾病。

彩色多普勒超声检查是一种无创检查，为诊断肾动脉狭窄的首选方法。造影剂增强性计算机断层 X 线照相术及磁共振血管造影也常用于肾动脉狭窄的检查。肌纤维发育异常产生的肾动脉狭窄往往会在肾动脉中部形成一个"串珠样"改变；而动脉硬化导致的肾动脉狭窄其病变一般在动脉近端，且不连续。侵入性肾血管造影是肾动脉狭窄诊断的金标准。

治疗方法包括药物治疗、介入治疗和手术治疗，应根据病因来选择。肌纤维发育不良性肾动脉狭窄常选用球囊血管成形术（PTCA），总体来说预后较好。对于动脉硬化性肾动脉狭窄来说，控制血压及相关动脉硬化危险因素是首选治疗手段，推荐 AECI/ARB 作为首选，但双侧肾动脉狭窄，肾功能已受损或非狭窄侧肾功能较差者禁用，此外 CCB、β 受体阻滞剂及噻嗪类利尿剂等也能用于治疗。目前，进行球囊血管成形术的指征仅包括真性药物抵抗性高血压及进行性肾衰竭（缺血性肾病）。大多数动脉硬化造成的肾血管损伤并不会导致高血压或进行性肾衰竭，而肾脏血运重建（球囊血管成形术或支架术）对于多数患者来说并无益处，反而存在一些潜在的并发症风险。

二、内分泌性高血压

内分泌组织增生或肿瘤所致的多种内分泌疾病，由于其相应激素如醛固酮、儿茶酚胺及皮质醇等分泌过度增多，导致机体血流动力学改变而使血压升高。这种由内分泌激素分泌增多而致的高血压称为内分泌性高血压，也是较常见的继发性高血压，如能切除肿瘤，去除病因，高血压可被治愈或缓解。

（一）原发性醛固酮增多症

原发性醛固酮增多症，通常简称原醛症，是由于肾上腺自主分泌过多醛固酮，而导致水钠潴留、高血压、低血钾和血浆肾素活性受抑制的临床综合征，常见原因是肾上腺腺瘤、单侧或双侧肾上腺增生,少见原因为腺癌和糖皮质激素可调节性醛固酮增多症。近年的报告显示该病在高血压中占 5%～15%,在难治性高血压中接近 20%。

诊断原发性醛固酮增多症的步骤分 3 步:①筛查;②盐负荷试验;③肾上腺静脉取血。筛查包括测量血浆肾素和醛固酮水平。尽管用醛固酮/肾素比率测定法来筛选所有高血压患者的前景乐观,但这种方法的应用还是有很多局限性,比率升高完全可能仅由低肾素引起。阳性结果应该基于血浆醛固酮水平升高(>15 ng/dL)和被抑制的低肾素水平。因此,筛查仅被推荐用于以下高度可能患有原发性醛固酮增多症的高血压患者:一是没有原因的难以解释的低血钾;二是由利尿剂引发的严重的低钾血症,但对保钾药有抵抗;三是有原发性醛固酮增多症的家族史;四是对合适的治疗有抵抗,而这种抵抗又难以解释;五是高血压患者中偶然发现的肾上腺腺瘤。

如果需检测血浆醛固酮和肾素水平的话,无论是口服还是静脉都应进行盐抑制试验以明确自主性醛固酮增多症。如果存在,则应行肾上腺静脉取样,区分单侧性的腺瘤和双侧增生,并确定需经腹腔镜手术切除的腺体。CT 或 MRI 影像学可以帮助鉴别肾上腺腺瘤和双侧肾上腺增生症。

一旦诊断原发性醛固酮增多症并确立病理类型,治疗方法的选择就相当明确:单发腺瘤应通过腹腔镜行肿瘤切除术;双侧肾上腺增生的患者可予以醛固酮受体拮抗剂治疗,螺内酯或依普利酮,必要时还可给予噻嗪类利尿剂和其他降压药。腺瘤切除后,约有半数患者血压会恢复正常,而另一些尽管有所改善但仍是高血压状态,这可能与原来就存在的原发性高血压或长期继发性高血压损害引起的肾脏有关。

(二)库欣综合征

库欣综合征又称皮质醇增多症,是由于多种病因引起肾上腺皮质长期分泌过量皮质醇所产生的一组症候群。80%的库欣综合征患者均有高血压,如不治疗,可引起左心室肥厚和充血性心力衰竭等,其存在时间越长,即使病因去除后血压恢复正常的可能性也越小。库欣综合征按照病因可分为以下 3 类。

1.内源性库欣综合征

(1)促肾上腺皮质激素(ACTH)依赖性库欣综合征:垂体性库欣综合征(库欣病)、异位 ACTH 综合征、异位促皮质素释放激素(CRH)综合征。

(2)ACTH 非依赖性库欣综合征:肾上腺皮质腺瘤、肾上腺皮质腺癌、ACTH 非依赖性大结节增生、原发性色素结节性肾上腺病。

2.外源性库欣综合征

(1)假库欣综合征:大量饮酒、抑郁症、肥胖症。

(2)药物源性库欣综合征

推荐对以下人群进行库欣综合征的筛查:①年轻患者出现骨质疏松、高血压等与年龄不相称的临床表现;②具有库欣综合征的临床表现,且进行性加重,特别是有典型的症状如肌病、多血质、紫纹、瘀斑和皮肤变薄的患者;③体重增加而身高百分位下降,生长停滞的肥胖儿童;④肾上腺意外瘤患者。如果临床特点符合,则通过测定 24 小时尿游离皮质醇或血清皮质醇昼夜节律检测进行筛查。当初步检测结果异常时,则应行小剂量地塞米松抑制实验进行确诊。当存在有异常筛查结果时,多数学者建议行另一项额外的大剂量地塞米松抑制实验,即每 6 小时口服 2 mg 地塞米松共服 2 天,然后测定尿液中游离皮质醇和血浆皮质醇水平。如果库欣综合征是由垂体 ACTH 过度分泌所致双侧肾上腺增生,那么尿游离皮质醇与对照组 2.0 mg 剂量相对比将被抑制到 50% 以下,而异位 ACTH 综合征对此负反馈机制不敏感。血浆 ACTH 测定有助于区分 ACTH 依赖性和 ACTH 非依赖性库欣综合征。肾上腺影像学包括 B 超、CT、MRI 检查。推荐 首选双侧肾上腺 CT 薄层(2～3 mm)增强扫描。对促皮质激素释放激素的反应及下颌骨岩下窦 取样可用来确定库欣综合征的垂体病因。治疗主要采用手术、放疗及药物方法治疗基础疾病,降 压治疗可采用利尿剂或与其他降压药物联用。

(三)嗜铬细胞瘤

嗜铬细胞瘤是一种少见的由肾上腺嗜铬细胞组成的分泌儿茶酚胺的肿瘤,副神经节瘤是更 加罕见的发生于交感神经和迷走神经神经节细胞的一种肾上腺外肿瘤。在临床上,嗜铬细胞瘤 泛指分泌儿茶酚胺的肿瘤,包括了肾上腺嗜铬细胞瘤和功能性的肾上腺外的副神经节瘤。嗜铬 细胞瘤大部分是良性肿瘤。嗜铬细胞瘤可发生在所有年龄段,主要沿交感神经链分布,较少发生 在迷走区域。约 15% 的嗜铬细胞瘤是肾上腺外的,即副神经节瘤。

剧烈的血压波动及发作性的临床症状,常提示嗜铬细胞瘤的可能。然而在 50% 的患者中, 高血压可能是持续性的。高血压可能合并头痛、出汗、心悸等症状。在以分泌肾上腺素为主的嗜 铬细胞瘤患者中,由于血容量的下降和交感反射减弱易发生直立性低血压。如果在弯腰、运动、 腹部触诊、吸烟或深吸气时引起血压反复骤升并在数分钟内骤降,应高度怀疑嗜铬细胞瘤。在发 作期间可测定血或尿儿茶酚胺或血、尿间羟肾上腺素类似物,主要包括血浆甲氧基肾上腺素、血 浆甲氧基去甲肾上腺素和尿甲氧基肾上腺素、尿甲氧基去甲肾上腺素。应用 CT 或 MRI 进行肿 瘤定位。

嗜铬细胞瘤多数为良性肿瘤,约 10% 的嗜铬细胞瘤为恶性。手术切除效果较好,手术前应 使用 α 受体阻滞剂,手术后血压多能恢复正常。手术前或恶性病变已多处转移无法手术者,可选 用 α 和 β 受体阻滞剂联合治疗。

三、主动脉缩窄

主动脉缩窄多数为先天性,少数由多发性大动脉炎所致。先天性主动脉缩窄可发生在胸主 动脉或腹主动脉,常起源于左锁骨下动脉起始段远端或动脉导管韧带的远端。主动脉缩窄的典 型特征有上臂高血压、股动脉搏动微弱或消失、背部有响亮杂音。二维超声可检测到病变,诊断 需依靠主动脉造影。治疗主要为介入扩张支架植入或血管手术。病变纠正后患者可能仍然有高 血压,应该仔细监测并治疗。

四、妊娠期高血压疾病

妊娠合并高血压的患病率占孕妇的 5%～10%,妊娠合并高血压分为慢性高血压、妊娠期高 血压和先兆子痫/子痫 3 类:慢性高血压指的是妊娠前即证实存在或在妊娠的前 20 周即出现的 高血压;妊娠期高血压为妊娠 20 周以后发生的高血压,不伴有明显蛋白尿,妊娠结束后血压可以 恢复正常;先兆子痫定义为发生在妊娠 20 周后首次出现高血压和蛋白尿,常伴有水肿与高尿酸 血症,可分为轻、重度,如出现抽搐可诊断为子痫。对于妊娠高血压,非药物措施(限盐、富钾饮 食、适当活动、情绪放松)是安全有效的,应作为药物治疗的基础。由于所有降压药物对胎儿的安 全性均缺乏严格的临床验证,而且动物试验中发现一些药物具有致畸作用,因此,药物选择和应 用受到限制。妊娠期间的降压用药不宜过于积极,治疗的主要目的是保证母子安全和妊娠的顺 利进行。必要时谨慎使用降压药,常用的静脉降压药物有甲基多巴、拉贝洛尔和硫酸镁等;口服

药物包括 β 受体阻滞剂或钙通道阻滞剂。妊娠期间禁用 ACEI 或 ARB。

五、护理措施

（一）一般护理

1.休息

早期高血压患者可参加工作,但不要过度疲劳,坚持适当的锻炼,如骑自行车、跑步、做体操及打太极拳等。要有充足的睡眠,保持心情舒畅,避免精神紧张和情绪激动,消除恐惧、焦虑、悲观等不良情绪。晚期血压持续增高,伴有心、肾、脑病时应卧床休息。关心体贴患者,使其精神愉快,鼓励患者树立战胜疾病的信心。

2.饮食

应给低盐、低脂肪、低热量饮食,以减轻体重。因为摄入总热量太大超过消耗量,多余的热量转化为脂肪,身体就会发胖,体重增加,提高血液循环的要求,必定提高血压,鼓励患者多食水果、蔬菜,戒烟,控制饮酒、咖啡、浓茶等刺激性饮料。少吃胆固醇含量多的食物,对服用排钾利尿剂的患者应注意补充含钾高的食物如蘑菇、香蕉、橘子等。肥胖者应限制热能摄入,控制体重在理想范围之内。

3.病室环境

病室环境应整洁、安静、舒适、安全。

（二）对症护理及病情观察护理

1.剧烈头痛

当患者出现剧烈头痛伴恶心、呕吐症状,常是因为血压突然升高、高血压脑病,应立即让患者卧床休息,并测量血压及脉搏、心率、心律,积极协助医师采取降压措施。

2.呼吸困难、发绀

呼吸困难、发绀是由高血压引起的左心衰竭所致,应立即给予舒适的半卧位,及时给予氧气吸入。按医嘱应用洋地黄治疗。

3.心悸

严密观察脉搏、心率、心律变化并做记录。安静休息,严禁下床,安慰患者消除紧张情绪。

4.水肿

晚期高血压伴心肾衰竭时可出现水肿。护理中注意严格记录出入量,限制钠盐和水分摄入。严格卧床休息,注意皮肤护理,严防压疮发生。

5.昏迷、瘫痪

晚期高血压引起脑血管意外所致。应注意安全护理,防止患者坠床、窒息、肢体烫伤等。

6.病情观察护理

对血压持续增高的患者,应每天测量血压 2～3 次,并做好记录,必要时测立、坐、卧位血压,掌握血压变化规律。如血压波动过大,要警惕脑出血的发生。如在血压急剧增高的同时,出现头痛、视物模糊、恶心、呕吐、抽搐等症状,应考虑高血压脑病的发生。如出现端坐呼吸、喘憋、发绀、咳粉红色泡沫痰等,应考虑急性左心衰竭的发生。出现上述各种表现时均应立即送医院进行紧急救治。另外,在变换体位时也应动作缓慢,以免发生意外。有些降压药可引起水钠潴留。因此,需每天测体重,准确记录出入量,观察水肿情况,注意保持出入量的平衡。

（三）用药观察与护理

1.用药原则

终身用药，缓慢降压，从小剂量开始逐步增加剂量，即使血压降至理想水平后，也应服用维持量，老年患者服药期间改变体位要缓慢，以免发生意外，合理联合用药。

2.药物不良反应观察

使用噻嗪类和利尿剂时应注意血钾、血钠的变化；用 β 受体阻滞剂应注意其抑制心肌收缩力、心动过缓、房室传导时间延长、支气管痉挛、低血糖、血脂升高的不良反应；钙通道阻滞剂硝苯地平的不良反应有头痛、面红、下肢水肿、心动过速；血管紧张素转换酶抑制药可有头晕、乏力、咳嗽、肾功能损害等不良反应。

（四）心理护理

患者多表现有易激动、焦虑及抑郁等心理特点，而精神紧张、情绪激动，不良刺激等因素均与高血压密切相关。因此，对待患者应耐心、亲切、和蔼、周到。根据患者特点，有针对性地进行心理疏导。同时，让患者了解控制血压的重要性，帮助患者训练自我控制的能力，参与自身治疗护理方案的制订和实施，指导患者坚持长期的饮食、药物、运动治疗，将血压控制在接近正常的水平，以减少对靶器官的进一步损害，定期复查。

（五）出院指导

1.饮食调节指导

强调高血压患者要以低盐、低脂肪、低热量、低胆固醇饮食为宜；少吃或不吃含饱和脂肪的动物脂肪，多食含维生素的食物，多摄入富含钾、钙的食物，食盐量应控制在 3～5 g/d，严重高血压病患者的食盐量控制在 1～2 g/d。饮食要定量、均衡、不暴饮暴食；同时适当地减轻体重，有利于降压。戒烟和控制酒量。

2.休息和锻炼指导

高血压患者的休息和活动应根据患者的体质、病情适当调节，病重体弱者，应以休息为主。随着病情好转，血压稳定，每天适当从事一些工作、学习、劳动将有益身心健康；还可以增加一些适宜的体能锻炼，如散步、慢跑、打太极拳、体操等有氧活动。患者应在运动前了解自己的身体状况，以此来决定自己的运动种类、强度、频度和持续时间。注意规律生活，保证充足的休息和睡眠，对于睡眠差、易醒、早醒者，可在睡前饮热牛奶 200 mL，或用 40～50 ℃温水泡足 30 分钟，或选择自己喜爱的放松精神情绪的音乐协助入睡。总之，要注意劳逸结合，养成良好的生活习惯。

3.心理健康指导

高血压病的发病机制是除躯体因素外，心理因素占主导地位，强烈的焦虑、紧张愤怒及压抑常为高血压病的诱发因素，因此教会患者自我调节和自我控制能力是关键。护士要鼓励患者保持豁达、开朗愉快的心境和稳定的情绪，培养广泛的爱好和兴趣。同时指导家属为患者创造良好的生活氛围，避免引起患者情绪紧张、激动和悲哀等不良刺激。

4.血压监测指导

建议患者自行购买血压计，随时监测血压。指导患者和家属正确测量血压的方法，监测血压、做好记录，复诊时对医师加减药物剂量会有很好的参考依据。

5.用药指导

由于高血压是一种慢性病，需要长期的、终身的服药治疗，而这种治疗要患者自己或家属配合进行，所以患者及家属要了解服用的药物种类及用药剂量、用药方法、药物的不良反应、服用药物的最佳时间,以便发挥药物的最佳效果和减少不良反应。出现不良反应,要及时报告主诊医师,以便调整药物及采取必要的处理措施。切不可血压降下来就停药,血压上升又服药,血压反复波动,对健康极为不利。由于这类患者大多是年纪较大,容易遗忘服药,可建议患者在家中醒目之处做标记,以起到提示作用。对血压显著增高多年的患者,血压不宜下降过快,因为患者往往不能适应,并可导致心、脑、肾血液的供应不足而引起脑血管意外,如使用可引起明显直立性低血压药物时,应向患者说明平卧起立或坐位起立时,动作要缓慢,以免血压突然下降,出现晕厥而发生意外。

6.按时就医

服完药出现血压升高或过低;血压波动大;出现眼花、头晕、恶心呕吐、视物不清、偏瘫、失语、意识障碍、呼吸困难、肢体乏力等情况时立即到医院就医。如病情危重,可求助120急救中心。

(武萍萍)

第三节 心脏瓣膜病

心脏瓣膜病是由于炎症、缺血性坏死、退行性改变、黏液样变性、先天性畸形、创伤等原因引起单个或多个瓣膜的功能和/或结构异常,导致瓣膜口狭窄和/或关闭不全。瓣膜关闭不全和瓣膜口狭窄可单独发生,也可合并存在。风湿性心脏病患者中二尖瓣最常受累,其次是主动脉瓣。而老年退行性瓣膜病以主动脉瓣膜病变最为常见。患者多表现为呼吸困难、咳嗽、口唇发绀、气促、反复发作的肺部感染及心房纤颤等症状。目前治疗心脏瓣膜病多以内科方式初步治疗,当内科保守治疗无法纠正血流动力学时,应进一步采取介入或外科手术干预治疗。

一、一般护理

(1)执行一般内科护理常规。

(2)卧位与休息:①在心功能代偿期,可进行日常工作,避免劳累、剧烈活动。作息规律,保证充足的睡眠,保持良好的心态。②在心功能失代偿期、有风湿活动及并发症者以卧床休息为主,出现呼吸困难时,给予半坐位或坐位;长期卧床的患者,协助生活护理,加强皮肤护理,减少机体消耗,保持病室舒适、安静、空气清新。

二、饮食护理

给予患者营养丰富的高蛋白、高维生素、清淡易消化的食物,少食多餐,避免过饱,禁食辣椒、浓茶或咖啡等。伴有心功能不全者适量限制钠盐、水的摄入,发热时鼓励患者适量喝水,预防发热所致脱水。

三、用药护理

(1)使用抗生素及抗风湿药物治疗患者,应遵医嘱正确用药,严格执行给药时间,严密观察药物疗效及有无过敏等不良反应。

(2)长期服用抗凝药物者,需监测凝血指标。注意有无出血倾向,评估栓塞风险。华法林是目前使用最普遍、研究证据最充分的口服抗凝药物。华法林通过抑制维生素 K 依赖的凝血因子的活化而发挥凝血作用,因个体基因多态性的影响、与药物和食物的相互作用等原因,剂量的个体差异极大。严密监测凝血酶原时间国际标准化比值(INR),维持在 2～3,能安全而有效地预防脑卒中的发生。

(3)服用抗心律失常药物时,注意心率、心律、脉搏的变化。

四、并发症的护理

(一)心力衰竭

检测生命体征的变化,评估患者有无呼吸困难、乏力、食欲减退、少尿、水肿等。

(二)栓塞

了解超声心动图报告,有左房内附壁血栓者应绝对卧床休息,防止血栓脱落。病情允许时协助患者翻身、床上活动,防止下肢深静脉血栓形成。

五、病情观察

(1)监测生命体征,观察有无心功能不全症状,如呼吸困难、咳嗽、发绀、水肿、腹水,观察皮肤颜色及外周动脉搏动情况等。

(2)评估患者有无栓塞的危险因素,如长期卧床、心房纤颤、意识改变、运动功能障碍、突发严重的呼吸困难和胸痛等,做到及早发现,及时处理。

(3)听诊心脏各瓣膜区杂音及变化。

(4)准确监测出入量,尤其是合并心力衰竭患者,为利尿治疗提供参考。

(5)服用洋地黄类药物,注意观察洋地黄中毒症状。

六、健康指导

(1)向患者及家属介绍该病发病的基本原因、诱发因素、病程特点、治疗要点等,使者以乐观的态度投入到疾病的治疗当中,取得患者的积极配合。

(2)教会患者自测脉搏,每次测 1 分钟。

(3)患者居住环境要避免潮湿、阴暗等不良条件,保持室内空气流通,温度适宜,注意保暖。

(4)嘱患者进食高蛋白、高维生素、富含纤维素的清淡饮食,心力衰竭时应给予低盐饮食,保持大便通畅。

(5)心功能代偿期指导患者适当锻炼,提高机体抵抗力,避免诱发因素。

(6)坚持按医嘱服用药物,不可擅自停药或增减剂量。

(武萍萍)

第四节　慢性肺源性心脏病

一、疾病概述

(一)概念

慢性肺源性心脏病简称慢性肺心病,是由肺组织、肺血管或胸廓的慢性病变引起肺组织结构和/或功能异常,产生肺血管阻力增加,肺动脉压力增高,使右心室扩张和/或肥厚,伴或不伴右心衰竭的心脏病,并排除先天性心脏病和左心病变引起者。

(二)相关病理生理

由于肺功能和结构的不可逆性改变,发生反复的气道感染和低氧血症,导致一系列体液因子和肺血管的变化,使肺血管阻力增加,肺动脉血管的结构重塑,产生肺动脉高压。肺血管阻力增加的功能性因素:缺氧、高碳酸血症和呼吸性酸中毒使肺血管收缩、痉挛,其中缺氧是肺动脉高压形成最重要的因素。

肺循环阻力增加时,右心发挥其代偿功能,以克服肺动脉压升高的阻力而发生右心室肥厚。肺动脉高压早期,右心室尚能代偿,舒张末期压仍正常。随着病情的进展,特别是急性加重期,肺动脉压持续升高,超过右心室的代偿能力,右心失代偿,右心排血量下降,右心室收缩末期残留血量增加,舒张末压增高,促使右心室扩大和右心室功能衰竭。

慢性肺心病除发现右心室改变外,也有少数可见左心室肥厚。由于缺氧、高碳酸血症、酸中毒、相对血流量增多等因素,使左心负荷加重。如病情进展,则可发生左心室肥厚,甚至导致左心衰竭。

(三)慢性肺源性心脏病的病因与诱因

1.病因

(1)支气管、肺疾病:以慢性阻塞性肺疾病(COPD)最为多见,占80%~90%,其次为支气管哮喘、支气管扩张、重症肺结核、肺尘埃沉着症、结节病、间质性肺炎、过敏性肺泡炎、嗜酸性肉芽肿、药物相关性肺疾病等。

(2)胸廓运动障碍性疾病:较少见,严重的脊椎后凸、侧凸、脊椎结核、类风湿关节炎、胸膜广泛粘连及胸廓成形术后造成的严重胸廓或脊椎畸形,以及神经肌肉疾病如脊髓灰质炎,均可引起胸廓活动受限、肺受压、支气管扭曲或变形,导致肺功能受损。气道引流不畅,肺部反复感染,并发肺气肿或纤维化。

(3)肺血管疾病:慢性血栓栓塞性肺动脉高压、肺小动脉炎、累及肺动脉的过敏性肉芽肿病,以及原因不明的原发性肺动脉高压,均可引起肺血管阻力增加、肺动脉高压和右心室负荷加重,发展成慢性肺心病。

(4)其他:原发性肺泡通气不足及先天性口咽畸形、睡眠呼吸暂停低通气综合征等均可产生低氧血症,引起肺血管收缩,导致肺动脉高压,发展成慢性肺心病。

2.诱因

呼吸道感染,各种变应原、有害气体、粉尘吸入等。

(四)临床表现

本病发展缓慢,临床上除原有肺、胸疾病的各种症状和体征外,主要是逐步出现肺、心力衰竭及其他器官损害的征象。按其功能的代偿期与失代偿期进行分述。

1.肺、心功能代偿期

(1)症状:咳嗽、咳痰、气促,活动后可有心悸、呼吸困难、乏力和劳动耐力下降。急性感染可使上述症状加重。少有胸痛或咯血。

(2)体征:可有不同程度的发绀和肺气肿体征。偶有干、湿啰音,心音遥远,P2＞A2,三尖瓣区可出现收缩期杂音或剑突下心脏搏动增强,提示有右心室肥厚。部分患者因肺气肿使胸膜腔内压升高,阻碍腔静脉回流,可有颈静脉充盈。此期肝界下移是膈下降所致。

2.肺、心功能失代偿期

(1)呼吸衰竭：①症状有呼吸困难加重,夜间为甚,常有头痛、失眠、食欲下降,但白天嗜睡,甚至出现表情淡漠、神志恍惚、谵妄等肺性脑病的表现;②体征有明显发绀,球结膜充血、水肿,严重时可有视网膜血管扩张、视盘水肿等颅内压升高的表现。腱反射减弱或消失,出现病理反射。因高碳酸血症可出现周围血管扩张的表现,如皮肤潮红、多汗。

(2)右心衰竭：①症状有气促更明显,心悸、食欲缺乏、腹胀、恶心等;②体征有发绀更明显,颈静脉怒张,心率增快,可出现心律失常,剑突下可闻及收缩期杂音,甚至出现舒张期杂音。肝大且有压痛,肝颈静脉回流征阳性,下肢水肿,重者可有腹水。少数患者可出现肺水肿及全心衰竭的体征。

3.并发症

(1)肺性脑病。

(2)酸碱失衡及电解质紊乱:可发生各种不同类型的酸碱失衡及电解质紊乱。

(3)心律失常:多表现为房性期前收缩及阵发性室上性心动过速,其中以紊乱性房性心动过速最具特征性。

(4)休克:慢性肺心病休克并不多见,一旦发生,预后不良。发生原因有严重感染、失血(多由上消化道出血所致)和严重心力衰竭或心律失常。

(5)弥散性血管内凝血(DIC)。

(五)辅助检查

1.X线检查

除肺、胸基础疾病及急性肺部感染的特征外,尚有肺动脉高压症,右心室增大征皆为诊断慢性肺心病的主要依据。个别患者心力衰竭控制后可见心影有所缩小。

2.心电图检查

主要表现有右心室肥大改变。

3.超声心动图检查

通过测定右心室流出道、右心室内径、右心室前壁的厚度、右心室内径比值、右肺动脉内径或肺动脉干及右心房增大等指标,可诊断慢性肺心病。

4.血气分析

慢性肺心病肺功能失代偿期可出现低氧血症或合并高碳酸症,当 $PaO_2 < 8.0$ kPa(60 mmHg)、$PaCO_2 > 6.7$ kPa(50 mmHg)时,表示有呼吸衰竭。

5.血液检查

红细胞及血红蛋白可升高。全血黏度及血浆黏度可增加,红细胞电泳时间常延长;合并感染时白细胞总数增高,中性粒细胞增加。部分患者血清学检查可有肾功能或肝功能改变;血清钾、钠、氯、钙、镁均可有变化。

6.其他

肺功能检查对早期或缓解期慢性肺心病患者有意义。痰细菌学检查对急性加重期慢性肺心病可以指导抗生素的选用。

(六)主要治疗原则

积极控制感染;通畅呼吸道,改善呼吸功能;纠正缺氧和二氧化碳潴留;控制呼吸和心力衰竭;以治肺为主,治心为辅;积极处理并发症。

(七)急性加重期的药物治疗

1.控制感染

参考痰菌培养及药敏试验选择抗生素。在还没有培养结果前,根据感染的环境及痰涂片革兰氏染色选用抗生素。社区获得性感染以革兰氏阳性菌占多数,医院感染则以革兰氏阴性菌为主,或选用二者兼顾的抗生素。常用的有青霉素类、氨基糖苷类、喹诺酮类及头孢菌素类抗感染药物,必须注意可能继发真菌感染。

2.控制心力衰竭

慢性肺心病心力衰竭的治疗与其他心脏病心力衰竭的治疗有其不同之处,因为慢性肺心病患者一般在积极控制感染、改善呼吸功能后心力衰竭便能得到改善,患者尿量增多,水肿消退,不需加用利尿药。但对治疗无效的重症患者,可适当选用利尿药、正性肌力药或扩血管药物。

(1)利尿药:原则上宜选用作用轻的利尿药,小剂量使用。利尿药应用后可出现低钾、低氯性碱中毒,痰液黏稠不易排痰和血液浓缩,应注意预防。

(2)正性肌力药:慢性肺心病患者由于慢性缺氧及感染,对洋地黄类药物的耐受性很低,疗效较差,且易发生心律失常。正性肌力药的剂量宜小,一般约为常规剂量的 1/2 或 2/3,同时选用作用快、排泄快的洋地黄类药物,用药前应注意纠正缺氧,防治低钾血症,以免发生药物毒性反应。

(3)血管扩张药:钙通道阻滞剂、一氧化氮(NO)、川芎嗪等有一定的降低肺动脉压效果。

3.控制心律失常

一般经过治疗慢性肺心病的感染、缺氧后,心律失常可自行消失。如果持续存在可根据心律失常的类型选用药物。

4.抗凝治疗

应用普通肝素或低分子肝素防止肺微小动脉原位血栓形成。

二、护理评估

(一)一般评估

(1)生命体征(T、P、R、BP):急性加重期合并肺部感染患者体温可升高;心率加快或有心律不齐;呼吸频率常达每分钟 30~40 次;脉压增大,或持续低血压提示患者可能并发休克、消化道出血或 DIC。

(2)评估患者神志,有无白天嗜睡,甚至出现表情淡漠、神志恍惚、谵妄等肺性脑病的表现。

(3)评估咳嗽、咳痰、呼吸困难、发绀等,观察痰的量及性状。

(4)评估患者的营养状况,皮肤和黏膜,查看水肿部位及程度。

(二)身体评估

1.视诊

面部颜色、口唇有无发绀、有无球结膜充血、水肿、皮肤潮红、多汗(二氧化碳潴留、高碳酸血症的体征);颈静脉充盈情况;有无颈静脉怒张(右心衰竭的主要体征)。

2.触诊

(1)测量腹围:观察有无腹水征象;观察平卧时背部有无水肿出现(心源性水肿的特点先是出现在身体下垂部位)。

(2)肝脏肿大并有压痛,肝颈静脉回流征阳性。

(3)下肢有无凹陷性水肿情况(从踝内侧开始检查,逐渐向上),根据每天下肢水肿的部位记录情况与患尿量情况做动态的综合分析,判断水肿是否减轻,心力衰竭治疗是否有效。

3.叩诊

心界有无扩大。

4.听诊

肺部常可闻及湿啰音和哮鸣音;心尖部第一心音减弱,肺动脉瓣第二心音亢进;剑突下可闻及收缩期杂音,甚至出现舒张期杂音(结合病例综合考虑)。

(三)心理-社会评估

患者在疾病治疗过程中的心理反应与需求,家庭及社会支持情况,引导患者正确配合疾病的治疗与护理。

(四)辅助检查结果评估

1.血气分析

$PaO_2 < 8.0$ kPa(60 mmHg),$PaCO_2 > 6.7$ kPa(50 mmHg)时,提示有呼吸衰竭。根据血 pH 情况,有无酸碱失衡,判断是哪一类型的酸碱失衡。

2.血常规检查

红细胞及血红蛋白可升高,提示全血黏度及血浆黏度可增加;白细胞总数增高,中性粒细胞增加提示合并感染。

3.电解质

肺心病急性加重期由于呼吸衰竭、心力衰竭可引起各种电解质紊乱。应用利尿剂后,其中低血钾和失盐性低钠综合征最为多见,所以需要结合出入量与生化检查结果综合做动态的分析。

4.痰细菌学检查

痰细菌学检查可指导抗生素的选用。

(五)肺心病治疗常用药效果的评估

1.应用强心剂评估要点

用药前后要评估患者血氧分压情况、电解质情况。注意纠正缺氧,防治低钾血症,以免发生药物毒性反应。

2.应用利尿剂评估要点

(1)准确记录患者出入量(尤其是尿量/24 小时),过度脱水引起血液浓缩、痰液黏稠不易排出等不良反应。

(2)血生化检查的结果:长期使用噻嗪类利尿剂有可能导致水、电解质紊乱,产生低钠、低氯和低钾血症。

三、主要护理诊断/问题

(一)气体交换受损

与肺血管阻力增高引起肺淤血、肺血管收缩导致肺血流量减少有关。

(二)清理呼吸道无效

与呼吸道感染、痰多黏稠有关。

(三)活动无耐力

与心肺功能减退有关。

(四)体液过多

与心排血量减少、肾血流灌注量减少有关。

(五)潜在并发症

肺性脑病。

四、护理措施

(一)急性期卧床休息

心肺衰竭时应绝对卧床休息,呼吸困难时取半坐卧位或高枕卧位;下肢水肿者应抬高下肢,恢复期适度活动,以能耐受为度。

(二)饮食

进食高热量、高蛋白、丰富维生素、易消化、无刺激的饮食,重者给予半流质或鼻饲饮食,水肿者,宜限制水和钠盐的摄入。

(三)给氧

持续低流量摄氧,使用呼吸机的患者按机械通气护理常规护理。

(四)保持呼吸道通畅

医护人员需指导和鼓励患者进行有效的咳嗽和排痰。

(五)严密观察生命体征、神志等病情变化

患者烦躁不安时,警惕呼吸衰竭,电解质紊乱,未建立人工气道者慎用镇静剂,以免诱发和加重肺性脑病。给予床栏,防坠床。

(六)水肿患者的护理

做好皮肤护理,预防皮肤完整性受损。

(七)心血管并发症护理

心力衰竭、呼吸衰竭、消化道出血者分别按其相应护理常规护理。

(八)给予心理疏导和支持

帮助患者克服多疑,敏感,依赖等心理。

(九)健康教育

1.疾病预防指导

由于慢性肺心病是各种原发肺胸疾病晚期的并发症,应对高危人群宣传教育,劝导戒烟,积极防治慢性阻塞性肺疾病等慢性支气管肺疾病,以降低发病率。指导腹式和缩唇式呼吸训练,改善通气。

2.疾病知识指导

使患者和家属了解疾病发生、发展过程,减少反复发作的次数。积极防治原发病,避免和防治可能导致病情急性加重的诱因,坚持家庭氧疗等。加强饮食营养,以保证机体康复的需要。病情缓解期应根据肺、心功能及体力情况进行适当的体育锻炼,如散步、气功、太极拳、腹式呼吸、缩唇呼吸等,改善呼吸功能,提高机体免疫功能。

3.就诊指标

(1)体温升高。

(2)呼吸困难加重。

(3)咳嗽剧烈、咳痰不畅。

（4）尿量减少、水肿明显。

（5）患者神志淡漠、嗜睡、躁动、口唇发绀加重等。

五、护理效果评估

（1）患者神志清楚、情绪稳定。

（2）患者自觉症状好转（咳嗽、咳痰、呼吸困难减轻、发绀好转）。

（3）患者体温正常、心率由快变慢，血压平稳。

（4）患者尿量增加、体重减轻、水肿减轻。

（5）患者血气分析、血常规检查、电解质检查均恢复至缓解期水平。

（武萍萍）

第五节　感染性心内膜炎

感染性心内膜炎为心脏内膜表面的微生物感染，伴赘生物形成。赘生物为大小不等、形状不一的血小板和纤维素团块，内含大量微生物和少量炎性细胞。瓣膜为最常受累部位，但感染也可发生在间隔缺损部位、腱索或心壁内膜。根据病程分为急性和亚急性：①急性感染性心内膜炎的特征为中毒症状明显；病程进展迅速，数天至数周引起瓣膜破坏；感染迁移多见；病原体主要为金黄色葡萄球菌；②亚急性感染性心内膜炎的特征为中毒症状轻；病程数周至数月；感染迁移少见；病原体以草绿色链球菌多见，其次为肠球菌。

感染性心内膜炎又可分为自体瓣膜、人工瓣膜和静脉药瘾者的心内膜炎。

一、自体瓣膜心内膜炎

（一）病因及发病机制

1.病因

链球菌和葡萄球菌分别占自体心内膜炎病原微生物的 65% 和 25%。急性自体瓣膜心内膜炎主要由金黄色葡萄球菌引起，少数由肺炎球菌、淋球菌、A 族链球菌和流感杆菌等所致。亚急性自体瓣膜心内膜炎最常见的致病菌是草绿色链球菌，其次为 D 族链球菌，表皮葡萄球菌，其他细菌较少见。

2.发病机制

（1）亚急性病例至少占 2/3，发病与下列因素有关。①血流动力学因素：亚急性者主要发生于器质性心脏病，首先为心脏瓣膜病，尤其是二尖瓣和主动脉瓣；其次为先天性心血管病，如室间隔缺损、动脉导管未闭、法洛四联症和主动脉瓣缩窄。赘生物常位于血流从高压腔经病变瓣口或先天缺损至低压腔产生高速射流和湍流的下游，可能与这些部位的压力下降和内膜灌注减少，有利于微生物沉积和生长有关。高速射流冲击心脏或大血管内膜处致局部损伤易于感染。②非细菌性血栓性心内膜炎病变：当心内膜的内皮受损暴露其下结缔组织的胶原纤维时，血小板在该处聚集，形成血小板微血栓和纤维蛋白沉着，成为结节样无菌性赘生物，称非细菌性血栓性心内膜病变，是细菌定居瓣膜表面的重要因素。③短暂性菌血症：各种感染或细菌寄居的皮肤黏膜的创伤常导致暂时性菌血症,循环中的细菌若定居在无菌性赘生物上,即可发生感染性心内膜炎。④细菌感染无菌赘生物:取决于发生菌血症之频度和循环中细菌的数量、细菌黏附于无菌性赘生物的能力。草绿色链球菌从口腔进入血流的机会频繁,黏附力强,因而成为亚急性感染性心内膜炎的最常见致病菌。

细菌定居后,迅速繁殖,促使血小板进一步聚集和纤维蛋白沉积,感染赘生物增大。当赘生物破裂时,细菌又被释放进入血流。

(2)急性自体瓣膜心内膜炎发病机制尚不清楚,主要累及正常心瓣膜,主动脉瓣常受累。病原菌来自皮肤、肌肉、骨骼或肺等部位的活动感染灶。循环中细菌量大,细菌毒力强,具有高度侵袭性和黏附于内膜的能力。

(二)临床表现

1.症状

从暂时的菌血症至出现症状的时间长短不一,多在 2 周以内。

(1)亚急性感染性心内膜炎起病隐匿,可有全身不适、乏力、食欲缺乏、面色苍白、体重减轻等非特异性症状,头痛、背痛和肌肉关节痛常见。发热是最常见的症状,多呈弛张热型,午后和夜间较高,伴寒战和盗汗。

(2)急性感染性心内膜炎以败血症为主要临床表现。起病急骤,进展迅速,患者出现高热、寒战、呼吸急促,伴有头痛、背痛、胸痛和四肢肌肉关节疼痛,突发心力衰竭者较为常见。

2.体征

(1)心脏杂音:80%～85%的患者可闻及心脏杂音,杂音性质的改变为本病特征性表现,急性者要比亚急性者更易出现杂音强度和性质的变化,可由基础心脏病和/或心内膜炎导致瓣膜损害所致,如赘生物的生长与破裂、脱落有关。腱索断裂或瓣叶穿孔是迅速出现新杂音的重要因素。

(2)周围体征:多为非特异性,近年已不多见。①瘀点,可出现于任何部位,以锁骨以上皮肤、口腔黏膜和睑结膜常见;②指和趾甲下线状出血;③Osler 结节,为指和趾垫出现的豌豆大的红或紫色痛性结节,略高出皮肤,亚急性者较常见;④Roth 斑,为视网膜的卵圆性出血斑块,其中心呈白色,亚急性者多见;⑤Janeway 损害,是位于手掌或足底直径 1～4 mm 无压痛出血红斑,急性者常见。

(3)动脉栓塞:多见于病程后期,但约 1/3 的患者是首发症状。赘生物引起动脉栓塞占20%～40%,栓塞可发生在机体的任何部位。脑、心脏、脾、肾、肠系膜、四肢和肺为临床常见的动脉栓塞部位。脑栓塞可出现神志和精神改变、视野缺损、失语、吞咽困难、瞳孔大小不对称、偏瘫、抽搐或昏迷等表现。肾栓塞常出现腰痛、血尿等,严重者可有肾功能不全。脾栓塞时,患者出现左上腹剧痛,呼吸或体位改变时加重。肺栓塞常发生突然胸痛、气急、发绀、咯血。

(4)其他:贫血,较常见,主要由于感染导致骨髓抑制而引起,多为轻、中度,晚期患者可重度贫血。15%～50%病程超过 6 周的患者可有脾大;部分患者可见杵状指(趾)。

(三)并发症

(1)心脏并发症:心力衰竭为最常见并发症,其次为心肌炎。

(2)动脉栓塞和血管损害多见于病程后期,急性较亚急性者多见,部分患者中也可为首发症状。①脑:约 1/3 患者有神经系统受累,表现为脑栓塞、脑细菌性动脉瘤、脑出血(细菌性动脉瘤破裂引起)和弥漫性脑膜炎。患者出现神志和精神改变、失语、视野缺损、轻偏瘫、抽搐或昏迷等表现。②肾:大多数患者有肾脏损害,包括肾动脉栓塞和肾梗死、肾小球肾炎和肾脓肿。迁移性脓肿多见于急性患者。肾栓塞常出现血尿、腰痛等，严重者可有肾功能不全。③脾：发生脾栓塞，患者出现左上腹剧痛，呼吸或体位改变时加重。④肺：肺栓塞常出现突然胸闷、气急、胸痛、发绀、咯血等。⑤动脉：肠系膜动脉损害可出现急腹症症状；肢体动脉损害出现受累肢体变白或发绀、发冷、疼痛、跛行，甚至动脉搏动消失。⑥其他：可有细菌性动脉瘤，引起细菌性动脉瘤占3%～5%。迁移性脓肿多见于急性期患者。

二、人工瓣膜心内膜炎

发生于人工瓣膜置换术后60天以内者为早期人工瓣膜心内膜炎，60天以后发生者为晚期人工瓣膜心内膜炎。早期者常为急性暴发性起病，约1/2的致病菌为葡萄球菌，表皮葡萄球菌多于金黄色葡萄球菌；其次为革兰氏阴性杆菌和真菌。晚期者以亚急性表现常见，致病菌以链球菌最常见，其次为葡萄球菌。除赘生物形成外，常致人工瓣膜部分破裂、瓣周漏、瓣环周围组织和心肌脓肿，最常累及主动脉瓣。术后发热、出现心杂音、脾大或周围栓塞征，血培养同一种细菌阳性结果至少2次，可诊断本病。预后不良，难以治愈。

三、静脉药瘾者心内膜炎

静脉药瘾者心内膜炎多见于年轻男性。致病菌最常来源于皮肤，药物污染所致者较少见，金黄色葡萄球菌为主要致病菌，其次为链球菌、革兰氏阴性杆菌和真菌。大多累及正常心瓣膜，三尖瓣受累占50%以上，其次为主动脉瓣和二尖瓣。急性发病者多见，常伴有迁移性感染灶。亚急性表现多见于有感染性心内膜炎史者。年轻伴右心金黄色葡萄球菌感染者病死率在5%以下，而左心革兰氏阴性杆菌和真菌感染者预后不良。

四、护理

(一)护理目标
患者体温恢复正常，心功能改善，活动耐力增加；营养改善，抵抗力增强；焦虑减轻，未发生并发症或发生后被及时控制。

(二)护理措施
1.一般护理

(1)休息与活动：急性感染性心内膜炎患者应卧床休息，限制活动，保持环境安静，空气新鲜，减少探视。亚急性者，可适当活动，但应避免剧烈运动及情绪激动。

(2)饮食：给予清淡、高热量、高蛋白、高维生素、低胆固醇、易消化的半流质或软食，补充营养和水分。有心力衰竭者，适当限制钠盐的摄入。注意变换饮食口味，鼓励患者多饮水，做好口腔护理，以增进食欲。

2.病情观察

(1)观察体温及皮肤黏膜变化：每4～6小时测量体温1次，准确绘制体温曲线，以反映体温动态变化，判断病情进展及治疗效果。评估患者有无皮肤瘀点、指(趾)甲下线状出血、Osler结节等皮肤黏膜病损。

(2)栓塞的观察：注意观察脑、肾、肺、脾和肢体动脉等栓塞的表现，脑栓塞出现神志和精神改变、失语、偏瘫或抽搐等；肾栓塞出现腰痛、血尿等；肺栓塞发生突然胸痛、呼吸困难、发绀和咯血等；脾栓塞出现左上腹剧痛；肢体动脉栓塞表现为肢体变白或发绀、皮肤温度降低、动脉搏动减弱或消失等。有变化及时报告医师并协助处理。

3.发热护理

高热患者应卧床休息,注意病室的温度和湿度适宜。给予冰袋物理降温或温水擦浴等,准确记录体温变化。出汗较多时可在衣服和皮肤之间垫上柔软毛巾,便于潮湿后及时更换,增强舒适感,并防止因频繁更衣而导致患者受凉。保证被服干燥清洁,以增加舒适感。

4.用药护理

抗微生物药物治疗是最重要的治疗措施。遵医嘱给予抗生素治疗,观察用药效果。坚持大剂量全疗程长时间的抗生素治疗,严格按照时间点用药,以确保维持有效的血药浓度。注意保护静脉,可使用静脉留置针,避免多次穿刺而增加患者的痛苦。注意观察药物的不良反应。

5.正确采集血培养标本

告诉患者暂时停用抗生素和反复多次采血培养的必要性,以取得患者的理解与配合。本病的菌血症为持续性,无须在体温升高时采血。每次采血量 10～20 mL 作需氧和厌氧菌培养,至少应培养 3 周。

(1)未经治疗的亚急性患者,应在第一天每间隔 1 小时采血 1 次,共 3 次。如次日未见细菌生长,重复采血 3 次后,开始抗生素治疗。

(2)用过抗生素者,停药 2 天后采血。

(3)急性患者应在入院后立即安排采血,在 3 小时内每隔 1 小时采血 1 次,共取 3 次血标本后,按医嘱开始治疗。

6.心理护理

由于发热、感染不易控制,疗程长,甚至出现并发症,患者常出现情绪低落、恐惧心理,应加强与患者的沟通,耐心解释治疗目的与意义,安慰、鼓励患者,给予心理支持,使其积极配合治疗。

7.健康指导

告诉患者及家属有关本病的知识,坚持足够疗程的抗生素治疗的重要意义。患者在施行口腔手术、泌尿、生殖和消化道的侵入性检查或外科手术治疗前应预防性使用抗生素。嘱患者注意防寒保暖,保持口腔和皮肤清洁,少去公共场所,减少病原体入侵的机会。教会患者自我监测体温变化、有无栓塞表现,定期门诊随访。教育家属应给予患者以生活照顾,精神支持,鼓励患者积极治疗。

(三)护理评价

通过治疗和护理患者体温基本恢复正常,心功能得到改善,提高了活动耐力;营养状况改善,抵抗力增强;焦虑减轻,未发生并发症或发生后得到及时控制。

(武萍萍)

第六节　病毒性心肌炎

病毒性心肌炎是指由嗜心肌性病毒感染所致,以非特异性间质性心肌炎为主要病变的疾病,可呈局限性或弥漫性改变。

一、病因和发病机制

确切的发病机制尚不清楚,可能与病毒感染和自身免疫反应有关。最常见的病毒是柯萨奇B组 2～5 型和 A 组 9 型病毒,其次是埃可病毒、腺病毒、流感病毒等。

二、临床表现

约半数以上患者在发病前 1～3 周有病毒感染的临床表现,如发热、头痛、全身倦怠感等上呼吸道感染症状,或有恶心、呕吐、腹痛、腹泻等消化道症状。然后出现心血管系统症状,如心悸、气短、胸闷、胸痛等。重症患者可出现心力衰竭、休克、晕厥、阿-斯综合征、猝死等。

三、辅助检查

(一)实验室检查

(1)血常规:白细胞计数轻度升高,血沉加快。

(2)血清心肌损伤标志物:急性期肌酸激酶(CK)、肌酸激酶同工酶(CK-MB)、心肌肌钙蛋白 T(cTnT),心肌肌钙蛋白 I(cTnI),天门冬酸氨基转移酶(AST)等增高。其中 cTnT、cTnI 的敏感性及特异性最强,并且检测时间窗也最宽(可达 2 周)。

(3)血清病毒中和抗体及血凝抑制抗体升高,>4 倍或 1 次>1:640 即为阳性标准。

(4)从患者咽部、粪便、血液标本中可做病毒分离。

(二)心电图检查

各种类型的心律失常、非特异性的 ST-T 改变。

(三)X 线检查

正常或不同程度心脏扩大、心搏动减弱,心力衰竭时有肺淤血、肺水肿征。

(四)超声心动图检查

心脏扩大,室壁运动减弱,若伴有心包炎,可见心包积液征、心收缩功能降低。

四、治疗要点

病毒性心肌炎无特效治疗,治疗目的在于减轻心脏负荷,控制心律失常和防治心力衰竭。

(一)休息

休息是治疗急性病毒性心肌炎最重要的措施,急性期应卧床休息,尤其是心脏扩大或心力衰竭者,至少应休息 3 个月,待心界恢复正常或不再缩小,体温正常方可活动。

(二)改善心肌代谢,促进心肌恢复治疗

(1)静脉滴注维生素 C 5～10 g+5% 葡萄糖 500～1 000 mL,每天 1 次,2 周为 1 个疗程。

(2)极化液(ATP、辅酶 A、维生素 C)静脉滴注,加强心肌营养。

(3)辅酶 Q_{10} 每次 10 mg,每天 3 次,口服;曲美他嗪每次 20 mg,每天 3 次,口服。

(三)抗病毒治疗

干扰素 $(10～30)×10^5$ U,每天 1 次肌内注射,2 周为 1 个疗程;黄芪注射液可能有抗病毒、调节免疫功能,可口服或静脉滴注。

(四)抗生素应用

治疗初期应常规应用青霉素 $(40～80)×10^5$ U/d 或克林霉素 1.2 g/d,静脉滴注 1 周。

（五）并发症治疗

并发心力衰竭、心律失常者按相应常规治疗。但在急性心肌炎时洋地黄制剂用量宜偏小，因此时易引起洋地黄中毒。

（六）激素应用

病程早期不主张应用糖皮质激素，但在重症病例，如伴难治性心力衰竭或三度房室传导阻滞者可少量、短期内试用。

病毒性心肌炎大多数预后良好，重症者死于心力衰竭，严重心律失常；少数患者转为慢性，或发展为扩张型心肌病。

五、护理措施

（一）病情观察

监测患者脉搏、心律的变化情况，及时发现患者是否发生心力衰竭、严重心律失常等危重情况。

（二）充分休息

对病毒性心肌炎患者来说，休息是减轻心脏负荷的最好方法。症状明显、血清心肌酶增高或出现严重心律失常的患者应卧床 3 个月以上，心脏增大者最好卧床半年至 1 年，待症状、体征、心脏大小、心电图恢复正常后，逐渐增加活动量。

（三）饮食

给予高热量、高蛋白、高维生素、丰富矿物质饮食，增加营养，满足机体消耗并促进心肌细胞恢复。

（四）心理支持

病毒性心肌炎患者中青壮年占一定比例，且在疾病急性期心悸等症状明显，影响患者的日常生活和工作，使患者产生焦急、烦躁等情绪。故应向患者讲明本病的演变过程及预后，使患者安心休养。

（张良红）

第七节　心　绞　痛

一、稳定型心绞痛

（一）概念和特点

稳定型心绞痛也称劳力性心绞痛，是在冠状动脉固定性严重狭窄基础上，由于心肌负荷的增加引起心肌急剧的、暂时的缺血缺氧的临床综合征。其特点为阵发性的前胸压榨性疼痛或憋闷感觉，主要位于胸骨后部，可放射至心前区和左上肢尺侧，常发生于劳力负荷增加时，持续数分钟，休息或用硝酸酯制剂后疼痛消失。疼痛发作的程度、频率、性质及诱发因素在数周至数月内无明显变化。

(二)相关病理生理

患者在心绞痛发作之前,常有血压增高、心律增快、肺动脉压和肺毛细血管压增高的变化,反映心脏和肺的顺应性减低。发作时可有左心室收缩力和收缩速度降低、射血速度减慢、左心室收缩压下降、心搏量和心排血量降低、左心室舒张末期压和血容量增加等左心室收缩和舒张功能障碍的病理生理变化。左心室壁可呈收缩不协调或部分心室壁有收缩减弱的现象。

(三)主要病因及诱因

本病的基本病因是冠脉粥样硬化。正常情况下,冠脉循环血流量具有很大的储备力量,其血流量可随身体的生理情况有显著的变化,休息时无症状。当劳累、激动、心力衰竭等使心脏负荷增加,心肌耗氧量增加时,对血液的需求增加,而冠脉的供血已不能相应增加,即可引起心绞痛。

(四)临床表现

1.症状

心绞痛以发作性胸痛为主要临床表现,典型疼痛的特点如下。

(1)部位:主要在胸骨体中、上段之后,可波及心前区,界限不很清楚。常放射至左肩、左臂尺侧达无名指和小指,偶有至颈、咽或下颌部。

(2)性质:胸痛常有压迫、憋闷或紧缩感,也可有烧灼感,偶尔伴有濒死感。

(3)持续时间:疼痛出现后常逐步加重,持续 3 分钟,休息或含服硝酸甘油可迅速缓解,很少超过半小时。可数天或数周发作 1 次,也可 1 天内发作数次。

2.体征

心绞痛发作时,患者面色苍白、出冷汗、心率增快、血压升高、表情焦虑。心尖部听诊有时出现"奔马律",可有暂时性心尖部收缩期杂音,是乳头肌缺血以致功能失调引起二尖瓣关闭不全所致。

3.诱因

发作常由体力劳动、情绪激动、饱餐、寒冷、吸烟、心动过速、休克等所致。

(五)辅助检查

1.心电图

(1)静息时心电图:约有半数患者在正常范围,也可有陈旧性心肌梗死的改变或非特异性 ST 段和 T 波异常。有时出现心律失常。

(2)心绞痛发作时心电图:绝大多数患者可出现暂时性心肌缺血引起的 ST 段压低($\geqslant 0.1$ mV),有时出现 T 波倒置,在平时有 T 波持续倒置的患者,发作时可变为直立(假性正常化)。

(3)心电图负荷试验:运动负荷试验及 24 小时动态心电图,可显著提高缺血性心电图的检出率。

2.X 线检查

心脏检查可无异常,若已伴发缺血性心肌病可见心影增大、肺充血等。

3.放射性核素

利用放射性铊心肌显像所示灌注缺损,提示心肌供血不足或血供消失,对心肌缺血诊断较有价值。

4.超声心动图

多数稳定型心绞痛患者静息时超声心动图检查无异常,有陈旧性心肌梗死者或严重心肌缺血者二维超声心动图可探测到坏死区或缺血区心室壁的运动异常,运动或药物负荷超声心动图检查可以评价心肌灌注和存活性。

5.冠状动脉造影

选择性冠状动脉造影可使左、右冠状动脉及主要分支得到清楚的显影,具有确诊价值。

（六）治疗原则

治疗原则是改善冠脉血供和降低心肌耗氧量以改善患者症状,提高生活质量,同时治疗冠脉粥样硬化,预防心肌梗死和死亡,以延长生存期。

1.发作时的治疗

（1）休息:发作时立即休息,一般患者停止活动后症状即可消失。

（2）药物治疗:宜选用作用快的硝酸酯制剂,这类药物除可扩张冠脉增加冠脉血流量外,还可扩张外周血管,减轻心脏负荷,从而缓解心绞痛。如硝酸甘油 0.3～0.6 mg 或硝酸异山梨酯 3～10 mg 舌下含化。

2.缓解期的治疗

缓解期一般不需卧床休息,应避免各种已知的诱因。

（1）药物治疗:以改善预后的药物和减轻症状、改善缺血的药物为主,如阿司匹林、氯吡格雷、β受体阻滞剂、他汀类药物、血管紧张素转换酶抑制剂、硝酸酯制剂,其他如代谢性药物、中医中药。

（2）非药物治疗:包括运动锻炼疗法、血管重建治疗、增强型体外反搏等。

二、不稳定型心绞痛

（一）概念和特点

目前已趋向将典型的稳定型劳力性心绞痛以外的缺血性胸痛统称为不稳定型心绞痛。不稳定型心绞痛根据临床表现可分为静息型心绞痛、初发型心绞痛、恶化型心绞痛 3 种类型。

（二）相关病理生理

与稳定型心绞痛的差别主要在于冠脉内不稳定的粥样斑块继发的病理改变,使局部的心肌血流量明显下降,如斑块内出血、斑块纤维帽出现裂隙、表面有血小板聚集和/或刺激冠脉痉挛,导致缺血性心绞痛,虽然也可因劳力负荷诱发,但劳力负荷终止后胸痛并不能缓解。

（三）主要病因及诱因

少部分不稳定型心绞痛患者心绞痛发作有明显的诱因。

1.增加心肌氧耗

感染、甲状腺功能亢进症或心律失常。

2.冠脉血流减少

低血压。

3.血液携氧能力下降

贫血和低氧血症。

（四）临床表现

1.症状

不稳定型心绞痛患者胸部不适的性质与典型的稳定型心绞痛相似,通常程度更重,持续时间更长,可达数十分钟,胸痛在休息时也可发生。

2.体征

体检可发现一过性第三心音或第四心音,以及由于二尖瓣反流引起的一过性收缩期杂音,这些非特异性体征也可出现在稳定型心绞痛和心肌梗死患者,但详细的体格检查可发现潜在的加重心肌缺血的因素,并成为判断预后非常重要的依据。

(五)辅助检查

1.心电图

(1)大多数患者胸痛发作时有一过性 ST 段(抬高或压低)和 T 波(低平或倒置)改变,其中 ST 段的动态改变(≥0.1 mV 的抬高或压低)是严重冠脉疾病的表现,可能会发生急性心肌梗死或猝死。

(2)连续心电监护:连续 24 小时心电监测发现,85%～90%的心肌缺血,可不伴有心绞痛症状。

2.冠脉造影剂其他侵入性检查

在长期稳定型心绞痛基础上出现的不稳定型心绞痛患者,常有多支冠脉病变,而新发作静息心绞痛患者,可能只有单支冠脉病变。在所有的不稳定型心绞痛患者中,3 支血管病变占 40%,2 支血管病变占 20%,左冠脉主干病变约占 20%,单支血管病变约占 10%,没有明显血管狭窄占 10%。

3.心脏标志物检查

心脏肌钙蛋白(cTn)T 及心肌蛋白 I 较传统的肌酸激酶(CK)和肌酸激酶同工酶(CK-MB)更为敏感、更可靠。

4.其他

胸部 X 线、心脏超声和放射性核素检查的结果与稳定型心绞痛患者的结果相似,但阳性发现率会更高。

(六)治疗原则

不稳定型心绞痛是严重、具有潜在危险的疾病,病情发展难以预料,应使患者处于监控之下,疼痛发作频繁或持续不缓解及高危组的患者应立即住院。其治疗包括抗缺血治疗、抗血栓治疗和根据危险度分层进行优创治疗。

1.一般治疗

发作时立即卧床休息,床边 24 小时心电监护,严密观察血压、脉搏、呼吸、心率、心律变化,有呼吸困难、发绀者应给氧吸入,维持血氧饱和度达到 95%以上。如有必要,重测心肌坏死标志物。

2.止痛

烦躁不安、疼痛剧烈者,可考虑应用镇静剂如吗啡 5～10 mg 皮下注射;硝酸甘油或硝酸异山梨酯持续静脉滴注或微量泵输注,以 10 μg/min 开始,每 3～5 分钟增加 10 μg/min,直至症状缓解或出现血压下降。

3.抗凝(栓)

抗血小板和抗凝治疗是不稳定型心绞痛治疗至关重要的措施,应尽早应用阿司匹林、氯吡格雷和肝素或低分子肝素,以有效防止血栓形成,阻止病情进展为心肌梗死。

4.其他

对于个别病情极严重患者,保守治疗效果不佳,心绞痛发作时 ST 段≥0.1 mV,持续时间

＞20分钟,或血肌钙蛋白升高者,在有条件的医院可行急诊冠脉造影,考虑经皮冠脉成形术。

三、护理评估

(一)一般评估

(1)患者有无面色苍白、出冷汗、心率加快、血压升高。

(2)患者主诉有无心绞痛发作症状。

(二)身体评估

(1)有无表情焦虑、皮肤湿冷、出冷汗。

(2)有无心律增快、血压升高。

(3)心尖区听诊是否闻及收缩期杂音,或听到第三心音或第四心音。

(三)心理-社会评估

患者能否控制情绪,避免激动或愤怒,以减少心悸耗氧量;家属能否做到给予患者安慰及细心的照顾,并督促定期复查。

(四)辅助检查结果的评估

(1)心电图有无 ST 段及 T 波异常改变。

(2)24 小时连续心电监测有无心肌缺血的改变。

(3)冠脉造影检查结果有无显示单支或多支病变。

(4)心脏标志物肌钙蛋白(cTn)T 的峰值是否超过正常对照值的百分位数。

(五)常用药物治疗效果的评估

1.硝酸酯类药物

心绞痛发作时,能及时舌下含化,迅速缓解疼痛。

2.他汀类药物

长期服用可以维持 LDL-C 的目标值＜70 mg/dL,且不出现肝酶和肌酶升高等不良反应。

四、主要护理诊断/问题

(一)胸痛

与心肌缺血、缺氧有关。

(二)活动无耐力

与心肌氧的供需失调有关。

(三)知识缺乏

缺乏控制诱发因素及预防心绞痛发作的知识。

(四)潜在并发症

心肌梗死。

五、护理措施

(一)休息与活动

1.适量运动

应以有氧运动为主,运动的强度和时间因病情和个体差异而不同,必要时在监测下进行。

2.心绞痛发作时

立即停止活动,就地休息。不稳定型心绞痛患者,应卧床休息,并密切观察。

(二)用药的指导

1.心绞痛发作时

立即舌下含化硝酸甘油,用药后注意观察患者胸痛变化情况,如 3 分钟后仍不缓解,隔 3 分钟后可重复使用。对于心绞痛发作频繁者,静脉滴注硝酸甘油时,患者及家属不要擅自调整滴速,以防低血压发生。部分患者用药后出现面部潮红、头部胀痛、头晕、心动过速、心悸等不适,应告知患者是药物的扩血管作用所致,不必有顾虑。

2.应用他汀类药物时

应严密监测转氨酶及肌酸激酶等生化指标,及时发现药物可能引起的肝脏损害和肌病。采用强化降脂治疗时,应注意监测药物的安全性。

(三)心理护理

安慰患者,消除紧张、不安情绪,改变急躁易怒性格,保持心理平衡。告知患者及家属过劳、情绪激动、饱餐、用力排便、寒冷刺激等都是心绞痛发作的诱因,应注意避免。

(四)健康教育

1.疾病知识指导

(1)合理膳食:宜摄入低热量、低脂、低胆固醇、低盐饮食,多食蔬菜、水果和粗纤维食物如芹菜、糙米等,避免暴饮暴食,应少食多餐。

(2)戒烟、限酒。

(3)适量运动:应以有氧运动为主,运动的强度和时间因病情和个体差异而不同,必要时在监测下进行。

(4)心理调适:保持心理平衡,可采取放松技术或与他人交流的方式缓解压力,避免心绞痛发作的诱因。

2.用药指导

指导患者出院后遵医嘱用药,不擅自增减药量,自我检测药物的不良反应。外出时随身携带硝酸甘油以备急用。硝酸甘油遇光易分解,应放在棕色瓶内存放于干燥处,以免潮解失效。药瓶开封后每 6 个月更换 1 次,以确保疗效。

3.病情检测指导

教会患者及家属心绞痛发作时的缓解方法,胸痛发作时应立即停止活动或舌下含服硝酸甘油。如连续含服 3 次仍不缓解,或心绞痛发作比以往频繁、程度加重、疼痛时间延长,应及时就医,警惕心肌梗死的发生。不典型心绞痛发作时,可能表现为牙痛、肩周炎、上腹痛等,为防治误诊,应尽快到医院做相关检查。

4.及时就诊的指标

(1)心绞痛发作时,舌下含化硝酸酯类药物无效或重复用药仍未缓解。

(2)心绞痛发作比以往频繁、程度加重、疼痛时间延长。

六、护理效果评估

(1)患者能坚持长期遵医嘱用药物治疗。

(2)心绞痛发作时,能立即停止活动,并舌下含服硝酸甘油。

（3）能预防和控制缺血症状，减低心肌梗死的发生。

（4）能戒烟、控制饮食和糖尿病治疗。

（5）能坚持定期门诊复查。

（张良红）

第八节　心律失常

一、疾病概述

（一）概念和特点

心律失常是指心脏冲动频率、节律、起源部位、传导速度或激动次序的异常。按其发生原理可分为冲动形成异常和冲动传导异常两大类。按照心律失常发生时心率的快慢，可分为快速性与缓慢性心律失常两大类。

心律失常可发生在没有明确心脏病或其他原因的患者。心律失常的后果取决于其对血流动力学的影响，可从心律失常对心、脑、肾灌注的影响来判断。轻者患者可无症状，一般表现为心悸，但也可出现心绞痛、气短、晕厥等症状。心律失常持续时间不一，有时仅持续数秒、数分，有时可持续数天以上，如慢性心房颤动。

（二）相关病理生理

正常生理状态下，促成心搏的冲动起源于窦房结，并以一定的顺序传导于心房与心室，使心脏在一定频率范围内发生有规律的搏动。如果心脏内冲动的形成异常和/或传导异常，使整个心脏或其一部分的活动变为过快、过慢或不规则，或者各部分活动的程序发生紊乱，即形成心律失常。心律失常有多种不同的发生机制，如折返、自律性改变、触发活动和平行收缩等。然而，由于条件限制，目前能直接对人在体内心脏研究的仅限于折返机制，临床检查尚不能判断大多数心律失常的电生理机制。产生心律失常的电生理机制主要包括冲动发生异常、冲动传导异常及触发活动。

（三）主要病因与诱因

1.器质性心脏病

心律失常可见于各种器质性心脏病，其中以冠心病、心肌病、心肌炎和风湿性心脏病为多见，尤其在发生心力衰竭或急性心肌梗死时。

2.非心源性疾病

几乎其他系统疾病均可引发心律失常，常见的有内分泌失调、麻醉、低温、胸腔或心脏手术、中枢神经系统疾病及自主神经功能失调等。

3.酸碱失衡和电解质紊乱

各种酸碱代谢紊乱、钾代谢紊乱可使传导系统或心肌细胞的兴奋性、传导性异常而引起心律失常。

4.理化因素和中毒

电击可直接引起心律失常甚至死亡，中暑、低温也可导致心律失常。某些药物可引起心律失常,其机制各不相同,洋地黄、奎尼丁、氨茶碱等直接作用于心肌,洋地黄、夹竹桃、蟾蜍等通过兴奋迷走神经,拟肾上腺素药、三环类抗抑郁药等通过兴奋交感神经,可溶性钡盐、棉酚、排钾性利尿剂等引起低钾血症,窒息性毒物则引起缺氧诱发心律失常。

5.其他

发生在健康者的心律失常也不少见,部分病因不明。

(四)临床表现

心律失常的诊断大多数要靠心电图,但相当一部分患者可根据病史和体征作出初步诊断。详细询问发作时的心率快慢,节律是否规整,发作起止与持续时间,发作时是否伴有低血压、昏厥、心绞痛或心力衰竭等表现及既往发作的诱因、频率和治疗经过,有助于心律失常的诊断,同时要对患者全身情况、既往治疗情况等进行全面的了解。

(五)辅助检查

1.心电图检查

心电图检查是诊断心律失常最重要的一项无创性检查技术。应记录 12 导联心电图,并记录清楚显示 P 波导联的心电图长条以备分析,通常选择 V_1 导联或 Ⅱ 导联。必要时采用动态心电图,连续记录患者 24 小时的心电图。

2.运动试验

患者在运动时出现心悸,可做运动试验协助诊断。运动试验诊断心律失常的敏感性不如动态心电图。

3.食管心电图

解剖上左心房后壁毗邻食管,因此,插入食管电极导管并置于心房水平时,能记录到清晰的心房电位,并能进行心房快速起搏或程序电刺激。

4.心腔内电生理检查

心腔内电生理检查是将几根多电极导管经静脉和/或动脉插入,放置在心腔内的不同部位辅以 8~12 通道以上多导生理仪,同步记录各部位电活动,包括右心房、右心室、希氏束、冠状静脉窦(反映左心房、左心室电活动)。其适应证包括:①窦房结功能测定;②房室与室内传导阻滞;③心动过速;④不明原因晕厥。

5.三维心脏电生理标测及导航系统

三维心脏电生理标测及导航系统(三维标测系统)是近年来出现的新的标测技术,能够减少X 线曝光时间,提高消融成功率,加深对心律失常机制的理解。

(六)窦性心律失常治疗原则

(1)若患者无心动过缓有关的症状,不必治疗,仅定期随诊观察。对于有症状的病窦综合征患者,应接受起搏器治疗。

(2)心动过缓-心动过速综合征患者发作心动过速,单独应用抗心律失常药物治疗可能加重心动过缓。应用起搏治疗后,患者仍有心动过速发作,可同时应用抗心律失常药物。

(七)房性心律失常治疗原则

1.房性期前收缩

房性期前收缩无须治疗。当有明显症状或因房性期前收缩触发室上性心动过速时,应给予治疗。治疗药物包括普罗帕酮、莫雷西嗪或 β 受体阻滞剂。

2.房性心动过速

(1)积极寻找病因,针对病因治疗。

(2)抗凝治疗。

(3)控制心室率。

(4)转复窦性心律。

3.心房扑动

(1)药物治疗:减慢心室率的药物包括β受体阻滞剂、钙通道阻滞剂(维拉帕米、地尔硫草)或洋地黄制剂(地高辛、毛花苷C)。转复心房扑动的药物包括ⅠA(如奎尼丁)或ⅠC(如普罗帕酮)类抗心律失常药,如心房扑动患者合并冠心病、充血性心力衰竭等时,不用ⅠA或ⅠC类药物,应选用胺碘酮。

(2)非药物治疗:直流电复律是终止心房扑动最有效的方法。其次食管调搏也是转复心房扑动的有效方法。射频消融可根治心房扑动。

(3)抗凝治疗:持续性心房扑动的患者,发生血栓栓塞的风险明显增高,应给予抗凝治疗。

4.心房颤动

应积极寻找心房颤动的原发疾病和诱发因素,进行相应处理。

治疗包括:①抗凝治疗;②转复并维持窦性心律;③控制心室率。

(八)房室交界区性心律失常治疗原则

1.房室交界区性期前收缩

通常无须治疗。

2.房室交界区性逸搏与心律

一般无须治疗,必要时可起搏治疗。

3.非阵发性房室交界区性心动过速

主要针对病因治疗。洋地黄中毒引起者可停用洋地黄,可给予钾盐、利多卡因或β受体阻滞剂治疗。

4.与房室交界区相关的折返性心动过速

急性发作期应根据患者的基础心脏状况,既往发作的情况及对心动过速的耐受程度做出适当处理。

主要药物治疗如下述。

(1)腺苷与钙通道阻滞剂:为首选。起效迅速,不良反应为胸部压迫感、呼吸困难、面部潮红、窦性心动过缓、房室传导阻滞等。

(2)洋地黄与β受体阻滞剂:静脉注射洋地黄可终止发作。对伴有心功能不全患者仍作为首选。β受体阻滞剂也能有效终止心动过速,选用短效β受体阻滞剂较合适如艾司洛尔。

(3)普罗帕酮1～2 mg/kg 静脉注射。

(4)其他:食管心房调搏术、直流电复律等。

预防复发:是否需要给予患者长期药物预防,取决于发作的频繁程度及发作的严重性。药物的选择可依据临床经验或心内电生理试验结果。

5.预激综合征

对于无心动过速发作或偶有发作但症状轻微的预激综合征患者的治疗,目前仍存有争议。如心动过速发作频繁伴有明显症状,应给予治疗。治疗方法包括药物和导管消融。

(九)室性心律失常治疗原则

1.室性期前收缩

首先应对患者室性期前收缩的类型、症状及其原有心脏病变做全面的了解；然后，根据不同的临床状况决定是否给予治疗，采取何种方法治疗及确定治疗的终点。

2.室性心动过速

一般遵循的原则：有器质性心脏病或有明确诱因应首先给予针对性治疗；无器质性心脏病患者发生非持续性短暂室速，如无症状或无血流动力学影响，处理的原则与室性期前收缩相同；持续性室性发作，无论有无器质性心脏病，应给予治疗。

3.心室扑动与颤动

快速识别心搏骤停、高声呼救、进行心肺复苏，包括：胸外按压、开放气道、人工呼吸、除颤、气管插管、吸氧、药物治疗等。

(十)心脏传导阻滞治疗原则

1.房室传导阻滞

应针对不同病因进行治疗。一度与二度Ⅰ型房室阻滞心室率不太慢者，无须特殊治疗。二度Ⅱ型与三度房室阻滞如心室率显著缓慢，伴有明显症状或血流动力学障碍，甚至 Adams-Strokes 综合征发作者，应给予起搏治疗。

2.室内传导阻滞

慢性单侧束支阻滞的患者如无症状，无须接受治疗。双分支与不完全性三分支阻滞有可能进展为完全性房室传导阻滞，但是否一定发生及何时发生均难以预料，不必常规预防性起搏器治疗。急性前壁心肌梗死发生双分支、三分支阻滞或慢性双分支、三分支阻滞，伴有晕厥或阿斯综合征发作者，则应及早考虑心脏起搏器治疗。

二、护理评估

(一)一般评估

心律失常患者的生命体征，发作间歇期无异常表现。发作期则出现心悸、气短、不敢活动，心电图显示心率过快、过慢、不规则或暂时消失而形成窦性停搏。

(二)身体评估

发作时体格检查应着重于判断心律失常的性质及心律失常对血流动力学状态的影响。听诊心音了解心室搏动率的快、慢和规则与否，结合颈静脉搏动所反映的心房活动情况，有助于作出心律失常的初步鉴别诊断。缓慢（<60 次/分）而规则的心率为窦性心动过缓，快速（>100 次/分）而规则的心率常为窦性心动过速。窦性心动过速较少超过 160 次/分，心房扑动伴 2∶1 房室传导时心室率常固定在 150 次/分左右。不规则的心律中以期前收缩为最常见，快而不规则者以心房颤动或心房扑动、房速伴不规则房室传导阻滞为多。心律规则而第一心音强弱不等（大炮音），尤其是伴颈静脉搏动间断不规则增强（大炮波），提示房室分离，多见于完全性或室速。

(三)心理-社会评估

心律失常患者常有焦虑、恐惧等负性情绪，护理人员应做好以下几点：①帮助患者认识到自己的情绪反应，承认自己的感觉，指导患者使用放松术。②安慰患者，告诉患者较轻的心律失常通常不会威胁生命。有条件时安排单人房间，避免与其他焦虑患者接触。③经常巡视病房，了解患者的需要,帮助其解决问题,如主动给患者介绍环境,耐心解答有关疾病的问题等。

(四)辅助检查结果的评估

1.心电图(ECG)检查

心律失常发作时的心电图记录是确诊心律失常的重要依据。应记录 12 导联心电图,包括较长的Ⅱ或 V₁ 导联记录。注意 P 和 QRS 波形态、P-QRS 关系、P-P、P-R 与 R-R 间期,判断基本心律是窦性还是异位。通过逐个分析提早或延迟心搏的性质和来源,最后判断心律失常的性质。

2.动态心电图

对心律失常的检出率明显高于常规心电图,尤其是对易引起猝死的恶性心律失常的检出尤为有意义。对心律失常的诊断优于普通心电图。

3.运动试验

运动试验可增加心律失常的诊断率和敏感性,是对 ECG 很好的补充,但运动试验有一定的危险性,需严格掌握禁忌证。

4.食管心电图

食管心电图是食管心房调搏最佳起搏点判定的可靠依据,更能在心律失常的诊断与鉴别诊断方面起到特殊而独到的作用。食管心电图与心内电生理检查具有高度的一致性,为导管射频消融术根治阵发性室上性心动过速(PSVT)提供可靠的分型及定位诊断。也有助于不典型的预激综合征患者确立诊断。

5.心腔内电生理检查

心腔内电生理检查为有创性电生理检查,除能确诊缓慢性和快速性心律失常的性质外,还能在心律失常发作间隙应用程序电刺激方法判断窦房结和房室传导系统功能,诱发室上性和室性快速性心律失常,确定心律失常起源部位,评价药物与非药物治疗效果,以及为手术、起搏或消融治疗提供必要的信息。

(五)常用药物治疗效果的评估

(1)治疗缓慢性心律失常:一般选用增强心肌自律性和/或加速传导的药物,如拟交感神经药、迷走神经抑制药或碱化剂(摩尔乳酸钠或碳酸氢钠)。护理评估:①服药后心悸、乏力、头晕、胸闷等临床症状有无改善;②有无不良反应发生。

(2)治疗快速性心律失常:选用减慢传导和延长不应期的药物,如迷走神经兴奋剂,拟交感神经药间接兴奋迷走神经或抗心律失常药物。护理评估:①用药后的疗效,有无严重不良反应发生;②药物疗效不佳时,考虑电转复或射频消融术治疗,并做好术前准备。

(3)临床上抗心律失常药物繁多,药物的分类主要基于其对心肌的电生理学作用。治疗缓慢性心律失常的药物,主要提高心脏起搏和传导功能,如肾上腺素类药物(肾上腺素、异丙肾上腺素),拟交感神经药如阿托品、山莨菪碱,β受体兴奋剂如多巴胺类、沙丁胺醇等。

(4)及时就诊的指标:①心动过速发作频繁伴有明显症状如低血压、休克、心绞痛、心力衰竭或晕厥等;②出现洋地黄中毒症状。

三、主要护理诊断/问题

(一)活动无耐力

与心律失常导致心悸或心排血量减少有关。

(二)焦虑

与心律失常反复发作,对治疗缺乏信心有关。

(三)有受伤的危险

与心律失常引起的头晕、晕厥有关。

(四)潜在并发症

心力衰竭、脑栓塞、猝死。

四、护理措施

(一)体位与休息

当心律失常发作导致胸闷、心悸、头晕等不适时采取高枕卧位、半卧位或其他舒适体位,尽量避免左侧卧位,以防左侧卧位时感觉到心脏搏动而加重不适。有头晕、晕厥发作或曾有跌倒病史者应卧床休息。保证患者充分的休息与睡眠,必要时遵医嘱给予镇静剂。

(二)给氧

伴呼吸困难、发绀等缺氧表现时,给予氧气吸入,2～4 L/min。

(三)饮食

控制膳食总热量,以维持正常体重为度,40 岁以上者尤应预防发胖。一般以体重指数(BMI)20～24 为正常体重。或以腰围为标准,一般以女性≥80 cm,男性≥85 cm 为超标。超重或肥胖者应减少每天进食的总热量,以低脂(30%/d)、低胆固醇(200 mg/d)膳食,并限制酒及糖类食物的摄入。严禁暴饮暴食。以免诱发心绞痛或心肌梗死。合并高血压或心力衰竭者,应同时限制钠盐。避免摄入刺激性食物如咖啡、浓茶等,保持大便通畅。

(四)病情观察

严密进行心电监测,出现异常心律变化,如 3～5 次/分的室性期前收缩或阵发性室性心动过速,窦性停搏、二度Ⅱ型或三度房室传导阻滞等,立即通知医师。应将急救药物备好,需争分夺秒地迅速给药。有无心悸、胸闷、胸痛、头晕、晕厥等。检测电解质变化,尤其是血钾。

(五)用药指导

接受各种抗心律失常药物治疗的患者,应在心电监测下用药,以便掌握心律的变化情况和观察药物疗效。密切观察用药反应,严密观察穿刺局部情况,谨防药物外渗。皮下注射给予抗凝溶栓及抗血小板药时,注意更换注射部位,避免按摩,应持续按压 2～3 分钟。严格按医嘱给药,避免食用影响药物疗效的食物。用药前、中、后注意心率、心律、P-R 间期、Q-T 间期等的变化,以判断疗效和有无不良反应。

(六)除颤的护理

持续性室性心动过速患者,应用药物效果不明显时,护士应密切配合医师将除颤器电源接好,检查仪器性能是否完好,备好电极板,以便及时顺利除颤。对于缓慢型心律失常患者,应用药物治疗后仍不能增加心率,且病情有所发展或反复发作阿斯综合征时,应随时做好安装人工心脏起搏器的准备。

(七)心理护理

向患者说明心律失常的治疗原则,介绍介入治疗如心导管射频消融术或心脏起搏器安置术的目的及方法,以消除患者的紧张心理,使患者主动配合治疗。

(八)健康教育

1.疾病知识指导

向患者及家属讲解心律失常的病因、诱因及防治知识。

2.生活指导

指导患者劳逸结合,生活规律,保证充足的休息与睡眠。无器质性心脏病者应积极参加体育锻炼。保持情绪稳定,避免精神紧张、激动。改变不良饮食习惯,戒烟、酒、避免浓茶、咖啡、可乐等刺激性食物。保持大便通畅,避免排便用力而加重心律失常。

3.用药指导

嘱患者严格按医嘱按时按量服药,说明所用药物的名称、剂量、用法、作用及不良反应,不可随意增减药物的剂量或种类。

4.制订活动计划

评估患者心律失常的类型及临床表现,与患者及家属共同制订活动计划。对无器质性心脏病的良性心律失常患者,鼓励其正常工作和生活,保持心情舒畅,避免过度劳累。窦性停搏、二度Ⅱ型或三度房室传导阻滞、持续性室速等严重心律失常患者或快速心室率引起血压下降者,应卧床休息,以减少心肌耗氧量。卧床期间加强生活护理。

5.自我监测指导

教会患者及家属测量脉搏的方法,心律失常发作时的应对措施及心肺复苏术,以便于自我检测病情和自救。对安置心脏起搏器的患者,讲解自我监测与家庭护理方法。

6.及时就诊的指标

(1)当出现头晕、气促、胸闷、胸痛等不适症状。

(2)复查心电图发现异常时。

五、护理效果评估

(1)患者及家属掌握自我监测脉搏的方法,能复述疾病发作时的应对措施及心肺复苏术。

(2)患者掌握发生疾病的诱因,能采取相应措施尽可能避免诱因的发生。

(3)患者心理状态稳定,养成正确的生活方式。

(4)患者未发生猝死或发生致命性心律失常时能得到及时发现和处理。

(张良红)

第九节 心源性休克

心源性休克是指由于严重的心脏泵功能衰竭或心功能不全导致心排血量减少,各重要器官和周围组织灌注不足而发生的一系列代谢和功能障碍综合征。

一、临床表现

多数心源性休克患者,在出现休克之前有相应心脏病史和原发病的各种表现,如急性肌梗死患者可表现严重心肌缺血症状,心电图可能提示急性冠状动脉供血不足,尤其是广泛前壁心肌梗死;急性心肌炎者则可有相应感染史,并有发热、心悸、气短及全身症状,心电图可有严重心律失常;心脏手术后所致的心源性休克,多发生于手术 1 周内。

心源性休克目前国内外比较一致的诊断标准如下。

(1)收缩压低于 12.0 kPa(90 mmHg)或原有基础血压降低 4.0 kPa(30 mmHg),非原发性高血压患者一般收缩压小于 10.7 kPa(80 mmHg)。

(2)循环血量减少的征象:①尿量减少,常少于 20 mL/h;②神志障碍、意识模糊、嗜睡、昏迷等;③周围血管收缩,伴四肢厥冷、冷汗,皮肤湿凉、脉搏细弱快速、颜面苍白或发绀等末梢循环衰竭征象。

(3)纠正引起低血压和低心排血量的心外因素(低血容量、心律失常、低氧血症、酸中毒等)后,休克依然存在。

二、诊断

(1)有急性心肌梗死、急性心肌炎、原发或继发性心肌病、严重的恶性心律失常、具有心肌毒性的药物中毒、急性心脏压塞及心脏手术等病史。

(2)早期患者烦躁不安、面色苍白,诉口干、出汗,但神志尚清;后逐渐表情淡漠、意识模糊、神志不清直至昏迷。

(3)体检心率逐渐增快,常＞120 次。收缩压＜10.7 kPa(80 mmHg),脉压＜2.7 kPa(20 mmHg),后逐渐降低,严重时血压测不出。脉搏细弱,四肢厥冷,肢端发绀,皮肤出现花斑样改变。心音低钝,严重者呈单音律。尿量＜17 mL/h,甚至无尿。休克晚期出现广泛性皮肤、黏膜及内脏出血,即弥漫性血管内凝血的表现,以及多器官衰竭。

(4)血流动力学监测提示心脏指数降低、左心室舒张末压升高等相应的血流动力学异常。

三、检查

(1)血气分析。

(2)弥漫性血管内凝血的有关检查。血小板计数及功能检测,出凝血时间,凝血酶原时间,凝血因子Ⅰ,各种凝血因子和纤维蛋白降解产物(FDP)。

(3)必要时做微循环灌注情况检查。

(4)血流动力学监测。

(5)做胸部 X 线片、心电图检查,必要时做动态心电图检查,条件允许时行床旁超声心动图检查。

四、治疗

(一)一般治疗

(1)绝对卧床休息,有效止痛,由急性心肌梗死所致者吗啡 3～5 mg 或哌替啶 50 mg,静脉注射或皮下注射,同时予安定、苯巴比妥(鲁米那)。

(2)建立有效的静脉通道,必要时行深静脉插管。留置导尿管监测尿量。持续心电、血压、血氧饱和度监测。

(3)氧疗:持续吸氧,氧流量一般为 4～6 L/min,必要时气管插管或气管切开,人工呼吸机辅助呼吸。

(二)补充血容量

首选右旋糖酐-40 250~500 mL 静脉滴注或 0.9%氯化钠液、平衡液 500 mL 静脉滴注,最好在血流动力学监护下补液,前 20 分钟内快速补液 100 mL,如中心静脉压上升不超过 0.2 kPa (1.5 mmHg),可继续补液直至休克改善,或输液总量达 500~750 mL。无血流动力学监护条件者可参照以下指标进行判断:诉口渴,外周静脉充盈不良,尿量<30 mL/h,尿比重>1.02,中心静脉压<0.8 kPa(6 mmHg),则表明血容量不足。

(三)血管活性药物的应用

首选多巴胺或与间羟胺(阿拉明)联用,从 2~5 μg/(kg·min)开始渐增剂量,在此基础上根据血流动力学资料选择血管扩张剂。①肺充血而心排血量正常,肺毛细血管嵌顿压>2.4 kPa (18 mmHg)。而心脏指数>2.2 L/(min·m^2)时,宜选用静脉扩张剂,如硝酸甘油 15~30 μg/min 静脉滴注或泵入,并可适当利尿;②心排血量低且周围灌注不足,但无肺充血,即心脏指数 <2.2 L/(min·m^2),肺毛细血管嵌顿压<2.4 kPa(18 mmHg)而肢端湿冷时,宜选用动脉扩张剂,如酚妥拉明 100~300 μg/min 静脉滴注或泵入,必要时增至 1 000~2 000 μg/min;③心排血量低且有肺充血及外周血管痉挛,即心脏指数<2.2 L/(min·m^2),肺毛细血管嵌顿压<2.4 kPa (18 mmHg)而肢端湿冷时,宜选用硝普钠,10 μg/min 开始,每 5 分钟增加 5~10 μg/min,常用量为 40~160 μg/min,也有高达 430 μg/min 才有效。

(四)正性肌力药物的应用

1.洋地黄制剂

一般在急性心肌梗死的 24 小时内,尤其是 6 小时内应尽量避免使用洋地黄制剂,在经上述处理休克无改善时可酌情使用毛花苷 C 0.2~0.4 mg,静脉注射。

2.拟交感胺类药物

对心排血量低,肺毛细血管嵌顿压不高,体循环阻力正常或低下,合并低血压时选用多巴胺,用量同前;而心排血量低,肺毛细血管嵌顿压高,体循环血管阻力和动脉压在正常范围者,宜选用多巴酚丁胺 5~10 μg/(kg·min),也可选用多培沙明 0.25~1.0 μg/(kg·min)。

3.双异吡啶类药物

常用氨力农 0.5~2 mg/kg,稀释后静脉注射或静脉滴注,或米力农 2~8 mg,静脉滴注。

(五)其他治疗

1.纠正酸中毒

常用 5%碳酸氢钠或摩尔乳酸钠,根据血气分析结果计算补碱量。

2.激素应用

早期(休克 4~6 小时)可尽早使用糖皮质激素,如地塞米松 10~20 mg 或氢化可的松 100~200 mg,必要时每 4~6 小时重复 1 次,共用 1~3 天,病情改善后迅速停药。

3.纳洛酮

首剂 0.4~0.8 mg,静脉注射,必要时在 2~4 小时后重复 0.4 mg,继以 1.2 mg 置于 500 mL 液体内静脉滴注。

4.机械性辅助循环

经上述处理后休克无法纠正者,可考虑主动脉内气囊反搏(IABP)、体外反搏、左心室辅助泵等机械性辅助循环。

5.原发疾病治疗

如急性心肌梗死患者应尽早进行再灌注治疗,溶栓失败或有禁忌证者应在 IABP 支持下进行急诊冠状动脉成形术;急性心包压塞者应立即心包穿刺减压;乳头肌断裂或室间隔穿孔者应尽早进行外科修补等。

6.心肌保护

1,6-二磷酸果糖 5～10 g/d,或磷酸肌酸 2～4 g/d,酌情使用血管紧张素转换酶抑制剂等。

(六)防治并发症

1.呼吸衰竭

呼吸衰竭包括持续氧疗,必要时呼气末正压给氧,适当应用呼吸兴奋剂,如尼可刹米 0.375 g 或洛贝林(山梗菜碱)3～6 mg 静脉注射;保持呼吸道通畅,定期吸痰,加强抗感染等。

2.急性肾衰竭

注意纠正水、电解质紊乱及酸碱失衡,及时补充血容量,酌情使用利尿剂如呋塞米 20～40 mg 静脉注射。必要时可进行血液透析、血液滤过或腹膜透析。

3.保护脑功能

酌情使用脱水剂及糖皮质激素,合理使用兴奋剂及镇静剂,适当补充促进脑细胞代谢药,如脑活素、胞磷胆碱、三磷酸腺苷等。

4.防治弥散性血管内凝血(DIC)

休克早期应积极应用右旋糖酐-40、阿司匹林、双嘧达莫等抗血小板及改善微循环药物,有 DIC 早期指征时应尽早使用肝素抗凝,首剂(3～6)×10³ U 静脉注射,后续以(0.5～1)×10³ U/h 静脉滴注,监测凝血时间调整用量,后期适当补充消耗的凝血因子,对有栓塞表现者可酌情使用溶栓药如小剂量尿激酶[(25～30)×10⁴ U]或链激酶。

五、护理

(一)急救护理

(1)护理人员熟练掌握常用仪器、抢救器材及药品。

(2)各抢救用物定点放置,定人保管,定量供应,定时核对,定期消毒,使其保持完好备用状态。

(3)患者一旦发生晕厥,应立即就地抢救并通知医师。

(4)应及时给予吸氧,建立静脉通道。

(5)按医嘱准、稳、快地使用各类药物。

(6)若患者出现心脏骤停,立即进行心、肺、脑复苏。

(二)护理要点

1.给氧用面罩或鼻导管给氧

面罩要严密,鼻导管吸氧时,导管插入要适宜,调节氧流量 4～6 L/min,每天更换鼻导管一次,以保持导管通畅。如发生急性肺水肿时,立即给患者端坐位,两腿下垂,以减少静脉回流,同时加用 30％乙醇吸氧,降低肺泡表面张力,特别是患者咯大量粉红色泡沫样痰时,应及时用吸引器吸引,保持呼吸道通畅,以免发生窒息。

2.建立静脉输液通道

迅速建立静脉通道。护士应建立静脉通道一至两条。在输液时,输液速度应控制,应当根据心率、血压等情况,随时调整输液速度,特别是当液体内有血管活性药物时,更应注意输液通畅,避免管道滑脱、输液外渗。

3.尿量观察

单位时间内尿量的观察,对休克病情变化及治疗是十分敏感和有意义的指标。如果患者6 小时无尿或每小时少于 20～30 mL,说明肾小球滤过量不足,如无肾实质变说明血容量不足。相反,每小时尿量大于 30 mL,表示微循环功能良好,肾血灌注好,是休克缓解的可靠指标。如果血压回升,而尿量仍很少,考虑发生急性肾衰竭,应及时处理。

4.血压、脉搏、末梢循环的观察

血压变化直接标志着休克的病情变化及预后,因此,在发病几小时内应严密观察血压,15～30 分钟一次,待病情稳定后1～2 小时观察一次。若收缩压下降到 10.7 kPa(80 mmHg)以下,脉压小于 2.7 kPa(20 mmHg)或患者原有高血压,血压的数值较原血压下降 2.7～4.0 kPa(20～30 mmHg),要立即通知医师迅速给予处理。

脉搏的快慢取决于心率,其节律是否整齐,也与心搏节律有关,脉搏强弱与心肌收缩力及排血量有关。所以休克时脉搏在某种程度上反映心功能,同时,临床上脉搏的变化,往往早于血压变化。

心源性休克由于心排血量减少,末梢循环灌注量减少,血流留滞,末梢发生发绀,尤其以口唇、黏膜及甲床最明显,四肢也因血运障碍而冰冷,皮肤潮湿。这时,即使血压不低,也应按休克处理。当休克逐步好转时,末梢循环得到改善,发绀减轻,四肢转温。所以末梢的变化也是休克病情变化的一个标志。

5.心电监护的护理

患者入院后立即建立心电监护,通过心电监护可及时发现致命的室速或室颤。当患者入院后一般监测 24～48 小时,有条件可直到休克缓解或心律失常纠正。常用标准Ⅱ导进行监测,必要时描记心电记录。在监测过程中,要严密观察心律、心率的变化,对于频发室早(每分钟 5 个以上)、多源性室早,室早呈二联律、三联律,室性心动过速,R-on-T、R-on-P(室早落在前一个 P 波或 T 波上)立即报告医师,积极配合抢救,准备各种抗心律失常药,随时做好除颤和起搏的准备,分秒必争,以挽救患者的生命。

此外,还必须做好患者的保温工作,防止呼吸道并发症和预防压疮等方面的基础护理工作。

(张良红)

第十节 心源性猝死

一、疾病概述

(一)概念和特点

心源性猝死(sudden cardiac death,SCD)是指急性症状发作后以意识突然丧失为特征的、由心脏原因引起的自然死亡。世界卫生组织将发病 6 小时以内的死亡定为猝死,2007 年美国 ACC 会议上将发病1 小时内的死亡定为猝死。

据统计,全世界每年有数百万人因心源性猝死丧生,占死亡人数的 15%～20%。美国每年有约 30 万人发生心源性猝死,占全部心血管病死亡人数的 50%以上,而且是 20～60 岁男性的首位死因。在我国,心源性猝死也居死亡原因的首位,虽然没有大规模的临床流生病学资料报道,但心源性猝死比例在逐年增高,且随年龄增加发病率也逐渐增高,老年人心源性猝死的概率高达 80%～90%。

心源性猝死的发病率男性较女性高,美国 Framingham 20 年随访冠心病猝死发病率男性为女性的 3.8 倍;北京市的流行病学资料显示,心源性猝死的男性年平均发病率为 10.5/10 万,女性为 3.6/10 万。

(二)相关病理生理

冠状动脉粥样硬化是最常见的病理表现,病理研究显示心源性猝死患者急性冠状动脉内血栓形成的发生率为 15%～64%。陈旧性心梗也是心源性猝死的病理表现,这类患者也可见心肌肥厚、冠状动脉痉挛、心电不稳与传导障碍等病理改变。

心律失常是导致心源性猝死的重要原因,通常包括致命性快速心律失常、严重缓慢性心律失常和心室停顿。致命性快速心律失常导致冠状动脉血管事件、心肌损伤、心肌代谢异常和/或自主神经张力改变等因素相互作用,从而引起的一系列病理生理变化,引发心源性猝死,但其最终作用机制仍无定论。严重缓慢性心律失常和心室停顿的电生理机制是当窦房结和/或房室结功能异常时,次级自律细胞不能承担起心脏的起搏功能,常见于病变弥漫累及心内膜下浦肯野纤维的严重心脏疾病。

非心律失常导致的心源性猝死较少,常由心脏破裂、心脏流入和流出道的急性阻塞、急性心脏压塞等原因导致。心肌电机械分离是指心肌细胞有电兴奋的节律活动,而无心肌细胞的机械收缩,是心源性猝死较少见的原因之一。

(三)病因与危险因素

1.基本病因

绝大多数心源性猝死发生在有器质性心脏病的患者。Braunward 认为心源性猝死的病因有 10 大类:①冠状动脉疾病;②心肌肥厚;③心肌病和心力衰竭;④心肌炎症、浸润、肿瘤及退行性变;⑤瓣膜疾病;⑥先天性心脏病;⑦心电生理异常;⑧中枢神经及神经体液影响的心电不稳;⑨婴儿猝死综合征及儿童猝死;⑩其他。

(1)冠状动脉疾病:主要包括冠心病及其引起的冠状动脉栓塞或痉挛等。而另一些较少见的,如先天性冠状动脉异常、冠状动脉栓塞、冠状动脉炎、冠状动脉机械性阻塞等都是引起心源性猝死的原因。

(2)心肌问题和心力衰竭:心肌的问题引起的心源性猝死常在剧烈运动时发生,其机制认为是心肌电生理异常的作用。慢性心力衰竭患者由于其射血分数较低常常引发猝死。

(3)瓣膜疾病:在瓣膜病中最易引发猝死的是主动脉瓣狭窄,瓣膜狭窄引起心肌突发性、大面积的缺血而导致猝死。梅毒性主动脉炎、主动脉扩张引起主动脉瓣关闭不全时引起的猝死也不少见。

(4)电生理异常及传导系统的障碍:心传导系统异常、Q-T 间期延长综合征、不明或未确定原因的室颤等都是引起心源性猝死的病因。

2.主要危险因素

(1)年龄:从年龄关系而言,心源性猝死有两个高峰期,即出生后至 6 个月内及 45～75 岁。

成年人心源性猝死的发病率随着年龄增长而增长,而老年人是成年人心源性猝死的主要人群。随着年龄的增长,高血压、高血脂、心律失常、糖尿病、冠心病和肥胖的发生率增加,这些危险因素促进了心源性猝死的发生率增加。

(2)冠心病和高血压:在西方国家,心源性猝死约80%是由冠心病及其并发症引起。冠心病患者发生心肌梗死后,左心室射血分数降低是心源性猝死的主要预测因素。高血压是冠心病的主要危险因素,且在临床上两种疾病常常并存。高血压患者左心室肥厚、维持血压应激能力受损,交感神经控制能力下降易出现快速心律失常而导致猝死。

(3)急性心功能不全和心律失常:急性心功能不全患者心脏机械功能恶化时,可出现心肌电活动紊乱,引发心力衰竭患者发生猝死。临床上多种心脏病理类型几乎都是由心律失常恶化引发心源性猝死的。

(4)抑郁:其机制可能是抑郁患者交感或副交感神经调节失衡,导致心脏的电调节失调所致。

(5)时间:美国 Framingham 38 年随访资料显示,猝死发生以 7～10 时和 16～20 时为两个高峰期,这可能与此时生活、工作紧张,交感神经兴奋,诱发冠状动脉痉挛,导致心律失常有关。

(四)临床表现

心源性猝死可分为 4 个临床时期:前驱期、终末事件期、心搏骤停与生物学死亡。

1.前驱期

前驱症状表现形式多样,具有突发性和不可测性,如在猝死前数天或数月,有些患者可出现胸痛、气促、疲乏、心悸等非特异性症状,但也可无任何前驱症状。

2.终末事件期

终末事件期是指心血管状态出现急剧变化到心搏骤停发生前的一段时间,时间从瞬间到 1 小时不等。心源性猝死所定义时间多指该时期持续的时间。其典型表现包括严重胸痛、急性呼吸困难、突发心悸或眩晕等。在猝死前常有心电活动改变,其中以致命性快速心律失常和室性异位搏动为主,少部分以循环衰竭为死亡原因。

3.心搏骤停

心搏骤停后脑血流急剧减少,患者出现意识丧失,伴有局部或全身的抽搐。心搏骤停刚发生时可出现叹息样或短促痉挛性呼吸,随后呼吸停止。皮肤苍白或发绀,瞳孔散大,二便失禁。

4.生物学死亡

从心搏骤停至生物学死亡的时间长短取决于原发病的性质和复苏开始时间。心搏骤停后 4～6 分钟脑部出现不可逆性损害,随后经数分钟发展至生物学死亡。心搏骤停后立即实施心肺复苏和除颤是避免发生生物学死亡的关键。

(五)急救方法

1.识别心搏骤停

在最短时间内判断患者是否发生心搏骤停。

2.呼救

在不影响实施救治的同时,设法通知急救医疗系统。

3.初级心肺复苏

初级心肺复苏即基础生命活动支持,包括人工胸外按压、开放气道和人工呼吸,被简称 CBA 三部曲。如果具备 AED 自动电除颤仪,应联合应用心肺复苏和电除颤。

4.高级心肺复苏

高级心肺复苏即高级生命支持,是在基础生命支持的基础上,应用辅助设备、特殊技术等建立更为有效的通气和血运循环,主要措施包括气管插管、电除颤转复心律、建立静脉通道并给药维护循环等。在这一救治阶段应给予心电、血压、血氧饱和度及呼气末二氧化碳分压监测,必要时还需进行有创血流动力学监测,如动脉血气分析、动脉压、中心动脉压、肺动脉压、肺动脉楔压等。早期电除颤对于救治心搏骤停至关重要,如有条件越早进行越好。心肺复苏的首选药物是肾上腺素,每3~5分钟重复静脉推注1 mg,可逐渐增加剂量到5 mg。低血压时可使用去甲肾上腺素、多巴胺、多巴酚丁胺等,抗心律失常药物常用胺碘酮、利多卡因、β受体阻滞剂等。

5.复苏后处理

处理原则是维护有效循环和呼吸功能,特别是维持脑灌注,预防再次发生心搏骤停,维护水、电解质和酸碱平衡,防治脑水肿、急性肾衰竭和继发感染等,其中重点是脑复苏。

(六)预防

1.识别高危人群、采用相应预防措施

对高危人群,针对其心脏基础疾病采用相应的预防措施能减少心源性猝死的发生率,如对冠心病患者采用减轻心肌缺血、预防心梗或缩小梗死范围等措施;对急性心梗、心梗后充血性心力衰竭的患者应用β受体阻滞剂;对充血性心力衰竭患者应用血管紧张素转换酶抑制剂。

2.抗心律失常

胺碘酮在心源性猝死的二级预防中优于传统的Ⅰ类抗心律失常药物。抗心律失常的外科手术治疗对部分药物治疗效果欠佳的患者有一定的预防心源性猝死的作用。近年研究证明,埋藏式心脏复律除颤器(implantable cardioverter defibrillator,ICD)能改善一些高危患者的预后。

3.健康知识和心肺复苏技能的普及

高危人群尽量避免独居,对其及家属进行相关健康知识和心肺复苏技能普及。

二、护理评估

(一)一般评估

(1)识别心搏骤停:当发现无反应或突然倒地的患者时,首先观察其对刺激的反应,并判断有无呼吸和大动脉搏动。判断心搏骤停的指标包括:意识突然丧失或伴有短阵抽搐;呼吸断续,喘息,随后呼吸停止;皮肤苍白或明显发绀,瞳孔散大,大小便失禁;颈、股动脉搏动消失;心音消失。

(2)患者主诉:胸痛、气促、疲乏、心悸等前驱症状。

(3)相关记录:记录心搏骤停和复苏成功的时间。

(4)复苏过程中须持续监测血压、血氧饱和度,必要时进行有创血流动力学监测。

(二)身体评估

1.头颈部

轻拍肩部呼叫,观察患者反应、瞳孔变化情况,气道内是否有异物。手指于胸锁乳突肌内侧沟中检测颈总动脉搏动(耗时不超过10秒)。

2.胸部

视诊患者胸廓起伏,感受呼吸情况,听诊呼吸音判断自主呼吸恢复情况。

3.其他

观察全身皮肤颜色及肢体活动情况,触诊全身皮肤温湿度等。

（三）心理-社会评估

复苏后应评估患者的心理反应与需求，家庭及社会支持情况，引导患者正确配合疾病的治疗与护理。

（四）辅助检查结果评估

（1）心电图：显示心室颤动或心电停止。

（2）各项生化检查情况和动脉血气分析结果。

（五）常用药物治疗效果的评估

1.血管升压药的评估要点

（1）用药剂量和速度、用药的方法（静脉滴注、注射泵/输液泵泵入）的评估与记录。

（2）血压的评估：患者意识是否恢复，血压是否上升到目标值，尿量、肤色和肢端温度的改变等。

2.抗心律失常药的评估要点

（1）持续监测心电，观察心律和心率的变化，评估药物疗效。

（2）不良反应的评估：应观察用药后不良反应是否发生，如使用胺碘酮可能引起窦性心动过缓、低血压等现象，使用利多卡因可能引起感觉异常、窦房结抑制、房室传导阻滞等。

三、主要护理诊断/问题

（一）循环障碍

与心脏收缩障碍有关。

（二）清理呼吸道无效

与微循环障碍、缺氧和呼吸形态改变有关。

（三）潜在并发症

脑水肿、感染、胸骨骨折等。

四、护理措施

（一）快速识别心搏骤停，正确及时进行心肺复苏和除颤

心源性猝死抢救成功的关键是快速识别心搏骤停和启动急救系统，尽早进行心肺复苏和复律治疗。快速识别是进行心肺复苏的基础，而及时行心肺复苏和尽早除颤是避免发生生物学死亡的关键。

（二）合理饮食

多摄入水果、蔬菜和黑鱼等，可通过改善心律变异性预防心源性猝死。

（三）用药护理

应严格按医嘱用药，并注意观察常用药的疗效和毒副作用，发现问题及时处理等。

（四）心理护理

复苏后部分患者会对曾发生的猝死产生明显的恐惧和焦虑心情，应帮助患者正确评估所面对情况，鼓励患者和积极参与治疗和护理计划的制订，使之了解心源性猝死的高危因素和救治方法。帮助患者建立良好有效的社会支持系统，帮助患者克服恐惧和焦虑的情绪。

（五）健康教育

1.高危人群

对高危人群,如冠心病患者应教育会患者及家属了解心源性猝死早期出现的症状和体征,做到早发现、早诊断、早干预。教会家属基本救治方法和技能,患者外出时随身携带急救物品和救助电话,以方便得到及时救助。

2.用药原则

按时、正确服用相关药物,让患者了解常用药物不良反应及自我观察要点。

五、急救效果的评估

（1）患者意识清醒。

（2）患者恢复自主呼吸和心跳。

（3）患者瞳孔缩小。

（4）患者大动脉搏动恢复。

（张良红）

第十一节 急性心包炎

急性心包炎为心包脏层和壁层的急性炎症,可由细菌、病毒、自身免疫、物理、化学等因素引起,主要病因为风湿热、结核及细菌性感染。近年来,病毒感染、肿瘤、尿毒症及心肌梗死性心包炎发病率明显增多,分为纤维蛋白性和渗出性两种。

一、病因

（一）感染性心包炎

以细菌感染最为常见,尤其是结核菌和化脓菌感染,其他病菌有病毒、肺炎支原体、真菌和寄生虫等。

（二）非感染性心包炎

以风湿性为最常见,其他有心肌梗死、尿毒症性、结缔组织病性、变态反应性、肿瘤性、放射线性和乳糜性等。临床上以结核性、风湿性、化脓性和急性非特异性心包炎较为多见。

二、临床表现

（一）心前区疼痛

心前区疼痛为主要症状,多见于急性非特异性心包炎和感染性心包炎,可位于心前区,放射到颈部、左肩、左臂及左肩胛骨。疼痛也可呈压榨样。

（二）呼吸困难

呼吸困难是心包积液时最突出的症状。严重时可有端坐呼吸、身体前倾、呼吸浅速、面色苍白、发绀。

（三）心包摩擦音

正常特异性征象,以胸骨左缘第3、第4肋间听诊最为明显。渗出性心包炎心脏叩诊浊音界向两侧增大为绝对浊音区,心律快,心尖冲动弱,心音低而遥远,大量心包积液时可出现心包积液征。可出现奇脉、颈静脉怒张、肝大、腹水及下肢水肿等。

三、诊断要点

根据心前区疼痛、呼吸困难、全身中毒症状,以及心包摩擦音、心音遥远等临床征象,结合心电图、X线表现和超声心动图等检查,便可确诊。

四、治疗

如结核性心包炎应给予抗结核治疗,总疗程不少于半年至1年;化脓性心包炎除使用足量、有效的抗生素外,应早期施行心包切开引流术;风湿性心包炎主要是抗风湿治疗;急性非特异性心包炎目前常采用抗生素及皮质激素合并治疗。心包渗液较多且心脏受压明显者,可行心包穿刺,以解除心包压塞症状。

五、评估要点

（一）一般情况

观察生命体征有无异常,询问有无过敏史、家族史、有无发热、消瘦等,了解患者对疾病的认识。

（二）专科情况

(1)呼吸困难的程度、肺部啰音的变化。

(2)心前区疼痛的性质、部位及其变化,是否可闻及心包摩擦音。

(3)是否有颈静脉怒张、肝大、下肢水肿等心功能不全的表现。

(4)是否有心包积液征:左肩胛骨下出现浊音及左肺受压时引起的支气管呼吸音。心脏叩诊的性质。

（三）实验室及其他检查

1.心电图

改变主要由心外膜下心肌受累而引起,常规导联出现弓背向下的ST段抬高,T波倒置;心包渗液时可有QRS波群低电压。

2.超声心动图

超声心动图是简而易行的可靠方法,可见液性暗区。

3.心包穿刺

证实心包积液的存在,并进一步确定积液的性质及药物治疗,主要适用于心脏压塞和未能明确病因的渗出性心包炎。

六、护理诊断

（一）气体交换受损

与肺淤血、肺或支气管受压症有关。

（二）疼痛

心前区痛与心包炎有关。

（三）体温过高

与细菌、病毒等因素导致急性炎症反应有关。

（四）活动无耐力

与心排血量减少有关。

七、护理措施

（1）给予氧气吸入，充分休息，保持情绪稳定，注意防寒保暖，防止呼吸道感染。

（2）给予高热量、高蛋白、高维生素易消化饮食，限制钠盐摄入。

（3）帮助患者采取半卧位或前倾坐位，保持舒适。

（4）记录心包抽液的量、性质，按要求留标本送检。

（5）控制输液滴速，防止加重心脏负荷。

（6）加强巡视，及早发现心包压塞的症状，如心动过速、血压下降等。

（7）遵医嘱给予抗菌、抗结核、抗肿瘤等药物治疗，密切观察药物不良反应。

（8）应用止痛药物时，观察止痛药物的疗效。

八、应急措施

出现心包压塞征象时，保持患者平卧位；迅速建立静脉通路，遵医嘱给予升压药；密切观察生命体征的变化，准备好抢救物品；配合医师做好紧急心包穿刺。

九、健康教育

（1）嘱患者应注意充分休息，避免剧烈运动，加强营养。注意防寒保暖，防止呼吸道感染。

（2）告诉患者应坚持足够疗程的药物治疗，勿擅自停药。

（3）对缩窄性心包炎的患者应讲明行心包剥离术的重要性，解除其顾虑，尽早接受手术治疗。

（张良红）

第十二节　急性心肌梗死

急性心肌梗死（acute myocardial infarction，AMI）是急性心肌缺血性坏死。是在冠状动脉病变的基础上，发生冠状动脉血供急剧减少或中断，使相应的心肌严重而持久地急性缺血所致。原因通常是在冠状动脉粥样硬化病变的基础上继发血栓形成所致。非动脉粥样硬化所导致的心肌梗死可由感染性心内膜炎、血栓脱落、主动脉夹层形成、动脉炎等引起。

本病在欧美常见，20 世纪 50 年代美国本病死亡率＞300/10 万人口，70 年代以后降到＜200/10 万人口。美国 35～84 岁人群中年发病率男性为 71‰，女性为 22‰；每年约有 80 万人发生心肌梗死，45 万人再梗死。在我国本病远不如欧美多见，70 年代和 80 年代北京、河北、哈尔滨、黑龙江、上海、广州等省市年发病率仅 0.2‰～0.6‰，其中以华北地区最高。

一、病因和发病机制

急性心肌梗死绝大多数（90％以上）是由于冠状动脉粥样硬化所致。由于冠状动脉有弥漫而广泛的粥样硬化病变，使管腔有＞75％的狭窄，侧支循环尚未充分建立，在此基础上一旦由于管腔内血栓形成、劳力、情绪激动、休克、外科手术或血压剧升等诱因而导致血供进一步急剧减少或中断，使心肌严重而持久急性缺血达1小时以上，即可发生心肌梗死。

冠状动脉闭塞后约半小时，心肌开始坏死，1小时后心肌凝固性坏死，心肌间质充血、水肿、炎性细胞浸润。以后坏死心肌逐渐溶解，形成肌溶灶，随后渐有肉芽组织形成，坏死组织有1周后开始吸收，逐渐纤维化，在6～8周形成瘢痕而愈合，即为陈旧性心肌梗死。坏死心肌波及心包可引起心包炎。心肌全层坏死，可产生心室壁破裂，游离壁破裂或室间隔穿孔，也可引起乳头肌断裂。若仅有心内膜下心肌坏死，在心室腔压力的冲击下，外膜下层向外膨出，形成室壁膨胀瘤，造成室壁运动障碍甚至矛盾运动，严重影响左心室射血功能。冠状动脉可有一支或几支闭塞而引起所供血区部位的梗死。

急性心肌梗死时，心脏收缩力减弱，顺应性减低，心肌收缩不协调，心排血量下降，严重时发生泵衰竭、心源性休克及各种心律失常，病死率高。

二、病理生理

主要出现左心室舒张和收缩功能障碍的一些血流动力学变化，其严重度和持续时间取决于梗死的部位、程度和范围。当心脏收缩力减弱、顺应性减低、心肌收缩不协调时，左心室压力曲线最大上升速度（dp/dt）减低，左心室舒张末期压增高、舒张和收缩末期容量增多。射血分数减低，心搏血量和心排血量下降，心率增快或有心律失常，血压下降，静脉血氧含量降低。心室重构出现心壁厚度改变、心脏扩大和心力衰竭（先左心衰竭然后全心衰竭），可发生心源性休克。右心室梗死在心肌梗死患者中少见，其主要病理生理改变是右心衰竭的血流动力学变化，右心房压力增高，高于左心室舒张末期压，心排血量减低，血压下降。

急性心肌梗死引起的心力衰竭称为泵衰竭，按 Killip 分级法可分为：Ⅰ级尚无明显心力衰竭；Ⅱ级有左心衰竭，肺部啰音＜50％肺野；Ⅲ级有急性肺水肿，全肺闻及大、小、干、湿、啰音；Ⅳ级有心源性休克等不同程度或阶段的血流动力学变化。心源性休克是泵衰竭的严重阶段。但如兼有肺水肿和心源性休克则情况最严重。

三、临床表现

（一）病史

发病前常有明显诱因，如精神紧张、情绪激动、过度体力活动、饱餐、高脂饮食、糖尿病未控制、感染、手术、大出血、休克等。少数在睡眠中发病。有半数以上的患者过去有高血压及心绞痛史。部分患者则无明确病史及先兆表现，首次发展即是急性心肌梗死。

（二）症状

1.先兆症状

急性心肌梗死多突然发病，少数患者起病症状轻微。1/2～2/3的患者起病前1～2天至1～2周或更长时间有先兆症状，其中最常见的是稳定型心绞痛转变为不稳定型；或既往无心绞痛，突然出现心绞痛，且发作频繁，程度较重，用硝酸甘油难以缓解，持续时间较长。伴恶心、呕吐、血压剧烈波动。心电图显示 ST 段一时性明显上升或降低，T 波倒置或增高。这些先兆症状如诊断及时，治疗得当，约半数以上患者可免于发生心肌梗死；即使发生，症状也较轻，预后较好。

2.胸痛

胸痛为最早出现而突出的症状。其性质和部位多与心绞痛相似，但常发生于安静或睡眠时，程度更为剧烈，呈难以忍受的压榨、窒息，甚至"濒死感"，伴有大汗淋漓及烦躁不安。持续时间可长达 1～2 小时甚至 10 小时以上，或时重时轻达数天之久。用硝酸甘油无效，需用麻醉性镇痛药才能减轻。疼痛部位多在胸骨后，但范围较为广泛，常波及整个心前区，约 10％的病例波及剑突下及上腹部或颈、背部，偶尔到下颌、咽部及牙齿处。约 25％病例无明显的疼痛，多见于老年、糖尿病（由于感觉迟钝）或神志不清患者，或有急性循环衰竭者，疼痛被其他严重症状所掩盖。15％～20％病例在急性期无症状。

3.心律失常

见于 75％～95％的患者，多发生于起病后 1～2 天，而以 24 小时内最多见。经心电图观察可出现各种心律失常，可伴乏力、头晕、晕厥等症状，且为急性期引起死亡的主要原因之一。其中最严重的心律失常是室性异位心律（包括频发性期前收缩、阵发性心动过速和颤动）。频发（＞5 次/分），多源，成对出现，或 R 波落在 T 波上的室性早搏可能为心室颤动的先兆。房室传导阻滞和束支传导阻滞也较多见，严重者可出现完全性房室传导阻滞。室上性心律失常则较少见，多发生于心力衰竭患者。前壁心肌梗死易发生室性心律失常，下壁（膈面）梗死易发生房室传导阻滞。

4.心力衰竭

主要是急性左心衰竭，发病率为 32％～48％，为心肌梗死后收缩力减弱或不协调所致，可出现呼吸困难、咳嗽、烦躁及发绀等症状。严重时两肺满布湿啰音，形成肺水肿，进一步则导致右心衰竭。右心室心肌梗死者可一开始就出现右心衰竭，并伴血压下降。

5.低血压和休克

仅于疼痛剧烈时血压下降，未必是休克。但如疼痛缓解而收缩压仍低于 10.7 kPa（80 mmHg），伴有烦躁不安、大汗淋漓、脉搏细快、尿量减少（＜20 mL/h）、神志恍惚甚至晕厥时，则为休克，主要为心源性，由于心肌广泛坏死、心排血量急剧下降所致。而神经反射引起的血管扩张尚属次要，有些患者还有血容量不足的因素参与。

6.胃肠道症状

疼痛剧烈时，伴有频繁的恶心呕吐、上腹胀痛、肠胀气等，与迷走神经张力增高有关。

7.全身症状

体征包括：主要是发热，一般在发病后 1～3 天出现，体温 38 ℃左右，持续约 1 周。

（三）体征

体征包括：①约半数患者心浊音界轻度至中度增大，有心力衰竭时较显著。②心率多增快，少数可减慢。③心尖区第一心音减弱，有时伴有第三或第四心音奔马律。④10％～20％的患者在病后2～3 天出现心包摩擦音，多数在几天内又消失，是坏死波及心包面引起的反应性纤维蛋白性心包炎所致。⑤心尖区可出现粗糙的收缩期杂音或收缩中晚期喀喇音，为二尖瓣乳头肌功能失调或断裂所致。⑥可听到各种心律失常的心音改变。⑦常见到血压下降到正常以下（病前高血压者血压可降至正常），且可能不再恢复到起病前水平。⑧还可伴有休克、心力衰竭的相应体征。

(四)并发症

心肌梗死除可并发心力衰竭及心律失常外,还可有下列并发症。

1.动脉栓塞

主要为左心室壁血栓脱落所引起。根据栓塞的部位,可能产生脑部或其他部位的相应症状,常在起病后1～2周发生。

2.心室壁瘤

梗死部位在心脏内压的作用下,显著膨出。心电图常示持久的 ST 段持续抬高。

3.心肌破裂

少见。常在发病1周内出现,患者常突然心力衰竭甚至休克造成死亡。

4.乳头肌功能不全

乳头肌功能不全的病变可分为坏死性与纤维性二种,在发生心肌梗死后,心尖区突然出现响亮的全收缩期杂音,第一心音减低。

5.心肌梗死后综合征

发病率约为 10%,于心肌梗死后数周至数月内出现,可反复发生,表现为发热、胸痛、心包炎、胸膜炎或肺炎等症状、体征,可能为机体对坏死物质的变态反应。

四、诊断要点

(一)诊断标准

诊断 AMI 必须至少具备以下标准中的两条。

(1)缺血性胸痛的临床病史,疼痛常持续 30 分钟以上。

(2)心电图的特征性改变和动态演变。

(3)心肌坏死的血清心肌标记物浓度升高和动态变化。

(二)诊断步骤

对疑为 AMI 的患者,应争取在 10 分钟内完成。

(1)临床检查(问清缺血性胸痛病史,如疼痛性质、部位、持续时间、缓解方式、伴随症状;查明心、肺、血管等的体征)。

(2)描记 18 导联心电图(常规 12 导联加 V_7～V_9,V_{3R}～V_{5R}),并立即进行分析、判断。

(3)迅速进行简明的临床鉴别诊断后作出初步诊断(老年人突发原因不明的休克、心力衰竭、上腹部疼痛伴胃肠道症状、严重心律失常或较重而持续性胸痛或胸闷,应慎重考虑有无本病的可能)。

(4)对病情作出基本评价并确定即刻处理方案。

(5)继之尽快进行相关的诊断性检查和监测,如血清心肌标记物浓度的检测,结合缺血性胸痛的临床病史、心电图的特征性改变,作出 AMI 的最终诊断。此外,尚应进行血常规、血脂、血糖、凝血时间、电解质等检测,二维超声心动图检查,床旁心电监护等。

(三)危险性评估

(1)伴下列任一项者,如高龄(>70 岁)、既往有心肌梗死史、心房颤动、前壁心肌梗死、心源性休克、急性肺水肿或持续低血压等可确定为高危患者。

(2)病死率随心电图 ST 段抬高的导联数的增加而增加。

(3)血清心肌标记物浓度与心肌损害范围呈正相关,可助估计梗死面积和患者预后。

五、鉴别诊断

(一)不稳定型心绞痛

疼痛的性质、部位与心肌梗死相似,但发作持续时间短、次数频繁、含服硝酸甘油有效。心电图的改变及酶学检查是与心肌梗死鉴别的主要依据。

(二)急性肺动脉栓塞

大块的栓塞可引起胸痛、呼吸困难、咯血、休克,但多出现右心负荷急剧增加的表现如有心室增大,P_2 亢进、分裂和有心力衰竭体征。无心肌梗死时的典型心电图改变和血清心肌酶的变化。

(三)主动脉夹层

该病也具有剧烈的胸痛,有时出现休克,其疼痛常为撕裂样,一开始即达高峰,多放射至背部、腹部、腰部及下肢。两上肢的血压和脉搏常不一致是本病的重要体征。可出现主动脉瓣关闭不全的体征,心电图和血清心肌酶学检查无 AMI 时的变化。X 线和超声检查可出现主动脉明显增宽。

(四)急腹症

急性胆囊炎、胆石症、急性坏死性胰腺炎、溃疡病穿孔等常出现上腹痛及休克的表现,但应有相应的腹部体征,心电图及影像、酶学检查有助于鉴别。

(五)急性心包炎

尤其是非特异性急性心包炎,也可出现严重胸痛、心电图 ST 段抬高,但该病发病前常有上呼吸道感染,呼吸和咳嗽时疼痛加重,早期即有心包摩擦音。无心电图的演变及酶学异常。

六、处理

(一)治疗原则

改善冠状动脉血液供给,减少心肌耗氧,保护心脏功能,挽救因缺血而濒死的心肌,防止梗死面积扩大,缩小心肌缺血范围,及时发现、处理、防治严重心律失常、泵衰竭和各种并发症,防止猝死。

(二)院前急救

流行病学调查发现,50%的患者发病后 1 小时在院外猝死,死因主要是可救治的心律失常。因此,院前急救的重点是尽可能缩短患者就诊延误的时间和院前检查、处理、转运所用的时间;尽量帮助患者安全、迅速地转送到医院;尽可能及时给予相关急救措施,如嘱患者停止任何主动性活动和运动,舌下含化硝酸甘油,高流量吸氧,镇静止痛(吗啡或哌替啶),必要时静脉注射或滴注利多卡因,或给予除颤治疗和心肺复苏;缓慢性心律失常给予阿托品肌内注射或静脉注射;及时将患者情况通知急救中心或医院,在严密观察、治疗下迅速将患者送至医院。

(三)住院治疗

急诊室医师应力争在 10~20 分钟完成病史、临床检数记录 18 导联心电图,尽快明确诊断。对 ST 段抬高者应在 30 分钟内收住冠心病监护病房(CCU)并开始溶栓,或在 90 分钟内开始行急诊 PTCA 治疗。

1.休息

患者应卧床休息,保持环境安静,减少探视,防止不良刺激。

2.监测

在冠心病监护室进行心电图、血压和呼吸的监测5～7天,必要时进行床旁血流动力学监测,以便于观察病情和指导治疗。

3.护理

第一周完全卧床,加强护理,对进食、漱洗、大小便、翻身等,都需要别人帮助。第二周可从床上坐起,第3～4周可逐步离床和室内缓步走动。但病重或有并发症者,卧床时间宜适当延长。食物以易消化的流质或半流质为主,病情稳定后逐渐改为软食。便秘3天者可服轻泻剂或用甘油栓等,必须防止用力大便造成病情突变。焦虑、不安患者可用地西泮等镇静剂。禁止吸烟。

4.吸氧

在急性心肌梗死早期,即便未合并有左侧心力衰竭或肺疾病,也常有不同程度的动脉低氧血症。其原因可能由于细支气管周围水肿,使小气道狭窄,增加小气道阻力,气流量降低,局部换气量减少,特别是两肺底部最为明显。有些患者虽未测出动脉低氧血症,由于增加肺间质液体,肺顺应性一过性降低,而有气短症状。因此,应给予吸氧,通常在发病早期用鼻塞给氧24～48小时,3～5 L/min。有利于氧气运送到心肌,可能减轻气短、疼痛或焦虑症状。在严重左侧心力衰竭、肺水肿和并有机械并发症的患者,多伴有严重低氧血症,需面罩加压给氧或气管插管并机械通气。

5.补充血容量

心肌梗死患者,由于发病后出汗,呕吐或进食少,以及应用利尿药等因素,引起血容量不足和血液浓缩,从而加重缺血和血栓形成,有导致心肌梗死面积扩大的危险。因此,如每天摄入量不足,应适当补液,以保持出入量的平衡。

6.缓解疼痛

AMI时,剧烈胸痛使患者交感神经过度兴奋,产生心动过速、血压升高和心肌收缩力增强,从而增加心肌耗氧量。并易诱发快速性室性心律失常,应迅速给予有效镇痛药。本病早期疼痛是难以区分坏死心肌疼痛和可逆性心肌缺血疼痛,二者常混杂在一起。先予含服硝酸甘油,随后静脉滴注硝酸甘油,如疼痛不能迅速缓解,应即用强的镇痛药,吗啡和派替啶最为常用。吗啡是解除急性心肌梗死后疼痛最有效的药物。其作用于中枢阿片受体而发挥镇痛作用,并阻滞中枢交感神经冲动的传出,导致外周动、静脉扩张,从而降低心脏前后负荷及心肌耗氧量。通过镇痛,减轻疼痛引起的应激反应,使心率减慢。1次给药后10～20分钟发挥镇痛作用,1～2小时作用最强,持续4～6小时。通常静脉注射吗啡5～10 mg,必要时每1～2小时重复1次,总量不宜超过15 mg。吗啡治疗剂量时即可发生不良反应,随剂量增加,发生率增加。不良反应有恶心、呕吐、低血压和呼吸抑制。其他不良反应有眩晕,嗜睡,表情淡漠,注意力分散等。一旦出现呼吸抑制,可每隔3分钟静脉注射纳洛酮有拮抗吗啡的作用,剂量为0.4 mg,总量不超过1.2 mg。一般用药后呼吸抑制症状可很快消除,必要时采用人工辅助呼吸。派替啶有消除迷走神经作用和镇痛作用,其血流动力学作用与吗啡相似,75 mg派替啶相当于10 mg吗啡,不良反应有致心动过速和呕吐作用,但较吗啡轻。可用阿托品0.5 mg对抗之。临床上可肌内注射25～75 mg,必要时2～3小时重复,过量出现麻醉作用和呼吸抑制,当引起呼吸抑制时,也可应用纳洛酮治疗。对重度烦躁者可应用冬眠疗法,经肌内注射派替啶25 mg异丙嗪(非那根)12.5 mg,必要时4～6小时重复1次。

中药可用复方丹参滴丸,麝香保心丸口服,或复方丹参注射液16 mL加入5%葡萄糖液

250～500 mL 中静脉滴注。

（四）再灌注心肌

起病 3～6 小时,使闭塞的冠状动脉再通,心肌得到再灌注,濒临坏死的心肌可能得以存活或使坏死范围缩小,预后改善,是一种积极的治疗措施。

1.急诊溶栓治疗

溶栓治疗治疗原理是针对急性心肌梗死发病的基础,即大部分穿壁性心肌梗死是由于冠状动脉血栓性闭塞引起的。血栓是由于凝血酶原在异常刺激下被激活,形成凝血酶,使纤维蛋白原转化为纤维蛋白,然后与其他有形成分如红细胞、血小板一起形成的。机体内存在一个纤维蛋白溶解系统,它是由纤维蛋白溶解原和内源性或外源性激活物组成的。在激活物的作用下,纤维蛋白溶酶原被激活,形成纤维蛋白溶酶,它可以溶解稳定的纤维蛋白血栓,还可以降解纤维蛋白原,促使纤维蛋白裂解、使血栓溶解。但是纤维蛋白溶酶的半衰期很短,要想获得持续的溶栓效果,只有依靠连续输入外源性补给激活物的办法。现在临床常用的纤溶激活物有两大类,一类为非选择性纤溶剂,如链激酶、尿激酶。它们除了激活与血栓相关的纤维蛋白溶酶原外,还激活循环中的纤溶酶原,导致全身的纤溶状态,因此可以引起出血合并症。另一类为选择性纤溶剂,有重组组织型纤溶酶原激活剂(rt-PA),单链尿激酶型纤溶酶原激活剂及乙酰化纤溶酶原-链激酶激活剂复合物。它们选择性的激活与血栓有关的纤溶酶原,而对循环中的纤溶酶原仅有中等度的作用。这样可以避免或减少出血合并症的发生。

(1)溶栓疗法的适应证:①持续性胸痛超过半小时,含服硝酸甘油片后症状不能缓解;②相邻两个或更多导联 ST 段抬高＞0.2 mV;③发病 12 小时内,或虽超过 6 小时,患者仍有严重胸痛,并且 ST 段抬高的导联有 R 波者,也可考虑溶栓治疗。

(2)溶栓治疗的禁忌证:①近 10 天内施行过外科手术者,包括活检、胸腔或腹腔穿刺和心脏体外按压术等;②10 天内进行过动脉穿刺术者;③颅内病变,包括出血、梗死或肿瘤等;④有明显出血或潜在的出血性病变,如溃疡性结肠炎、胃十二指肠溃疡或有空洞形成的肺部病变;⑤有出血性或脑栓死倾向的疾病,如各种出血性疾病、肝肾疾病、心房纤颤、感染性心内膜炎、收缩压＞24.0 kPa(180 mmHg),舒张压＞14.7 kPa(110 mmHg)等;⑥妊娠期或分娩后前 10 天;⑦在半年至 1 年内进行过链激酶治疗者;⑧年龄＞65 岁,因为高龄患者溶栓疗法引起颅内出血者多,而且冠脉再通率低于中年。

(3)溶栓治疗常用药物:①链激酶(Streptokinase SK)是 C 类乙型链球菌产生的酶,在体内将前活化素转变为活化素,后者将纤溶酶原转变为纤溶酶。有抗原性,用前需做皮肤过敏试验。静脉滴注常用量为(5～15)×10^5 U 加入 5％葡萄糖液 100 mL 内,在 60 分钟内滴完,后每小时给予 10×10^4 U,滴注 24 小时。治疗前半小时肌内注射异丙嗪 25 mg,加少量(2.5～5 mg)地塞米松同时滴注可减少变态反应的发生。用药前后进行凝血方面的化验检查,用量大时尤应注意出血倾向。冠脉内注射时先做冠脉造影,经导管向闭塞的冠状动脉内注入硝酸甘油 0.2～0.5 mg,后注入 SK 2×10^4 万 U,继之每分钟(2～4)×10^3 U,共 30～90 分钟至再通后继用每分钟 2×10^3 U 30～60 分钟。患者胸痛突然消失,ST 段恢复正常,心肌酶峰值提前出现为再通征象,可每分钟注入 1 次造影剂观察是否再通。②尿激酶(Urokinase UK)作用于纤溶酶原使之转变为纤溶酶。本品无抗原性,作用较 SK 弱。(15～20)×10^5 U 静脉滴注 30 分钟滴完。冠状动脉内应用时每分钟 6×10^3 U 持续 1 小时以上至溶栓后再维持 0.5～1 小时。③组织型重组纤维蛋白溶酶原激活剂(rt-PA)对血凝块有选择性,故疗效高于 SK。冠脉内滴注 0.375 mg/kg,持续45 分钟。静脉滴注用量为 0.75 mg/kg,持续 90 分钟。④其他制剂还有单链尿激酶型纤维蛋白溶酶原激活剂,异化纤维蛋白溶酶原链激酶激活剂复合物等。

以上溶栓剂的选择:文献资料显示,用药 2～3 小时的开通率 rt-PA 为 65%～80%,SK 为 65%～75%,UK 为 50%～68%,APSAC 为 68%～70%。究竟选用哪一种溶栓剂,不能根据以上的数据武断的选择,而应根据患者的病变范围、部位、年龄、起病时间的长短及经济情况等因素选择。比较而言,如患者年轻(年龄小于 45 岁)、大面积前壁 AMI、到达医院时间较早(2 小时内)、无高血压,应首选 rt-PA。如果年龄较大(大于 70 岁)、下壁 AMI、有高血压,应选 SK 或 UK。由于 APSAC 的半衰期最长(70～120 分钟),因此它可在患者家中或救护车上一次性快速静脉注射;rt-PA 的半衰期最短(3～4 分钟),需静脉持续滴注 90～180 分钟;SK 的半衰期为 18 分钟,给药持续时间为 60 分钟;UK 半衰期为 40 分钟,给药时间为 30 分钟。SK 与 APSAC 可引起低血压和变态反应,UK 与 rt-PA 无这些不良反应。rt-PA 需要联合使用肝素,SK、UK、APSAC 除具有纤溶作用外,还有明显的抗凝作用,不需要积极使用静脉肝素。另外,rt-PA 价格较贵,SK、UK 较低廉。以上这些因素在临床选用溶栓剂时应予以考虑。

(4)溶栓治疗的并发症。①出血。轻度出血:皮肤、黏膜、肉眼及显微镜下血尿、或小量咯血、呕血等(穿刺或注射部位少量瘀斑不作为并发症)。重度出血:大量咯血或消化道大出血,腹膜后出血等引起失血性休克或低血压,需要输血者。危及生命部位的出血:颅内、蛛网膜下腔、纵隔内或心包出血。②再灌注心律失常:注意其对血流动力学的影响。③一过性低血压及其他的变态反应。

2.经皮腔内冠状动脉成形术(PTCA)

(1)直接 PTCA(direct PTCA):急性心肌梗死发病后直接做 PTCA。指征:静脉溶栓治疗有禁忌证者;合并心源性休克者(急诊 PTCA 挽救生命是作为首选治疗);诊断不明患者,如急性心肌梗死病史不典型或左束支传导阻滞(LBBB)者,可从直接冠状动脉造影和 PTCA 中受益;有条件在发病后数小时内行 PTCA 者。

(2)补救性 PTCA(rescue PTCA):在发病 24 小时,静脉溶栓治疗失败,患者胸痛症状不缓解时,行急诊 PTCA,以挽救存活的心肌,限制梗死面积进一步扩大。

(3)半择期 PTCA(semi-elective PTCA):溶栓成功患者在梗死后 7～10 天,有心肌缺血指征或冠脉再闭塞者。

(4)择期 PTCA(elective PTCA):在急性心肌梗死后 4～6 周,用于再发心绞痛或有心肌缺血客观指征,如运动试验、动态心电图、^{201}Tl 运动心肌断层显像等证实有心肌缺血。

(5)冠状动脉旁路移植术(CABG):适用于溶栓疗法及 PTCA 无效,而仍有持续性心肌缺血;急性心肌梗死合并有左心房室瓣关闭不全或室间隔穿孔等机械性障碍需要手术矫正和修补,同时进行 CABG;多支冠状动脉狭窄或左冠状动脉主干狭窄。

(五)缩小梗死面积

AMI 是心肌氧供/氧需的严重失衡,纠正这种失衡,就能挽救濒死的心肌,限制梗死的扩大,有效地减少并发症和改善患者的预后。控制心律失常,适当补充血容量和治疗心力衰竭,均有利于减少梗死区。目前多主张采用以下几种。

1.扩血管药物

扩血管药物必须应用于梗死初期的发展阶段,即起病后 4～6 小时之内。一般首选硝酸甘油静脉滴注或异山梨酯舌下含化,也可在皮肤上用硝酸甘油贴片或软膏。使用时应注意:静脉给药时,最好有血流动力学监测,当肺动脉楔嵌压小于 2～2.4 kPa,动脉压正常或增高时,其疗效较好,反之,则可使病情恶化;应从小剂量开始,在应用过程中保持肺动脉楔嵌压不低于 2 kPa(2～2.4 kPa),且动脉压不低于正常低限,以保证必需的冠状动脉灌注。

2.β受体阻滞剂

大量临床资料表明,在 AMI 发生后的 4～12 小时,给普萘洛尔或阿普洛尔、阿替洛尔、美托洛尔等药治疗(最好是早期静脉内给药),常能达到明显降低患者的最高血清酶(CPK、CK-MB等)水平,提示有限制梗死范围扩大的作用。但因这些药的负性肌力、负性频率作用,临床应用时,当心率低于每分钟 60 次,收缩压≤14.6 kPa,有心力衰竭及下壁心梗者应慎用。

3.右旋糖酐-40 及复方丹参等活血化瘀药物

一般可选用右旋糖酐-40 每天静脉滴注 250～500 mL,7～14 天为 1 个疗程。在右旋糖酐-40 内加入活血化瘀药物,如血栓通 4～6 mL、川芎嗪 80～160 mg 或复方丹参注射液 12～30 mL,疗效更佳。心功能不全者右旋糖酐-40 者慎用。

4.极化液(GIK)

可减少心肌坏死,加速缺血心肌的恢复。但近年因其效果不显著,已趋向不用,仅用于 AMI 伴有低血容量者。其他改善心肌代谢的药物有维生素 C(3～4 g)、辅酶 A(50～100 U)、肌苷(0.2～0.6 g)、维生素 B_6(50～100 mg),每天 1 次静脉滴注。

5.其他

有人提出用大量激素(氢化可的松 150 mg/kg)或透明质酸酶(每次 500 U/kg,每 6 小时1 次,日 4 次),或用钙通道阻滞剂(硝苯地平 20 mg,每 4 小时 1 次)治疗 AMI,但对此分歧较大,尚无统一结论。

(六)严密观察,及时处理并发症

1.左心功能不全

AMI 时左心功能不全因病理生理改变的程度不同,可表现轻度肺淤血、急性左心衰竭(肺水肿)、心源性休克。

(1)急性左心衰竭(肺水肿)的治疗:可选用吗啡、利尿剂(呋塞米等)、硝酸甘油(静脉滴注),尽早口服 ACEI 制剂(以短效制剂为宜)。肺水肿合并严重高血压时应静脉滴注硝普钠,由小剂量(10 μg/min)开始,据血压调整剂量。伴严重低氧血症者可行人工机械通气治疗。洋地黄制剂在 AMI 发病 24 小时内不主张使用。

(2)心源性休克:在严重低血压时应静脉滴注多巴胺 5～15 μg/(kg·min),一旦血压升至12.0 kPa(90 mmHg)以上,则可同时静脉滴注多巴酚丁胺 3～10 μg/(kg·min),以减少多巴胺用量。如血压不升应使用大剂量多巴胺[≥15 μg/(kg·min)]。大剂量多巴胺无效时,可静脉滴注去甲肾上腺素 2～8 μg/min。轻度低血压时,可用多巴胺或与多巴酚丁胺合用。药物治疗无效者,应使用主动脉内球囊反搏(IABP)。AMI 合并心源性休克提倡 PTCA 再灌注治疗。中药可酌情选用独参汤、参附汤、生脉散等。

2.抗心律失常

急性心肌梗死有 90％以上出现心律失常,绝大多数发生在梗死后 72 小时内,不论是快速性或缓慢性心律失常,对急性心肌梗死患者均可引起严重后果。因此,及早发现心律失常,特别是严重的心律失常前驱症状,并给予积极的治疗。

(1)对出现室性早搏的急性心肌梗死患者,均应严密心电监护及处理。频发的室性早搏或室速,应以利多卡因 50～100 mg 静脉注射,无效时 5～10 分钟可重复,控制后以每分钟 1～3 mg 静脉滴注维持,情况稳定后可改为药物口服;美西律 150～200 mg,普鲁卡因胺 250～500 mg,溴苄胺100～200 mg等,6 小时 1 次维持。

(2)对已发生室颤应立即行心肺复苏术,在进行心脏按压和人工呼吸的同时争取尽快实行电除颤,一般首次即采取较大能量(200～300 J)争取 1 次成功。

(3)对窦性心动过缓如心率小于每分钟 50 次,或心率在每分钟 50～60 次但合并低血压或室性心律失常,可以阿托品每次 0.3～0.5 mg 静脉注射,无效时 5～10 分钟重复,但总量不超过 2 mg。也可以氨茶碱0.25 g或异丙基肾上腺素 1 mg 分别加入 300～500 mL 液体中静脉滴注,但这些药物有可能增加心肌氧耗或诱发室性心律失常,故均应慎用。以上治疗无效症状严重时可采用临时起搏措施。

(4)对房室传导阻滞一度和二度量型者,可应用肾上腺皮质激素、阿托品、异丙肾上腺素治疗,但应注意其不良反应。对三度及二度Ⅱ型者宜行临时心脏起搏。

(5)对室上性快速心律失常可选用 β 阻滞剂、洋地黄类(24 小时内尽量不用)、维拉帕米、胺碘酮、奎尼丁、普鲁卡因胺等治疗,对阵发性室上性、房颤及房扑药物治疗无效可考虑直流同步电转复或人工心脏起搏器复律。

3.机械性并发症的处理

(1)心室游离壁破裂:可引起急性心包压塞致突然死亡,临床表现为电机械分离或心脏停搏,常因难以即时救治而死亡。亚急性心脏破裂应积极争取冠状动脉造影后行手术修补及血管重建术。

(2)室间隔穿孔:伴血流动力学失代偿者,提倡在血管扩张剂和利尿剂治疗及 IABP 支持下,早期或急诊手术治疗。如穿孔较小,无充血性心力衰竭,血流动力学稳定,可保守治疗,6 周后择期手术。

(3)急性二尖瓣关闭不全:急性乳头肌断裂时突发左心衰竭和/或低血压,主张用血管扩张剂、利尿剂及 IABP 治疗,在血流动力学稳定的情况下急诊手术。因左心室扩大或乳头肌功能不全者,应积极应用药物治疗心力衰竭,改善心肌缺血并行血管重建术。

(七)恢复期处理

住院 3～4 周后,如病情稳定,体力增进,可考虑出院。近年主张出院前作症状限制性运动负荷心电图、放射性核素和/或超声显像检查,如显示心肌缺血或心功能较差,宜行冠状动脉造影检查考虑进一步处理。心室晚电位检查有助于预测发生严重室性心律失常的可能性。

七、护理

(一)护理评估

1.病史

发病前常有明显诱因,如精神紧张、情绪激动、过度体力活动、饱餐、高脂饮食、糖尿病未控制、感染、手术、大出血、休克等。少数在睡眠中发病。约有半数以上的患者过去有高血压及心绞痛史。部分患者则无明确病史及先兆表现,首次发展即是急性心肌梗死。

2.身体状况

(1)先兆:约半数以上患者在梗死前数天至数周,有乏力、胸部不适、活动时心悸、气急、心绞痛等,最突出为心绞痛发作频繁,持续时间较长,疼痛较剧烈,甚至伴恶心、呕吐、大汗、心动过缓,硝酸甘油疗效差等,特称为梗前先兆。应警惕近期内发生心肌梗死的可能,要及时住院治疗。

(2)症状:急性心肌梗死的临床表现与梗死的大小、部位、发展速度及原来心脏的功能情况等有关。

疼痛:是最常见的起始症状。典型的疼痛部位和性质与心绞痛相似,但疼痛更剧烈,诱因多不明显,持续时间较长,多在30分钟以上,也可达数小时或数天,休息和含服硝酸甘油多不能缓解。患者常烦躁不安、出汗、恐惧,或有濒死感。老年人、糖尿病患者,以及脱水、休克患者常无疼痛。少数患者以休克、急性心力衰竭、突然晕厥为始发症状。部分患者疼痛位于上腹部,或者疼痛放射至下颌、颈部、背部上方,易被误诊,应与相关疾病鉴别。

全身症状:有发热和心动过速等。发热由坏死物质吸收所引起,一般在疼痛后24~48小时出现,体温一般在38 ℃左右,持续约1周。

胃肠道症状:频繁常伴有早期恶心、呕吐、肠胀气和消化不良,特别是下后壁梗死者。重症者可发生呃逆。

心律失常:见于75%~95%的患者,以发病24小时内最多见,可伴心悸、乏力、头晕、晕厥等症状。其中以室性心律失常居多,可出现室性期前收缩、室性心动过速、心室颤动或加速性心室自主心律。如出现频发的、成对的、多源的和R落在T的室性期前收缩,或室性心动过速,常为心室颤动的先兆。室颤是急性心肌梗死早期主要的死因。室上性心律失常则较少,多发生在心力衰竭者中。缓慢型心律失常中以房室传导阻滞最为常见,束支传导阻滞和窦性心动过缓也较多见。

低血压和休克:见于20%~30%的患者。疼痛期的血压下降未必是休克。如疼痛缓解后收缩压仍低于10.7 kPa(80 mmHg),伴有烦躁不安、面色苍白、皮肤湿冷、大汗淋漓、脉细而快、少尿、精神迟钝、甚或昏迷者,则为休克表现。休克多在起病后数小时至1周内发生,主要是心源性,为心肌收缩力减弱,心排血量急剧下降所致,尚有血容量不足、严重心律失常、周围血管舒缩功能障碍和酸中毒等因素参与。

心力衰竭:主要为急性左心衰竭。可在发病最初的几天内发生,或在疼痛、休克好转阶段出现。是因为心肌梗死后心脏收缩力显著减弱或不协调所致。患者可突然出现呼吸困难、咳泡沫痰、发绀等,严重时可发生急性肺水肿,也可继而出现全心衰竭,并伴血压下降。

(3)体征,包括全身和特殊器官表现体征。

一般情况:患者常呈焦虑不安或恐惧,手抚胸部,面色苍白,皮肤潮湿,呼吸增快;如左心功能不全时呼吸困难,常采半卧位或咯粉红色泡沫痰;发生休克时四肢厥冷,皮肤有蓝色斑纹。多数患者于发病第2天体温升高,一般在38 ℃左右,不超过39 ℃,1周内退至正常。

心脏:心脏浊音界可轻至中度增大;心率增快或减慢;可有各种心律失常;心尖部第一心音常减弱,可出现第三或第四音奔马律;一般听不到心脏杂音,二尖瓣乳头肌功能不全或腱索断裂时心尖部可听到明显的收缩期杂音;室间隔穿孔时,胸骨左缘可闻及响亮的全收缩期杂音;发生严重的左心衰竭时,心尖部也可闻及收缩期杂音;1%~20%的患者可在发病1~3天出现心包摩擦音,持续数天,少数可持续1周以上。

肺部:发病早期肺底可闻及少数湿啰音,常在1~2天消失,啰音持续存在或增多常提示左心衰竭。

3.实验室及其他检查

(1)心电图:可起到定性、定位、定期的作用。透壁性心肌梗死典型改变是:出现异常、持久宽而深的 Q 波或 QS 波。损伤型 ST 段的抬高,弓背向上与 T 波融合形成单向曲线,起病数小时之后出现,数天至数周回到基线。T 波改变:起病数小时内异常增高,数天至 2 周变为平坦,继而倒置。但有 5％～15％病例心电图表现不典型,其原因:小灶梗死、多处或对应性梗死、再发梗死、心内膜下梗死,以及伴室内传导阻滞、心室肥厚或预激综合征等。以上情况可不出现坏死性 Q 波,只表现为 QRS 波群高度、ST 段、T 波的动态改变。另外,右心梗死,真后壁和局限性高侧壁心肌梗死,常规导联中不显示梗死图形,应加做特殊导联以明确诊断。

(2)心向量图:当心电图不能肯定诊断为心肌梗死时,往往可通过心向量图得到证实。

(3)超声心动图:超声心动图并不用来诊断急性心肌梗死,但对探查心肌梗死的各种并发症极有价值,尤其是室间隔穿孔破裂,乳头肌或腱索断裂或功能不全造成的二尖瓣关闭不全、脱垂、室壁瘤和心包积液。

(4)放射性核素检查:放射性核素心肌显影及心室造影 ^{99m}Tc 及 ^{131}I 等形成热点成像或 ^{201}TI、^{42}K 等冷点先是 ST 段普通压低,继而 T 波倒置。成像可判断梗死的部位和范围。用门电路控制 γ 闪烁照相法进行放射性核素血池显像,可观察壁动作及测定心室功能。

(5)心室晚电位(LPs):心肌梗死时 LPs 阳性率 28％～58％,其出现不似陈旧性心梗稳定,但与室速与室颤有关,阳性者应进行心电监护及予以有效治疗。

(6)磁共振成像(MRI 技术):易获得清晰的空间隔像,故对发现间隔段运动障碍、间隔心肌梗死并发症较其他方法优越。

(7)实验室检查,包括血常规、血清酶学检查等。

血常规:白细胞计数上升,达 $(10\sim20)\times10^9/L$,中性粒细胞增至 75％～90％。

红细胞沉降率增快;C 反应蛋白(CRP)增高可持续 1～3 周。

血清酶学检查:心肌细胞内含有大量的酶,受损时这些酶进入血液,测定血中心肌酶谱对诊断及估计心肌损害程度有十分重要的价值。常用的有以下 2 种。①血清肌酸磷酸激酶(CPK):发病 4～6 小时在血中出现,24 小时达峰值,后很快下降,2～3 天消失;②乳酸脱氢酶(LDH)在起病 8～10 小时后升高,达到高峰时间在 2～3 天,持续 1～2 周恢复正常。其中 CPK 的同工酶 CPK-MB 和 LDH 的同工酶 CDH,诊断的特异性最高,其增高程度还能更准确地反映梗死的范围。

肌红蛋白测定:血清肌红蛋白升高出现时间比 CPK 略早,在 2 小时左右,多数 24 小时即恢复正常;尿肌红蛋白在发病后 5～40 小时开始排泄,持续时间平均达 83 小时。

(二)护理目标

(1)患者疼痛减轻。

(2)患者能遵医嘱服药,说出治疗的重要性。

(3)患者的活动量增加、心率正常。

(4)生命体征维持在正常范围。

(5)患者看起来放松。

(三)护理措施

1.一般护理

(1)安置患者于冠心病监护病房(CCU),连续监测心电图、血压、呼吸 5～7 天,对行漂浮导管检查者做好相应护理,询问患者有无心悸、胸闷、胸痛、气短、乏力、头晕等不适。

(2)病室保持安静、舒适,限制探视,有计划地护理患者,减少对患者的干扰,保证患者充足的休息和睡眠时间,防止任何不良刺激。据病情安置患者于半卧位或平卧位。如无并发症,24 小时内可在床上活动肢体,无合并症者可在床上坐起,逐渐过渡到坐在床边或椅子上,每次 20 分钟,每天 3～5 次,鼓励患者深呼吸;第 1～2 周后开始在室内走动,逐步过渡到室外行走;第 3～4 周可试着上下楼梯或出院。病情严重或有并发症者应适当延长卧床时间。

(3)介绍本病知识和监护室的环境。关心、尊重、鼓励、安慰患者,以和善的态度回答患者提出的问题,帮助其树立战胜疾病的信心。

(4)给予低钠、低脂、低胆固醇、无刺激、易消化的饮食,少量多餐,避免进食过饱。

(5)心肌梗死患者由于卧床休息、消化功能减退、哌替啶或吗啡等止痛药物的应用,使胃肠功能和膀胱收缩无力抑制,易发生便秘和尿潴留。应予以足够的重视,酌情给予轻泻剂,嘱患者排便时勿屏气,避免增加心脏负担和导致附壁血栓脱落。排便不畅时宜加用开塞露,对 5 天无大便者可保留灌肠或给低压盐水灌肠。对排尿不畅者,可采用物理或诱导法,协助排尿,必要时行导尿。

(6)吸氧:氧治疗可提高改善低氧血症,有利于心肌梗死的康复。急性期给患者高流量吸氧,持续48 小时。氧流量在每分钟 3～5 L,病情变化可延长吸氧时间。待疼痛减轻,休克解除,可减低氧流量。注意鼻导管的通畅,24 小时更换 1 次。如果合并急性左心衰竭,出现重度低氧血症时。死亡率较高,可采用加压吸氧或乙醇除泡沫吸氧。

(7)防止血栓性静脉炎或深部静脉血栓形成:血栓性静脉炎表现为受累静脉局部红、肿、痛,可延伸呈条索状,多因反复静脉穿刺输液和多种药物输注所致。所以行静脉穿刺时应严格无菌操作,患者感觉输液局部皮肤疼痛或红肿,应及时更换穿刺部位,并予以热敷或理疗。下肢静脉血栓形成一般在血栓较大引起阻塞时才出现患肢肤色改变,皮肤温度升高和可凹性水肿。应注意每天协助患者做被动下肢活动2～3 次,注意下肢皮肤温度和颜色的变化避免选用下肢静脉输液。

2.病情观察与护理

急性心肌梗死系危重疾病、应早期发现危及患者生命的先兆表现,如能得到及时处理,可使病情转危为安。故需严密观察以下情况:

(1)血压:始发病时应 0.5～1 小时测量一次血压,随血压恢复情况逐步减少测量次数为每天 4～6次,基本稳定后每天 1～2 次。若收缩压在 12.0 kPa(90 mmHg)以下,脉压减小,且音调低落,要注意患者的神志状态、脉搏、面色、皮肤色泽及尿量等,是否有心源性休克的发生。此时,在通知医师的同时,对休克采取抗休克措施,如补充血容量,应用升压药、血管扩张剂及纠正酸中毒,避免脑缺氧,保护肾功能等。有条件者应准备好中心静脉压测定装置或漂浮导管测定肺微血管楔嵌压设备,以正确应用输液量及调节液体滴速。

(2)心率、心律:在冠心病监护病房(CCU)进行连续的心电、呼吸监测,在心电监测示波屏上,应注意观察心率及心律变化。及时检出可能作为恶性心动过速先兆的任何室性期前收缩,以及室颤或完全性房室传导阻滞,严重的窦性心动过缓,房性心律失常等,如发现室性期前收缩为:①每分钟 5 次以上;②呈二、三联律;③多原性期前收缩;④室性早搏的 R 波落在前一次主搏的 T 波之上,均为转变阵发性室性心动过速及心室颤动的先兆,易造成心搏骤停。遇有上述情况,在立即通知医师的同时,需应用相应的抗心律失常药物,并准备好除颤器和人工心脏起搏器,协同医师抢救处理。

(3)胸痛:急性心肌梗死患者常伴有持续剧烈的胸痛,因此,应注意观察患者的胸痛程度,因剧烈胸痛可导致低血压,加重心肌缺氧,扩大梗死面积,引起心力衰竭、休克及心律失常。常用的止痛剂有罂粟碱肌内注射或静脉滴注,硝酸甘油 0.6 mg 含服,疼痛较重者可用哌替啶或吗啡。在护理中应注意可能出现的药物不良反应,同时注意观察血压、尿量、呼吸及一般状态,确保用药的安全。

(4)呼吸急促:注意观察患者的呼吸状态,对有呼吸急促的患者应注意观察血压,皮肤黏膜的血循环情况,肺部体征的变化,以及血流动力学和尿量的变化。发现患者有呼吸急促,不能平卧,烦躁不安,咳嗽,咯泡沫样血痰时,立即取半坐位,给予吸氧,准备好快速强心、利尿剂,配合医师按急性心力衰竭处理。

(5)体温:急性心肌梗死患者可有低热,体温在 37～38.5 ℃,多持续 3 天左右。如体温持续升高,1 周后仍不下降,应疑有继发肺部或其他部位感染,及时向医师报告。

(6)意识变化:如发现患者意识恍惚,烦躁不安,应注意观察血流动力学及尿量的变化。警惕心源性休克的发生。

(7)器官栓塞:在急性心肌梗死第 1、2 周内,注意观察组织或脏器有无发生栓塞现象。因左心室内附壁血栓可脱落,而引起脑、肾、四肢、肠系膜等动脉栓塞,应及时向医师报告。

(8)心室膨胀瘤:在心肌梗死恢复过程中,心电图表现虽有好转,但患者仍有顽固性心力衰竭或心绞痛发作,应疑有心室膨胀瘤的发生。这是由于在心肌梗死区愈合过程中,心肌被结缔组织所替代,成为无收缩力的薄弱纤维瘢痕区。该区内受心腔内的压力而向外呈囊状膨出,造成心室膨胀瘤。应配合医师进行 X 线检查以确诊。

(9)心肌梗死后综合征:需注意在急性心肌梗死后 2 周、数月甚至 2 年内,可并发心肌梗死后综合征。表现为肺炎、胸膜炎和心包炎征象,同时也有发热、胸痛、血沉和白细胞升高现象,酷似急性心肌梗死的再发。这是由于坏死心肌引起机体自身免疫变态反应所致。如心肌梗死的特征性心电图变化有好转现象又有上述表现时,应做好 X 线检查的准备,配合医师作出鉴别诊断。因本病应用激素治疗效果良好,若因误诊而用抗凝药物,可导致心腔内出血而发生急性心包压塞。故应严密观察病情,在确诊为本病后,应向患者及家属做好解释工作,解除顾虑,必要时给患者应用镇痛及镇静剂;做好休息、饮食等生活护理。

(四)健康教育

(1)注意劳逸结合,根据心功能进行适当的康复锻炼。

(2)避免紧张、劳累、情绪激动、饱餐、便秘等诱发因素。

(3)节制饮食,禁忌烟酒、咖啡、酸辣刺激性食物,多吃蔬菜、蛋白质类食物,少食动物脂肪、胆固醇含量较高的食物。

(4)按医嘱服药,随身常备硝酸甘油等扩张冠状动脉药物,定期复查。

(5)指导患者及家属,病情突变时,采取简易应急措施。

(张良红)

第十三节 心力衰竭

心力衰竭是由于心脏收缩机能和/或舒张功能障碍,不能将静脉回心血量充分排出心脏,造成静脉系统淤血及动脉系统血液灌注不足而出现的综合征。

一、病因

(一)基本病因

1.心肌损伤

任何大面积(大于心室面积的40%)的心肌损伤都会导致心脏收缩和/或舒张功能的障碍。

2.心脏负荷过重

压力负荷(后负荷)过重,心脏排血阻力增大,心排血量降低,心室收缩期负荷过度,引起心室肥厚性心力衰竭;容量负荷(前负荷)过重,心脏舒张期容量增大,心排血量减低,引起心室扩张性心力衰竭。

3.机械障碍

腱索或乳头肌断裂,心室间隔穿孔,心脏瓣膜严重狭窄或关闭不全等引起的心脏机械功能衰退,导致心力衰竭。

4.心脏负荷不足

如缩窄性心包炎、大量心包积液、限制性心肌病等,使静脉血液回心受限,因而心室、心房充盈不足,腔静脉及门脉系统淤血,心排血量减低。

5.血液循环容量过多

如静脉过多、过快输液,尤其在无尿少尿时超量输液、急性或慢性肾炎引起高度水、钠潴留、高度水肿等均引起血液循环容量急剧膨胀而致心力衰竭。

(二)诱发因素

1.感染

感染可增加基础代谢,增加机体耗氧,增加心脏排血量而诱发心力衰竭,尤其呼吸道感染较多见。

2.体力过劳

正常心脏在体力活动时,随身体代谢增高心脏排血量也随之增加。而有器质性心脏病患者体力活动时,心率增快,心肌耗氧量增加,心排血量减少,冠状动脉血液灌注不足,导致心肌缺血,心慌气急,诱发心力衰竭。

3.情绪激动

情绪激动促使儿茶酚胺释放,心率增快,心肌耗氧增加,动脉与静脉血管痉挛,增加心脏前后负荷诱发心力衰竭。

4.妊娠与分娩

风湿性心脏病或先天性心脏病患者,心功能低下,在妊娠32~34周,分娩期及产褥期最初3天内心脏负荷最重,易诱发心力衰竭。

5.动脉栓塞

心脏病患者长期卧床,静脉系统长期处于淤血状态,容易形成血栓,一旦血栓脱落导致肺栓塞,加重肺循环阻力诱发心力衰竭。

6.水、钠摄入量过多

心功能减退时,肾脏排水排钠机能减弱,如果水、钠摄入量过多可引起水、钠潴留,血容量膨胀。

7.心律失常

心动过速可使心脏无效收缩次数增加而加重心脏负荷;心脏舒张期缩短使心室充盈受限进而降低心排血量,同时心脏氧渗透期缩短不利于心肌代谢。

8.冠脉痉挛

冠状动脉粥样硬化易发生冠脉痉挛,心肌缺血导致心脏收缩或舒张功能障碍。

9.药物反应

因用药或停药不当导致的心力衰竭或心力衰竭恶化不在少数。慢性心力衰竭不该停用强心剂而停用,服用过量洋地黄、利尿药或抗心律失常药,都可导致心力衰竭恶化。

二、病理生理

(一)心脏的代偿机制

正常心脏有比较充足的储备能力,以适应一般生活需要所增加的心脏负担。当心脏功能减退,心排血量降低不足以供应机体需要时,机体将同时通过神经、体液等机制进行调整,力争恢复心排血量。

(1)反射性交感神经兴奋,迷走神经抑制,代偿性心率加快及心肌收缩力加强,以维持心排血量。由于交感神经兴奋,周围血管收缩,小动脉收缩可使血压维持正常而不随心排血量降低而下降;小静脉收缩可使静脉回心血量增加,从而使心搏血量增加。

(2)心肌肥厚:心室扩张、长期的负荷加重,使心肌肥厚和心室扩张,维持心排血量。然而,扩大和肥厚的心脏虽然完成较多的工作,但它耗氧量也随之增加,可是心肌内毛细血管数量并没有相应的增加,所以,扩大肥厚的心肌细胞相对的供血不足。

(3)心率增快:心率加快在一定范围内使心排血量增加,但如果心率太快则心脏舒张期显著缩短,使心室充盈不足,导致心排血量降低及静脉淤血加重。

(二)心脏的失代偿机制

当心脏储备力耗损至不能适应机体代谢的需要时,心功能便由代偿转为失代偿阶段,即心力衰竭。

心力衰竭时,心排血量相对或绝对的降低,一方面供给各器官的血流不足,引起各器官组织的功能改变,血液重新分配,首先为保证心、脑、肾血液供应,皮肤、内脏、肌肉的供血相应有较大的减少。肾血流量减少时,可使肾小球滤过率降低和肾素分泌增加,进而促使肾上腺皮质的醛固酮分泌增加,引起水、钠潴留,血容量增加,静脉和毛细血管充血和压力增加。另一方面,心脏收缩力减弱,不能完全排出静脉回流的血液,心室收缩末期残留血量增多,心室舒张末期压力升高,遂使静脉回流受阻,引起静脉淤血和静脉压力升高,从而引起外周毛细血管的漏出增加,水分渗入组织间隙引起各脏器淤血水肿;肝脏淤血时对醛固酮的灭活减少;抗利尿激素分泌增加,肾排水量进一步减少,水、钠潴留进一步加重,水肿发生和加重。

根据心脏代偿功能发挥的情况及失代偿的程度,可将心力衰竭分为三度,或心功能Ⅳ级。

Ⅰ级:有心脏病的客观证据,而无呼吸困难、心悸、水肿等症状(心功能代偿期)。

Ⅱ级:日常劳动并无异常感觉,但稍重劳动即有心悸、气急等症状(心力衰竭一度)。

Ⅲ级:普通劳动也有症状,但休息时消失(心力衰竭二度)。

Ⅳ级:休息时也有明显症状,甚至卧床仍有症状(心力衰竭三度)。

三、临床表现

心力衰竭在早期可仅有一侧衰竭,临床上以左心衰竭为多见,但左心衰竭后,右心也相继发生功能损害,最后导致全心衰竭。临床表现的轻重,常依病情发展的快慢和患者的耐受能力而不同。

(一)左心衰竭

1.呼吸困难

轻症患者自觉呼吸困难,重者同时有呼吸困难和短促的征象。早期仅发生于劳动或运动时,休息后很快消失。这是由于劳动促使回心血量增加,肺淤血加重的缘故。随着病情加重,轻度劳动即感到呼吸困难,严重者休息时也感呼吸困难,以致被迫采取半卧位或坐位,为端坐呼吸。

2.阵发性呼吸困难

多阵发性呼吸困难发生于夜间,故又称为阵发性夜间性呼吸困难。患者常在熟睡中惊醒,出现严重呼吸困难及窒息感,被迫坐起,咳嗽频繁,咯粉红色泡沫样痰液。轻者数分钟,重者经 1～2 小时逐渐停止。阵发性呼吸困难的发生原因,可能为:①睡眠时平卧位,回心血量增加,超过左心负荷的限度,加重了肺淤血;②睡眠时,膈肌上升,肺活量减少;③夜间迷走神经兴奋性增高,使冠状动脉和支气管收缩,影响了心肌的血液供应,发生支气管痉挛,降低心肌收缩性能和肺通气量,肺淤血加重;④熟睡时中枢神经敏感度降低。因此,肺淤血必须达到一定程度后方能使患者因气喘惊醒。

3.急性肺水肿

急性肺水肿是左心衰竭的重症表现,是阵发性呼吸困难的进一步发展。常突然发生,呈端坐呼吸,表情焦虑不安,频频咳嗽,咯大量泡沫状或血性泡沫性痰液,严重时可有大量泡沫样液体由鼻涌出,面色苍白,口唇青紫,皮肤湿冷,两肺布满湿啰音及哮鸣音,血压可下降,甚至休克。

4.咳嗽和咯血

咳嗽和咯血为肺泡和支气管黏膜淤血所致,多与呼吸困难并存,咯白色泡沫样黏痰或血性痰。

5.其他症状

可有疲乏无力、失眠、心悸、发绀等。严重患者脑缺氧缺血时可出现陈-施氏呼吸、嗜睡、眩晕、意识丧失、抽搐等。

6.体征

除原有心脏病体征外,可有舒张期奔马律、交替脉、肺动脉瓣音区第 2 音亢进。轻症肺底部可听到散在湿性啰音,重症则湿啰音满布全肺。有时可伴哮鸣音。

7.X 线及其他检查

X 线检查可见左心扩大及肺淤血,肺纹增粗。急性肺水肿时可见由肺门伸向肺野呈蝶形的云雾状阴影。心电图检查可出现心率快及左心室肥厚图形。臂舌循环时间延长(正常 10～15 秒),臂肺时间正常(4～8 秒)。

(二)右心衰竭

1.水肿

皮下水肿是右心衰竭的典型症状。在水肿出现前,由于体内已有水、钠潴留,体液潴留达 5 kg 以上才出现水肿,故多只有体重增加。水肿多先见于下肢,卧床病员则在腰、背及骶部等低重部位明显,呈凹陷性水肿。重症则波及全身。水肿多于傍晚发生或加重,休息一夜后消失或减轻,伴有夜间尿量增加。这是由于夜间休息时,回心血量比白天活动时增多,心脏能将静脉回流血量排出,心室收缩末期残留血量减少,静脉和毛细血管压力有所减轻,因而水肿减轻或消退。

少数患者可出现胸腔积液和腹水。胸腔积液可同时见于左、右两侧胸腔,但以右侧较多,其原因不甚明了。由于壁层胸膜静脉回流体静脉,而脏层胸膜静脉血流入肺静脉,因而胸腔积液多见于左右心力衰竭并存时。腹水多由心源性肝硬化引起。

2.颈静脉怒张和内脏淤血

坐位或半卧位时可见颈静脉怒张,其出现常较皮下水肿或肝肿出现为早,同时可见舌下、手臂等浅表静脉异常充盈。肝大并压痛可先于皮下水肿出现。长期肝淤血、缺氧可引起肝细胞变性、坏死,并发展为心源性肝硬化,肝功能检查不正常或出现黄疸。若有三尖瓣关闭不全并存,肝脏扪诊呈扩张性搏动。胃肠道淤血常引起消化不良、食欲减退、腹胀、恶心和呕吐等症状。肾淤血致尿量减少,尿中可有少量蛋白和细胞。

3.发绀

右心衰竭者多有不同程度发绀,首先见于指端、口唇和耳郭,较单纯左心功能不全者为显著,其原因除血红蛋白在肺部氧合不全外,与血流缓慢,组织自毛细血管中吸取较多的氧而使还原血红蛋白增加有关。严重贫血者则不出现发绀。

4.神经系统症状

可有神经过敏、失眠、嗜睡等症状。重者可发生精神错乱,可能是脑出血、缺氧或电解质紊乱等原因引起。

5.心脏及其他检查

主要为原有心脏病体征,由于右心衰竭常继发于左心衰竭的基础上,因而左、右心均可扩大。右心扩大引起了三尖瓣关闭不全时,在三尖瓣音区可听到收缩期吹风样杂音,静脉压增高。臂肺循环时间延长,因而臂舌循环时间也延长。

(三)全心衰竭

左、右心功能不全的临床表现同时存在,但患者或以左心衰竭的表现为主,或以右心衰竭的表现为主,左心衰竭肺充血的临床表现可因右心衰竭的发生而减轻。

四、护理

(一)护理要点

(1)减轻心脏负担,预防心力衰竭的发生。

(2)合理使用强心、利尿、扩血管药物,改善心功能。

(3)密切观察病情变化,及时救治急性心力衰竭。

(4)健康教育。

(二)减轻心脏负担,预防心力衰竭

休息可减少全身肌肉活动,减少氧的消耗,减少静脉回心血量及减慢心率,从而减轻心脏负担。根据患者病情适当安排其生活和劳动,可以尽量减轻心脏负荷。对于轻度心力衰竭患者,可仅限制其体力活动,并规定充分的午睡时间或较正常人多一些的夜间睡眠时间。较重的心力衰竭患者均应卧床休息,并尽可能使卧床休息患者的体位舒适。当心力衰竭表现有明显改善时,应尽快允许和鼓励患者逐渐恢复体力活动,恢复体力活动的速度和程度视患者心力衰竭的严重程度和发作时间的长短及患者对治疗的反应等而定。如心脏功能已完全恢复正常或接近正常,则每天可做轻度的体力活动。

饮食应少量多餐,给予低热量、多维生素、易消化食物,避免过饱加重心脏负担。目前由于利尿剂应用方便。对钠盐限制不必过于严格,一般轻度心力衰竭患者每天摄入食盐 5 g 左右(正常人每天摄入食盐 10 g 左右),中度心力衰竭患者给予低盐饮食(含钠 2～4 g),重度心力衰竭患者给予无钠饮食。如果经一般限盐、利尿,病情未能很好控制者,则应进一步严格限盐,摄入量不超过 1 g。饮水量一般不加限制,仅在并发稀释性低钠血症者,限制每天入水量 500 mL 左右。

(三)合理使用强心药物并观察毒性反应

洋地黄类强心苷是目前治疗心力衰竭的主要药物,能直接加强心肌收缩力,增加心排血量,从而使心脏收缩末期残余血量减少,舒张末期压力下降,有利于缓解各器官的淤血,增加尿量,减慢心率。常用的给药方法:负荷量加维持量,在短期内,1～3 天给予一定的负荷量,以后每天用维持量,适用于急性心力衰竭、较重的心力衰竭或需尽快控制病情的患者;单用维持量,近年来证实,洋地黄类药物治疗剂量的大小与其增强心肌收缩力作用呈线性关系,故对较轻的心力衰竭和易发生中毒的患者可用较小的剂量,而不采用惯用的洋地黄负荷量法,尤其对慢性心力衰竭更适用。

洋地黄用量的个体差异大,且治疗剂量与中毒剂量较接近,故用药期间需要密切观察洋地黄的毒性反应。洋地黄毒性反应如下。①消化道反应:食欲缺乏、恶心、呕吐、腹泻等;②神经系统反应:头痛、头晕、眩晕、视觉改变(黄视或绿视);③心脏反应:可发生各种心律失常,常见的心律失常类型为室性期前收缩,尤其是呈二联、三联或呈多源性者。其他有房性心动过速伴有房室传导阻滞,交界性心动过速,各种不同程度的房室传导阻滞,室性心动过速,心房纤维颤动等;④血清洋地黄含量:放射性核素免疫法测定血清地高辛含量<2.0 μg/mL,或洋地黄毒苷<20 μg/mL 为安全剂量。中毒者多数大于以上浓度。

使用洋地黄类药物时注意事项:①服药前要先了解病史,如询问已用洋地黄情况,利尿及电解质浓度如何,如果存在低钾、低镁易诱发洋地黄中毒。②心力衰竭反复发作,严重缺氧,心脏明显扩大的患者对洋地黄药物耐受性差,宜小剂量使用。③询问有无合并使用增加或降低洋地黄敏感性的药物,如普萘洛尔、利血平、利尿剂、抗甲状腺药物、维拉帕米、胺碘酮、肾上腺素等可增加洋地黄敏感性;而考来烯胺、抗酸药物、降胆固醇药及巴比妥类药则可降低洋地黄敏感性。④了解肝脏、肾脏功能,地高辛主要自肾脏排泄,肾功能不全的宜减少用量;洋地黄毒苷经肝脏代谢,胆管排泄,部分转化为地高辛。⑤密切观察洋地黄毒性反应。⑥静脉给药时应用 5%～20%的 GS 溶液稀释,混匀后缓慢静推,一般不少于 10～15 分钟,用药时注意听诊心率及节律的变化。

(四)观察应用利尿剂后的反应

慢性心力衰竭者首选噻嗪类药,采用间歇用药,即每周固定服药 2～3 天,停用 4～5 天。若无效可加服氨苯蝶啶或螺内酯。如果上两药联用效果仍不理想可以呋塞米代替噻嗪类药物。急性心力衰竭或肺水肿者,首选呋塞米、依他尼酸钠或汞撒利等快速利尿药。在应用利尿剂 1 小时后,静脉缓慢注射氨茶碱 0.25 g,可增加利尿效果。应用利尿剂后要密切观察尿量,每天测体重,准确记录 24 小时液体出入量,大量利尿者应测血压、脉搏和抽血查电解质,观察有无利尿过度引起的脱水、低血容量和电解质紊乱的表现,尤其是应用排钾利尿剂后有无乏力、恶心、呕吐、腹胀等低钾表现。对于利尿反应差者,应找出利尿不佳的原因,如了解肾脏功能情况,是否存在低血压、低血钾、低血镁或稀释性低钠血症，以及用药是否合理等。

(五)合理使用扩血管药物并观察用药反应

血管扩张剂可以扩张周围小动脉，减轻心脏排血时的阻力，而减轻心脏后负荷；又可以扩张周围静脉，减少回心血量，减轻心脏前负荷，进而改善心功能。常用的扩张静脉为主的药物有硝酸甘油、硝酸酯类及吗啡类药物；扩张动脉为主的药物有平胺唑啉、肼苯达嗪、硝苯地平；兼有扩张动脉和静脉的药物有硝普钠、哌唑嗪及卡托普利等。在开始使用血管扩张剂时，要密切观察病情和用药前后血压，心率的变化，慎防血管扩张过度、心脏充盈不足、血压下降、心率加快等不良反应。用血管扩张药注意应从小剂量开始，用药前后对比心率，血压变化情况或床边监测血流动力学。根据具体情况，每5～10分钟测量1次，若用药后血压较用药前降低1.33～2.66 kPa应谨慎调整药物浓度或停用。

(六)急性肺水肿的救治及护理

急性肺水肿为急性左心功能不全或急性左心衰竭的主要表现。多因突发严重的左心室排血不足或左心房排血受阻引起肺静脉及肺毛细血管压力急剧升高所致。当肺毛细血管压升高超过血浆胶体渗透压时，液体即从毛细血管漏到肺间质、肺泡甚至气道内，引起肺水肿。典型发作表现为突然严重气急，每分钟呼吸可达30～40次，端坐呼吸，阵阵咳嗽，面色苍白，大汗，常咯出泡沫样痰，严重者可从口腔和鼻腔内涌出大量粉红色泡沫液。发作时心率、脉搏增快，血压在起始时可升高，以后降至正常或低于正常。两肺内可闻及广泛的水泡音和哮鸣音。心尖部可听到奔马律。

1.治疗原则

(1)减少肺循环血量和静脉回心血量。

(2)增加心搏量，包括增强心肌收缩力和降低周围血管阻力。

(3)减少血容量。

(4)减少肺泡内液体漏出，保证气体交换。

2.护理措施

(1)使患者取坐位或半卧位，两腿下垂，减少下肢静脉回流，减少回心血量。

(2)立即皮下注射吗啡10 mg，或哌替啶50～100 mg使患者安静及减轻呼吸困难。但对昏迷、严重休克、呼吸道疾病或痰液极多者忌用，年老、体衰、瘦小者应减量。

(3)改善通气-换气功能，轻度肺水肿早期高流量氧气吸入，开始是2～3 L/min，以后逐渐增至4～6 L/min，氧气湿化瓶内加75 %乙醇或选用有机硅消泡沫剂，以降低肺泡内泡沫的表面张力，使泡沫破裂，改善通气功能。肺水肿明显出现即应做气管插管进行加压辅助呼吸，改善通气与氧的弥散，减少肺内分流，提高血氧分压。肺水肿基本控制后，可采用呼吸机间歇正压呼吸，如果动脉血氧分压<9.31 kPa时，可改为持续正压呼吸。

(4)速给毛花苷C 0.4 mg或毒毛旋花子苷K 0.25 mg，加入葡萄糖溶液中缓慢静推。

(5)快速利尿，如呋塞米20～40 mg或依他尼酸钠25 mg静脉注射。

(6)静脉注射氨茶碱0.25 g用50%葡萄糖液20～40 mL稀释后缓慢注入，减轻支气管痉挛，增加心肌收缩力和尿排出。

(7)氢化可的松100～200 mg或地塞米松10 mg溶于葡萄糖中静脉注射。

(七)健康教育

随着人们生活水平的不断提高，对生活质量的要求越来越高。心力衰竭的转归及治愈程度将直接影响患者的生活质量。预防心力衰竭发生以保证患者的生活质量就显得更为重要,首先要避免诱发因素,如气候转换时要预防感冒,及时添加衣服;以乐观的态度对待生活,情绪平稳不要大起大落过于激动;体力劳动不要过重;适当掌握有关的医学知识以便自我保健等。其次,对已明确心功能Ⅱ级、Ⅲ级的患者要按一般治疗标准,合理正确按医嘱服用强心利尿扩血管药物,注意休息和营养,并定期门诊随访。

（张良红）

第七章

普外科护理

第一节　急性乳腺炎

一、疾病概述

(一)概念

急性乳腺炎是乳腺的急性化脓性感染,多发生于产后 3～4 周的哺乳期妇女,以初产妇最常见。主要致病菌为金黄色葡萄球菌,少数为链球菌。

(二)相关病理生理

急性乳腺炎开始时局部出现炎性肿块,数天后可形成单房或多房性的脓肿。表浅脓肿可向外破溃或破入乳管自乳头流出;深部脓肿不仅可向外破溃,也可向深部穿至乳房与胸肌间的疏松组织中,形成乳房后脓肿。感染严重者还可并发脓毒血症。

(三)病因

1.乳汁淤积

乳汁是细菌繁殖的理想培养基,引起乳汁淤积的主要原因:①乳头发育不良(过小或凹陷)妨碍哺乳;②乳汁过多或婴儿吸乳过少导致乳汁不能完全排空;③乳管不通(脱落上皮或衣服纤维堵塞),影响乳汁排出。

2.细菌入侵

当乳头破损时,细菌沿淋巴管入侵是感染的主要途径。细菌也可直接侵入乳管,上行至腺小叶而致感染。细菌主要来自婴儿口腔、母亲乳头或周围皮肤。多数发生于初产妇,因其缺乏哺乳经验;也可发生于断奶时,6 个月以后的婴儿已经长牙,易致乳头损伤。

(四)临床表现

1.局部表现

初期患侧乳房红、肿、胀、痛,可有压痛性肿块,随病情发展症状进行性加重,数天后可形成单房或多房性的脓肿。脓肿表浅时局部皮肤可有波动感和疼痛,脓肿向深部发展可穿至乳房与胸肌间的疏松组织中,形成乳房后脓肿和腋窝脓肿,并出现患侧腋窝淋巴结肿大、压痛。局部表现可有个体差异,应用抗生素治疗的患者,局部症状可被掩盖。

2.全身表现

感染严重者,可并发败血症,出现寒战、高热、脉快、食欲减退、全身不适、白细胞数上升等症状。

(五)辅助检查

1.实验室检查

白细胞计数及中性粒细胞比例增多。

2.B超检查

确定有无脓肿及脓肿的大小和位置。

3.诊断性穿刺

在乳房肿块波动最明显处或压痛最明显的区域穿刺,抽出脓液可确诊脓肿已经形成。脓液应做细菌培养和药敏试验。

(六)治疗原则

主要原则为控制感染,排空乳汁。脓肿形成以前以抗菌药治疗为主,脓肿形成后,需及时切开引流。

1.非手术治疗

(1)一般处理:①患乳停止哺乳,定时排空乳汁,消除乳汁淤积。②局部外敷,用25％硫酸镁湿敷,或采用中药蒲公英外敷,也可用物理疗法促进炎症吸收。

(2)全身抗菌治疗:原则为早期、足量应用抗生素。针对革兰氏阳性球菌有效的药物,如青霉素、头孢菌素等。由于抗生素可被分泌至乳汁,故避免使用对婴儿有不良影响的抗生素,如四环素、氨基苷类、磺胺类和甲硝唑。如治疗后病情无明显改善,则应重复穿刺以了解有无脓肿形成,或根据脓液的细菌培养和药敏试验结果选用抗生素。

(3)中止乳汁分泌:患者治疗期间一般不停止哺乳,因停止哺乳不仅影响婴儿的喂养,且提供了乳汁淤积的机会。但患侧乳房应停止哺乳,并以吸乳器或手法按摩排出乳汁,局部热敷。若感染严重或脓肿引流后并发乳瘘(切口常出现乳汁)需回乳,常用方法:①口服溴隐亭1.25 mg,每天2次,服用7～14天;或口服己烯雌酚1～2 mg,每天3次,服用2～3天。②肌内注射苯甲酸雌二醇,每次2 mg,每天1次,至乳汁分泌停止。③中药炒麦芽,每天60 mg,分2次煎服或芒硝外敷。

2.手术治疗

脓肿形成后切开引流。于压痛、波动最明显处先穿刺抽吸取得脓液后,于该处切开放置引流,脓液做细菌培养及药物敏感试验。脓肿切开引流时注意:①切口一般呈放射状,避免损伤乳管引起乳瘘;乳晕部脓肿沿乳晕边缘做弧形切口;乳房深部较大脓肿或乳房后脓肿,沿乳房下缘做弧形切口,经乳房后间隙引流。②分离多房脓肿的房间隔以利引流。③为保证引流通畅,引流条应放在脓腔最低部位,必要时另加切口做对口引流。

二、护理评估

(一)一般评估

1.生命体征

评估是否有体温升高,脉搏加快。急性乳腺炎患者通常有发热,可有低热或高热;发热时呼吸、脉搏加快。

2.患者主诉

询问患者是否为初产妇,有无乳腺炎、乳房肿块、乳头异常溢液等病史;询问有无乳头内陷;评估有无不良哺乳习惯,如婴儿含乳睡觉、乳头未每天清洁等;询问有无乳房胀痛、浑身发热、无力、寒战等症状。

3.相关记录

体温、脉搏、皮肤异常等记录结果。

(二)身体评估

1.视诊

乳房皮肤有无红、肿、破溃、流脓等异常情况;乳房皮肤红肿的开始时间、位置、范围、进展情况。

2.触诊

评估乳房乳汁淤积的位置、范围、程度及进展情况;乳房有无肿块,乳房皮下有无波动感,脓肿是否形成,脓肿形成的位置、大小。

(三)心理-社会评估

评估患者心理状况,是否担心婴儿喂养与发育、乳房功能及形态改变。

(四)辅助检查阳性结果评估

患者血常规检查示血白细胞计数及中性粒细胞比例升高提示有炎症的存在;根据 B 超检查的结果判断脓肿的大小及位置,诊断性穿刺后方可确诊脓肿形成;根据脓液的药物敏感试验选择抗生素。

(五)治疗效果的评估

1.非手术治疗评估要点

应用抗生素是否有效果,乳腺炎症是否得到控制,患者体温是否恢复正常;回乳措施是否起效,乳汁淤积情况有无改善,患者乳房肿胀疼痛有无减轻或加重;患者是否了解哺乳卫生和预防乳腺炎的知识,情绪是否稳定。

2.手术治疗评估要点

手术切开排脓是否彻底;伤口愈合情况是否良好。

三、主要护理诊断(问题)

(一)疼痛

疼痛与乳汁淤积、乳房急性炎症使乳房压力显著增加有关。

(二)体温过高

体温过高与乳腺急性化脓性感染有关。

(三)知识缺乏

不了解乳房保健和正确哺乳知识。

(四)潜在并发症

乳瘘。

四、主要护理措施

(一)对症处理

定时测患者体温、脉搏、呼吸、血压,监测白细胞计数及分类变化,必要时做血培养及药物敏感试验。密切观察患者伤口敷料引流、渗液情况。

1.发热

高热者,给予冰袋、酒精擦浴等物理降温措施,必要时遵医嘱应用解热镇痛药;脓肿切开引流后,保持引流通畅,定时更换切口敷料。

2.缓解疼痛

(1)患乳暂停哺乳,定时用吸乳器吸空乳汁。若乳房肿胀过大,不能使用吸乳器,应每天坚持用手揉挤乳房以排空乳汁,防止乳汁淤积。

(2)用乳罩托起肿大的乳房以减轻疼痛。

(3)疼痛严重时遵医嘱给予止痛药。

3.炎症已经发生

(1)消除乳汁淤积:用吸乳器吸出乳汁或用手顺乳管方向加压按摩,使乳管通畅。

(2)局部热敷:每次 20~30 分钟,促进血液循环,利于炎症消散。

(二)饮食与运动

给予高蛋白、高维生素、低脂肪食物,保证足量水分摄入。注意休息,适当运动,劳逸结合。

(三)用药护理

遵医嘱早期使用抗生素,根据药物敏感试验选择合适的抗生素,注意评估患者有无药物不良反应。

(四)心理护理

观察了解患者心理状况,给予必要的疾病有关的知识宣教,抚慰其紧张急躁情绪。

(五)健康教育

1.保持乳头和乳晕清洁

每次哺乳前后清洁乳头,保持局部干燥清洁。

2.纠正乳头内陷

妊娠期每天挤捏、提拉乳头。

3.养成良好的哺乳习惯

定时哺乳,每次哺乳时让婴儿吸净乳汁,如有淤积及时用吸乳器或手法按摩排出乳汁;培养婴儿不含乳头睡眠的习惯;注意婴儿口腔卫生,及时治疗婴儿口腔炎症。

4.及时处理乳头破损

乳晕破损或皲裂时暂停哺乳,用吸乳器吸出乳汁哺乳婴儿;局部用温水清洁后涂以抗菌药软膏,待愈合后再行哺乳;症状严重时及时诊治。

五、护理效果评估

(1)患者的乳汁淤积情况有无改善,是否学会正确排出淤积乳汁的方法,是否坚持每天挤出已经淤积的乳汁,回乳措施是否产生效果,乳房胀痛有无逐渐减轻。

(2)患者乳房皮肤的红肿情况有无好转,乳房皮肤有无溃烂,乳房肿块有无消失或增大。

（3）患者应用抗生素后体温有无恢复正常,炎症有无消退,炎症有无进一步发展为脓肿。

（4）患者脓肿有无及时切开引流,伤口愈合情况是否良好。

（5）患者是否了解哺乳卫生和预防乳腺炎的知识,焦虑情绪是否改善。

（杨爱美）

第二节 肝 脓 肿

一、细菌性肝脓肿患者的护理

当全身性细菌感染,特别是腹腔内感染时,细菌侵入肝脏,如果患者抵抗力弱,可发生细菌性肝脓肿。细菌可以从下列途径进入肝脏。①胆管:细菌沿着胆管上行,是引起细菌性肝脓肿的主要原因。包括胆石、胆囊炎、胆管蛔虫,以及其他原因所致胆管狭窄与阻塞等。②肝动脉:体内任何部位的化脓性病变,细菌可经肝动脉进入肝脏。如败血症、化脓性骨髓炎、痈、疖等。③门静脉:已较少见,如坏疽性阑尾炎、细菌性痢疾等,细菌可经门静脉入肝。④肝开放性损伤:细菌可直接经伤口进入肝,引起感染而形成脓肿。细菌性肝脓肿的致病菌多为大肠埃希菌、金黄色葡萄球菌、厌氧链球菌等。肝脓肿可以是单个脓肿,也可以是多个小脓肿,数个小脓肿可以融合成为一个大脓肿。

（一）护理评估

1.健康史

注意询问有无胆管感染和胆管疾病、全身其他部位的化脓性感染,特别是肠道的化脓性感染、肝脏外伤病史,是否有肝脓肿病史,是否进行过系统治疗。

2.身体状况

本病通常继发于某种感染性先驱疾病,起病急,主要症状为骤起寒战、高热、肝区疼痛和肝大。体温可高达 $39\sim40$ ℃,多表现为弛张热,伴有大汗、恶心、呕吐、食欲缺乏。肝区疼痛多为持续性钝痛或胀痛,有时可伴有右肩牵涉痛,右下胸及肝区叩击痛,增大的肝有压痛。肝前下缘比较表浅的脓肿,可有右上腹肌紧张和局部明显触痛。巨大的肝脓肿可使右季肋区呈饱满状态,甚至可见局限性隆起,局部皮肤可出现凹陷性水肿。严重时或并发胆管梗阻者,可出现黄疸。

3.心理-社会状况

细菌性肝脓肿起病急剧,症状重,如果治疗不彻底容易反复发作转为慢性,并且细菌性肝脓肿极易引起严重的全身性感染,导致感染性休克,患者产生焦虑。

4.辅助检查

（1）血液检查:化验检查白细胞计数及中性粒细胞增多,有时出现贫血。肝功能检查可出现不同程度的损害和低蛋白血症。

（2）X 线胸腹部检查:右叶脓肿可见右膈肌升高,运动受限;肝影增大或局限性隆起;有时伴有反应性胸膜炎或胸腔积液。

（3）B 超:在肝内可显示液平段,可明确其部位和大小,阳性诊断率在 96％ 以上,为首选的检查方法。必要时可做 CT 检查。

（4）诊断性穿刺：抽出脓液即可证实本病。

（5）细菌培养：脓液细菌培养有助于明确致病菌，选择敏感的抗生素，并与阿米巴性肝脓肿相鉴别。

5.治疗要点

（1）全身支持疗法：给予充分营养，纠正水和电解质及酸碱平衡失调，必要时少量多次输血和血浆以纠正低蛋白血症，增强机体抵抗力。

（2）抗生素治疗：应使用大剂量抗生素。由于肝脓肿的致病菌以大肠埃希菌、金黄色葡萄球菌和厌氧性细菌最为常见，在未确定病原菌之前，可首选对此类细菌有效的抗生素，然后根据细菌培养和抗生素敏感试验结果选用有效的抗生素。

（3）经皮肝穿刺脓肿置管引流术：适用于单个较大的脓肿。在 B 超引导下进行穿刺。

（4）手术治疗：对于较大的单个脓肿，估计有穿破可能，或已经穿破胸腹腔；胆源性肝脓肿；位于肝左外叶脓肿，穿刺易污染腹腔；慢性肝脓肿，应施行经腹切开引流。病程长的慢性局限性厚壁脓肿，也可行肝叶切除或部分肝切除术。多发性小脓肿不宜行手术治疗，但对其中较大的脓肿，也可行切开引流。

（二）护理诊断及合作性问题

1.营养失调

低于机体需要量与高代谢消耗或慢性消耗病程有关。

2.体温过高

体温过高与感染有关。

3.急性疼痛

急性疼痛与感染及脓肿内压力过高有关。

4.潜在并发症

急性腹膜炎、上消化道出血、感染性休克。

（三）护理目标

患者能维持适当营养，维持体温正常，疼痛减轻，无急性腹膜炎休克等并发症发生。

（四）护理措施

1.术前护理

（1）病情观察，配合抢救中毒性休克。

（2）高热护理：保持病室空气新鲜、通风、温湿度合适，物理降温。衣着适量，及时更换汗湿衣。

（3）维持适当营养：对于非手术治疗和术前的患者，给予高蛋白、高热量饮食，纠正水、电解质平衡失调和低蛋白血症。

（4）遵医嘱正确应用抗生素。

2.术后护理

（1）经皮肝穿刺脓肿置管引流术术后护理：术前做术区皮肤准备，协助医师进行穿刺部位的准确定位。术后向医师询问术中情况及术后有无特殊观察和护理要求。患者返回病房后，观察引流管固定是否牢固，引流液性状，引流管道是否密闭。术后第二天或数天开始进行脓腔冲洗，冲洗液选用等渗盐水（或遵医嘱加用抗生素）。冲洗时速度缓慢，压力不宜过高，估算注入液与引出液的量。每次冲洗结束后，可遵医嘱向脓腔内注入抗生素。待到引流出或冲洗出的液体变清澈,B超检查脓腔直径小于2 cm即可拔管。

（2）切开引流术术后护理:切开引流术术后护理遵循腹部手术术后护理的一般要求。除此之外,每天用生理盐水冲洗脓腔,记录引流液量,少于 10 mL 或脓腔容积小于 15 mL,即考虑拔除引流管,改凡士林纱布引流,至脓腔闭合。

3.健康指导

为了预防肝脓肿疾病的发生,应教育人们积极预防和治疗胆管疾病,及时处理身体其他部位的化脓性感染。告知患者应用抗生素和放置引流管的目的和注意事项,取得患者的信任和配合。术后患者应加强营养和提高抵抗力,定期复查。

（五）护理评价

患者是否能维持适当营养,体温是否正常,疼痛是否减轻,有无急性腹膜炎、上消化道出血、感染性休克等并发症发生。

二、阿米巴性肝脓肿患者的护理

阿米巴性肝脓肿是阿米巴肠病的并发症,阿米巴原虫从结肠溃疡处经门静脉血液或淋巴管侵入肝内并发脓肿,常见于肝右叶顶部,多数为单发性。原虫产生溶组织酶,导致肝细胞坏死、液化组织和血液、渗液组成脓肿。

（一）护理评估

1.健康史

注意询问有无阿米巴痢疾病史。

2.身体状况

阿米巴性肝脓肿有着跟细菌性肝脓肿相似的表现,两者的区别详见表 7-1。

表 7-1　细菌性肝脓肿与阿米巴性肝脓肿的鉴别

鉴别要点	细菌性肝脓肿	阿米巴性肝脓肿
病史	继发于胆管感染或其他化脓性疾病	继发于阿米巴痢疾后
症状	病情急骤严重,全身中毒症状明显,有寒战、高热	起病较缓慢,病程较长,可有高热,或不规则发热、盗汗
血液化验	白细胞计数及中性粒细胞可明显增加。血液细菌培养可阳性	白细胞计数可增加,如无继发细菌感染液细菌培养阴性。血清学阿米巴抗体检查阳性
粪便检查	无特殊表现	部分患者可找到阿米巴滋养体或结肠溃面(乙状结肠镜检)黏液或刮取涂片可找阿米巴滋养体或包囊
脓液	多为黄白色脓液,涂片和培养可发现细菌	大多为棕褐色脓液,无臭味,镜检有时可看到阿米巴滋养体。若无混合感染,涂片和培养无细菌
诊断性治疗	抗阿米巴药物治疗无效	抗阿米巴药物治疗有好转
脓肿	较小,常为多发性	较大,多为单发,多见于肝右叶

3.心理-社会状况

由于病程长,忍受较重的痛苦,担忧预后或经济拮据等原因,患者常有焦虑、悲伤或恐惧反应。

4.辅助检查

基本同细菌性肝脓肿。

5.治疗要点

阿米巴性肝脓肿以非手术治疗为主。应用抗阿米巴药物,加强支持疗法纠正低蛋白、贫血等,无效者穿刺置管闭式引流或手术切开引流,多可获得良好的疗效。

(二)护理诊断及合作性问题

(1)营养失调:低于机体需要量与高代谢消耗或慢性消耗病程有关。

(2)急性疼痛:与脓肿内压力过高有关。

(3)潜在并发症:合并细菌感染。

(三)护理措施

1.非手术疗法和术前护理

(1)加强支持疗法:给予高蛋白、高热量和高维生素饮食,必要时少量多次输新鲜血、补充丙种球蛋白,增强抵抗力。

(2)正确使用抗阿米巴药物,注意观察药物的不良反应。

2.术后护理

除继续做好非手术疗法护理外,重点做好引流的护理。宜用无菌水封瓶闭式引流,每天更换消毒瓶,接口处保持无菌,防止继发细菌感染。如继发细菌感染需使用抗生素。

(杨爱美)

第三节 胆 囊 结 石

一、概述

胆囊结石是指原发于胆囊的结石,是胆石症中最多的一种疾病。近年来随着卫生条件的改善及饮食结构的变化,胆囊结石的发病率呈升高趋势,已高于胆管结石。胆囊结石以女性多见,男女之比为 1:3~1:4;其以胆固醇结石或以胆固醇为主要成分的混合性结石为主。少数结石可经胆囊管排入胆总管,大多数存留于胆囊内,且结石越聚越大,可呈多颗小米粒状,在胆囊内可存在数百粒小结石,也可呈单个巨大结石;有些终身无症状而在尸检中发现(静止性胆囊结石),大多数反复发作腹痛症状,一般小结石容易嵌入胆囊管发生阻塞引起胆绞痛症状,发生急性胆囊炎。

二、诊断

(一)症状

1.胆绞痛

胆绞痛是胆囊结石并发急性胆囊炎时的典型表现,多在进油腻食物后胆囊收缩,结合移位并嵌顿于胆囊颈部,胆囊压力升高后强力收缩而发生绞痛。小结石通过胆囊管或胆总管时可发生典型的胆绞痛,疼痛位于右上腹,呈阵发性,可向右肩背部放射,伴恶心、呕吐,呕吐物为胃内容物,吐后症状并不减轻。存留在胆囊内的大结石堵塞胆囊腔时并不引起典型的胆绞痛,故胆绞痛常反映结石在胆管内的移动。急性发作特别是坏疽性胆囊炎时还可出现高热、畏寒等显著的感染症状,严重病例由于炎性渗出或胆囊穿孔可引起局限性腹膜炎,从而出现腹膜刺激症状。胆囊结石一般无黄疸,但30％的患者因伴有胆管炎或肿大的胆囊压迫胆管,肝细胞损害时也可有一过性黄疸。

2.胃肠道症状

大多数慢性胆囊炎患者有不同程度的胃肠道功能紊乱,表现为右上腹隐痛不适、厌油、进食后上腹饱胀感,常被误认为"胃病"。有近半数的患者早期无症状,称为静止性胆囊结石,此类患者在长期随访中仍有部分出现腹痛等症状。

(二)体征

1.一般情况

无症状期间患者大多一般情况良好,少数急性胆囊炎患者在发作期可有黄疸,症状重时可有感染中毒症状。

2.腹部情况

如无急性发作,患者腹部常无明显异常体征,部分患者右上腹可有深压痛;急性胆囊炎患者可有右上腹饱满、呼吸运动受限、右上腹触痛及肌紧张等局限性腹膜炎体征,Murphy征阳性。有1/3～1/2的急性胆囊炎患者,在右上腹可扪及肿大的胆囊或由胆囊与大网膜粘连形成的炎性肿块。

(三)检查

1.化验检查

胆囊结石合并急性胆囊炎有血液白细胞计数升高,少数患者谷丙转氨酶也升高。

2.B超检查

B超检查简单易行,价格低廉,且不受胆囊大小、功能、胆管梗阻或结石含钙多少的影响,诊断正确率可达96％以上,是首选的检查手段。典型声像特征是胆囊腔内有强回声光团并伴声影,改变体位时光团可移动。

3.胆囊造影

胆囊造影能显示胆囊的大小及形态,并了解胆囊收缩功能,但易受胃肠道功能、肝功能及胆囊管梗阻的影响,应用很少。

4.X线检查

腹部X线平片对胆囊结石的显示率为10％～15％。

5.十二指肠引流

有无胆汁可确定是否有胆囊管梗阻,胆汁中出现胆固醇结晶提示结石存在,但此项检查目前已很少用。

6.CT、MRI、ERCP、PTC检查

在B超不能确诊或者怀疑有肝内胆管、肝外胆管结石或胆囊结石术后多年复发又疑有胆管结石者,可酌情选用其中某一项或几项诊断方法。

(四)诊断要点

1.症状

20％～40％的胆囊结石可终身无症状,称静止性胆囊结石。有症状的胆囊结石的主要临床表现:进食后,特别是进油腻食物后,出现上腹部或右上腹部隐痛不适、饱胀,伴嗳气、呃逆等。

2.胆绞痛

胆囊结石的典型表现,疼痛位于上腹部或右上腹部,呈阵发性,可向肩胛部和背部放射,多伴恶心、呕吐。

3.Mirizzi 综合征

持续嵌顿和压迫胆囊壶腹部和颈部的较大结石,可引起肝总管狭窄或胆囊管瘘,以及反复发作的胆囊炎、胆管炎及梗阻性黄疸,称 Mirizzi 综合征。

4.Murphy 征

右上腹部局限性压痛、肌紧张,阳性。

5.B 超检查

胆囊暗区有一个或多个强回声光团,并伴声影。

(五)鉴别诊断

1.肾绞痛

胆绞痛需与肾绞痛相鉴别,后者疼痛部位在腰部,疼痛向外生殖器放射,伴有血尿,可有尿路刺激症状。

2.胆囊非结石性疾病

胆囊良、恶性肿瘤,胆囊息肉样病变等,B 超、CT 等影像学检查可提供鉴别线索。

3.胆总管结石

患者可表现为高热、黄疸、腹痛,超声等影像学检查可以鉴别,但有时胆囊结石可与胆总管结石并存。

4.消化性溃疡性穿孔

患者多有溃疡病史,腹痛发作突然并很快波及全腹,腹壁呈板状强直,腹部 X 线平片可见膈下游离气体。较小的十二指肠穿孔,或穿孔后很快被网膜包裹,形成一个局限性炎性病灶时,易与急性胆囊炎混淆。

5.内科疾病

一些内科疾病如肾盂肾炎、右侧胸膜炎、肺炎等,也可发生右上腹疼痛症状,若注意分析不难获得正确的诊断。

三、治疗

(一)一般治疗

饮食宜清淡,防止急性发作,对无症状的胆囊结石应定期 B 超随诊;伴急性炎症者宜禁食,注意维持水、电解质平衡,并静脉应用抗生素。

(二)药物治疗

溶石疗法服用鹅去氧胆酸或熊去氧胆酸对胆固醇结石有一定溶解效果,主要用于胆固醇结石。但此种药物有肝毒性,服药时间长,反应大,价格贵,停药后结石易复发。其适应证为:胆囊结石直径在 2 cm 以下;结石为含钙少的 X 线能够透过的结石;胆囊管通畅;患者的肝脏功能正常,无明显的慢性腹泻史。目前多主张采取熊去氧胆酸单用或与鹅去氧胆酸合用,不主张单用鹅去氧胆酸。鹅去氧胆酸总量为15 mg/(kg•d),分次口服。熊去氧胆酸为 8～10 mg/(kg•d),分餐后或晚餐后 2 次口服。疗程为 1～2 年。

（三）手术治疗

对于无症状的静止胆囊结石，一般认为无须施行手术切除胆囊。但有下列情况时，应进行手术治疗：①胆囊造影胆囊不显影；②结石直径超过 2～3 cm；③并发糖尿病且在糖尿病已控制时；④老年人或有心肺功能障碍者。

腹腔镜胆囊切除术适于无上腹创伤及手术史者，无急性胆管炎、胰腺炎和腹膜炎及腹腔脓肿的患者。对并发胆总管结石的患者应同时行胆总管探查术。

1.术前准备

择期胆囊切除术后引起死亡的最常见原因是心血管疾病。这强调了详细询问病史发现心绞痛和仔细进行心电图检查注意有无心肌缺血或以往心肌梗死证据的重要性。此外还应寻找脑血管疾病特别是一过性缺血发作的症状。若病史阳性或有问题时应做非侵入性颈动脉血流检查。此时对择期胆囊切除术应当延期，按照指征在冠状动脉架桥或颈动脉重新恢复血管流通后施行。除心血管病外，引起择期胆囊切除术后死亡第 2 位的原因是肝胆疾病，主要是肝硬化。除术中出血外，还可发生肝功能衰竭和败血症。自从在特别挑选的患者中应用预防性措施以来，择期胆囊切除术后感染中毒性并发症的发生率已有显著下降。慢性胆囊炎患者胆汁内的细菌滋生率占10%～15%；而在急性胆囊炎消退期患者中则高达 50%。细菌菌种为肠道菌如大肠埃希菌、产气克雷伯杆菌和粪链球菌，其次也可见到产气荚膜杆菌、类杆菌和变形杆菌等。胆管内细菌的发生率随年龄而增长，故主张年龄在 60 岁以上、曾有过急性胆囊炎发作刚恢复的患者，术前应预防性使用抗生素。

2.手术治疗

对有症状胆石症已成定论的治疗是腹腔镜胆囊切除术。虽然此技术的常规应用时间尚短，但是其结果十分突出，以致仅在不能施行腹腔镜手术或手术不安全时，才选用开腹胆囊切除术，包括无法安全地进入腹腔完成气腹，或者由于腹内粘连，或者解剖异常不能安全地暴露胆囊等。外科医师在遇到胆囊和胆管解剖不清及遇到止血或胆汁渗漏而不能满意地控制时，应当及时中转开腹。目前，中转开腹率在 5% 以下。

（四）其他治疗

体外震波碎石适用于胆囊内胆固醇结石，直径不超过 3 cm，且胆囊具收缩功能。治疗后部分患者可发生急性胆囊炎或结石碎片进入胆总管而引起胆绞痛和急性胆管炎，此外碎石后仍不能防止结石的复发。因并发症多，疗效差，现已基本不用。

四、护理措施

（一）术前护理

1.饮食

指导患者选用低脂肪、高蛋白质、高糖饮食。因为高脂肪饮食可促进胆囊收缩排出胆汁，加剧疼痛。

2.术前用药

严重的胆石症发作性疼痛可使用镇痛剂和解痉剂，但应避免使用吗啡，因吗啡有收缩胆总管的作用，可加重病情。

3.病情观察

应注意观察胆石症急性发作患者的体温、脉搏、呼吸、血压、尿量及腹痛情况，及时发现有无感染性休克征兆。注意患者皮肤有无黄染及粪便颜色变化,以确定有无胆管梗阻。

(二)术后护理

1.症状观察及护理

定时监测患者生命体征的变化,注意有无血压下降、体温升高及尿量减少等全身中毒症状,及时补充液体,保持出入量平衡。

2.T形管护理

胆总管切开放置 T 形管的目的是为了引流胆汁,使胆管减压:①T 形管应妥善固定,防止扭曲、脱落;②保持 T 形管无菌,每天更换引流袋,下地活动时引流袋应低于胆囊水平,避免胆汁回流;③观察并记录每天胆汁引流量、颜色及性质,防止胆汁淤积引起感染;④拔管。如果 T 形管引流通畅,胆汁色淡黄、清澄、无沉渣且无腹痛无发热等症状,术后 10～14 天可夹闭管道。开始每天夹闭 2～3 小时,无不适可逐渐延长时间,直至全日夹管。在此过程中要观察患者有无体温增高、腹痛、恶心、呕吐及黄疸等。经 T 形管造影显示胆管通畅后,再引流 2～3 天,及时排出造影剂。经观察无特殊反应,可拔除 T 形管。

3.健康指导

进少油腻、高维生素、低脂饮食。烹调方式以蒸煮为宜,少吃油炸类的食物。

（杨爱美）

第四节 胰 腺 疾 病

一、胰腺解剖生理概要

(一)解剖

胰腺位于腹膜后,横贴在腹后壁,相当于第 1～2 腰椎前方,分头、颈、体、尾四部分,总长15～20 cm。头部与十二指肠第二段紧密相连,两者属同一血液供应系统。胰尾靠近脾门,这两者也属同一血液供应系统。胰管与胰腺长轴平行,主胰管直径位为 2～3 mm,多数人的主胰管与胆总管汇合形成共同通道开口于十二指肠第二段的乳头部,少数人胰管与胆总管分别开口于十二指肠。两者开口于十二指肠又是胆、胰发生逆行感染的解剖基础。胰腺除主胰管外,有时有副胰管。

(二)生理

胰腺具有内、外分泌的双重功能,内分泌主要由分散在胰腺实质内的胰岛来实现,其最主要功能是调控血糖。胰腺的外分泌功能是分泌胰液,每天分泌可达 750～1 500 mL。呈强碱性,含有多种消化酶,其中含有蛋白酶、淀粉酶、脂肪酶等。外分泌是由腺细胞分泌的胰液,进入胰管,经共同通道排入十二指肠,胰液的分泌受神经、体液的调节。

二、急性胰腺炎

(一)病因

1.梗阻因素

梗阻是最常见原因。常见于胆总管结石,胆管蛔虫症,Oddi 括约肌水肿和痉挛等引起的胆管梗阻,以及胰管结石、肿瘤导致的胰管梗阻。

2.乙醇中毒

乙醇引起 Oddi 括约肌痉挛,使胰管引流不畅、压力升高。同时乙醇刺激胃酸分泌,胃酸又刺激促胰液素和缩胆囊素分泌增多,促使胰腺外分泌增加。

3.暴饮暴食

高蛋白、高脂肪食物、过量饮酒可刺激胰腺大量分泌,使胃肠道功能紊乱,或因剧烈呕吐导致十二指肠内压骤增,十二指肠液反流,共同通道受阻。

4.感染因素

腮腺炎病毒、肝炎病毒、伤寒杆菌等经血流、淋巴进入胰腺所致。

5.损伤或手术

胃胆管手术或胰腺外伤、内镜逆行胰管造影等因素可直接或间接损伤胰腺,导致胰腺缺血、Oddi 括约肌痉挛或刺激迷走神经,使胃酸、胰液分泌增加也可导致发病。

6.其他因素

内分泌或代谢性疾病,如高脂血症、高钙血症等,某些药物,如利尿剂、吲哚美辛、硫唑嘌呤等均可损害胰腺。

(二)病理生理

根据病理改变可分为水肿性胰腺炎和出血坏死性胰腺炎两种。基本病理改变是水肿、出血和坏死,严重者可并发休克、化脓性感染及多脏器衰竭。

(三)临床表现

1.腹痛

大多为突然发作性腹痛,常在饱餐后或饮酒后发病。多为全上腹持续剧烈疼痛伴有阵发性加重,向腰背部放射,疼痛与病变部位有关:胰头部以右上腹痛为主,向右肩部放射;胰尾部以左上腹为主,向左肩放射;累及全胰则呈束带状腰背不疼痛。重型患者腹痛延续时间较长,由于渗出液扩散,腹痛可弥散至全腹,并有麻痹性肠梗阻现象。

2.恶心、呕吐

早期为反射性频繁呕吐,多为胃十二指肠内容物,后期因肠麻痹或肠梗阻可呕吐小肠内容物。呕吐后腹胀不缓解为其特点。

3.发热

发热与病变程度相一致。重型胰腺炎继发感染或合并胆管感染时可持续高热,如持续高热不退则提示合并感染或并发胰周脓肿。

4.腹胀

腹胀是重型胰腺炎的重要体征之一,其原因是腹膜炎造成麻痹性肠梗阻所致。

5.黄疸

黄疸多在胆源性胰腺炎时发生。严重者可合并肝细胞性黄疸。

6.腹膜炎体征

水肿性胰腺炎时,压痛只局限于上腹部,常无明显肌紧张;出血性坏死性胰腺炎压痛明显,并有肌紧张和反跳痛,范围较广泛或波及全腹。

7.休克

严重患者出现休克,表现为脉细速,血压降低,四肢厥冷,面色苍白等。有的患者以突然休克为主要表现,称为暴发性急性胰腺炎。

8.皮下瘀斑

少数患者因胰酶及坏死组织液穿过筋膜与基层渗入腹壁下,可在季肋及腹部形成蓝棕色斑(Grey-turner征)或脐周皮肤青紫(Cullen 征)。

（四）辅助检查

1.胰酶测定

(1)血清淀粉酶:90％以上的患者血清淀粉酶升高,通常在发病后 3～4 小时后开始升高,12～24小时达到高峰,3～5 天恢复正常。

(2)尿淀粉酶测定:通常在发病后 12 小时开始升高,24～48 小时开始达高峰,持续 5～7 天开始下降。

(3)血清脂肪酶测定:在发病 24 小时升高至 1.5 康氏单位(正常值 0.5～1.0 U)。

2.腹腔穿刺

穿刺液为血性混浊液体,可见脂肪小滴,腹水淀粉酶较血清淀粉酶值高 3～8 倍。并发感染时显脓性。

3.B超检查

B超检查可见胰腺弥漫性均匀肿大,界限清晰,内有光点反射,但较稀少,若炎症消退,上述变化持续 1～2 周即可恢复正常。

4.CT 检查

CT 扫描显示胰腺弥漫肿大,边缘不光滑,当胰腺出现坏死时可见胰腺上有低密度、不规则的透亮区。

（五）临床分型

1.水肿性胰腺炎(轻型)

水肿性胰腺炎主要表现为腹痛、恶心、呕吐;腹膜炎体征、血和尿淀粉酶增高,经治疗后短期内可好转,死产率低。

2.出血坏死性胰腺炎(重型)

除上述症状、体征继续加重外,出血坏死性胰腺炎可有高热持续不退,黄疸加深,神志模糊和谵妄,高度腹胀,血性或脓性腹水,两侧腰部或脐下出现青紫瘀斑,胃肠出血、休克等;实验室检查:白细胞计数增多($>16\times10^9$/L),红细胞和血细胞比容降低,血糖升高(>11.1 mmol/L),血钙降低(<2.0 mmol/L),$PaO_2<8.0$ kPa(<60 mmHg),血尿素氮或肌酐增高,酸中毒等,甚至出现急性肾衰竭、DIC、ARDS 等。病死率较高。

（六）治疗原则

1.非手术治疗

急性胰腺炎大多采用非手术治疗:①严密观察病情;②应用抑制或减少胰液分泌的药物;③解痉镇痛;④有效抗生素防治感染;⑤抗休克、纠正水电解质平衡失调;⑥抗胰酶疗法;⑦腹腔灌洗;⑧激素和中医中药治疗。

2.手术治疗

(1)目的:清除含有胰酶、毒性物质和坏死的组织。

(2)指征:采用非手术疗法无效者;诊断未明确而疑有腹腔脏器穿孔或肠坏死者;合并胆管疾病;并发胰腺感染者;应考虑手术探查。

（3）手术方式：有灌洗引流、坏死组织清除和规则性胰腺切除术、胆管探查，T形管引流和胃造瘘、空肠造瘘术等。

（七）护理措施

1.非手术期间的护理

（1）病情观察：严密观察神志，监测生命体征和腹部体征的变化，监测血气、凝血功能、血电解质变化，及早发现坏死性胰腺炎、休克和多器官衰竭。

（2）维持正常呼吸功能：给予高浓度氧气吸入，必要时给予呼吸机辅助呼吸。

（3）维护肾功能：详细记录每小时尿量、尿比重、出入水量。

（4）控制饮食、抑制胰腺分泌：对病情较轻者，可进少量清淡流质或半流质饮食，限制蛋白质摄入量，禁进脂肪。对病情较重或频繁呕吐者要禁食，行胃肠减压，遵医嘱给予抑制胰腺分泌的药物。

（5）预防感染：对病情重或胆源性胰腺炎患者给予抗生素，为预防真菌感染，应加用抗真菌药物。

（6）防治休克：维持水电平衡，应早期迅速补充水电解质、血浆、全血。患者还易发生低钾血症、低钙血症，在疾病早期应注意观察，及时矫正。

（7）心理护理：指导患者减轻疼痛的方法，解释各项治疗措施的意义。

2.术后护理

（1）术后各种引流管的护理：①熟练掌握各种管道的作用，将导管贴上标签后与引流装置正确连接，妥善固定，防止导管滑脱。②分别观察记录各引流管的引流液性状、颜色、量。③严格遵循无菌操作规程，定期更换引流装置。④保持引流通畅：防止导管扭曲，重型患者常有血块、坏死组织脱落，容易造成引流管阻塞。如有阻塞可用无菌温生理盐水冲洗。经常更换体位，以利引流。⑤冲洗液、灌洗液现用现配。⑥拔管护理：当患者体温正常并稳定10天左右，白细胞计数正常，腹腔引流液少于每天5 mL、引流液淀粉酶测定正常后可考虑拔管。拔管后要注意拔管处伤口有无渗漏，如有渗液应及时更换敷料。拔管处伤口可在1周左右愈合。

（2）伤口护理：观察有无渗液、有无裂开，按时换药；并发胰外瘘时，要注意保持负压引流通畅，并用氧化锌糊剂保护瘘口周围皮肤。

（3）营养支持治疗与护理：根据患者营养评定状况，计算需要量，制订计划。第一阶段，术前和术后早期，需抑制分泌功能，使胰腺处于休息状态，同时因胃肠道功能障碍，此时需完全胃肠外营养（TPN）2～3周。第二阶段，术后3周左右，病情稳定，肠道功能基本恢复，可通过空肠造瘘提供营养3～4周，称为肠道营养（TEN）。第三阶段，逐渐恢复经口进食，称为胃肠内营养（EN）。

（4）做好基础生活护理和心理护理。

（5）并发症的观察与护理。①胰腺脓肿及腹腔脓肿：术后2周的患者出现高热，腹部肿块，应考虑其可能。一般均为腹腔引流不畅，胰腺坏死组织及渗出液局部积聚感染所致。非手术疗法无效时应手术引流。②胰瘘：如观察到腹腔引流有无色透明腹腔液经常外漏，其中淀粉酶含量高，为胰液外漏所致，合并感染时引流液可显脓性。多数可逐渐自行愈合。③肠瘘：主要表现为明显的腹膜刺激征，引流液中伴有粪渣。瘘管形成后用营养支持治疗。长期不愈者，应考虑手术治疗。④假性胰腺囊肿：多数需手术行囊肿切除或内引流手术，少数患者经非手术治疗6个月可自行吸收。⑤糖尿病：胰腺部分切除后，可引起内、外分泌缺失。注意观察血糖、尿糖的变化，根据化验报告补充胰岛素。⑥心理护理：由于病情重，术后引流管多，恢复时间长，患者易产生悲观急躁情绪,因此应关心体贴鼓励患者,帮助患者树立战胜疾病的信心,积极配合治疗。

(八)健康教育

(1)饮食应少量多餐,注意食用富有营养易消化食物,避免暴饮暴食及酗酒。

(2)有胆管疾病、病毒感染者应积极治疗。

(3)告知会引发胰腺炎的药物种类,不得随意服药。

(4)有高糖血症,应遵医嘱口服降糖药或注射胰岛素,定时查血糖、尿糖,将血糖控制在稳定水平,防治各种并发症。

(5)出院 4~6 周,避免过度疲劳。

(6)门诊应定期随访。

三、胰腺癌、壶腹部癌及护理

胰腺癌是常见消化道肿瘤之一,以男性多见,40 岁以上患者占 80%,癌肿发生在胰头部位占 70%~80%,体尾部癌约占 12%。其转移途径有血行、淋巴途径转移和直接浸润,癌细胞还可沿胰周神经由内向外扩散。壶腹部癌是指胆总管末段壶腹部和十二指肠乳头的恶性肿瘤,在临床上与胰腺癌有不少共同点,统称为壶腹周围癌。

(一)临床表现

1.腹痛和上腹饱胀不适

初期仅表现为上腹部胀闷感及隐痛。随病情加重,疼痛逐渐剧烈,并可牵涉到背部,胰头部癌疼痛多位于上腹居中或右上腹部疼痛,胰体尾部癌疼痛多在左上腹或左季肋部疼痛。晚期可向背部放射,少数患者以此为首发症状,当癌肿侵及腹膜后神经丛时,疼痛常剧烈难受,尤以夜间为甚,以至于患者常取端坐位。

2.消化道症状

患者常有食欲缺乏、恶心、呕吐、厌食油腻和动物蛋白饮食、消化不良、腹泻或便秘、呕吐和黑便。

3.黄疸

胰腺癌侵及胆管时可出现黄疸,其特征是进行性加深并伴尿黄,大便呈陶土色及皮肤瘙痒。胰头癌因其靠近胆管,故黄疸发生较早,胰体尾部癌距胆管较远,通常到晚期才发生黄疸。

4.乏力和消瘦

胰腺癌较早出现乏力及消瘦,常于短期内出现明显消瘦。

5.发热

少数患者可出现持续性或间歇性低热。

6.腹部肿块

患者主要表现为肝大,胆囊肿大,晚期患者可扪及胰腺肿大。

7.腹水

晚期患者可见腹水。

(二)辅助检查

1.实验室检查

(1)免疫学检查:癌胚抗原(CEA)、胰腺胚胎抗原(POA)、胰腺癌相关抗原(PCAA)、胰腺癌特异抗原(PaA)、糖类抗原 19-9(CA19-9)均增高。

（2）血清生化检查：早期可有血、尿淀粉酶增高、空腹血糖增高，糖耐量试验阳性，有黄疸时，血清胆红素增高，碱性磷酸酶升高，转氨酶轻度升高，尿胆红素阳性；无黄疸的胰体尾癌可见转肽酶升高。

2.影像学检查

主要影像学检查有超声波检查、CT、内镜逆行胰胆管造影（ERCP）、腹腔镜检查、X线钡餐检查。

（三）治疗原则

早期发现、早期诊断、早期手术治疗。手术切除是胰头癌最有效的治疗方法。胰腺癌无远处转移者，应争取手术切除，常用的手术方法有胰头十二指肠切除术。对不能切除的患者，应行内引流手术，即胆总管与空肠或十二指肠吻合。术后采用综合治疗包括化学、免疫和放射疗法及中医中药治疗。为控制晚期患者的疼痛可采用剖腹或经皮行腹腔神经丛无水乙醇注射治疗。

（四）护理措施

1.手术前护理

（1）心理支持：每次检查及护理前给予解释，尊重患者心理调适的过程。

（2）控制血糖在稳定水平：检查患者血糖、尿糖，如有高血糖，应在严密监测血糖、尿糖的基础上调整胰岛素用量，将血糖控制在稳定水平。

（3）改善凝血功能：遵医嘱给予维生素 K。

（4）改善营养：术前应鼓励患者进富有营养饮食，必要时给予胃肠外营养。

（5）术前日常规皮肤准备，术前晚灌肠。

2.手术后护理

（1）观察生命体征：由于胰头癌切除涉及的器官多、创伤重，术后要严密观察生命体征。

（2）防治感染：胰头十二指肠切除术手术大、范围广，消化道吻合多，感染机会多，故术后应遵医嘱静脉加用广谱抗生素。术后更换敷料应严格遵循无菌操作规程。

（3）维持水、电解质和酸碱平衡：手术范围大、创伤大，术后引流管多，消化液及体液丢失，易导致脱水、低钾、低钙等，应准确记录出入量。按医嘱及时补充水和电解质，以维持其平衡。

（4）加强营养：术后给予静脉高营养，静脉输血、血浆、清蛋白及脂肪乳，氨基酸等。限制脂肪饮食，少量多餐。

（5）引流管护理：应妥善固定引流管，保持引流通畅，并观察记录引流液的颜色、性质和量。患者无腹胀、无腹腔感染、无引流液时可去除引流管。

（6）术后出血的防治与护理：观察患者有无切口出血、胆管出血及应激性溃疡出血。

（7）低血糖监测：胰头十二指肠切除患者术后易发生低血糖，注意每天监测血糖、尿糖变化。

（8）胰瘘的预防与护理：胰瘘多发生在术后 5～7 天。

（9）胆瘘的预防与护理：多发生于术后 2～9 天。表现为右上腹痛、发热、腹腔引流液呈黄绿色，T 形管引流量突然减少，有局限性或弥漫性腹膜炎表现，严重者出现休克症状。术后应保持 T 形管引流畅通，将每天胆汁引流量做好记录，发现问题，及时与医师联系。

（10）化疗护理：适用于不能行根治性切除的胰腺癌，术后复发性胰腺癌和合并肝转移癌。

（11）心理护理：给予心理支持，促进早日痊愈。

（五）健康教育

（1）出院后对于胰腺功能不足，消化功能差的患者，除应用胰酶代替剂外，同时采用高蛋白、高糖、低脂肪饮食,给予脂溶性维生素。

(2)定期检测血糖、尿糖,发生糖尿病时给予药物治疗。

(3)3～6个月复查一次,如出现进行性消瘦、乏力、贫血、发热等症状,应回医院诊治。

(杨爱美)

第五节　脾　破　裂

一、概述

脾脏是一个血供丰富而质脆的实质性器官,脾脏是腹部脏器中最容易受损伤的器官,发生率几乎占各种腹部损伤的 40% 左右。它被与其包膜相连的诸韧带固定在左上腹的后方,尽管有下胸壁、腹壁和膈肌的保护,但外伤暴力很容易使其破裂引起内出血。以真性破裂多见,约占 85%。根据不同的病因,脾破裂分成两大类:①外伤性破裂,占绝大多数,都有明确的外伤史,裂伤部位以脾脏的外侧凸面为多,也可在内侧脾门处,主要取决于暴力作用的方向和部位。②自发性破裂,极少见,且主要发生在病理性肿大(门静脉高压症、血吸虫病、淋巴瘤等)的脾脏;如仔细追询病史,多数仍有一定的诱因,如剧烈咳嗽、打喷嚏或突然改变体位等。

二、护理评估

(一)健康史

了解患者腹部损伤的时间、地点,以及致伤源、伤情、就诊前的急救措施、受伤至就诊之间的病情变化,如果患者神志不清,应询问目击人员。患者一般有上腹火器伤、锐器伤或交通事故、工伤等外伤史或病理性(门静脉高压症、血吸虫病、淋巴瘤等)的脾脏肿大病史。

(二)临床表现

脾破裂的临床表现以内出血及腹膜刺激征为特征,并常与出血量和出血速度密切相关。出血量大而速度快的很快就出现低血容量性休克,伤情十分危急;出血量少而慢者症状轻微,除左上腹轻度疼痛外,无其他明显体征,不易诊断。随着时间的推移,出血量越来越大,才出现休克前期的表现,继而发生休克。由于血液对腹膜的刺激而有腹痛,起始在左上腹,慢慢涉及全腹,但仍以左上腹最为明显,同时有腹部压痛、反跳痛和腹肌紧张。

(三)诊断及辅助检查

创伤性脾破裂的诊断主要依赖:①损伤病史或病理性脾脏肿大病史。②临床有内出血的表现。③腹腔诊断性穿刺抽出不凝固血液等。④对诊断确有困难、伤情允许的病例,采用腹腔灌洗、B超、核素扫描、CT或选择性腹腔动脉造影等帮助明确诊断。B超是一种常用检查,可明确脾脏破裂程度。⑤实验室检查发现红细胞、血红蛋白和血细胞比容进行性降低,提示有内出血。

(四)治疗原则

随着对脾功能认识的深化,在坚持"抢救生命第一,保留脾第二"的原则下,尽量保留脾的原则已被绝大多数外科医师接受。彻底查明伤情后尽可能保留脾脏,方法有生物胶黏合止血、物理凝固止血、单纯缝合修补、部分脾切除等,必要时行全脾切除术。

(五)心理、社会因素

导致脾破裂的原因均是意外,患者痛苦大、病情重,且在创伤、失血之后,处于紧张状态,患者常有恐惧、急躁、焦虑,甚至绝望,又担心手术能否成功,对手术产生恐惧心理。

三、护理问题

(一)体液不足

体液不足与损伤致腹腔内出血、失血有关。

(二)组织灌注量减少

组织灌注量减少与导致休克的因素依然存在有关。

(三)疼痛

疼痛与脾部分破裂、腹腔内积血有关。

(四)焦虑或恐惧

焦虑或恐惧与意外创伤的刺激、出血及担心预后有关。

(五)潜在并发症

出血。

四、护理目标

(1)患者体液平衡能得到维持,不发生失血性休克。

(2)患者神志清楚,四肢温暖、红润,生命体征平稳。

(3)患者腹痛缓解。

(4)患者焦虑或恐惧程度缓解。

(5)护士要密切观察病情变化,如发现异常,及时报告医师,并配合处理。

五、护理措施

(一)一般护理

(1)严密观察监护伤员病情变化:把患者的脉率、血压、神志、氧饱和度(SaO_2)及腹部体征作为常规监测项目,建立治疗时的数据,为动态监测患者生命体征提供依据。

(2)补充血容量:建立两条静脉通路,快速输入平衡盐液及血浆或代用品,扩充血容量,维持水、电解质及酸碱平衡,改善休克状态。

(3)保持呼吸道通畅:及时吸氧,改善因失血而导致的机体缺氧状态,改善有效通气量,并注意清除口腔中异物、假牙,防止误吸,保持呼吸道通畅。

(4)密切观察患者尿量变化:怀疑脾破裂病员应常规留置导尿管,观察单位时间的尿量,如尿量>30 mL/h,说明病员休克已纠正或处于代偿期。如尿量<30 mL/h甚至无尿,则提示患者已进入休克或肾衰竭期。

(5)术前准备:观察中如发现继续出血(48小时内输血超过1 200 mL)或有其他脏器损伤,应立即做好药物皮试、备血、腹部常规备皮等手术前准备。

(二)心理护理

对患者要耐心做好心理安抚,让患者知道手术的目的、意义及手术效果,消除紧张恐惧心理,还要尽快通知家属并取得其同意和配合,使患者和家属都有充分的思想准备,积极主动配合抢救和治疗。

（三）术后护理

（1）体位：术后应去枕平卧，头偏向一侧，防止呕吐物吸入气管，如清醒后血压平稳，病情允许可采取半卧位，以利于腹腔引流。患者不得过早起床活动。一般需卧床休息 10～14 天。以 B 超或 CT 检查为依据，观察脾脏愈合程度，确定能否起床活动。

（2）密切观察生命体征变化：按时测血压、脉搏、呼吸、体温，观察再出血倾向。部分脾切除患者，体温持续在 38～40 ℃ 2～3 周，化验检查白细胞计数不高，称为"脾热"。对"脾热"的患者，按高热护理及时给予物理降温，并补充水和电解质。

（3）管道护理：保持大静脉留置管输液通畅，保持无菌，定期消毒。保持胃管、导尿管及腹腔引流管通畅，妥善固定，防止脱落，注意引流物的量及性状的变化。若引流管引流出大量的新鲜血性液体，提示活动性出血，及时报告医师处理。

（4）改善机体状况，给予营养支持：术后保证患者有足够的休息和睡眠，禁食期间补充水、电解质，避免酸碱平衡失调，肠功能恢复后方可进食。应给予高热量、高蛋白、高维生素饮食，静脉滴注复方氨基酸、血浆等，保证机体需要，促进伤口愈合，减少并发症。

（四）健康教育

（1）患者住院 2～3 周后出院，出院时复查 CT 或 B 超，嘱患者每月复查 1 次，直至脾损伤愈合，脾脏恢复原形态。

（2）嘱患者若出现头晕、口干、腹痛等不适，均应停止活动并平卧，及时到医院检查治疗。

（3）继续注意休息，脾损伤未愈合前避免体力劳动，避免剧烈运动，如弯腰、下蹲、骑摩托车等。注意保护腹部，避免外力冲撞。

（4）避免增加腹压，保持排便通畅，避免剧烈咳嗽。

（5）脾切除术后，患者免疫力低下，注意保暖，预防感冒，避免进入拥挤的公共场所。坚持锻炼身体，提高机体免疫力。

（杨爱美）

第六节 急性阑尾炎

一、概念

急性阑尾炎是外科最常见的急腹症之一，多发生于青壮年，以 20～30 岁为多，男性比女性发病率高。若能正确处理，绝大多数患者可以治愈，但如延误诊断治疗，可引起严重并发症，甚至造成死亡。

根据急性阑尾炎发病过程的病理解剖学变化，分为 4 种类型。

（一）急性单纯性阑尾炎

炎症主要侵及黏膜和黏膜下层，渐向肌层和浆膜层扩散。阑尾外观轻度肿胀，黏膜和黏膜下层充血、水肿，黏膜表面有小溃疡和出血点。浆膜轻度充血，表面可有少量纤维素性渗出物。

（二）急性化脓性阑尾炎

炎症主要侵及肌层和浆膜层。此时阑尾明显肿胀，阑尾黏膜的溃疡面加大，阑尾腔内有积脓。浆膜高度充血，有脓性渗出物。阑尾周围的腹腔内有少量混浊液。

（三）坏疽性及穿孔性阑尾炎

阑尾管壁坏死或部分坏死，呈暗紫色或黑色。如管腔梗阻又合并管壁坏死时，2/3 病例可发生穿孔，穿孔后可引起急性弥漫性腹膜炎。

（四）阑尾周围脓肿

急性阑尾炎化脓坏疽时，大网膜将坏疽阑尾包裹或将穿孔后形成的弥漫性腹膜炎局限，出现炎性肿块或形成阑尾周围脓肿。急性阑尾炎与阑尾管腔堵塞、胃肠道疾病影响、细菌入侵等因素有关。

二、临床表现

（一）腹痛

典型的急性阑尾炎多起于中上腹和脐周，数小时后腹痛转移并固定于右下腹，腹痛为持续性，阵发性加剧。早期阶段是由于管腔扩张和管壁肌收缩引起的内脏神经反射性疼痛，常不能确切定位。当阑尾炎症波及浆膜层和壁腹膜时，因后者受体神经支配，痛觉敏感，定位确切，疼痛即固定于右下腹。转移性右下腹痛是阑尾炎特征性的症状。据统计 70%～80% 的急性阑尾炎患者具有这种典型的转移性腹痛的特点。不同病理类型阑尾炎的腹痛有差异。如单纯性阑尾炎是轻度隐痛；化脓性阑尾炎呈阵发性胀痛和剧痛；坏疽性阑尾炎呈持续性剧烈腹痛；穿孔性阑尾炎因阑尾管腔压力骤减，腹痛可暂时减轻，但出现腹膜炎后，腹痛呈持续性加剧。

（二）胃肠道症状

食欲缺乏、恶心、呕吐常很早发生，但多不严重，一部分患者可有腹泻（青年人多见）或便秘（老年人多见）等。盆腔位阑尾炎时，炎症刺激直肠和膀胱，可引起里急后重和排尿痛。并发弥漫性腹膜炎时，可出现腹胀。

（三）全身症状

早期体温多正常或低热，体温在 38 ℃以下，患者有乏力、头痛等。化脓性阑尾炎坏疽穿孔后，体温明显升高，全身中毒症状重。如有寒战、高热、黄疸，应考虑为化脓性门静脉炎。

（四）体征

1.右下腹压痛

右下腹压痛是急性阑尾炎最重要的体征。压痛点常在脐与右髂前上棘连线中、外 1/3 交界处，也称为麦氏（Mcburney）点。随阑尾解剖位置的变异，压痛点可改变，但压痛点始终在一个固定的位置上，右下腹固定压痛是早期阑尾炎诊断的重要依据。

2.反跳痛（Blumberg 征）

用手指深压阑尾部位后迅速抬起手指，患者感到剧烈腹痛为反跳痛，表明炎症已经波及壁腹膜。

3.腹肌紧张

化脓性阑尾炎时，可出现腹肌紧张，阑尾炎坏疽穿孔时则更为明显。检查腹肌时，腹部两侧及上下应对比触诊，可准确判断有无腹肌紧张及其紧张程度。

4.结肠充气试验

用一手压住左下腹降结肠部,再用另一手反复压迫近侧结肠部,结肠内积气即可传至盲肠和阑尾部位,引起右下腹痛感者为阳性。

5.腰大肌试验

患者取左侧卧位,将右下肢向后过伸,引起右下腹痛者为阳性。提示阑尾位置靠后,炎症波及腰大肌(即后位阑尾炎)。

6.闭孔肌试验

患者取仰卧位,右髋和右膝均屈曲 90°,并将右股向内旋转,引起右下腹痛者为阳性,说明阑尾位置较低,炎症已波及闭孔肌(即低位性阑尾炎)。

7.直肠指诊

盆腔阑尾炎,直肠右前方可有触痛;盆腔脓肿者,可触及有弹性感的压缩包块。

三、辅助检查

(一)实验室检查

多数急性阑尾炎患者的白细胞数及中性粒细胞比例增高;尿常规检查可见有少量红细胞及白细胞。

(二)腹部 X 线平片检查

少数患者可发现阑尾粪石。

四、护理措施

急性阑尾炎诊断明确后,如无手术禁忌,原则上应早期手术治疗,既安全,又可防止并发症的发生。非手术治疗仅适用于早期单纯性阑尾炎或有手术禁忌证者。

(一)非手术治疗的护理

(1)体位:取半卧位卧床休息。

(2)禁食:减少肠蠕动,利于炎症局限,禁食期间给静脉补液。

(3)密切观察病情变化。①腹部症状和体征的变化:观察期间如腹痛突然减轻,并有明显的腹膜刺激征,且范围扩大,提示阑尾已穿孔,应立即手术治疗。②全身情况:观察精神状态,每4～6 小时测量体温、脉搏、呼吸 1 次,若出现寒战、高热、黄疸,可能为门静脉炎,应及时通知医师处理。③观察期间每 6～12 小时查血常规 1 次。

(4)非手术治疗期间禁用吗啡类镇痛剂,以免掩盖病情。同时禁服泻药及灌肠,以免肠蠕动加快,肠内压增高,导致阑尾穿孔或炎症扩散。

(5)使用有效的抗生素抗感染。

(6)做好术前准备:非手术治疗期间如确定患者需手术治疗,应做好术前准备。

(二)术后护理

(1)卧位:术后血压平稳后,取半卧位,使炎性液体流至盆腔,防止膈下感染。

(2)饮食:通常在排气后进食。

(3)早期活动:术后 24 小时可起床活动,促进肠蠕动恢复,防止肠粘连,增进血液循环,促进伤口愈合。

(4)应用抗生素:化脓性或坏疽穿孔性阑尾炎术后应选用有效抗生素。

(5)做好腹腔引流管护理:保持引流通畅,并做好观察记录。根据病情变化,可在术后48~72小时酌情拔除。

(6)术后并发症的观察与护理。①切口感染:多因手术时污染伤口、腹腔引流不畅所致,阑尾坏疽或穿孔者尤易发生。术后3~5天体温逐渐升高,患者感觉伤口疼痛,切口周围皮肤有红肿、触痛,应及时发现并报告医师进行处理。②腹腔脓肿:由于腹腔残余感染或阑尾残端处理不当所致。常发生于术后5~7天。表现为体温持续升高或下降后又上升,有腹痛、腹胀、腹部包块,及里急后重感。应采取半卧位,使脓液流入盆腔,减少中毒反应。同时使用抗生素,未见好转者,应及时行手术切开引流。③腹腔出血:少见,但很严重。由于阑尾动脉结扎线脱落所致。常发生于术后几小时至数天内。患者有腹痛、腹胀,并伴有面色苍白、脉速、出冷汗、血压下降等出血性休克症状。必须立即平卧,氧气吸入,并与医师联系,静脉输血、输液,必要时手术止血。④粪瘘:少见。由阑尾残端结扎线脱落或手术时误伤肠管所致。感染较局限,患者表现为持续低热、腹痛、切口不能愈合且有粪水不断地从肠腔流至腹腔或腹壁外。应及时更换伤口敷料,应用抗生素治疗后大多能治愈。如长期不能愈合,则需手术修补。

（杨爱美）

第八章

泌尿外科护理

第一节 肾 结 石

肾结石也称尿路结石,结石病是现代社会最常见的疾病之一,并在古代已有所描述。肾结石男性发病率是女性的 3 倍。肾结石发病高峰年龄为 20~30 岁,手术虽可以去除结石,但结石形成的趋势往往是终身的。

一、病因

肾结石形成原因非常复杂,人们对尿石症发病机制的认识仍未完全明了,可能包括的危险因素有外界环境、职业因素和泌尿系统因素等。

(一)外界环境

外界环境包括自然环境和社会环境、气候和地理位置等,而社会环境包括社会经济水平和饮食文化等。相关研究表明结石病的季节性变化很可能与温度有关,通过出汗导致体液丧失,进而促进结石形成。

(二)个体因素

种族遗传因素、饮食习惯、职业因素、代谢性疾病等。其中职业环境中暴露于热源和脱水同样是结石病的危险因素。水分摄入不足可导致尿液浓缩,结石形成的概率增加。大量饮水导致尿量增多,可显著降低易患结石患者的结石发病率。

(三)泌尿系统因素

泌尿系统因素包括肾损伤、感染、泌尿系统梗阻、异物等。梗阻可以导致感染和结石形成,而结石本身也是尿中异物,会加重梗阻与感染程度,所以两者会相互促进疾病发展程度。

上述因素最终都导致人类尿液中各种成分过饱和、滞留因素和促进因素的增加等机制,进而导致肾结石形成。

二、分类

泌尿系统结石最常见的成分是钙,以草酸钙为主,多在肾脏和膀胱处形成。肾结石按照结石晶体的成分,主要分为 4 类,即钙结石、感染性结石、尿酸结石和胱氨酸结石。

三、临床表现

(一)症状

1.疼痛

肾结石最常见的症状是肾绞痛,经常突然起病,这通常是结石阻塞输尿管引起的。最常见的是从腰部开始,可辐射到腹股沟。肾盂内大结石和肾盏结石可无明显临床症状,患者活动后会出现上腹或腰部钝痛。40%～50%的肾结石患者有腰痛的症状,发生的原因是结石造成肾盂梗阻。通常可表现为腰部酸胀、钝痛。

2.血尿

绝大多数尿路结石患者存在血尿,通常为镜下血尿,少数也可见肉眼血尿。常常在腰痛后发生。有时患者活动后出现镜下血尿是上尿路结石的唯一临床表现,但当结石完全阻塞尿路时也可以没有血尿。血尿产生的原因是结石移动或结石对集合系统的损伤。血尿的多少取决于结石对尿路黏膜损伤程度大小。

3.发热

由于结石、梗阻和感染可互相促进,所以肾结石造成梗阻可继发或加重感染,出现腰痛伴高热、寒战。出现脓尿的患者很少见,若出现需要行尿培养,检测是否存在尿路感染。结石继发急性肾盂肾炎或肾积脓时可有畏寒、发热、寒战等全身症状出现。

4.无尿和急性肾功能不全

双侧肾结石、功能性或解剖孤立肾结石阻塞导致尿路急性梗阻,可以出现无尿和急性肾后性肾功能不全的症状。

(二)体征

肾结石典型体征是患侧肾区叩击痛。患者脊肋角和腹部压痛也可不明显,一般不伴有腹部肌紧张。肾结石慢性梗阻时引起巨大肾积水,这时可出现腹部包块。

四、辅助检查

(一)实验室检查

1.血常规检查

肾绞痛时可伴血白细胞计数短时轻度增高。结石合并感染或发热时,血中白细胞计数可明显增高。结石导致肾功能不全时,可有贫血表现。

2.尿液检查

常能见到肉眼或镜下血尿;脓尿很少见,伴感染时有脓尿、感染性尿路结石患者应行尿液细菌培养;尿液分析也可测定尿液 pH、钙、磷、尿酸、草酸等。

(二)影像学检查

1.超声检查

肾钙化和尿路结石都可通过超声诊断,可显示结石梗阻引起的肾积水及肾实质萎缩等。可发现尿路平片不能显示的小结石和 X 线透光结石,当肾脏显示良好时,超声还可检测到 5 mm 的小结石。超声作为无创检查应作为首选影像学检查,适合于所有患者包括肾功能不全患者、孕妇、儿童及对造影剂过敏者。

2.X 线检查

由于大约 90% 尿路结石不透 X 线,腹部 X 线片对于怀疑尿路结石的患者,是一种非常有用的检查。

3.尿路平片

尿路平片是《CUA 尿路结石诊疗指南》推荐的常规检查方法,尿路平片上结合可显示出致密影。尿路平片可初步判断肾结石是否存在,以及肾结石的位置、数目、形态和大小,并且可以初步地提示结石的化学性质。

4.CT 检查

螺旋 CT 平扫对肾结石的诊断准确、迅速。有助于鉴别不透光的结石、肿瘤、凝血块等,以及了解有无肾畸形。

5.内镜检查

内镜检查包括经皮肾镜、软镜、输尿管和膀胱镜检查。通常在尿路平片未显示结石时,静脉尿路造影有充盈缺损不能确诊时,借助于内镜可以明确诊断和进行治疗。

6.肾盂造影像

可以确定透 X 线结石的存在,可以确诊引起患者形成结石的解剖部位。

五、诊断要点

任何评估之前都应先明确是否有与结石复发有关的代谢性疾病。至少应进行筛选性评估,包括远端肾小管性酸中毒、原发性甲状旁腺功能亢进症、痛风体质等疾病。只有明确了相关疾病才可以从根本上纠正治疗。

尿路结石与腹膜后和腹腔内病理状态引起的症状相似,所以应与急腹症进行全面的鉴别诊断,其中包括急性阑尾炎异位或未被认识的妊娠,卵巢囊肿蒂扭转等,体检时应注意检查有无腹膜刺激征。

六、治疗原则

肾结石治疗的总体原则是:解除疼痛和梗阻、保护肾功能、有效祛石、治疗病因、预防复发。由于约 80% 的尿路结石可自发排出,因此可能没必要进行干预,有时多饮水就能自行排出结石。其他结石的性质、形态、大小部位不同,患者个体差异等因素,治疗方法的选择和疗效也大不相同。因此,对尿石症的治疗应该实施患者个体化治疗,通常需要各种方法综合治疗,来保证治疗效果。

(一)病因治疗

少数患者能找到结石成因如甲状旁腺功能亢进症(主要是甲状旁腺瘤),只有积极治疗原发病防止尿路结石复发;尿路梗阻的患者,需要解除梗阻,这样可以避免结石复发,因此此类患者积极治疗病因即可。

(二)非手术治疗

1.药物治疗

结石 <0.6 cm 且表面光滑、结石以下尿路无梗阻时可采用药物排石治疗。多选择口服 α 受体阻滞剂(如坦索罗辛)或钙通道阻滞剂。尿酸结石选用枸橼酸氢钾钠,碳酸氢钠碱化尿液。口服别嘌醇及饮食调节等方法治疗也可取得良好的效果。

2.增加液体摄入量

机械性多尿可以预防有症状结石的形成和滞留,每天饮水 2 000～3 000 mL,尽量保持昼夜均匀。限制蛋白、钠摄入,避免草酸饮食摄入和控制肥胖都可防止结石的发病概率。

(三)微创碎石

1.体外冲击波碎石

体外冲击波碎石(extracorporeal shock wave lithotripsy,ESWL)通过 X 线或超声对结石进行定位,利用高能冲击波聚焦后作用于结石,将结石粉碎成细沙,然后通过尿液排出体外。实践证明它是一种创伤小、并发症少、安全有效的非侵入性治疗,大多数上尿路结石可采用此方法治疗。ESWL 碎石术后可能形成"石街"。引起患者的腰痛不适,也可能合并继发感染,患者病程也将相应延长。

2.经皮肾镜碎石取石术

经皮肾镜碎石取石术(percutaneous nephrolithotomy,PCNL)是通过建立经皮肾操作通道,击碎结石并同时通过工作通道冲出结石及取出肾结石。本手术通常在超声或 X 线定位下操作,在肾镜下取石或碎石。较小的结石通过肾镜用抓石钳取出,较大的结石将结石粉碎后用水冲出。

3.输尿管肾镜取石术

输尿管肾镜取石术(ureteroscope lithotripsy,URL)适用于中、下段输尿管结石,泌尿系统平片不显影结石,因结石硬、停留时间长、患者自身因素(肥胖)而使用 ESWL 困难者,也可用于 ESWL 治疗所致的"石街"。下尿路梗阻、输尿管狭窄或严重扭曲等不宜采用此法。

(四)开放手术

由于 ESWL 及内镜技术的普遍开展,现在上尿路结石大多数已不再开放手术。

七、临床护理

(一)评估要点

1.术前评估

(1)健康史:了解患者基本情况,包括年龄、职业、生活环境、饮食饮水习惯等。

(2)相关因素:了解患者的既往史和家族史;有无可能引起结石的相关疾病如泌尿系统梗阻、感染和异物史,有无甲状旁腺功能亢进症、肾小管酸中毒等。了解用药史如止痛药物、钙剂等药物的应用情况。

(3)心理和社会支持状况:结石复发率较高,患者可能产生焦躁心理,故应了解患者及家属对相关知识的掌握程度和多治疗的期望,及时了解患者及家属心理状况。

2.术后评估

(1)术后恢复:结石排出、尿液引流和切口愈合情况,有无尿路感染。

(2)肾功能状态:梗阻解除程度,肾功能恢复情况,残余结石对泌尿系统功能的影响。

(二)护理诊断/问题

1.疼痛

与疾病、排石过程、损伤及平滑肌痉挛有关。

2.尿形态异常

与结石或血块引起梗阻及术后留置导尿管有关。

3.潜在并发症

血尿、感染、结石导致阻塞、肾积水。

4.部分生活自理缺陷

与疾病及术后管道限制有关。

5.焦虑

与患者担心疾病预后有关。

6.知识缺乏

缺乏疾病预防及治疗相关知识。

(三)护理目标

(1)患者自述疼痛减轻,舒适感增强。

(2)患者恢复正常的排尿功能。

(3)患者无相关并发症发生,若发生能够得到及时发现和处理。

(4)患者了解相关疾病知识及预防知识。

(5)患者能满足相关活动需求。

(四)护理措施

1.缓解疼痛

(1)观察:密切观察患者疼痛的部位及相关生命体征变化。

(2)休息:发作期患者应卧床休息。

(3)镇痛:指导患者采用分散注意力、安排适当卧位、深呼吸、肌肉放松等非药物性方法缓解疼痛,不能缓解时,舒缓疼痛。

2.促进排石

鼓励非手术治疗的患者大量饮水,每天保持饮水量在 2 000 mL 以上,在病情允许的情况下,下床运动,适当做些跳跃、改变体位的活动以促进结石排出。手术治疗后患者均可出现血尿,嘱患者多饮水,以免出现血块进而堵塞尿路。

3.管道护理

(1)若患者有肾造瘘管,遵医嘱夹闭数小时开放,应保持通畅并妥善固定,密切观察引流性质及量。

(2)留置导尿管应保持管路通畅,观察排石情况。

(3)留置针妥善固定,保持补液的顺利进行。

4.体外冲击波碎石的护理

采用体外冲击波碎石的患者,在碎石准备前告知接受治疗前三天忌食产气性食物,治疗前一天服用缓泻剂,手术当天早晨禁饮食。碎石后应注意观察结石排出效果,协助患者采取相应体位(一般采取侧卧位,肾下盏取头低位),饮水量在 3 000 mL 以上,适当活动促进结石排出。

5.并发症观察、预防和护理

(1)血尿:观察血尿变化情况。遵医嘱应用止血药物。肾实质切开者,应绝对卧床 2 周,减少出血机会。

(2)感染:①加强护理观察。监测患者生命体征,注意观察尿液颜色和性状。②鼓励患者多饮水,也有利于感染的控制。③做好创腔引流管护理。患者留置肾盂造瘘管时应注意观察记录并妥善固定,保持通畅。开放性手术术后除注意相应管路护理外还应注意伤口护理,避免感染。

④有感染者,遵医嘱应用抗菌药控制感染。

(五)健康教育

根据结石成分、代谢状态及流行病学因素,坚持长期预防,对减少或延迟结石复发十分重要。

1.饮食

大量饮水以增加尿量,稀释尿液,减少晶体沉积。成人保持每天尿量在 2 000 mL 以上,尤其是睡前及半夜饮水,效果更好。饮食以清淡易消化饮食为主,可根据结石成分调整饮食种类如含钙结石者宜食用含纤维丰富的食物;含草酸量高,避免大量摄入动物蛋白、精制糖和动物脂肪等;尿酸结石者不宜食用动物内脏、豆制品等。

2.活动与休息

病情允许的情况下适当活动,注意劳逸结合。

3.解除局部因素

尽早解除尿路梗阻、感染、异物等因素,可从根本上避免结石形成。

4.药物成分

根据结石成分,应用药物降低有害成分、碱化或酸化尿液,预防结石复发。鼓励长期卧床者适当进行功能锻炼,防止骨脱钙,减少尿钙含量。

5.定期复查

术后 1 个月门诊随访。以后 3 个月至半年复查排泄性尿路造影。

(黄玉珠)

第二节　输尿管结石

输尿管结石是泌尿系统结石中的常见疾病,发病年龄多为 20～40 岁,男性略高于女性。其发病率高,约占上尿路结石的 65%。其中 90% 以上为继发性结石,即结石在肾内形成后降入输尿管。原发于输尿管的结石较少见。通常会合并输尿管梗阻、憩室等其他病变。所以输尿管结石的病因与肾结石基本相同。从形态上看,由于输尿管的塑形作用,结石进入输尿管后常形成圆柱形或枣核形,也可由于较多结石排入,形成结石串俗称"石街"。

一、解剖

输尿管位于腹膜后间隙,上接肾脏下连膀胱,是一根细长的管道结构。输尿管全长在男性为 27～30 cm,女性为 25～28 cm。解剖学上输尿管的三个狭窄部将其分为上、中、下三段:①肾盂输尿管连接部;②输尿管与髂血管交叉处;③输尿管的膀胱壁内段,此三处狭窄部常为结石停留的部位。除此之外,输尿管与男性输精管或女性子宫阔韧带底部交叉处,以及输尿管与膀胱外侧缘交界处管径较狭窄,也容易造成结石停留或嵌顿。结石最易停留或嵌顿的部位是输尿管的上段,约占全部输尿管结石的 58%,其中又以第 3 腰椎水平最多见;而下段输尿管结石仅占 33%。在结石下端无梗阻的情况下,直径≤0.4 cm 的结石约有 90% 可自行降至膀胱随尿流排出,其他情况则多需要进行医疗干预。

二、临床表现

(一)症状

1.疼痛

上中段结石引起的输尿管疼痛为一侧腰痛,疼痛性质为绞痛,输尿管结石可引起肾绞痛或输尿管绞痛,典型表现为阵发性腰部疼痛并向下腹部睾丸或阴唇部放射。

2.血尿

90%的患者可出现镜下血尿也可有肉眼血尿,前者多见。血尿多发生在疼痛之后,有时是唯一的临床表现。输尿管结石急性绞痛发作时,可出现肉眼血尿。血尿的多少与结石对尿路黏膜的损伤程度有关。输尿管完全梗阻时也可无血尿。

3.恶心、呕吐

输尿管结石引起尿路梗阻时,使输尿管管腔内压力增高管壁局部扩张痉挛或缺血,由于输尿管与肠有共同的神经支配而导致恶心呕吐常等胃肠道症状。

(二)体征

结石可表现为肾区和胁腹部压痛和叩击痛,输尿管走行区可有深压痛;若伴有尿外渗时,可有腹膜刺激征。输管结石梗阻引起不同程度的肾积水,可触到腹部包块。

三、辅助检查

(一)实验室检查

1.尿液检查

尿常规检查可见尿中红细胞,伴感染时有脓细胞。感染性尿路结石患者应行尿液细菌培养。肾绞痛有时可发现晶体尿,通过观察结晶的形态可以推测结石成分。

2.血液检查

当输尿管绞痛可导致交感神经高度兴奋,机体出现血白细胞计数升高;当其升到 $13 \times 10^9 / L$ 以上则提示存在尿路感染。血电解质、尿素和肌酐水平是评价总肾功能的重要指标。

3.24 小时尿分析

主要用于评估结石复发危险性较高的患者,是目前常用的一种代谢评估技术。

4.结石分析

结石成分分析可以确定结石的性质,是诊断结石病的核心技术,也是选择溶石和预防疗法的重要依据。

(二)影像学检查

1.超声检查

超声是一种简便无创的检查方法,是目前最常用的输尿管结石的筛查手段。能同时观察膀胱和前列腺,寻找结石形成诱因及并发症。

2.螺旋 CT 检查

螺旋 CT 对结石的诊断能力最高,能分辨出 0.5 mm 以上任何成分的结石,准确测定结石大小。

3.尿路平片检查

尿路平片可以发现 90% 非 X 线透光结石,能够大致地确定结石的位置、形态、大小和数目,并且通过结石影的明暗初步提示结石的化学性质。因此作为结石检查的常规方法。

4.静脉尿路造影检查

静脉尿路造影(intravenous urography,IVU)应该在尿路平片的基础上进行,有助于确认结石在尿路上的位置、了解尿路解剖、发现有无尿路异常等。可以显示平片上不能显示的 X 线阴性结石,同时可以显示尿路的解剖结构,对发现尿路异常有重要作用。

5.逆行尿路造影检查

逆行尿路造影很少用于上尿路结石的初始诊断,属于有创性的检查方法,不作为常规检查手段。

6.放射性核素肾显像检查

放射性核素检查不能直接显示泌尿系统结石,主要用于确定分侧肾功能。提供肾血流灌注、肾功能及尿路梗阻情况等,因此对手术方案的选择及手术疗效的评价具有一定价值。

四、诊断要点

尿路结石应该与急腹症进行全面鉴别诊断。输尿管结石的诊断:①结石部位数目、大小、形态、成分等;②并发症的诊断;③病因学的评估。通过对病史症状的和体检后发现,具有泌尿系统结石或排石病史,出现右眼或镜下血尿或运动后输尿管绞痛的患者应进一步检查确诊。

五、治疗原则

目前治疗输尿管结石的主要方法有保守治疗(药物治疗和溶石治疗)、体外冲击波碎石、输尿管镜、经皮肾镜碎石术开放及腔镜手术。

(一)保守治疗

1.药物治疗

临床上多数尿路结石需要通过微创的治疗方法将结石粉碎并排出体外,少数比较小的尿路结石,可以选择药物排石。使用的排石药物为 α_1 受体阻滞剂如坦索罗辛等,排石治疗期间应保证有足够的尿量,每天需饮水 2 000～3 000 mL。双氯芬酸钠可以缓解症状并减轻输尿管水肿,有利于排石治疗。钙离子通道拮抗剂及一些中医中药对排石也有一定的效果。

2.溶石治疗

我国在溶石治疗方面处于领先地位。如胱氨酸结石的治疗为口服枸橼酸氢钾钠或碳酸氢钠片,以碱化尿液,维持尿液 pH 在 7.0 以上,帮助结石治疗。

3.微创手术

主要有体外冲击波碎石、经皮肾镜碎石取石术、输尿管肾镜取石术等。

(1)体外冲击波碎石:详见本章肾结石内容。

(2)经皮肾镜碎石取石术:详见本章肾结石内容。

(3)输尿管肾镜取石术(ureteroscope lithotripsy,URL):和肾结石基本相同但在治疗输尿管上段结石的过程中发现,碎石后石块容易回流至肾盂,导致术后需要再行经皮取石术,所以现在临床通常会采取输尿管镜镜拦截网固定下采用钬激光碎石技术治疗输尿管上段结石。

(二)开放手术治疗

随着 ESWL 及腔内治疗技术的发展,目前上尿路结石行开放手术治疗的比例已显著减少,逐渐被腹腔镜手术取代。

六、临床护理

详见本章肾结石的临床护理内容。

（黄玉珠）

第三节 膀 胱 结 石

膀胱结石是较常见的泌尿系统结石,好发于男性,男女比例约为 10∶1,膀胱结石的发病率有明显的地区和年龄差异。总的来说,在经济不发达地区,膀胱结石以婴幼儿为常见,主要由营养不良所致。

一、病因

膀胱结石分为原发性和继发性两种。原发性膀胱结石多发于男性,与营养不良有关。继发性膀胱结石主要继发于下尿路梗阻、膀胱异物等。

(一)营养不良

婴幼儿原发性膀胱结石主要发生于贫困饥荒年代,营养缺乏,尤其是动物蛋白摄入不足是其主要原因。

(二)下尿路梗阻

下尿路梗阻时,如良性前列腺增生、膀胱颈部梗阻、尿道狭窄、先天畸形、膀胱膨出、憩室、肿瘤等,均可使小结石和尿盐结晶沉积于膀胱而形成结石。

(三)膀胱异物

医源性的膀胱异物主要有长期留置的导尿管、被遗忘取出的输尿管支架管、不被机体吸收的残留缝线、膀胱悬吊物等,非医源性异物如子弹头、发卡、电线、圆珠笔芯等。均可作为结石的核心而使尿盐晶体物质沉积于其周围而形成结石。

(四)尿路感染

继发于尿液潴留及膀胱异物的感染,尤其是分泌尿素酶的细菌感染,由于能分解尿素产生氨,使尿 pH 升高,使尿磷酸钙、铵和镁盐的沉淀而形成膀胱结石。

(五)其他

临床手术后也可能导致膀胱结石发生如肠道膀胱扩大术、膀胱外翻-尿道上裂等。

二、病理生理

膀胱结石的继发性病理改变主要表现为局部损害、梗阻和感染。膀胱结石如表面光滑且无感染者,在膀胱内存在相当长时间,也不会造成膀胱壁明显的病理改变。由于结石的机械性刺激,膀胱黏膜往往呈慢性炎症改变。光滑且无感染者,继发感染时,可出现滤泡样炎性病变、出血和溃疡,膀胱底部和结石表面均可见脓苔。晚期可发生膀胱周围炎,使膀胱和周围组织粘连,甚至发生穿孔。膀胱结石易堵塞于膀胱出口、膀胱颈及后尿道,导致排尿困难。

三、临床表现

(一)症状

1.疼痛

疼痛可为下腹部和会阴部钝痛,也可为明显或剧烈疼痛,常因活动和剧烈运动而诱发或加剧。膀胱结石的典型症状为排尿突然中断,疼痛放射至远端尿道及阴茎头部,伴排尿困难和膀胱刺激症状。由结石刺激膀胱底部黏膜而引起,常伴有尿频和尿急,排尿终末时疼痛加剧。

2.血尿

膀胱壁由于结石的机械性刺激,可出现血尿,并往往表现为终末血尿。尿流中断后再继续排尿也常伴血尿。

3.其他

因排尿费劲,腹压增加,可并发脱肛。若结石位于膀胱憩室内,可仅有尿路感染的表现。少数患者,重时发生急性尿潴留。

(二)体征

体检时下腹部有压痛。结石较大和腹壁较薄弱时,在膀胱区可触及结石。较大结石也可经直肠腹壁双合诊被触及。

四、辅助检查

(一)实验室检查

实验室检查可发现尿中有红细胞或脓细胞,伴有肾功能损害时可见血肌酐、尿素氮升高。如并发感染可见白细胞,尿培养可有细菌生长。

(二)影像学检查

1.超声检查

检查能发现膀胱及后尿道,强光团及声影,还可同时发现膀胱憩室良性前列腺增生等。

2.X线检查

X线平片也是诊断膀胱结石的重要手段,结合B超检查可了解结石大小、位置、形态和数目,怀疑有尿路结石可能还需做泌尿系统平片及排泄性尿路系平片及排泄性尿路造影。

3.CT检查

所有膀胱中结石在CT中都为高密度,且CT可明确鉴别肿瘤钙化和结石。

4.膀胱镜检查

膀胱镜检查是最确切的诊断方法,可直接观察膀胱结石的大小、数目和形状,同时还可了解有无前列腺增生、膀胱颈纤维化、尿道狭窄等病变。但膀胱镜检查属于有创操作,一般不做常规使用。

五、诊断原则

膀胱结石的诊断,主要是根据病史、体检、B超、X线检查,必要时做膀胱镜检查。但需要注意引起结石的病因如良性前列腺增生、尿道狭窄等前尿道结石可沿尿道扪及,后尿道结石经直肠指检可触及,较大的膀胱结石可经直肠-腹壁双合诊被扪及。虽然不少患者可根据典型症状,如疼痛的特征,排尿时突然尿流中断和终末血尿,作出初步诊断。但这些症状绝非膀胱结石所独有。

六、治疗

治疗应根据结石体积大小选择合适的治疗方法。膀胱结石的治疗应遵循两个原则,一是取出结石,二是去除结石形成的病因。一般来说,直径<0.6 cm,表面光滑的膀胱结石可自行排出体外。绝大多数膀胱结石均需行外科治疗,方法包括体外冲击波碎石术、内腔镜手术和开放性手术。

(一)体外冲击波碎石术

小儿膀胱结石多为原发性结石,可首选体外冲击波碎石术;成人原发性膀胱结石≤3 cm 者也可以采用体外冲击波碎石术。

(二)内腔镜手术

几乎所有类型的膀胱结石都可以采用经尿道手术治疗。在内镜直视下经尿道碎石是目前治疗膀胱结石的主要方法,可以同时处理下尿路梗阻病变。目前常用的经尿道碎石方式包括机械碎石、液电碎石、气压弹道碎石、超声碎石、激光碎石等。

(三)开放性手术

随着腔内技术的发展,目前采用开放手术取石已逐渐减少,开放手术取石不应作为膀胱结石的常规治疗方法,仅适用于需要同时处理膀胱内其他病变或结石体积>4 cm 时使用。膀胱结石采用手术治疗,并应同时治疗病因。膀胱感染严重时,应用抗生素治疗;若有排尿,则应先留置导尿管,以利于引流尿液及控制感染。

七、临床护理

详见本章肾结石的临床护理内容。

(杨爱美)

第四节　尿 道 损 伤

尿道损伤是泌尿外科常见的急症,多见于男性。男性尿道以尿生殖膈为界,分为前、后两段。前尿道损伤多发生于尿道球部,常因会阴部骑跨伤所致;后尿道损伤多发生于尿道膜部,多为骨盆骨折时尿生殖膈突然移位所致。依照尿道损伤程度可分为尿道挫伤、尿道裂伤、尿道球部断裂和尿道膜部断裂等 4 种病理类型。尿道损伤的典型症状为尿道出血、排尿困难或尿潴留。尿道损伤若早期处理不及时或处理不当,极易形成尿道狭窄。尿道损伤的主要处理原则包括紧急抗休克、解除尿潴留,尿道挫伤及轻度裂伤者不需要特殊治疗;尿道断裂者需行手术治疗,前尿道裂伤者行经会阴尿道修补或断端吻合术,后尿道损伤做耻骨上高位膀胱造瘘或尿道会师复位术。

一、常见护理诊断/问题

(一)组织灌注量改变

与创伤、骨盆骨折引起的大出血有关。

(二)排尿困难

与外伤导致的尿道损伤有关。

(三)潜在并发症

感染、出血、尿道狭窄等。

二、护理措施

(一)紧急处理

1.积极抗休克治疗

(1)快速输液、输血,镇静、止痛。

(2)如伴骨盆骨折,应及时进行骨折复位固定,减少骨折端的活动,防止血管的进一步损伤。

2.解除急性尿潴留

(1)对尿道损伤患者应先尝试导尿,以确定尿道是否连续或完整,导尿成功后至少留置导尿管4周。

(2)如无法插入导尿管,则应行膀胱穿刺造瘘术。

(二)非手术治疗的护理

1.密切观察病情

监测患者的神志、脉搏、呼吸、血压、体温、尿量、腹肌紧张度、腹痛、腹胀等的变化,并详细记录。

2.感染的预防与护理

(1)嘱患者勿用力排尿,因可引起尿外渗而导致周围组织的继发感染。

(2)保持伤口的清洁、干燥,敷料渗湿时应及时更换。

(3)遵医嘱应用抗菌药物,并鼓励患者多饮水,以起到稀释尿液、自然冲洗尿路的作用。

(4)早期发现感染征象:尿道断裂后血、尿外渗容易导致感染,表现为伤处肿胀,搏动性疼痛,体温升高。如发现异常表现,应立即通知医师处理。若患者体温升高、伤口处疼痛并伴有血白细胞计数和中性粒细胞比例升高、尿常规示有白细胞时,多提示有感染,应及时通知并协助医师处理。

3.密切观察病情

监测患者的神志、脉搏、呼吸、血压、体温、尿量、腹肌紧张度、腹痛、腹胀等的变化,并详细记录。

4.骨盆骨折患者注意事项

骨盆骨折者须卧硬板床,勿随意搬动,以免加重损伤。

5.做好术后护理

做好膀胱造瘘术后患者的护理。

(三)手术治疗的护理

1.术前准备

对有手术指征者,做好各项术前准备。

2.术后护理

(1)病情观察:观察患者生命体征,尿量、尿液颜色和性质。

(2)饮食护理:术后禁食,待肛门排气后进流质饮食,逐渐过渡到普食,饮食要注意营养丰富;

嘱患者多饮水,保持 24 小时尿量＞2 000 mL,达到生理性膀胱冲洗的作用。

(3)引流管(导尿管、膀胱造瘘管)护理:①妥善固定,保持导尿管及膀胱造瘘管引流通畅;②观察引流液的量、颜色、性状;③引流袋的位置切勿高于膀胱区,以防止尿液逆行导致感染;④置管时间与拔管:膀胱造瘘管留置时间需酌情决定,拔管前夹管试行排尿;根据具体手术方式,导尿管需留置 7～10 天,必要时可延长 2～3 周;尿道会师术者,留置时间 4～8 周。

(四)术后并发症的观察与护理

1.吻合口出血

除了术中因止血不彻底和局部感染外,术后阴茎勃起、海绵体充血是导致吻合口出血的重要原因。

(1)观察:引流液是否为血性,切口是否有出血或渗血。

(2)护理:术后应遵医嘱给予口服雌激素或镇静药物,抑制阴茎勃起,同时保持大便通畅。

2.吻合口感染

(1)观察:注意观察尿道吻合口疼痛情况及体温变化。若术后早期局部疼痛逐渐加重、切口肿胀发红、体温持续升高不降,提示吻合口感染。

(2)护理:留置导尿管者,做好尿道口护理 2 次/天;保持手术切口清洁、干燥;加强损伤局部的护理,严格无菌操作;遵医嘱合理使用抗菌药物。若发生吻合口感染,适当拆除伤口缝线,延期拔出引流管;若局部积液、积血或形成脓肿,则应及时切开引流。

3.尿道狭窄

局部感染和尿瘘均可导致尿道狭窄,尤其是后尿道损伤时。

(1)观察:若患者出现排尿困难、排尿时间延长、尿液分叉、尿线变细、射程变短甚至呈滴沥状等表现时,应考虑发生尿道狭窄的可能。

(2)护理:拔除导尿管后要密切观察患者排尿情况,必要时定期做尿道扩张术。

三、健康教育

(一)尿道狭窄的自我观察及预防

(1)自我观察:排尿是否有困难,排尿时间是否有延长,尿液性状是否发生改变等。

(2)预防:遵医嘱定期行尿道扩张术,以避免尿道狭窄导致的排尿困难(尿道扩张间隔时间依次为1周、2周、1个月、3个月、6个月),特殊情况一般需在 3～6 个月后再次手术。

(二)性功能障碍

患者可行心理性勃起的训练加辅助治疗。

(三)复诊

定期行 X 线检查,观察有无尿道狭窄;若发生排尿困难,应及时来医院就诊。

(四)注意事项

(1)多饮水,特别是带膀胱造瘘管及定期尿道扩张的患者,大量饮水可起到生理性膀胱冲洗的作用,预防尿路感染。

(2)尿道狭窄患者定期行尿道扩张术是治疗的关键。

(杨爱美)

第五节 肾 损 伤

肾脏是实质性器官,左右各一,形似蚕豆。肾脏表面光滑,活体时呈红褐色。肾脏为腹膜后器官,解剖位置隐蔽,其前后内外均有良好的保护,不易受到损伤。但由于肾实质脆弱、包膜薄,对来自腰部、背部、下胸或上腹部受到的暴力打击也会引起损伤。肾损伤常是严重多发性损伤的一部分。肾损伤占腹部损伤的 8%～10%,占全部损伤的 1%～5%。根据美国报道的数据,全球每年肾损伤发生数量大约为 20 万例。肾损伤多见于 20～40 岁男性,男女比例约为 3：1。儿童肾脏相对成人大且位置低,肾周围的保护作用较弱,肾创伤的发生率较高。

一、病因

按损伤病因的不同,可分为开放性损伤、闭合性损伤、医源性损伤和自发性肾破裂。

(一)开放性损伤

因刀刃、弹片、枪弹等锐器致伤,损伤复杂而严重,常伴有胸、腹部等其他组织器官损伤。

(二)闭合性损伤

因直接暴力或间接暴力所致。直接暴力引起的闭合性损伤往往是钝性外力直接撞击腹部、腰部或背部造成的肾实质损伤,如撞击、跌打、挤压、肋骨骨折或横突骨折等。

(三)医源性损伤

医源性损伤是指在疾病诊断或治疗过程中发生的肾损伤,如经皮肾穿穿刺活检、肾造瘘、经皮肾镜碎石术、体外冲击波碎石等医疗操作有可能造成不同程度的肾损伤。

(四)自发性肾破裂

无明显外伤情况下突然发生的肾损伤,如巨大肾积水、肾肿瘤、肾结核或肾囊性疾病等,有时肾区受到轻微的创伤,即可造成严重的"自发性"肾破裂。

二、分型

按肾损伤所致的病理改变,肾损伤分为轻度肾损伤和重度肾损伤。目前国内外都普遍采用美国创伤外科协会的创伤分级系统,能够对肾损伤进行精确分度(表 8-1)。

表 8-1　美国创伤外科协会肾损伤分级

分级	类型	表现
I	挫伤	镜下或肉眼血尿,泌尿系统检查正常
	血肿	包膜下血肿,无实质损伤
II	挫伤	肾实质裂伤深度不超过 1.0 cm,无尿外渗
	血肿	局限于腹膜后肾区的肾周血肿
III	裂伤	肾实质裂伤深度超过 1.0 cm,无集合系统破裂或尿外渗
IV	裂伤	肾损伤贯穿肾皮质、髓质和集合系统
	血管损伤	肾动脉、静脉主要分支损伤伴出血

分级	类型	表现
V	裂伤	肾脏碎裂,肾盂输尿管连接部损伤
	血管损伤	肾门血管撕裂、离断伴肾脏无供血

注:对于Ⅲ级损伤,如双侧肾损伤,应评级为Ⅳ级

(一)轻度肾损伤

Ⅰ～Ⅱ级为轻度肾损伤,包括:①包膜下血肿;②浅表肾脏裂伤;③肾挫伤。轻度肾损伤一般不产生肾脏以外的血肿,无尿外渗。大多数患者属此类损伤,一般不需手术治疗。

(二)重度肾损伤

Ⅲ～Ⅴ级为重度肾损伤,包括:①肾实质损伤;②肾血管损伤。

三、临床表现

肾损伤的临床表现与损伤类型和程度有关,有时同一肾脏可同时存在多种病理分型损伤。在合并其他器官损伤时,轻度肾损伤的症状有时不易被察觉。

(一)症状

1.休克

由于创伤和失血引起,多发生于重度肾损伤。尤其合并其他脏器损伤时,因创伤和出血常发生休克,可危及生命。

2.血尿

血尿是提示泌尿系统损伤最重要的指标。肾损伤 80% 以上的患者出现血尿。肾挫伤时血尿轻微,重度肾实质损伤更容易出现肉眼血尿。血尿的严重程度与肾损伤程度并不一致。如肾盂输尿管连接部的破坏、肾蒂血管断裂、肾动脉血栓形成、肾盂破裂、输尿管断裂、血凝块阻塞输尿管时,血尿轻微不明显,甚至无血尿。血尿和休克同时存在往往提示肾损伤。

3.疼痛

往往是受到外伤后的第一症状,一般情况下疼痛部位和程度与受伤部位和程度是一致的。因肾包膜张力增高、肾周围软组织损伤可表现为患侧肾区或腰腹部疼痛,可出现钝痛。血块通过输尿管时,可出现肾绞痛。尿液、血液渗入腹腔或合并腹部脏器损伤时,可出现全腹痛和腹膜刺激症状。

4.发热

肾损伤所致血肿、尿外渗易继发感染,造成肾周脓肿或化脓性腹膜炎,引起发热等伴全身中毒症状。

(二)体征

肾周围尿外渗及血肿可使局部肿胀,可形成腰腹部肿块,有明显触痛和肌肉强直,随着病情的进展,肿块有逐渐增大的趋势。

四、辅助检查

(一)实验室检查

1.血液检查

血常规检查时发现血红蛋白和血细胞比容持续降低提示有活动性出血。若血中白细胞计数

增多则提示有感染。

2.尿液检查

尿常规检查时可见大量红细胞。血尿为诊断肾损伤的重要依据,伤后的几次排尿由于输尿管血块堵塞可出现暂时性血尿消失的现象,因此应注意收集伤后第一次排尿进行检测。若肾组织损伤时可释放大量乳酸脱氢酶,尿中含量可增高。

(二)影像学检查

1.X线平片

严重的肾脏裂伤、肾脏粉碎性裂伤或肾盂破裂时,可见肾影像模糊不清、腰大肌影像不清晰等,还可发现脊柱、肋骨骨折等现象。

2.B超检查

能提示肾损伤的部位,有无肾内、包膜下和肾周血肿、尿外渗,其他器官损伤及对侧肾等情况。B超是常用的筛选和评价肾损伤的便捷检查,可用于对造影过敏者和不能接受X线检查的患者,其应用广泛。

3.CT检查

对肾周血肿及尿外渗范围的判断能力均优于静脉尿路造影,可作为肾损伤的首选检查。CT为重度肾损伤患者是否能采用非手术治疗提供更多信息,避免过多的开放手术导致肾切除的风险。

4.MRI检查

MRI诊断肾损伤的作用与CT类似,但可以提供肾脏解剖精细细节,对血肿的显示比CT更具特征性,只有在造影剂过敏情况下才考虑使用MRI。

5.其他检查

静脉尿路造影可以显示肾脏实质的外形,更为重要的是可以显示肾脏的缺失情况及分肾功能。肾动脉造影是作为一种辅助的影像学方法。逆行肾盂造影用于CT不能排除肾脏集合系统损伤、肾盂输尿管交接部撕裂的患者。这些检查在临床上一般不作为首选。

五、诊断要点

通过CT、B超、MRI等检查指标可以确诊肾损伤的部位、程度、有无尿外渗及对侧肾情况。

六、治疗原则

肾损伤的治疗与损伤程度直接相关。轻微肾挫伤时一般症状较轻微,经短期休息可以自行康复,大多数患者属此类损伤。大多数肾部分裂伤可行非手术治疗,仅有少数需手术治疗。

(一)保守治疗

单纯性或轻度肾损伤,如无严重的出血或休克,一般采用保守治疗。

(1)绝对卧床休息2~4周,待病情稳定、尿常规正常后才能允许患者离床活动。一般损伤后4~6周肾部分裂伤才逐渐愈合,过早过多离床活动,可能导致再度出血。保守治疗恢复后在2~3个月内不宜参加体力劳动或竞技运动。

(2)定时观察生命体征的变化,注意腰、腹部肿块范围有无增大和血尿进展情况,观察每次排出的尿液颜色深浅的变化。必要时进行影像学检查或复查,对肾损伤是否出现进展或合并症进行临床判断和救治。

(3)及时补充血容量和热量,维持水、电解质平衡,保持足够尿量,必要时输血。

(4)应用镇静、止痛、止血和解痉剂。

(5)因伤后组织脆弱或局部血肿,尿外渗易发生感染,因此应适量应用抗生素预防和抗感染。

(二)手术治疗

1.开放性肾损伤

几乎所有开放性肾损伤的患者都要施行手术探查,特别是枪伤或从前面进入的锐器伤,需经腹部切口进行手术包括清创、缝合及引流,并探查腹部脏器有无损伤。

2.闭合性肾损伤

一旦确定为严重肾部分裂伤、肾破裂及肾蒂血管损伤需尽早经腹进行手术。若损伤患者在保守治疗期间发生:①经抗休克治疗后,生命体征仍未改善,提示有内出血;②血尿逐渐加重,血红蛋白和血细胞比容继续降低;③腰、腹部肿块明显增大;④有腹腔脏器损伤可能。这些情况时需要及时实施手术治疗。

3.医源性肾损伤

根据损伤程度及时在原有手术基础上改变手术方式,及时进行治疗,以免延误最佳治疗时机。

七、临床护理

(一)评估要点

1.术前评估

(1)健康史:了解患者的年龄、性别、职业等;了解受伤既往史,包括受伤的原因、时间、地点、部位,受伤至就诊期间的病情发生哪些变化及就诊前采取的急救措施有哪些。

(2)身体状况:局部有无腰、腹部疼痛,肿块和血尿等情况,有无腹膜炎的症状与体征;患者的生命体征、尿量及尿色的变化情况,有无休克征象;辅助检查,血、尿常规检查结果的动态情况,影像学检查有无发现异常。

(3)心理-社会状况:患者及家属对伤情的认知度、对突发事故及预后的心理承受力、对治疗费用的承受力、对疾病治疗的知晓度。

2.术后评估

伤口愈合情况,引流管是否通畅;有无出血、感染等并发症。

(二)护理诊断/问题

1.焦虑与恐惧

与外伤打击、害怕手术和患者担心疾病发展及预后不良有关。

2.舒适的改变

与疼痛、血尿、体位受限等有关。

3.有皮肤完整性受损的危险

与术后活动受限有关。

4.组织灌流量改变

与肾裂伤、肾蒂裂伤或其他脏器损伤引起的大出血有关。

5.自理能力缺陷

与疼痛、活动受限有关。

6.知识缺乏

缺乏相关的护理知识。

7.潜在并发症

缺乏肾脏损伤相关知识。感染、出血。

(三)护理目标

(1)患者恐惧与焦虑程度减轻,情绪稳定,配合治疗及护理。

(2)患者不适感减轻或消失。

(3)患者皮肤完好,无压疮发生。

(4)患者的有效循环血量得以维持。

(5)患者基本生活需要得以满足。

(6)患者及家属了解或掌握肾损伤的相关知识。

(7)术后未发生并发症,或并发症得到及时发现和处理。

(四)护理措施

1.术前护理

(1)心理护理:术前做好患者的心理护理尤为重要,主动关心、安慰患者及其家属,稳定情绪,减轻焦虑与恐惧。耐心向患者及家属讲解肾损伤的病情发展情况、主要的治疗及护理措施,鼓励患者及家属积极配合各项治疗及护理工作,尽量减轻患者及家属的心理负担。

(2)术前准备:有手术指征者,在抗休克治疗的同时,紧急做好各项术前准备。①完善相关检查:心电图、X线片、B超、CT。②完成血液及体液检查:血常规、血生化、凝血功能试验、尿常规等。③采血样、备血,做好术中用血准备。④遵医嘱带患者术中用药。⑤做好术前处置:术区备皮,术前灌肠。告知患者术前禁食禁饮6小时以上。⑥戴好腕带,遵医嘱进行术前补液。⑦与手术室人员进行患者、药物等相关信息核对后,送患者进入手术室。

2.术后护理

(1)病情观察:①了解麻醉及手术方式、切口、引流情况等,持续心电血压血氧监测、吸氧,定时记录测量的心率、血压、血氧饱和度、呼吸数值,并观察其变化。②观察各管道情况及护理保持引流管通畅、妥善固定、防止滑脱,定时挤压引流管,避免折叠、扭曲、受压而导致引流不畅。观察引流液颜色、性质和量的变化。保持导尿管通畅,观察尿液的颜色、性质、量的变化,若血尿颜色逐渐加深,说明出血加重,及时通知医师。留置导尿管的患者,做好导尿管护理,每天至少2次会阴护理。③做好患者的基础护理,保持患者皮肤清洁、干燥,定时翻身,做好口腔护理、会阴护理、皮肤护理等工作。④动态监测血红蛋白和血细胞比容变化,以判断出血情况。⑤感染的预防及护理,保持伤口清洁、干燥,敷料渗湿后及时更换。定时观察患者的体温和血白细胞计数,判断有无继发感染。⑥维持体液平衡、保证组织有效灌流量,合理安排输液种类,以维持水、电解质及酸碱平衡。

(2)饮食护理:①术后当天,肛门排气前,患者保持禁食禁饮。②术后第一天,一般患者会出现肛门排气,患者可流质饮食,先少量饮水,若无腹胀等不适,可少量多餐,如出现腹胀等不适立即停止进食。③肛门排气后2~3天,患者可行半流质饮食逐渐过渡至普食,少量多餐,以不引起腹胀等不适为宜。注意进食营养丰富、易消化的粗纤维食物,保持大便通畅,避免便秘。

（3）体位与活动：①患者麻醉清醒前,取平卧位,头偏向一侧。②患者麻醉清醒后,一般术后6小时后可采取患侧卧位或半卧位,以便减轻腹胀,有利于伤口引流和机体恢复。③肾修复术、肾部分切除:绝对卧床休息1~2周,以平卧位为主,鼓励患者行肢体主动运动,健侧卧位与平卧位交替。术后2周后,肾修复术、肾部分切除患者,待病情稳定、血尿消失后可床旁坐或沿床沿活动,逐渐增加活动量,避免再度出血。

（4）健康宣教：①嘱患者多食高蛋白、高热量、高纤维、易消化、粗纤维的食物,多饮水、忌辛辣刺激食物,保持排便通畅。②适当活动,避免劳累。肾修复术、肾部分切除患者出院3个月内避免剧烈运动和重体力劳动。③自我监测,观察尿液颜色、性质及量,若有异常情况,需及时就诊。④行肾切除术后的患者须注意保护健肾,防止外伤,尽量不使用对肾功能有损害的药物,如氨基糖苷类抗生素等,最好在医师指导下用药。⑤定期复查肾功能、尿常规、B超等。

（五）护理评价

通过治疗与护理,患者是否存在以下情况。

（1）恐惧与焦虑程度减轻,情绪稳定,配合治疗及护理。

（2）不适感减轻或消失。

（3）皮肤完好,无压疮发生。

（4）有效循环血量得以维持。

（5）基本生活需要得以满足。

（6）了解或掌握肾损伤的相关知识。

（7）术后未发生并发症,或并发症得到及时发现和处理。

（杨爱美）

第六节　输尿管损伤

输尿管位于腹膜后间隙,其位置隐蔽,一般由外伤直接引起的损伤不常见,以医源性损伤多见,如手术损伤或器械损伤等。根据输尿管损伤的性质和类型,其临床表现不尽相同,主要为血尿、尿外渗、尿瘘、梗阻等。凡腹腔、盆腔手术后患者发生无尿、漏尿,腹腔或盆腔有刺激症状时,均有输尿管损伤的可能。对怀疑有输尿管损伤的患者,应进行全面的泌尿系统检查以尽早确诊。输尿管损伤的处理原则主要是手术治疗,包括输尿管置管术和输尿管吻合或再植术。

一、常见护理诊断/问题

（一）疼痛

与输尿管损伤或手术有关。

（二）潜在并发症

输尿管狭窄、尿瘘、感染。

（三）知识缺乏

缺乏输尿管损伤的相关知识。

二、护理措施

(一)非手术治疗的护理

1.缓解疼痛

嘱患者卧床休息,指导患者深呼吸、放松以减轻疼痛。

2.病情观察

观察并正确记录 24 小时尿量,注意有无血尿、少尿、无尿,并及时通知医师。

3.手术准备

备皮、配血,必要时做好手术的准备。

(二)手术治疗的护理

1.术前护理

(1)解释:向患者及家属解释手术治疗的方法、效果及配合要求。

(2)检查:协助做好术前常规检查。

2.术后护理

(1)病情观察:观察患者生命体征,尿量、颜色及性状。

(2)预防感染:尿道口护理每天 1～2 次,女患者每天行会阴冲洗;遵医嘱应用抗菌药物。

(3)双"J"管的护理:输尿管手术后放置双"J"管,可起到内支撑、内引流的作用,有利于损伤的修复和狭窄的改善。

要点:①术后指导患者尽早取半卧位,多饮水、勤排尿。②鼓励患者早期下床活动,但避免活动不当(四肢同时伸展的动作)引起双"J"管滑脱或上下移位。

注意:双"J"管一般留置 1～3 个月,经复查 B 超或腹部摄片确定无结石残留后拔除。

(4)盆腔引流及留置导尿管护理:妥善固定;保持引流管通畅,勿压迫、折叠管道;观察并记录引流液量、颜色及性状;预防感染。

(5)饮食护理:术后应禁食水,观察患者肠功能恢复情况,若恢复良好,即可进食流质饮食,次日可进软食或普食,指导患者多进食新鲜蔬菜水果,以保持大便通畅。

(三)术后并发症的观察及护理

1.感染

(1)观察:术后应密切观察患者体温变化,及早发现感染性征象。

(2)护理:遵医嘱合理应用抗菌药物;嘱患者多饮水;保持各引流管通畅,做好尿道口及会阴部的清洁卫生。

2.尿瘘

(1)观察:在拔除留置导尿管后,若出现尿液不受控制地随时流出,须警惕尿瘘。

(2)护理:一旦发现异常应及时告知医师,并协助医师给予相应处理。

三、健康教育

(一)输尿管狭窄的预防

告知患者双"J"管的放置对于输尿管狭窄的预防至关重要,需要定期更换直至狭窄得以改善为止。

（二）双"J"管的自我观察与护理

1.自我护理

输尿管损伤患者会带双"J"管出院，期间若出现排尿疼痛、尿频、血尿时，多为双"J"管的膀胱端刺激所致，嘱患者多饮水，减少活动及对症处理后能得以缓解。术后 4 周回院复查，遵医嘱1～3 个月后回院拔除双"J"管。

2.自我观察

如果出现无法缓解的膀胱刺激征、尿中有血块、发热等症状，应及时就诊。

（三）饮水与活动

指导患者多饮水，增加排尿次数，切勿憋尿；不宜做剧烈运动。

（四）其他

有膀胱刺激征的患者应遵医嘱给予解痉药物治疗。

（五）注意事项

（1）双"J"管放置对预防输尿管狭窄非常重要，应告知患者双"J"管需要定期回院更换至狭窄得以改善为止。

（2）带双"J"管出院的患者需严密观察，一旦出现不适症状须及时回院检查或拔管。

（杨爱美）

第九章

手外科护理

第一节　手部骨折

一、概述

(一)解剖学

(1)手骨:包括腕骨、掌骨和指骨。

(2)腕骨:8 块,排成近、远两列。近侧列由桡侧向尺侧为手舟骨、月骨、三角骨和豌豆骨;远侧列为大多角骨、小多角骨、头状骨和钩骨。8 块腕骨连接形成一掌面凹陷的腕骨沟。各骨相邻的关节面形成腕骨间关节。

(3)掌骨:5 块。由桡侧向尺侧,依次为 1～5 掌骨。掌骨近端为底,借腕骨;远端为头,借指骨,中间部为体。

(4)指骨:属长骨,共 14 块。拇指有 2 节,分别为近节和远节指骨,其余各指为 3 节,分别为近节指骨、中节指骨和远节指骨。

(二)病因

现实生活中,手是最常见的容易发生骨折的部位,给人们生活和工作带来了诸多不便。跌倒常是手外伤直接暴力的结果,开放性骨折比例较高,且常伴有肌腱和神经血管等的合并损伤,临床治疗方案需视具体情况而定,即使经过内固定手术,也常需石膏外固定辅助,外固定范围一般需超过腕部。

(三)分类

常见的手部骨折如下。

1.手舟骨骨折

手舟骨骨折多为间接暴力所致。手舟骨骨折容易漏诊,为明确诊断,应及时行 X 线片。手舟骨骨折可分为 3 种类型。

(1)手舟骨结节骨折:手舟骨结节骨折属手舟骨远端骨折,一般愈合良好。

(2)手舟骨腰部骨折:因局部血运不良,一般愈合缓慢。

(3)手舟骨近端骨折:近端骨折块受血运影响,易发生不愈合及缺血性坏死。

2.掌骨骨折

触摸骨折局部有明显压痛,纵压或叩击掌骨头时疼痛加剧。若有重叠移位,则该骨缩短,骨折的症状可见掌骨头凹陷,握掌时尤为明显。掌骨颈、掌骨干骨折的症状可常有骨擦音。

3.指骨骨折

骨折有横断、斜行、螺旋、粉碎或波及关节面等。

二、治疗

(一)不同类型骨折治疗

1.手舟骨骨折

骨折症状表现为腕背侧疼痛、肿胀,尤以隐窝处明显,腕关节活动功能障碍。屈曲拇指和食指而叩击其掌侧关节时可引起腕部疼痛加剧。

2.掌骨骨折

骨折后局部肿胀、疼痛和掌指关节屈伸功能障碍。

3.指骨骨折

骨折后局部疼痛、肿胀,手指伸屈功能受限。有明显移位时,近节、中节指骨骨折可有成角畸形,末节指骨基底部背侧撕脱骨折有锤状指畸形,手指不能主动伸直,同时可扪及骨擦音,有异常活动,这些都是常见的手部骨折的症状。

手部骨折的治疗方法很多,主要有石膏固定、复位、内固定、骨块移植等治疗方法。骨科医师大多会借助 X 线片来判断是否有骨折,并决定如何治疗。而依据患者的职业、惯用手或非惯用手、年纪、骨折的位置及类型,医师会选择一个最适当的治疗方式。

(二)治疗方式

(1)简单及未移位的骨折,通常只需石膏固定就可。

(2)移位骨折经过复位后,利用钢针固定即可,无须开刀,此种方法称为闭锁性复位及固定。

(3)有些骨折,则需手术开刀以重建骨骼。这些骨块经过开刀复位后,也可用钢针、钢板或螺丝钉来固定骨块。

(4)若有些骨碎片太过粉碎或受创时遗失而造成骨缺损情形,此时需要骨块移植术才可重建骨折骨骼,而骨移植的骨块往往由身体其他部位取得。

(5)有时因骨折过于粉碎及复杂,医师会使用外固定来治疗骨折,此时可在皮肤外骨折上下处建立裸露的金属杆,坚持外固定直到骨折愈合后,才给予移除。

(三)固定方式

手部骨折常用的固定方式有克氏针、铁针头固定,钢丝固定,螺丝固定,钢板固定等。

1.克氏针固定

克氏针固定几乎用于所有手部骨折。克氏针固定操作简单、易掌握;体积小;异物反应小;损伤小;复位不需广泛剥离;经济实惠。但是克氏针也有局限性:它不能防止旋转、分离,稳定性较差,常需加外固定,不能早起功能锻炼;穿刺时过关节面,破坏关节面光滑,影响功能;针尾刺激、穿戴不便,不敢洗手等,均影响手部功能锻炼;长时间固定针易松脱、感染。

2.钢板螺钉固定

钢板螺钉固定适用于撕脱骨折、指骨髁骨折及螺旋骨干骨折。钢板适用于短斜行和横行骨干骨折。它们在表面固定的稳定性强;固定牢固,可不加外固定,可早起功能锻炼;缩短骨折的愈合时间。但是钢板螺钉固定操作复杂;术野暴露范围过大、周围组织损伤大,不适合小骨折块固定;价格较昂贵;需要术后取出钢板;容易出现钢板外露、钢板和螺钉松动、断裂等并发症。

三、康复

手部骨折可分为腕骨骨折、掌指关节骨折、指指骨骨折,而指骨骨折又分为近节指骨骨折、中节指骨骨折、远节指骨骨折。

(一)康复评定

1.一般检查

(1)望诊:望皮肤的营养情况、色泽,有无伤口、瘢痕,皮肤有无红肿、窦道,手的姿势有无畸形等。

(2)触诊:可以感觉皮肤的温度、弹性、软组织质地,以及检查皮肤毛细血管反应,判断手指的血液循环情况。

(3)动诊:对关节活动度的检查,分为主动活动度和被动活动度。

(4)量诊:关节活动度、患肢周径的测定。

2.手指肌力评定

(1)徒手肌力检查法。0级:无手指运动;1级～2级:有轻微的手指运动或扪及肌腱活动;3级:无阻力时能做手指运动;4级～5级:手指可做抗阻力运动,手部做抗阻力运动时固定近端关节,阻力加在远端关节,如拇指内收时,阻力加在拇指尺侧,阻力方向向桡侧。

(2)握力计:检查手部屈肌的力量,测定2～3次,取最大值,一般为体重的50%。

(3)捏力计:拇指分别与示、中、无名、小指的捏力;拇指与示、中指同时的捏力;拇指与示指桡侧的侧捏力。

3.手指肌腱功能评定

评定肌腱损伤时,一定要评定关节主、被动活动受限情况。若主动活动受限可能是关节僵硬、肌力减弱或瘢痕粘连;若被动活动大于主动活动。应考虑肌腱与瘢痕组织粘连。Eaton(1975)首先提出测量关节总活动度ATM作为一种肌腱评定的方法。ATM260°评定标准为优,活动范围正常;良,ATM>健侧75%;尚可,ATM>健侧50%;差,ATM<健侧50%。

4.关节活动度

(1)腕关节:掌屈60°,背伸30°,桡侧偏25%,尺侧偏35°。

(2)拇指:桡侧外展0°～60°,尺侧内收0°,掌侧外展0°～90°,掌侧内收0°。

(3)指:屈曲(掌指关节)0°～90°,伸展(指间关节)0°～45°。

5.手感觉功能评定

骨折处疼痛(为运动后疼痛还是静止状态时疼痛),伴有神经损伤时会造成肩关节及肩以下部位感觉减退或消失(包括浅感觉、深感觉、复合感觉等),评定移动触觉,恒定触觉、振动觉、两点分辨觉、触觉识别等。

6.手的灵巧性和协调性评定

包括:①Jebsen手功能评定。②明尼苏达操作等级测试。③purdue钉板测试。

7.局部肌肉是否有萎缩

受伤早期肌肉萎缩不明显,后期可能会出现失用性肌萎缩,关节周围软组织牵缩等。

8.骨质疏松

老年人常伴有骨质疏松,X线片或骨密度检测可确诊。

9.是否伴有心理障碍

评判患者是否伴有孤独、抑郁等心理障碍。

(二)康复计划

(1)预防和减轻肿胀。

(2)促进骨折愈合,减轻疼痛感。

(3)预防肌肉的误用、失用和过度使用。

(4)避免关节损害或损伤。

(5)使高敏感区域脱敏,再发展运动与感觉功能。

(6)改善局部血液循环,促进血肿吸收和炎性渗出物吸收。

(7)若伴有神经损伤,给予神经康复治疗(如肌皮电神经刺激、中频治疗等)。

(8)促进骨折愈合,防止骨质疏松。

(三)康复治疗

手部骨折的患者可能出现肿胀、疼痛、骨折愈合缓慢或者不愈合、血液循环障碍等症状,在恢复期间,可全程应用物理因子疗法辅助患手康复。

1.第一阶段(伤后或术后1周内)

手部骨折早期康复的重点是制动促进早期愈合、控制肿胀、减轻疼痛。对于固定良好的骨折,一般肿胀和疼痛减轻(一般伤后5~7天)就可开始主动活动,以减轻肿胀和失用性肌肉萎缩。

(1)运用手夹板:主要是维持腕部和手的功能位,促进骨折愈合,防止出现畸形,缓解疼痛。

(2)消除肿胀的常用方法:抬高患肢、固定伤肢、主动活动、加压包扎(弹力套适用于单个手指肿胀)、局部按摩、冰疗等。

(3)减轻疼痛的方法:剧烈的疼痛主要依靠药物的缓解,但是物理因子疗法和支具在缓解疼痛方面也起到非常好的效果。冷热交替浴,通常热水温在43.7 ℃,冷水温在18.3 ℃。超声波、蜡疗等热疗能够减轻疼痛,促进按摩前的放松。许多情况下热疗会加重肿胀,需要谨慎。主动运动前或进行中,经皮神经电刺激治疗能够缓解疼痛,这对感觉过敏或失交感神经支配导致的疼痛有非常明显的效果。

2.第二阶段(伤后或术后2周~3周)

此期的康复重点是消除残余的肿胀,软化松解瘢痕组织,增加关节活动度,恢复正常的肌力和耐力,恢复手功能灵活性和协调性。

(1)待肿胀基本消除后,对于掌指关节开始以被动活动为主,进行指间关节的屈伸活动。待局部疼痛消失后以主动活动为主,每次活动的时间以局部无疲劳感为宜,同时给予局部按摩,患手组织进行揉搓挤捏,每次以局部有明显热感为宜;对于指骨骨折,重点是指间关节屈伸练习,若骨折愈合不良,活动时将手指固定,保护好骨折部位,然后进行指间关节的被动活动,待指间关节的挛缩粘连松动后,以主动活动为主,助动活动为辅,直至各个关节活动范围恢复到最大范围,由于远端指间关节指端常合并过敏,需要脱敏治疗,可用不同质地的物质进行摩擦、敲打、按摩指尖。

(2)肌力和耐力训练:在开始肌力训练时,患者患手必须有接近全范围和相对无痛的关节活动。在肌力训练时可以用健手提供助力,即进行等张练习、等长练习、等速练习。训练可使用手辅助器、手练习器、各种弹簧和负重物。治疗用滑轮等有助于帮助进行渐进性抗阻训练,逐渐增加重量练习能帮助恢复耐力,同时提高肌力。

（3）作业疗法:弹力带锻炼、娱乐治疗等。

3.第三阶段（伤后或术后4周）

增加抗阻练习,骨折愈合后进行系统的练习。

（四）康复评价

优:骨折正常愈合,达到或接近解剖复位,无局部畸形,X线片示对位良好,手部各关节活动功能正常。

良:骨折正常愈合,术后骨折略有移位,对线良好,手部各关节活动功能正常。

差:骨折明显畸形愈合或有骨不连和再次骨折,手部各关节活动功能受限。

四、护理

（一）护理评估

1.一般情况评估

评估患者血压、体温、心率、血糖等情况。

2.风险因素评估

患者的日常生活活动能力评估,Braden评估,患者跌倒、坠床风险评估。

3.评估患者对疾病的心理反应

骨折患者的应激性心理反应包括疼痛、焦虑或恐惧、陌生感、自我形象紊乱、疾病预后的担忧和失落感。

4.评估患者受伤史

青壮年和儿童是否有撞伤、跌倒时手部着地史,新生儿是否有难产、上肢和肩部过度牵拉史,从而估计伤情。

5.评估锁骨、上肢及手部情况

（1）手及相关部位。望诊:手部骨折区是否明显肿胀或有无皮下瘀斑,手部是否有隆起畸形,患侧手部是否有关节活动受限及手活动功能障碍,是否有上肢重量牵拉所引起的疼痛。触诊:在患处是否可摸到移位的骨折端,患肢的外展和上举是否受限。

（2）手部血液循环:观察甲床的颜色、毛细血管回流时间是否迟缓以判断是否有手部血管受压、损伤等并发症。

（3）上肢感觉:是否正常,以判断是否伴有锁骨下的臂丛神经损伤。

6.评估X线片及CT检查结果

检查明确骨折的部位、类型和移动情况。

7.评估患者既往健康状况

评估患者是否存在影响活动和康复的慢性疾病。

8.评估患者生活能力和心理状况

评估患者生活自理能力和心理社会状况。

（二）护理诊断

1.自理能力缺陷

自理能力缺陷与骨折肢体固定后活动或功能受限有关。

2.疼痛

疼痛与创伤有关。

3.知识缺乏

缺乏骨折后预防并发症和康复锻炼的相关知识。

4.焦虑

焦虑与疼痛、疾病预后因素有关。

5.肢体肿胀

肢体肿胀与肿胀骨折有关。

6.潜在并发症

有周围血管神经功能障碍的危险。

7.潜在并发症

有感染的危险。

（三）护理措施

1.术前护理及非手术治疗

（1）心理护理：骨折后患者多有焦虑、烦躁状态，因此患者入院后一定要做好心理疏导，让其放松心情。

（2）饮食护理：给予高蛋白饮食，提高机体抵抗力。

（3）休息与体位：抬高患肢，以利于血液回流，防止压迫伤口。

（4）功能锻炼：早起制动，防止移动过程中造成再损伤，手术后可尽早进行功能锻炼。

2.术后护理

（1）休息与体位：平卧，患肢抬高于心脏水平，术后 24 小时～48 小时可卧床休息。3 天后可下床活动，下床时上肢用三角巾悬吊可减轻肿胀，有利于静脉回流。

（2）症状护理。①疼痛：抬高患肢，减轻肿胀，减轻疼痛；②伤口：观察有无渗出或渗血及感染的情况。

（3）一般护理：协助洗漱、进食，并指导患者做些力所能及的自理活动。

（4）功能锻炼：手术后尽早进行手指的活动（手指的屈伸及握拳动作）；提肩练习；指导患者做固定外、上、下关节的活动，每小时 1 次，拆除石膏夹板，练习肘关节的伸屈、旋前、旋后动作；健侧肢体每天做关节全范围运动。

3.出院指导

（1）心理指导：讲述疾病相关知识及介绍成功病例，帮助患者树立战胜病魔的信心。

（2）休息与体位：尽早进行关节活动，适当休息。

（3）用药出院带药时，应将药物的名称、剂量、用法、注意事项告诉患者，按时用药。

（4）饮食：鼓励患者多食高蛋白、高热量、高维生素、含钙丰富、刺激性小的易消化食物，多食蔬菜、水果预防便秘，避免辛辣刺激食物，促进骨折愈合。

（5）固定：保持患侧肩部及上肢有效固定位，并维持 3 周。有效维持手的功能位和解剖位。

（6）功能锻炼：出院后指导患者患肢保持功能位，不宜过早提携重物，防止骨间隙增大，引起骨不连。注意休息，以免过度运动，造成再次损伤。

（7）复查时间及指征：定期到医院复查，术后 1 个月、3 个月、6 个月需行 X 线片复查，了解骨折愈合情况。手法复位外固定者如出现骨折处疼痛加剧患肢麻木，手指颜色改变，温度低于或高于正常等情况需随时复查。

(四)护理评价

(1)疼痛能耐受。

(2)心理状态良好,配合治疗。

(3)肢体肿胀减轻。

(4)切口无感染。

(5)无周围神经损伤,无并发症发生。

(6)X线片显示骨折端对位、对线佳。

(7)患者及家属掌握功能锻炼知识,并按计划进行,肘、腕、指关节无僵直。

(刘　静)

第二节　手部关节脱位

一、概述

(一)解剖学

手部关节包括桡腕关节、腕骨间关节、腕掌关节、掌骨间关节、掌指关节和指骨间关节等。

(二)病因

手部关节脱位多由于外伤引起。

(三)分类

手部关节脱位分类锻炼如下。

1.指间关节脱位

固定后即可练习患指的屈伸功能,尽管其活动受到固定的限制,但其伸屈肌腱不会因固定而与四周组织粘连。3周后解除固定,即可练习患指关节的活动,如活动进度较慢、肿胀不消时,可配合药物、理疗等治疗。

2.掌指关节脱位

固定2周后解除固定,逐渐锻炼掌指关节伸屈功能,若无并发骨折,功能较易恢复。对伤势较重、功能恢复较慢者,应结合药物、理疗等治疗。

3.腕关节脱位

固定期间应不断练习伸指握拳动作,3周后解除固定,立即开始做腕关节的屈伸活动,活动范围由小到大,循序渐进。

4.舟、月骨及腕掌关节脱位

在固定期间应经常练习握拳屈腕动作,固定3周后解除固定,先练习屈腕功能和旋腕功能,1周后再练习伸腕功能。

(四)临床表现

局部肿胀、皮下淤血、压痛或有畸形,畸形处可触到移位的脱位端。

247

二、治疗

治疗可分为手法复位和切开复位。

三、康复

(一)康复评定

(1)肌力检查。

(2)关节活动度测量。

(3)日常生活活动能力评定。

(4)脱位处疼痛和肿胀程度:脱位处为运动后疼痛还是静止状态时疼痛。

(5)是否伴有神经和血管损伤。

(6)肺功能及呼吸运动检查:看患者呼吸频率、节律、有无呼吸困难;胸腹部的活动度;胸廓的扩张度;还可查肺容量、肺通气功能、小气道通气功能、气体代谢测定等。

(7)局部肌肉是否有萎缩:受伤早期肌肉萎缩不明显,后期可能会出现失用性肌萎缩,关节周围软组织挛缩等。

(8)骨质疏松情况:老年人常伴有骨质疏松,X线片或骨密度检测可确诊。

(9)是否伴有心理障碍。

(二)康复计划

(1)预防或消除肿胀。

(2)加强肌力训练,防止失用性肌萎缩,关节周围软组织挛缩等。

(3)保持肘、腕、指各关节活动度,扩大手部关节的活动范围。

(4)改善局部血液循环,促进血肿吸收和炎性渗出物吸收。

(5)若伴有神经损伤,给予神经康复治疗(如肌皮电神经刺激、中频治疗等)。

(6)促进脱位愈合,防止骨质疏松。

(三)康复治疗

1.第一阶段(伤后或术后1～2周)

伤后或术后48小时内局部用冷敷,主要进行伸指、分指、腕、肘各关节的运动。

2.第二阶段(伤后或术后2周后)

去除外固定后,加强手部关节功能锻炼并逐渐负重行走。

(四)康复评价

优:脱位正常愈合,达到或接近解剖复位,无局部畸形,X线片示对位良好,手部关节活动功能正常。

良:脱位正常愈合,术后脱位略有移位,对线良好,手部关节活动功能正常。

差:脱位明显畸形愈合,或有骨不连和再次脱位,手部关节活动功能受限。

四、护理

(一)护理评估

1.一般情况评估

评估患者血压、体温、心率、血糖等情况。

2.风险因素评估

患者的日常生活活动能力评估,Braden评估,患者跌倒、坠床风险评估。

3.评估患者心理反应

评估患者有无焦虑、抑郁等心理。

4.评估患者有无外伤史

青壮年和儿童是否有撞伤、跌倒及手部着地史,新生儿是否有难产、手部牵拉史,从而估计伤情。

5.评估患者有无骨折专有的体征

(1)症状:局部肿胀、疼痛、畸形。

(2)体征:异常活动、骨擦感或骨擦音。

6.评估患者有无损伤

评估患者软组织和上肢神经功能有无损伤。

7.评估X线片及CT检查结果

评估检查结果以明确脱位的部位、类型和移动情况。

8.评估既往健康状况

评估患者是否存在影响活动和康复的慢性疾病。

9.评估患者生活能力和心理状况

评估患者生活自理能力和心理社会状况。

(二)护理诊断

1.疼痛

其与创伤有关。

2.焦虑

其与疼痛、疾病预后因素有关。

3.知识缺乏

缺乏脱位后预防并发症和康复锻炼的相关知识。

4.肢体肿胀

其与脱位有关。

5.潜在并发症

有周围血管神经功能障碍的危险。

(三)护理措施

1.术前护理及非手术治疗

(1)心理护理:讲解疾病相关知识,增强患者信心。剧烈疼痛会导致患者情绪危机,使其产生焦虑、紧张、烦躁等心理变化。护理人员要经常巡视病房,多与患者交谈,帮助患者正确面对现实,尽快进入患者角色。耐心细致的讲解手术过程及术前、术中、术后注意事项。讲解手术后相关功能锻炼,增强患者战胜疾病的信心,建立信任感和安全感,以最佳心态接受治疗。

(2)饮食护理:术前加强饮食营养,宜选择高蛋白、高维生素、高钙、高铁、粗纤维及果胶成分丰富的食物,如适当食鱼类、肉类及新鲜水果蔬菜。有消瘦、贫血等患者,可选择静脉输入营养物质,如20%脂肪乳剂、复方氨基酸等。

(3)休息与体位:局部固定后,抬高患肢,减轻水肿,缓解疼痛。

(4)保持有效的固定。

(5)完善术前的各种化验和检查。

(6)功能锻炼:脱位固定后立即指导患者进行上臂肌的早期舒缩活动。

2.术后护理

(1)休息与体位:抬高患肢,促进血液回流。

(2)术后观察:①与麻醉医师交接班,予以心电监护、吸氧,监测 T、P、R、BP、SpO_2 变化,每小时记录 1 次。②查看伤口敷料包扎情况,观察有无渗血、渗液。③注意伤口负压引流管是否通畅,防止扭曲、折叠、脱落,记录引流液的量、性质。④密切观察肢体远端动脉搏动及手指的血供感觉、活动、肤色、皮温,注意有无压迫神经和血管的现象,如出现皮肤发冷、发紫、静脉回流差、感觉麻木的症状,立即报告医师查找原因及时对症处理。

(3)症状护理:①向患者解释手术后疼痛的规律,指导缓解疼痛的方法,如听音乐、看报纸与家属聊天等分散对疼痛的注意力。②按摩伤口周围,缓解肌紧张。③正确评估患者疼痛的程度,对疼痛明显者可适当给予止痛剂。④采用止痛泵止痛法,利用止痛泵缓慢从静脉内给药,减轻疼痛。

(4)一般护理:协助洗漱、进食,并鼓励患者做些力所能及的自理活动。

(5)饮食护理:早期以清淡饮食为主,如小米、大米、黑米等粥类饮食。待胃肠功能恢复正常后,可进食高蛋白、高热量、高维生素的饮食,以维持正氮平衡,蛋白质在热量的总量中占 20%～30%,才能达到营养效果。增加蛋白质摄入,有利于白细胞计数和抗体的增加,加速创面愈合,减少瘢痕形成。除此之外,因为糖类能参加蛋白质内源性代谢,能防止蛋白质转化为糖类。所以,在补充蛋白质的同时应补给足够的糖类。还要鼓励吃新鲜蔬菜、水果,多饮水,保持大便通畅。

(6)功能锻炼:损伤反应开始消退,肿胀和疼痛开始消退,即可开始功能锻炼,如握拳、伸指、分指、屈伸、腕环绕、肘屈曲、前臂旋前旋后等主动练习,并逐渐增加幅度。

3.出院指导

(1)心理指导:讲述疾病相关知识及介绍成功病例,帮助患者树立战胜病魔的信心。

(2)用药:出院带药时,应将药物的名称、剂量、用法、注意事项告诉患者,按时用药。

(3)饮食:鼓励患者多食高蛋白、高热量、高维生素、含钙丰富、刺激性小的易消化食物,多食蔬菜、水果,避免辛辣刺激食物,预防便秘。

(4)复查时间及指征:定期到医院复查,术后 1 个月、3 个月、6 个月需行 X 线片复查,了解骨折愈合情况。手法复位外固定者如出现脱位处疼痛加剧、患肢麻木、手指颜色改变,温度低于或高于正常等情况需随时复查。

(四)护理评价

(1)疼痛能耐受。

(2)心理状态良好,配合治疗。

(3)肢体肿胀减轻。

(4)切口无感染。

(5)无周围神经损伤,无并发症发生。

(6)X 线片显示:脱位端对位、对线佳。

(7)患者及家属掌握功能锻炼知识,并按计划进行,手部关节无僵直。

(刘　静)

第三节　手部肿物

　　手部肿物一般可早期发现,若就医及时,绝大多数良性肿瘤和低度恶性肿瘤均能手术切除且疗效比较满意。手部肿瘤是手外科的常见病和多发病,可发生于手部的皮肤、皮下组织、肌腱、肌肉、神经、骨及血管等所有的组织。手部的类肿瘤较多见,尤以腱鞘囊肿和表皮囊肿为多,这与手部的过度疲劳有关。身体各部的肿瘤在手部均可发生,如内生软骨瘤、腱鞘巨细胞瘤、血管球瘤等。

一、常见软组织肿瘤

(一)表皮样囊肿

表皮样囊肿也称包涵囊肿。

1.病因

多由于外伤将上皮细胞带入深部造成,如裂伤、刺伤等,也与手部过度疲劳有关。

2.临床表现

多位于手掌或手指的掌侧,因掌侧受伤概率大,好发于末节手指。该病好发于男性,多在数月或数年前局部有过外伤史,与肌腱、关节无关系。肿瘤生长缓慢,除局部发现肿物外,多无明显自觉症状,有时仅有轻度胀痛及压痛。肿物软、表面光滑、无弹性,触之似有波动感,肿瘤可与皮肤粘连,但与深部组织常无粘连。肿物若位于手指末节,可压迫指骨,侵蚀骨皮质而致骨缺损,X线片可见指骨有圆形或椭圆形边缘锐利的压迫。肿瘤一般不大,对手的功能无影响。

3.治疗

治疗主要行病灶内刮除术。

(二)血管球瘤

血管球瘤又称血管神经瘤,血管球是位于皮肤中的一种正常组织,在手掌侧、足跖侧及手指足趾上分布较多,可控制末梢血管舒缩调节血流量、血压及体温的作用。血管球瘤是发生于血管动静脉吻合处即血管球的肿瘤。

1.病因

血管球瘤发生的原因不明,外伤可能是诱因。

2.临床表现

血管球在手掌侧、足跖侧,以及手指、足趾上分布较多,故此瘤多见于手上,手指的甲床处最多。患指疼痛、压痛及对冷刺激过敏是常见的临床症状。最突出的特点是疼痛,患者常诉稍一触碰患部,即有强烈的疼痛,为烧灼疼或刺痛,多局限于患处,个别可放射至臂部或肩部,有时为间歇性,有时为持续性。局部触碰、温度的改变(遇冷)及吃酸辣等刺激性食物,有时可加重疼痛。甲床上的血管球瘤,可通过指甲看到肿瘤呈蓝或紫色,外观直径为 2～3 mm,X线片有时可见到末节指骨上有肿瘤的压迹。若生长在其他部位皮下,可触到疼痛的皮下结节,或可见到局部皮肤发暗。

3.治疗

治疗方法为手术治疗,甲床中的肿瘤可将肿瘤部分指甲拔除,切开甲床,剥除肿物,缝合甲床。在指腹处的球瘤,切开皮肤剥除肿物。禁忌甲床部分切除,因指甲不规则生长形成畸形,预后良好,不易复发。

(三)腱鞘巨细胞瘤

腱鞘巨细胞瘤又称黄色素瘤,中老年多见。是临床上手部最常见肿物之一,是一种复发率较高的软组织肿瘤,偶有恶变。

1.病因

其性质至今尚无定位,发病原因不明,可能与外伤有关,也可能和全身性胆固醇与胆固醇酯的比例改变有关。

2.临床表现

多发生在手指的腱鞘、关节囊和韧带处等小关节周围。为一种良性肿瘤,瘤体大小不等,形状不规则,质硬韧,有的压迫侵蚀指骨,有时长入关节囊内,有时沿腱鞘形成多发肿块。瘤体较硬韧,无痛感或轻压痛。与皮肤无粘连。局部发生无痛性肿物为腱鞘巨细胞瘤的主要症状,多不影响功能。因肿瘤生长位置关系,有时也可妨碍手的功能。

X线片表现三种肿物侵犯骨质后改变:骨压迫性改变、骨皮质侵蚀、骨破坏。手术暴露肿瘤时特有的黄褐色有助于临床诊断。局部肿瘤穿刺活检可以明确诊断。MRI是检查软组织良性肿瘤的较好手段之一,确定肿瘤的诊断,区分肿瘤的性质,B超检查也有助于腱鞘巨细胞瘤的诊断。

3.治疗

治疗的关键是手术彻底切除肿物,较少复发。若肿瘤向周围侵犯,手术不易切除干净,容易复发。术后受累关节活动会受影响。如肿瘤生长在指骨内,彻底刮除后可行植骨。必要时肿瘤切除术同时行指关节融合术,手指系列切除,肌腱切除、肌腱移位术也是常用治疗方法。肿瘤切除术后并发症,主要表现为手指关节活动及感觉障碍,若肿瘤多次复发,且骨破坏广泛,术中估计难以将肿瘤彻底刮除,可考虑行瘤段切除或截指术,以减少肿瘤复发的机会。

(四)滑膜瘤

滑膜是一种特殊变化的结缔组织,为腱鞘及关节的衬里,手部这种结构多,故其发生滑膜瘤的机会也多。

1.病因

尚不清楚,可能与外伤有关,慢性创伤性滑膜炎或毒力较低的细菌可以造成感染性滑膜炎,也可能与肿瘤的发生有关。

2.临床表现

肿物为实质,硬韧,分叶,呈黄或浅黄色。与皮肤无粘连。手掌侧多见,良性滑膜瘤沿腱鞘或关节生长,发展较慢,多无自觉症状,可发生在任何年龄,但以中年较多,肿瘤生长较大后可影响手部功能。如生长变快,瘤体与周围组织有粘连,硬韧并有疼痛者应考虑有恶变为滑膜肉瘤的可能。

3.治疗

良性滑膜瘤行局部彻底切除,包括与肿瘤有关联的腱鞘或关节囊,主要以手术切除,约有10%复发。滑膜肉瘤需及早截肢,术后有局部复发,也有转移的可能。

(五)黏液囊肿

1.病因

多为真皮或皮下组织的黏液样退行性变造成,可能与局部创伤有关。

2.临床表现

多发生在中、老年人。常位于远侧指间关节背侧,也可见于其他部位。肿瘤多为单发,也有多发者。呈半透明状,像疱疹。多无自觉症状,内容物张力过大时,可有轻痛感。当囊肿压迫甲根时、指甲可发生纵形凹沟。如伸指近止点处合并有退行性变,可发生锤状指畸形。

3.治疗

治疗以手术彻底切除为主。因肿物在皮内,手指背侧皮肤弹性差,切除后会出现皮肤缺损,须游离植皮。

二、常见骨肿瘤

身体其他部位的骨肿瘤均可在手上发生,但恶性肿瘤较少见。掌骨、指骨虽小,但肿瘤生长的部位及 X 线片表现,与其他大骨骼者并无特殊不同之处。腕骨生长肿瘤机会很少。

(一)内生软骨瘤

内生软骨瘤是手部骨关节肿瘤发病率最高的良性肿瘤。

1.病因

有部分先天性患者可能由于软骨细胞错构而成,约 1% 的患者有变为恶性软骨瘤的可能。单发性内生软骨瘤生长缓慢、隐匿,多数在病理骨折后或拍片时偶然发现此瘤。

2.临床表现

多发生在手指近节指骨上,多分布于尺侧列及近节指骨,常位于管状骨干骺端,疾病发展慢,常发病数月或数年后才就医,10～30 岁多见,可单发,也可多发。主要表现为肿瘤指节变粗,骨质呈球形或梭形膨大,无痛或仅有轻度疼痛。手指活动不受影响。X 线可明确肿瘤分期等情况。

3.治疗

较大而有发展的软骨瘤需手术治疗,彻底刮除软骨组织,必要时需植骨。如肿瘤发展缓慢,可在密切观察下延迟手术治疗。常行单纯刮除、刮除自体或异体松质骨移植、刮除人工骨移植术等。

4.术后均行石膏制动

临床植骨的目的:一是临时增加骨骼强度、减小骨折风险;二是诱导新骨生成,保证病变骨骼塑形顺利手术 48 小时后,手指开始主动屈伸功能锻炼。

(二)骨巨细胞瘤

骨巨细胞瘤是一种良性侵袭性肿瘤,破坏性强,常复发、有恶性变或转移的倾向。

1.病因

不明,部分病例发病前有外伤史。

2.临床表现

临床分三型,Ⅰ～Ⅱ级良性,发展较快,具有中度破坏性,易复发及恶性变;Ⅱ级中间性;Ⅱ～Ⅲ级偏恶性;Ⅲ级恶性。多发生在 20 岁以后,表现为患肢疼痛、压痛、肿胀、功能障碍。瘤体较大时,触之有乒乓球感。常合并病理性骨折。

X 线、CT、核素检查可诊断。血管造影可显示肿瘤侵及的范围及局部血管的解剖和血运情况。

3.治疗

Ⅰ、Ⅱ级可根据肿瘤大小及骨皮质薄厚情况,采用局部彻底刮除肿瘤组织,碎片状植骨。或截除整个肿瘤,保留远近端关节,行块状植骨术。Ⅲ级需做截肢手术,截肢水平视肿瘤的部位及大小决定。

4.治疗

术后早期卧床休息,拆线后患指行渐进性功能锻炼。行病灶刮除植骨内固定手术的患者视病灶大小及残壁皮质骨完整性,遵医嘱分别于术后第8～12周开始部分持重。视复查情况术后4～8个月完全持重。

三、其余常见肿瘤

(一)腱鞘囊肿

腱鞘囊肿是一种手部最常见的肿物,在手部发病率最高。

1.病因

病因不明,目前普遍认为是关节囊、韧带、腱鞘中的结缔组织,因局部营养不良,发生退行性病变造成囊肿,也与外伤有关。

2.临床表现

任何年龄都可发生,但多见于青年及中年,女性多于男性。手上最常见于腕背,起自腕舟骨及月骨关节的背侧,位于伸拇长肌腱及伸指肌腱之间。其次多见于腕掌面偏桡侧,在桡侧屈腕肌腱与拇展长肌腱之间,再次为发生在手掌远端及手指近节掌侧的指屈肌腱腱鞘上。多数患者主诉局部胀痛,腕力减弱。手掌侧的囊肿,握物时有挤压痛。过多的活动或用力后,症状可加重。囊肿大小与轻重无直接关系,囊肿小而张力大者,疼痛多较明显;囊肿大而柔软者,多无明显症状。囊肿的生长可以突然发现,也可以由小到大,缓慢发展,受外力后或没有明显外力作用,囊肿可自行消失,以后可再长出。腕背较小的囊肿,当腕掌屈时可出现,当腕背伸时可隐没不见。

3.治疗

(1)非手术疗法:用局麻浸润囊肿周围,用硬物猛击囊肿,造成囊肿皮下破裂。或局麻后,换用粗针头,在皮下做多处穿刺囊肿壁,用力揉挤直至囊肿消失。非手术治疗只能缓解症状,但容易复发。

(2)手术疗法:将囊肿基底起源处的韧带或腱鞘暴露清楚后会发现有多个小囊肿存在,将囊肿蒂连同其基底处的病变组织,以及周围部分正常的腱鞘及韧带,彻底切除。此方法复发机会小。关节镜治疗腕背侧腱鞘囊肿虽有相对较高的器械及技术要求,但对外形要求较高的女性患者可作为一种治疗方法的选择。

(二)血管瘤

手部包括前臂的血管肿瘤与发生在身体其他部位比较并不少见。常见毛细血管瘤。

1.毛细血管瘤临床表现

生长在皮肤上,呈局限性血管扩张,或略高于皮肤,鲜红色像草莓状,压之不退色,多在出生时即发现。

MRI检查在指导血管瘤的治疗方面,首先可以了解血管瘤侵犯的范围,使肿瘤的切除更彻底;其次了解血管所侵犯肌肉的情况,可以使我们对切除肿瘤及肿瘤侵犯肌肉后,对肢体及手部功能的影响作出评估。

2.治疗

若瘤体随年龄逐渐增大,可手术切除,若所遗创面较大不能直接缝合可行皮片植皮闭合伤口。

四、手部恶性肿瘤

手部恶性肿瘤少见。

(一)皮肤癌

皮肤癌是在手上的恶性肿瘤中比较多见的一种,为低度恶性肿瘤。

1.病因

局部的慢性刺激可能是致癌的主要原因。

2.病理

镜检为多量排列紊乱的,分化不好的鳞状上皮细胞或皮肤基底细胞。与周围皮肤及基底组织无清楚的分界线。

3.临床表现

中年男性多见,多位于手背侧。肿瘤形状多样,可呈慢性肉芽创面、火山口样、蘑菇状等。可见手部长期不愈合的溃疡、窦道或不稳定的瘢痕,局部组织有增生现象,伴有疼痛和恶臭。晚期肿瘤可侵犯至局部深层组织,也可转移到滑囊或腋窝淋巴结。

4.治疗

早期的皮肤癌,尚未侵及深部组织及转移者,可局部广泛切除,以植皮修复创面。已侵入深部组织的皮肤癌,局部彻底切除已不可能,需根据不同部位及肿瘤侵犯范围,考虑截肢或截指的平面。如合并有淋巴结转移者,需同时做淋巴结清扫手术。皮肤癌为低度恶性肿瘤,若早期行根治手术,复发者较少。如已发生转移,则预后不良。

(二)滑膜肉瘤

滑膜肉瘤是恶性较高的软组织肉瘤。来源于关节、滑囊及腱鞘滑膜组织。

1.临床表现

(1)可发生在任何年龄,多在 20~40 岁,男性多于女性。

(2)好发于四肢大关节附近的软组织内,以下肢的膝、踝关节附近最多见。在手部,可发生在手的任何部位,但多在手的掌侧。

(3)临床上先有手的局部肿块、肿胀,肿瘤为实质性,较硬韧,沿腱鞘生长,并与皮肤及周围组织粘连,无明显分界,继之有时疼痛。肿瘤生长快,瘤体较大时可影响手的功能,可转移至局部淋巴结和肺。

(4)X 线表现关节附近的软组织肿块,可有邻近骨质被侵蚀、受压及骨膜反应。

(5)血管造影显示滑膜肉瘤为有丰富的血液供应,新生血管多,染色不均匀。CT 检查可显示滑膜肉瘤的软组织包块并向周围组织浸润。

2.治疗

超关节截肢(指)术、局部扩大切除同时行皮瓣转移术。

(三)恶性黑色素瘤

恶性黑色素瘤是一种少见的高度恶性的皮肤肿瘤,由位于表皮基底部的黑色素细胞恶变形成,多由黑色素瘤恶变而来。常发生在手指。早期患者预后较好,治疗以手术为主;转移性患者中位生存期仅 6~9 个月,5 年生存率不足 5%。

1.病因

病因不详,多认为与皮肤色素、日光、种族、内分泌、外伤及感染有关。

2.临床表现

中老年人多见,女性多于男性。可发生在全身各部位,常发生于皮肤,以易受摩擦部位多见,早期恶性黑色素瘤表现为肿块杂色、边缘不整和表面不规则,称临床三联症。黑痣颜色的变化往往是恶变的象征。恶性黑色素瘤易发生浸润和转移,常常早期即有淋巴结转移,有时原发灶很小,以淋巴结转移为首发症状,个别患者在原发灶切除后数年发现淋巴结转移。症状主要为迅速长大的黑色素结节。初起可于正常皮肤发生黑色素沉着,或者色素痣发生色素增多,黑色加深,继之病变损害不断扩大,硬度增加,伴有痒痛感觉。常见表现是黑色素瘤的区域淋巴结转移,甚者以区域淋巴结肿大而就诊。到晚期由血流转移至肺、肝、骨、脑等器官。

3.病理检查

可见上皮样瘤细胞、梭形瘤细胞、痣细胞样瘤细胞、金球样透明瘤细胞等,以上皮细胞多见。病理上可分为结节型、表浅蔓延型和恶性雀斑型,还有一些少见类型。

4.黑色素痣

黑色素痣为良性色素斑块,分为以下几种。

(1)皮内痣:痣细胞位于表皮下,真皮层生长后可高出皮肤,表面光滑,可存有汗毛,较稳定,很少见恶变。

(2)交界痣:痣细胞位于基底细胞层,向表皮下延伸,局部扁平,色素较深,该痣细胞易受激惹,局部受外伤或感染后易恶变。

(3)混合痣:为皮内痣与交界痣同时存在。

5.治疗

恶性黑色素瘤恶性程度高,转移快,预后差,故早期诊断极为重要。目前还是强调以手术为主的综合性规范化治疗,对痣或色素斑疑有恶变时,应完整切除可疑病灶送病理。病理确诊后应作扩大切除,扩大切除术前应作前哨淋巴结活检,根据病理报告中病变的最大厚度决定扩大切除范围。

五、肿瘤的诊断

任何一种骨肿瘤或软组织肉瘤的诊断需要临床表现、影像学表现和病理的三方面结合。

(一)临床表现

评估患者年龄、病程长短、疼痛性质、发热特点、肿瘤的位置、既往病史及实验室检查等。

1.年龄和性别

年龄是软组织肉瘤诊断中重要参考内容之一,40 岁左右是高发年龄。男略多于女。

2.症状与体征

肿块是最常见的就诊体征。

3.疼痛

非神经源性肿瘤多无疼痛,某些神经源性肉瘤也可无疼痛。出现疼痛时多为外源性。当肉瘤生长较大,对周围神经和敏感组织压迫时可出现疼痛。

4.水肿

肿块巨大,压迫重要血管和淋巴管时可出现远端不同程度的水肿。

5.区域和远隔转移

较晚期可出现淋巴结转移,肉瘤性淋巴结转移多无疼痛、稍硬、无粘连。远隔转移在晚期出现,于肺、脑、肝部位多见。

(二)影像学表现

影像学检查可提供肿瘤的特点,并显示肿瘤对宿主骨的侵犯及对周围组织的侵犯,在骨肿瘤诊断中必不可少。

1.X线片

每位被怀疑患有肿瘤的患者都应进行病变部位的X线正侧位片检查。在有些情况下,通过平片即可对疾病作出诊断。当可疑肿瘤有骨侵犯时,可以使用。

2.电子计算机体层扫描

可以直接显示X线片无法显示的病变。

3.磁共振

近年来成为骨肿瘤诊断的常用方法。可以显示包括神经、血管在内的正常软组织解剖结构,有时可不再需要进行血管造影和椎管造影检查。

4.核素骨扫描

Tc-99核素骨扫描,早期相反映骨的血液供应,晚期相反映钙盐在骨生成区域代谢情况,成骨丰富的部位在骨扫描中显示为热区。

5.血管造影

诊断价值主要限于有血管特征的肿瘤,如血管瘤。目前动脉造影应用于制订治疗方案。

(三)病理检查

病理检查包括大体病理、HE染色检查、免疫组织化学、细胞遗传学、流式细胞仪及电镜检查等。

活组织检查是重要确诊方法之一。

六、手部肿瘤的治疗

(一)治疗原则

(1)良性肿瘤主要引起患者局部强度下降、肿块、畸形等,主要是局部手术治疗,应尽力按常规切口显露,若术前诊断不清,应注意在安全边界完整切除肿瘤,如果术后病理诊断为恶性肿瘤,或恶性肿瘤除造成患者局部症状还可以转移,威胁患者生命,应及时进行扩大切除,不影响存活率。进行局部手术治疗的同时还需要辅助化疗、放疗、免疫治疗等方法。

(2)恶性肿瘤原则:是保护患者生命的基础上解除患者局部症状,恢复运动功能。手部恶性肿瘤是以软组织肿瘤为主,早期明确的诊断是决定治疗方法的关键。治疗上以根治性手术为主,根据不同类型的恶性肿瘤,采取相应的手术,通常是跨一个关节截肢(指)术,对细胞分化较好、恶性程度较低的肿瘤,可作局部扩大切除后皮瓣转移覆盖创面等手术,尽量保留肢体的功能。术后再辅予化疗或放疗以提高治愈率。

(二)手部肿物按肿瘤侵袭的位置分类的常用手术方法

1.深筋膜浅面的肿瘤

(1)掌侧肿瘤:当肿瘤位于皮肤时,可做包括掌筋膜在内的切除术,局部控制良好。皮肤缺损后,可以使用带蒂转位皮瓣:如前臂逆行岛状皮瓣。

(2)手背肿瘤:肿瘤切除后,如伸肌腱周组织保留完好,中厚皮片游离移植效果良好。否则应行皮瓣移植或转位。

2.深筋膜深面的肿瘤

(1)掌侧肿瘤。①鱼际区:肿物切除术对于浸润严重的患者,鱼际肌切除后,拇指的精细动作受到严重影响,主要是对掌功能。②掌中区肿瘤:全掌中间隙切除。③小鱼际区肿瘤:在切除时可包括全部小鱼际间隙结构。最严重后果是尺神经深支的切除,将造成手部大部分内在肌麻痹,重建几乎不可能。如果尺神经可以保留,仅小鱼际肌群切除,对手部主要功能影响不大。

掌部恶性肿瘤通常有手指同时受累,被迫一并切除,利用剩余手指进行重建。

(2)手背肿瘤。①手背区较小的肿瘤:尚未侵入深筋膜深层时,可作保留皮肤或皮肤的屏障切除术。由于伸肌腱被切除,可作伸指肌腱移植术。当肿瘤较大,侵入深筋膜深侧时,应切除相应的骨间肌、骨膜直至相应的掌骨。修复时,除了伸指肌腱、皮肤之外,必要时行掌骨植骨内固定术。②第1、2掌骨间偏背侧的肿瘤,最常受累的是第一背侧骨间肌:术后虎口易挛缩,而至拇指呈内收位畸形,影响功能。必要时行1、2掌骨间植骨融合,使拇指处于对掌位。

3.手指肿瘤

按肿瘤的恶性程度,侵犯的程度设计截指平面。

(1)末节手指恶性肿瘤:根据肿瘤大小可选择远侧指间关节离断,经中节指骨截指,或经近侧指间关节离断进行治疗。

(2)中节手指恶性肿瘤:至少应经掌指关离断,示指切除后第二掌骨也要大部分切除。中、环指切除可用相邻手指进行移位重建。小指切除不需重建。

(三)常用手术方法的适应证

1.鱼际区肿瘤切除、功能重建、前臂皮瓣转位术

适应证:鱼际区恶性肿瘤或浅层肿瘤侵犯深层时,未超过鱼际区界面,无骨破坏者。术后屈腕、拇指对掌位石膏固定。3～4周去石膏练习功能。

2.掌中区肿瘤切除、屈肌腱移植、尺动脉上支皮瓣转位术

适应证:掌中恶性肿瘤侵入掌中间隙或直接来源于掌中间隙的肿瘤,尚未侵犯掌侧骨间肌和掌骨时。常需做二期肌腱松解。术后屈腕固定。3～4周石膏练习功能。

3.手背部肿瘤屏障切除、伸肌腱移植、前臂背侧皮瓣转位术

适应证:手背2～5掌骨区肉瘤或浅部肿瘤向深层侵犯时,手背部筋膜的深层尚完好时。

4.第一掌骨切除、重建术

适应证:虎口和/或第一掌骨区肿瘤、第一背侧骨间肌和第一掌骨受累,肿瘤尚局限在拇收肌背侧时。

七、护理要点

(一)术前护理要点

1.同外科一般术前常规护理

因患肢常伴有剧痛、肿胀,备皮时动作要轻快准确。清洗时注意保暖。对于恶性肿瘤疼痛患

者应按时给予止痛药,制订适宜的止痛计划,减轻患者疼痛。

2.心理护理

(1)原因:肿物的发病率逐年升高,由于其高复发性,恶性肿瘤的高致死率,加上患者对肿物知识的缺乏、对恶性肿瘤的恐惧。恶性肿瘤患者多有紧张恐惧、焦躁不安、忧虑多疑、孤独寂寞、悲观厌世的,不愿与人交流,表情淡漠、易激惹等不良心理情绪。高度恶性肿瘤的患者尤其如此,面临巨大心理压力和肉体痛苦,情绪极度消沉。

(2)具体措施:①从接待患者住院开始,到患者顺利出院,各班主管护士要多问候、关心患者,耐心倾听患者的语言,了解患者的心理特征,鼓励患者阐述自己的想法、烦恼、孤独,并给予适当的安慰、解释,尽量从他们的病情考虑、劝告。遇到患者不愿意谈时,不可勉强,可以默默地坐一坐,握着患者的手就能使患者感到对他的同情或理解。②安排患者的家属、朋友陪伴,以增进他们之间的交流,缓解患者的精神负担及痛苦。良性肿瘤及肿物患者应多向患者介绍疾病相关知识、预后及其他注意事项,介绍其他良性肿瘤及肿物患者,告诉患者手部恶性肿瘤少见,多是良性肿瘤或非瘤性肿物,预后较好,不易复发。使患者消除对肿物的恐惧和不安,增加治病的信心,积极配合治疗。③在了解患者心理特征基础上通过交谈、鼓励、解释、倾听、陪伴等语言、非语言沟通尽可能调动患者的积极性,使其成为治疗过程中的参与者。④要用柔和、适中的语气,耐心解释、交代手术程序、环境、时间、治疗成功的病例,减轻患者精神负担及悲观情绪,同时做好患者家属的工作,取得家属配合,以增强患者对医务人员信任感及自身恢复的信心,使患者积极配合手术。⑤骨肿瘤性质确定后,选用手术的方式向患者及其家属说明以求其取得合作,对于截肢或关节离断的重大致残手术,必须征求患者及其家属的同意。

(二)术后护理要点

1.术后患肢的护理

(1)原因:患者术后需石膏制动,应认真观察,及时发现石膏固定后的并发症并及时通知医师和处理。

(2)具体措施:①短臂石膏托固定后,手臂吊带悬吊患肢于肘关节屈曲 90°位,前臂放置中等度旋前位的长臂石膏管型制动。在石膏里,腕和指关节都应放在功能位。②石膏固定未干硬时避免用指尖压凹石膏,尽量不搬动患者,采用通风和光照等措施促使石膏彻底干固。③搬动患肢时注意用手掌,平托保护,防止断裂,用潮湿毛巾清洁石膏,注意观察石膏内有无渗血。④早期可做被动活动,按摩帮助消肿,鼓励患者进行未固定的关节活动及石膏内肌肉收缩运动,以利于静脉及淋巴回流,消除肿胀。⑤每天评估患肢末端,观察是否有肿胀、麻木、刺痛、灼烧或冰冷等现象,发现异常及时处理。肿胀:多发生在术后 24～48 小时,若有血液循环障碍可避开石膏,剪开绷带检查原因。鼓励患者早期主动锻炼石膏外未被固定的关节活动度。对于术后患肢肿胀明显的患者给予冰敷治疗,1 天两次,一次持续 1 小时,直至肿胀减轻或消退。⑥告知患者,不能在石膏和皮肤间放任何物品,以免造成局部受压;石膏内部皮肤发痒时,避免用手去抓;插进其他物品来缓解石膏引起的不适,可用手指蘸乙醇深入石膏边缘进行按摩。⑦抬高患肢,有利于降低血管的压力,利于渗出液及淋巴液的回流,减轻患肢肿胀及疼痛。告知患者行走或卧床时应维持患肢抬高于心脏水平面,注意抬高患肢时,不要过度屈曲肘关节,以免妨碍静脉回流,用颈腕吊带悬吊患肢时,手部必须高于肘部平面。

2.术中使用止血带后护理

(1)原因:在肿瘤的活检和截肢手术时可防止瘤细胞沿血流扩散,若术中使用不当,易产生不良反应,甚至发生致命性并发症。

259

（2）具体措施：①告知患者术后出现患肢神经麻痹的原因：一般可以恢复，消除患者疑虑。②预防止血带后综合征：保证良好止血，防止手术部位血肿形成，缩短手术时间，避免组织缺血，上止血带前用敷料压迫，弹性绷带包扎，术后抬高肢体，鼓励患者患肢活动。③术前宣教中告知患者充气前让患者先抬高患肢 5 分钟，并用手挤压肌肉驱血，以减少静脉淤血，若恶性肿瘤患者或感染患者只需抬高患肢即可；伴随心功能代偿不全的患者抬高患肢和驱血都要缓慢，严防静脉回流量突然加大引起心力衰竭。

3.皮肤功能护理

（1）原因：供皮区创面是一种手术继发性创面，处理不当容易造成感染，受皮区易坏死。

（2）具体措施：①移植或转位的皮肤，应密切观察及时处理可能出现的情况：水疱、渗出、以减少坏死、争取皮肤更多的成活。观察受皮区的敷料有无松动，避免因敷料反复刷蹭受皮区而造成皮坏死。观察皮片移植肢体远端的皮肤颜色、温度、足背动脉搏动情况等。②移植或转位皮肤的后期养护和锻炼：润滑养护，由于移植或转位的皮肤多无汗腺，皮肤干燥易脱屑、皲裂。应长期凡士林油脂护肤类外涂，保护皮肤和表层。③定期按摩：轻柔的按摩皮瓣，可增加血液循环和消肿，促进局部新陈代谢。④局部保护：由于移植的皮肤多无神经支配，在特殊的情况下，如寒冷、高温、外力等情况下，应注意保护，减少伤害。⑤供皮区及受皮区的敷料都要保持清洁干燥，如有渗出液及分泌物及时更换，以免引起伤口感染。⑥避免石膏绷带过紧而引起局部压痛及患肢缺血坏死。

4.取髂骨植骨术后护理

（1）原因：因取髂骨后，患者最担心的是创口感染导致植骨失败，术后患者出现患肢及取髂骨处两处伤口疼痛，极度影响患者的舒适度和夜间睡眠质量。

（2）护理措施：①嘱患者平卧 2 天，且取髂骨处下肢制动，协助患者床上大小便。②依据渗血情况遵医嘱给予患者输入止血药物防止出血较多。③密切观察取髂骨处敷料：若有留置引流管，注意观察引流管性质、量等。若无引流管，更加密切观察取髂骨处敷料渗血情况。④取髂骨植骨患者，减少取髂骨侧下肢活动，避免负重。⑤给予患者疼痛护理。

5.患肢截肢术后护理

（1）原因：截肢造成的永久性肢体缺失，从形体上、生理功能和心理上都给患者带来严重影响，因此术后护理及康复就显得尤为重要。

（2）具体措施。

1）心理护理：对患者进行心理评估，必要时进行心理干预，让患者的精神状态保持乐观的心态。上肢截肢手术常造成患者终身残疾，给生活等各方面带来不便和精神上较大打击。因此，对上肢恶性肿瘤患者做好从入院到出院的综合心理护理有重要意义。

2）评估伤口引流液及渗出情况，床旁备止血带沙袋。

3）注意评估肾功能变化，记 24 小时出入量尤其是尿量、测定肾功能，直至引流拔出。当尿量异常时，及时通知主管医师。

4）观察残端有无明显肿胀及胀痛。

5）术后患肢痛：由于多数恶性肿瘤患者为了保命而进行截肢，截肢患者术后易产生幻肢痛，这是由于术前肿瘤侵袭压迫附近组织造成的剧烈疼痛对皮层中枢刺激而形成的兴奋灶，术后不能立即消失，部分患者可持续数月，术前应用止痛药控制疼痛可减少术后患肢痛的发生。通过术前和术后多模式镇痛的方法，可以有效阻止因组织损伤导致的中枢神经系统重塑，从而预防或者减少慢性幻肢痛的形成。①对于此幻肢痛可采用精神疗法，加强解释，指导患者自我训练，调节心理平衡,达到自我分析、自我控制、自我暗示的目的。协助患者早期下床,安排适当的文娱活动以转移患者注意力,使患者逐步适应和接受。②可适当给予安慰剂治疗或在晚间交替给予安眠药与一般镇痛药,以缓解幻肢痛。必要时可运用松弛疗法或理疗,配合医师行封闭、交感神经阻滞或交感神经切除术。通过综合护理,幻肢痛大多可随时间延长而逐渐减轻和消失。

6)截肢残端并发症处理:①皮肤:湿疹常见,外敷油膏可以缓解。②溃疡:由于血液循环不好所致,需要时再做截肢。③神经痛:切断神经端可继发神经瘤而产生疼痛,多由于神经瘤粘连到其他组织,残端活动时受牵扯引起,必要时将神经瘤切除。④关节:截肢部以上关节可发生强硬或畸形,应早期活动和锻炼肌肉功能,可减轻关节僵硬和截肢水平面以上的组织水肿。⑤截肢残端护理要点:正确使用弹力绷带,斜向缠绕包裹残端,防止残端出血、水肿。对残端皮肤进行拍打、摩擦,逐渐增加受压物硬度,提高皮肤的耐磨性,减轻残端与假肢接受腔摩擦而导致的皮肤破损。不可用热水浸泡残端或涂油保护,应用中性肥皂水清洗。

七、功能锻炼及康复

术后应进行有系统的康复训练计划,包括医院进行的康复训练和家庭康复练习;最大限度地发挥患者的积极性,恢复肿瘤切除术后手的全部功能。

常见手部肿瘤或肿瘤类似物的康复锻炼:手部肿物切除后的康复锻炼主要与切除和重建的范围及受累组织有关。肿物涉及范围小、无重要组织切除和重建的情况下,术后按照手外科常规进行简单的康复锻炼,减轻水肿,预防瘢痕挛缩即可。如肿物涉及范围广,或需要切除和重建重要组织,术后多需要根据具体情况进行制动,康复的开始和训练内容需根据重建情况而定。一般而言,关节囊、韧带和肌腱修复后术后3～4周开始功能锻炼;而骨骼重建后,如骨骼主体良好或内固定牢固,可早期功能锻炼,反之则需待骨骼能承受一定强度后方可进行练习。

(一)手部皮肤性肿物

该类肿物包括肿瘤类似物(皮疣、类风湿结节、表皮样囊肿和炎性肉芽肿等)、良性肿瘤(痣、皮肤纤维瘤)和恶性肿瘤(黑色素瘤、基底细胞癌和鳞癌等)。

该类肿物中的肿瘤类似物和良性肿瘤主要以局部切除为主,根据切除后皮肤缺损大小可直接缝合、取皮植皮、局部转移皮瓣、或远位皮瓣、或游离皮瓣。直接缝合者多不需要制动,其余则可能需要制动并在皮片和皮瓣存活后开始功能锻炼。手术后的康复主要是预防和减轻瘢痕挛缩,因此需要根据手术的部位和瘢痕挛缩的方向进行反向锻炼,并辅以支具牵拉和物理治疗,直到瘢痕组织成熟,一般最少需要坚持到术后3～4个月。

其他类似肿物切除术后可采用类似的康复锻炼方式,包括黏液囊肿、表皮样囊肿和血管球瘤等。

(二)腱鞘囊肿

囊肿切除术后一般不需要制动,需早期进行手指屈伸活动,预防肌腱粘连,预防皮肤和关节挛缩。对于韧带修复的情况,如腕背腱鞘囊肿在修复舟月骨间韧带和背侧关节囊后需制动腕关节3周,但应早期进行手指屈伸锻炼,预防伸肌腱粘连。一天3次,一次3组,一组30下。

(三)腱鞘巨细胞瘤

术后的康复练习需要根据切除的范围和切除的重要组织而定。

多数情况下,肿物切除涉及肌腱、关节囊和韧带,切除后如果缺损较小或无缺损,不影响其发挥正常作用,则需术后早期练习手指活动度,以预防肌腱粘连和关节囊挛缩。如果切除组织较多,甚至造成上述组织连续性中断,可能的情况下尽量修复和重建,重建后根据其修复范围固定相应关节,其余部分则需同样进行活动度练习,预防肌腱粘连和挛缩。

肿瘤有时会累及骨和关节,手术时需要仔细彻底刮除受累部分。对多数患者,受累部分骨骼和关节主体良好,关节面大部分完整,因此应早期练习关节活动度,避免肌腱粘连和关节活动受限。如果刮除后,骨质明显缺损需要植骨和固定,活动则需拍片后根据骨质愈合情况进行功能锻炼。

(四)内生软骨瘤

无病理性骨折的内生软骨瘤多采用单纯瘤体刮除,必要时可行自体或异体骨移植。多数病例骨皮质仍有一定强度,能承受一定力量,肿瘤对骨质主体结构损伤较小,因此多可术后早期功能锻炼,锻炼以活动度练习为主(手指开始主动屈伸功能锻炼),可减轻水肿,并预防肌腱粘连和关节挛缩。刮除植骨后需持续外固定10天,松解外固定后,在医护人员的指导下对固定关节行指间关节的被动锻炼。医护人员在帮助患者功能锻炼时,注意保护植骨处,不可操之过急,以免引起植骨处断裂。连续锻炼一个月,每天2次。有些病例骨质膨胀性生长明显,骨质菲薄,虽无病理性骨折,但不能承受锻炼的暴力,此时,因制动相应部分,待骨质愈合到一定程度后遵医嘱先开始主动的活动度练习。对于出现关节活动受限和肌腱粘连的情况,应待骨折基本愈合后方可进行被动活动度练习。

对于内生软骨瘤导致的病理性骨折,如骨折移位不明显,无可能导致功能障碍是旋转和短缩畸形,或者通过整复可复位的病例,均应考虑石膏或支具制动,待骨折愈合后择期行病灶刮除,必要时植骨。由于骨折愈合良好,所以骨骼术后能承受锻炼的力度,因此可按照无病理性骨折的情况进行处理。对于大段瘤体骨折、骨质缺损或者移位明显且无法充分复位者,应考虑瘤段切除、自体骨移植术,术后根据骨质愈合后牢固程度开始关节屈伸练习。

(五)截肢术后功能锻炼

将残端置于功能位,尽早主动健肢活动,病情平稳后5~8天可主动翻身坐起。拆线后进行残肢肌肉练习背肌、胸肌和肩部肌肉。上肢的 ADL 实行日常生活活动能力(ADL)训练。训练应尽早从床边开始,利用自助工具。不管残疾多严重,也尽量让患者靠自己的力量来完成动作,增强健肢的功能,弥补残肢的缺陷。患者学会生活自理的同时,减少了对日后生活的顾虑与担忧,提高残疾后的生存质量。ADL 训练中很多需要双手协调才能完成的动作,如打领带、切菜、开启瓶盖等。因此把持固定则成为重要的训练内容。书写或绘画时对纸张的固定,肘关节以下截肢者可用残臂固定,而肱骨水平截肢或肩关节离断者,则用重物固定。利用残臂固定:打开茶叶筒或果珍筒盖时,可利用残臂将筒夹在腋下,健手打开。

(六)运动与肌力恢复

如果早期的被动运动是为了预防粘连,那么3周之后开展的主动运动,则以恢复肌力为主。被动运动对肌力无大帮助,所以应鼓励患者克服疼痛积极的功能锻炼。

肌力练习:可直接提水桶或沙袋或用专用的肌力练习器进行锻炼,促进肌力恢复,使肌肉尽力收缩,以引起轻度疲劳,然后适当休息。在关节和肌力有一定恢复时,可及时进行作业疗法,进行各种实用功能锻炼,练习对指功能、握筷、健身球练习,动作由简单到复杂,循序渐进,逐渐增加活动量,此外,鼓励患者积极使用患肢进行日常生活和自我服务动作,必要时可利用支具协助。

(刘　静)

第四节　外翻畸形矫形

一、概念

踇趾向足的外侧过度倾斜称为踇外翻。

二、临床表现及诊断

双足跖趾关节内侧有结节生成,局部压痛阳性,局部皮肤可见色素沉着呈深红色,末梢感觉及血运正常,右足踇趾及第二趾叠趾畸形(图 9-1、图 9-2)。

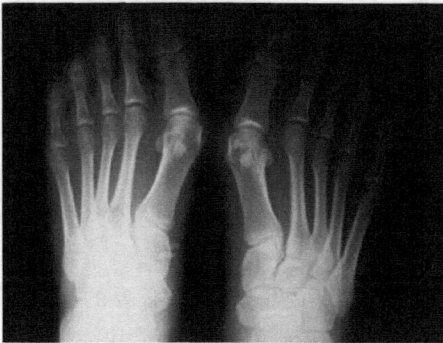

图 9-1　术前 X 线片

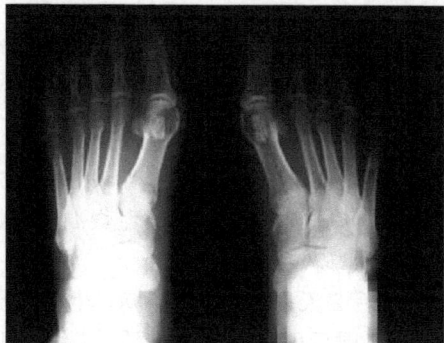

图 9-2　术后 X 线片

X 线片示:双足踇外翻畸形。实验室检查各项指标均正常。

三、治疗情况

完善各项检查及术前准备后,在腰麻下行"双足踇外翻畸形矫形术",术后患肢给予适度抬高,24 小时后开始功能锻炼(图 9-3、图 9-4)。

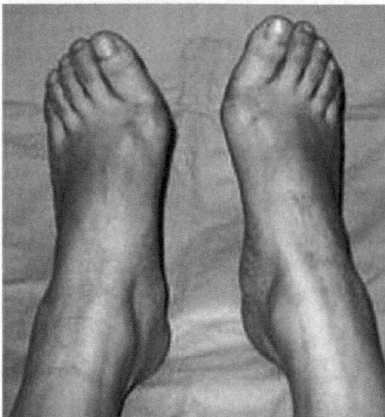

图 9-3　双足踇外翻

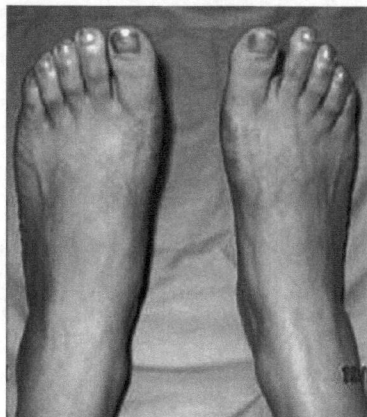

图 9-4　双足踇外翻术后

四、护理措施

(一)术前护理

向患者介绍手术治疗姆外翻的特点、手术优缺点及手术的成功率,多与患者交流,消除患者的紧张和恐惧心理。

(二)术后护理

(1)患者仰卧位,垫气枕抬高双下肢患肢,促进静脉回流,减轻肿胀。注意足趾末梢血运,特别注意绷带卷固定姆趾位置是否良好,发现异常及时通知医师。

(2)术后伤口疼痛,48 小时内剧烈,给予止痛泵自控镇痛,常规准备止痛药,必要时口服。观察患者有无头痛、恶心、呕吐等不良反应。

(3)术后术区有少量血性液渗出,不需处理,密切观察,如出血量多时,通知医师换药处理,或适当应用止血剂。

五、康复训练

姆外翻术后功能锻炼对于姆外翻术后的恢复是极其重要的。一方面促进截骨端的愈合,另一方面避免术后的粘连引起的功能障碍。

(1)术后 24 小时内不宜活动,以免加重出血。24 小时后伤口换药,除姆趾外其余四趾、踝关节和膝关节可进行主动与被动活动 4～5 次/天,2～3 分钟/次,逐渐增加活动量,避免术后粘连引起的功能障碍。

(2)术后 2 天内可在室内活动,生活自理,行走时足跟负重,但尽量减少不必要的行走,避免触碰姆趾,2 周后可以适当增加活动量。术后要穿特制前开口软鞋帮矫形鞋,负重功能锻炼。

(3)术后 1～3 周,增加行走距离,不超过 50 m 距离,行走时足跟负重。指导患者进行姆趾指间关节的主被动屈伸锻炼(图 9-5)。指导患者将姆趾向内侧搬压,轻度内偏 5°～10°,每次 15 分钟,早、中、晚 3 次。

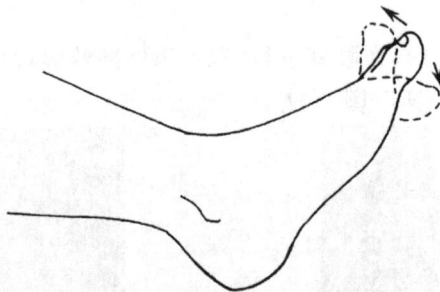

图 9-5 姆趾跖趾关节屈伸运动

(4)术后 14 天拆线,开始跖趾关节主被动活动,可练习用足趾夹取地上纱布,3 次/天。

(5)术后 3 个月正常生活活动,3～6 个月内穿宽松平底鞋,半年后可穿正常鞋着地。

(刘 静)

第五节　断　指　再　植

一、概念

断指再植是将离断的指体在光学显微镜的助视下重新接回原位,恢复血液循环,使之成活并恢复一定功能的高精细度手术。

二、断指的类型

断指是手指的外伤性离断性损伤。科学的断手指分类方法,可以提供在断指再植方面进行学术交流的描述标准,利于提高研究和诊治水平。目前,尚无公认的全面、客观的断手指分类方法,一些学者提出的断手指分类方法在一定范围内得以较广泛的使用。不同的断指分类方法采用了不尽相同的分类依据。损伤程度是断指分类的重要依据,根据损伤的程度,可将断指分为两类。

(一)完全性离断

离断手指的远、近两断端之间完全分离,无任何组织相连,或仅有少许损伤严重的组织相连,而在清创时,又必须切除才能再植者,为完全性离断。

(二)不完全性离断

伤指断面仅有肌腱相连,残留的皮肤不超过周径的1/8,其余组织包括血管均断裂或栓塞,伤指的远端无血液循环或严重缺血,不进行血管修复,重建血液循环,将引起断指坏死者为不完全性离断。

临床上,不完全离断容易与某些手指的严重开放性损伤相混淆,手指的开放性骨折或脱位同时有软组织的断裂,但如果伤指残留皮肤超过周径的1/8,尽管须依赖血管修复才能使其远端存活,也不能称为不完全离断,应诊断为伴有血管损伤的开放性骨折或伴有血管损伤的复合损伤。如果伤指残留的皮肤虽未超过周径的1/8,但其中存有完好的血管,可维持离断远侧手指的血液循环,不需作血管修复断指就能存活,也不能称作不完全离断。

断指分类是断指再植技术发展和临床经验积累的结果。理想的断指分类应该具有解剖组织损伤情况、再植技术意义和功能康复效果等作为依据,概括范围广,应用方便,实用价值大,适合作为学术交流的客观标准。

三、断指再植手术操作程序

断指的再植步骤,目前多数医师采用顺行法进行再植,即断指清创→骨关节内固定→伸、屈指肌腱缝合→指背静脉吻合→指背皮肤缝合→指神经缝接→指固有动脉吻合→掌侧皮肤缝合。也有一些医师愿意采用逆行再植方法,即断指清创→掌侧静脉吻合→掌侧皮肤缝合→指屈肌腱缝合→指神经吻接→指固有动脉吻合→骨关节内固定→指伸肌腱缝合→指背静脉吻合→背侧皮肤缝合。

顺行再植法是先建立骨支架,而后修复软组织,先吻合静脉后吻合动脉,可在无血手术野下操作,血管吻合后可立即用皮肤覆盖保护,可避免操作中误伤。而逆行再植法,在操作过程中不需要翻转手部,可以减少手术动作,加快再植速度,使断指远端尽早供给动脉血液。对于需要指动脉及神经移位或移植者,则不适用逆行法再植。虽然两种方法顺序上存在着差异,但如果操作得当,却不影响再植操作的全过程及成活率。现按顺行法叙述再植的过程。

(一)清创术

清创术是处理开放损伤的基础。认真清创,对预防感染,减少术后组织粘连,减轻组织瘢痕,促进侧支循环建立,都具有极重要的作用。

3个手指以上的多指离断时,为争取时间,术者可分为两个手术组同时清创。

断指清创的第一步是刷洗。用清水和肥皂水刷洗断指及伤手3遍,创面用生理盐水冲洗干净后,进行皮肤消毒,然后在显微镜下进行清创。远、近断端的清创,多从指背侧开始,距创缘1.0 mm左右环切一圈皮肤。切背侧皮肤时,仅切开皮层,于显微镜下在皮下组织内仔细寻找有淤血点的指背静脉断端,用显微剪游离之,用5-0无创线结扎标记,以此为中心,去除周围污染挫伤的软组织,并找到伸指肌腱清创备用。指神经、指动脉在指屈肌腱两侧,指神经较粗,不回缩易被发现。在远断端,近节、中节手指的指动脉位于指神经的背外侧。在近侧断端,可循指动脉的搏动找到其断端。标记指神经指动脉后,清除周围软组织约2.0 mm厚度。清理指屈肌腱及骨断端。清创后用生理盐水、稀释的碘伏溶液及3%过氧化氢溶液反复清洗消毒创面。断指一般不必灌洗血管。

(二)骨关节内固定

清创时,远、近骨断端一般需各截除大约0.5 cm。骨骼的短缩要与软组织情况相一致,短缩不足会造成血管吻接时产生张力。短缩过多,将会影响再植指的长度。儿童断指,远、近断端骨骼切除时应尽可能地保护骨骺,使再植后不影响指骨的生长发育。

掌指关节处的断指,拇指可做掌指关节融合,其余4指应使其成为假关节,备于二期的关节功能重建。指间关节处的断指,可考虑功能位的关节融合,如果患者为小儿,则尽量不做一期关节融合。

骨内固定的要求是骨端要对合准确,断面要紧密接触,固定牢固,不应有成角或旋转畸形。常用的内固定方法是纵行克氏针、交叉克氏针、钢丝、螺丝钉、钢板或骨栓等。术者可根据具体条件及操作习惯选择。

(三)肌腱修复

骨骼内固定完成后,一般是先缝合伸指肌腱,后缝合屈指肌腱,以便于调节肌腱张力。

伸指肌腱断裂后不回缩,经清创、骨骼短缩后,一般都可以直接缝合。常用3-0尼龙线做间断8字缝合,使断腱紧密对合。根据不同的离断平面,常需要同时缝合伸指肌腱的中央束及侧腱束。张力调节应使中节及末节手指处于伸直位为宜,张力过大术后可能会影响肌腱愈合,张力过于松弛则会伸指无力。

指屈肌腱的修复,一般只缝合指深屈肌腱,而将指浅屈肌腱切除。也有医师认为应同时修复指浅屈肌腱。用3-0尼龙线作Kessler缝合,再用7-0无创针线环形连续缝合肌腱断端边缘。屈指肌腱缝合后,手指应处于休息位,说明屈指肌腱张力调节适宜。

(四)血管修复

血管修复是断指再植成活的关键。因此,要求在血管吻合时做到高质量地操作。

1.静脉的修复

将手指摆放于指背朝上位置,用缝线牵开断缘皮肤显露指背静脉。根据清创时两断端已标记的静脉数目、位置进行选择搭配,确定准备吻合的静脉。

静脉吻合前,在显微镜下,再分别对静脉血管作细致清创,剪除有挫伤的静脉断端至正常的血管壁处,将静脉两端各游离出约 5.0 mm,使之便于安放血管夹及翻转。清除静脉管腔内血块等附着物,去除静脉管口约 2.0 mm 段的外膜,用肝素盐水冲洗断端管腔后,即可进行静脉吻合。一般用 11-0 无创线,采用两定点端端吻合法,缝合 6～10 针。每条静脉吻接完毕放开血管夹后,常可见到静脉血反流通过吻合口使远侧端静脉管腔充盈,有时还可见到静脉血从远断端其他的静脉口处溢出。静脉缝合完毕后,应缝合指背皮肤加以保护。

断指再植时,每一手指吻合静脉一般为 2～3 条。静脉修复的数目多,有利于减轻术后肿胀,也增加了预防术后静脉栓塞的安全系数。临床上常有高质量地只修复 1 条指静脉,断指也可成活的病例。但如果有条件,还是应该尽量多修复静脉,以保证指体有足够的静脉回流通道。

末节断指及小儿断指再植时,由于静脉管壁菲薄,不能过长游离。使用血管夹会损伤管壁,可采用开放式方法进行吻合。

2.动脉的修复

指固有动脉的走行及解剖位置较恒定,清创时已作了标记。在吻合指动脉前,应检查两断端的指动脉的损伤情况及外径,拟定出指动脉吻接的计划。如果两侧指动脉均能直接吻合时,应同时修复两条指固有动脉。如果清创后,只有优势侧指固有动脉可直接缝接时,即优先吻合,另一侧指动脉可暂旷置。如只有非优势侧指动脉能吻合时,可根据吻合后手指血液循环重建状况,决定是否采用血管移植的方法,修复优势侧指固有动脉。如果手指两侧指固有动脉同时缺损,可切取前臂静脉或另一侧指动脉来修复优势侧指动脉。

指固有动脉的修复数目对断指再植成活的影响,已有许多学者进行了探讨。原则上讲,吻合双侧指动脉对手指的成活,减少动脉危象的发生及术后手指充足的动脉供血是有益的。而仅吻合一侧指动脉,只是手指再植成活的最基本要求。但是,在临床实践中,由于受断指血管条件等因素的制约,仅吻合一侧指动脉是常有的,只要吻合质量有保障,断指应能成活。但为了提高成活率,减少术后血管危象的发生机会,只要具备条件,还是强调要同时修复两侧指动脉。

指固有动脉的直径具有统计学意义上的差异。根据 Poiseuille 定律的流量公式,有学者曾求证出最优条件的血管,血流量与半径的三次方成正比,可见动脉内的血流量与动脉管径间存在着密切的关系。因此,应优先并重点吻合手指较粗侧即优势侧指固有动脉。具体操作时,体位对于示、中、环、小指的指动脉吻接无太大影响。而缝接拇指优势侧指动脉却常造成困难。因为,外展患肢时,拇指处于旋前位,其尺侧血管朝向手术台面,助手需将拇指维持在旋后位,以便术者在显微镜下操作。这也是多指离断时应先吻合拇指的原因之一,因为这样可减少因维持位置时的扶持或牵拉,干扰其他再植的手指。

指动脉吻接时,一般先对失神经支配处于松弛状态的远断端血管清创,然后清创近断端。近端清创时,先在其断端近侧约 1.0 cm 处上微型血管夹,去除外膜修整动脉管口后,可于动脉断口处作轻柔的机械扩张,放开血管夹,出现指动脉有力的喷血,即可吻合。如果动脉搏动乏力、无喷血或仅有少量涌血,多是因动脉痉挛所致。可用罂粟碱或利多卡因局部湿敷片刻,一般可缓解。造成痉挛的原因多是血管清创不彻底,或是局部组织卡压所致,也有时是因手术时间较长,麻醉作用减弱,疼痛性反射所造成。针对这些原因进行解决,多可使痉挛解除。遇到顽固性痉挛者,可作较长段的痉挛血管外膜剥离及机械性扩张,管腔内注入罂粟碱及局部外敷罂粟碱或利多卡因等,静候一段时间,即可使动脉出现喷血。

动脉缝合完毕开放血管夹后,断指可立即或逐渐恢复血液循环。再植指远端特别是指腹变饱满,有一定张力,颜色由苍白变红润,有毛细血管充盈现象,指体变温热。如在断指远端作切口及断面有未夹闭的血管,可见鲜血涌出。缺血时间较长的断指,毛细血管通透性增加,恢复动脉供血后,局部组织水肿渐明显,在指体远端作切口时,虽可见活动性出血,但指体却显蜡白色,张力较大,毛细血管充盈反应不明显,经术后保温抗凝措施治疗,10~24 小时,多可出现指腹红润,虽然此时毛细血管充盈反应仍可不明显,但断指多能成活。

指动脉吻合完毕,放松止血夹后,轻柔地压迫止血。对断面的活动性出血,必要时结扎止血,以防局部形成血肿而压迫血管。

(五)修复指神经

神经修复是再植手指恢复感觉的先决条件。指神经修复得好,指腹恢复得较饱满,不同程度地恢复痛、触、温觉。而指神经修复不佳,则指腹干瘪,痛、触、温觉迟钝,常被烫伤或冻伤。有些出现痛觉过敏,再植的手指难以使用,成了累赘,有时不得不采用截指来解除痛苦。因此,精心细致地修复指神经是非常必要的。

指神经的吻合,一般应在显微镜下进行。切除两断端已挫灭的神经组织,调节张力,使其能在无张力下缝合。一般用 9-0 无创线作神经外膜的间断缝合,每条神经缝合四针左右。当指神经缺损时,可采用神经移植或神经移位吻合的方法。为使再植手指恢复满意的感觉功能,两侧指神经应一期同时修复。如果一侧或两侧指神经缺损过多,可根据指别,修复感觉功能较重要一侧的指神经。拇指、小指的尺侧和示、中、环指的桡侧的感觉功能较重要,应优先修复相应的指神经。

(六)皮肤的修复

断指再植时,应强调一期闭合伤口。为避免缝合皮肤时针线损伤已修复的血管,应在显微镜下,选择血管间隙处的皮肤进针缝合。为防止皮肤的环形狭窄,可以在断面两侧皮缘上分别作多处相对的三角瓣,形成几个 Z 形皮瓣缝合。皮肤多余时,应在显微镜下,切除多余的皮肤,以免皮肤臃肿,影响功能及外观,若皮肤的缺损位于吻合血管的走行部位,可采用局部皮瓣转移或游离皮片覆盖。

(七)包扎与固定

伤口缝合完毕后,应对伤手再次用温热盐水清洗,洗去血渍,创口覆盖凡士林纱布,外面敷以多层干纱布,再用绷带作斜行交叉包扎,不做环形缠绕,且不可过紧。将指端外露,以便观察肤色及测量皮温。外层再以棉垫保护。手指至前臂中段用石膏托将手制动在功能位。

四、护理措施

(一)术前护理

1.断指的保存方法

离断的手指不能用盐水或乙醇浸泡,因为盐水和乙醇会使细胞组织变性,手术成功率降低。断指经冷藏保存可以降低组织的代谢,减慢组织变性,为断指再植创造条件。但温度太低,断指可能被冻坏,保存的温度最好在 4 ℃左右。如图 9-6、图 9-7 所示:将离断的指体用干净布单或纱布包好,再用塑料袋包裹后周围放置冰块保存为宜,严禁将冰块和指体直接接触。

2.心理护理

因突然失去手指,病情急、出血多,面对残缺的指体,患者及家属会产生严重的恐惧、急躁心理。护士应以通俗易懂的语言向患者及家属讲解疾病相关知识,说明手术的必要性、方法及注意事项,耐心细致疏导患者的紧张心理,并引见同种病例患者做现身说法,给予心理支持,增加患者对手术的认识和信心,学会自我放松自我调节,从而使患者积极配合手术。

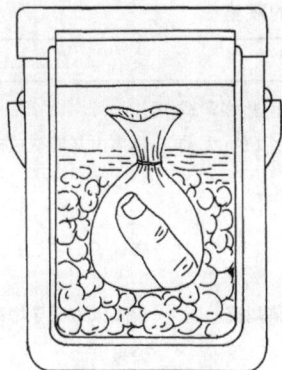

图 9-6　冰桶法

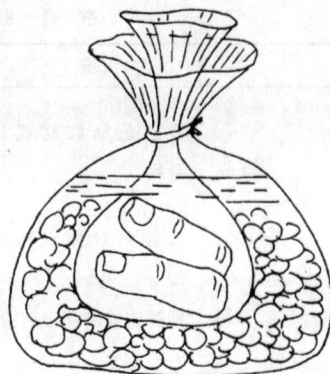

图 9-7　冰塑料袋法

(二)术后护理

1.病室环境

病室整洁、安静、空气清新。室温保持在 24~26 ℃,相对湿度维持在 50%~60%。室内每天用紫外线消毒 1 次。患指上方用 60 W 烤灯照射 7~10 天,照射距离为 30~40 cm,以提高局部温度,促进血液循环。控制探视人员,保持病房相对无菌。

2.病室内严禁吸烟

有吸烟史的患者协助其戒烟。因为烟中的尼古丁等有害物质可使全身小动脉收缩,血管阻力增加,同时还可导致血小板凝集,血流变缓,造成吻合口血管的栓塞和痉挛,而诱发血管危象。因此,病室内严禁吸烟对断指再植的成活尤为重要。

3.体位护理

术后患者绝对卧床 1~2 周,抬高患肢 20°~30°,以促进静脉回流,防止或减轻肿胀。患肢切勿受压,以免影响其血液供应。

4.再植指的观察

(1)颜色:再植指皮肤颜色的变化是最容易观察到的客观指标。正常时再植指皮肤色泽应红润或与健侧皮肤颜色一致。皮肤颜色变淡或苍白,提示动脉痉挛或栓塞;皮肤出现散在性瘀点,提示静脉部分栓塞或早期栓塞;再植指体的皮肤颜色大片或整片变暗,乃至变成紫黑色,提示静脉完全性栓塞。

(2)温度:皮温的变化是直接反映再植指血液循环好坏的一个重要指标。再植指皮温应在 33~35 ℃,比健侧低 2 ℃以内。手术结束时皮温一般较低,通常在 3 小时以内恢复。测指温时应做到:定点、定时、定体位。患侧与健侧皮温突然相差 3 ℃以上时,即为动脉栓塞所致,应立即行手术探查;患侧与健侧皮温差逐渐增大,一般在 24 小时内达到 3 ℃,即为静脉栓塞所致。患侧肢体应用棉垫包裹保暖,以免暴露后皮温随外界温度变化而影响患指的血液循环。

(3)指腹张力:再植指指腹应饱满有弹性,如指腹张力明显增大且出现指体青紫肿胀,表示静脉回流障碍;如指腹张力下降且塌陷,指体由潮红转为苍白,表示动脉供血障碍。

(4)毛细血管回流测定:毛细血管充盈时间是判断再植指血液循环状态最直接的指标。正常情况下,用棉签或手指按压再植指体甲床或皮肤后,皮肤颜色在 2~3 秒恢复正常。如果充盈时间延长甚至消失,提示发生动脉危象;如果充盈时间缩短,则提示发生静脉危象,应注意鉴别(表 9-1)。

表 9-1　断指再植术后动、静脉危象的观察

	正常	动脉危象	静脉危象
指体色泽	皮肤色泽红润或呈潮红色	指体由红润变为苍白(动脉痉挛或栓塞);指体由红润变为灰色(无动脉供血)	指体由红润变成暗紫色
皮温	较健侧对称点高或相同0.5~2 ℃	降低	降低
指腹张力	同健侧或略高于健指	指腹张力明显降低,指体塌陷	指腹张力明显增高,指体肿胀
毛细血管充盈时间	2~3 秒	延长甚至消失	缩短
指端侧方切口出血变化	有鲜红色血液流出	不出血或出血少	立即流出暗紫色血液

5.药物应用

(1)预防血管痉挛,可用罂粟碱 30 mg 肌内注射,间隔 6~8 小时,连续使用 1 周。

(2)抗凝药物:右旋糖酐-40 500 mL 静脉滴注,既可以补充血容量又可以降低血液黏稠度,防止红细胞凝集。

(3)预防感染:遵医嘱使用抗生素。

(4)加强疼痛护理:因疼痛可致血管收缩,导致血管闭塞或血栓形成,可给予镇静或止痛剂,以减轻疼痛。

6.心理护理

断指再植患者大多数是青壮年,因担心手术是否成功、再植手指成活后的外观、功能恢复情况,以及对今后生活工作是否带来影响,而产生不同程度的恐惧、紧张、烦躁、抑郁等心理。护理人员要耐心沟通,并告知不良心理状态对治疗效果的影响,使患者情绪保持稳定,积极配合治疗。

7.饮食指导

鼓励患者进食高蛋白、高热量、高维生素饮食,多饮水、多进食粗纤维食物,防止便秘,指导患者排便训练,保持大便通畅,避免排便时用力诱发血管危象。禁止饮酒和含咖啡因的液体,忌食冷饮、辛辣等刺激性食物,以防血管痉挛。

五、功能锻炼

功能锻炼是一个循序渐进的过程,须遵循个体性、渐进性、全面性三大原则。

(1)术后 10 天,指导患者主动活动患手腕关节、健指的指间关节与掌指关节,每天 2 次,每次 15 分钟。

(2)术后第三周,患指在健指的配合下做提拿或挟持沙袋的练习,沙袋的重量为 50~100 g,继续主动运动患手各个正常关节,每天 3 次。

(3)术后 3~6 周重点防治再植指的关节僵直、肌腱粘连和肌肉萎缩。对已行骨折内固定的再植指也可做轻微的被动活动。待骨折愈合克氏针拔除后逐渐加大活动量,指导患者做捏、握、抓的训练,如:捏皮球、握弹力圈、捡核桃、开锁等,每天 3~5 次,每次 10 分钟。

(4)术后 6~12 周进行促进神经功能恢复的活动,加强运动和感觉及温度觉的训练,有明显主动活动后,指导患者进行捡东西、写字等由简到繁的作业训练,如捡火柴梗、花生、绿豆、穿针引线等,以促进功能的尽快恢复。术后 3 个月可进行正常的生活与工作,从而使伤手的功能获得较满意的恢复。

（刘　静）

第十章

骨 科 护 理

第一节　肩关节脱位

一、基础知识

(一)解剖生理

肩关节由肩胛骨的关节盂与肱骨头构成,为上肢最大最灵活的关节。关节盂周缘有盂唇,略增加关节盂的深度。关节囊在肩胛骨附着于关节盂的周缘,肱骨则附着于解剖颈。肩关节囊薄而松弛,囊的上部有韧带,囊的后部和前方有肌肉,以增强联结。此外,关节腔内有肱二头肌腱通过,经结节间沟出关节囊。在肩关节的上方还有喙肩韧带和肌肉,最为薄弱,因此,临床上常见的肩关节脱位以前下方脱位最常见,好发于青壮年,在全身关节脱位中居第2位。肩关节在冠状轴上可做屈伸运动;矢状轴上可做内收、外展运动;垂直轴上可做内旋、外旋运动,此外还可做旋转运动。

(二)病因

肩关节脱位多由间接暴力所致,当跌倒时手掌或肘部撑地,肩关节外展、外旋,使肩关节前方关节囊破裂,肱骨头滑出肩胛盂而脱位。肩关节脱位的主要病理改变是关节囊撕裂和肱骨头移位。

(三)分类

肩关节脱位分为前脱位、后脱位、下脱位和盂上脱位,以前脱位多见。前脱位根据肱骨头的位置可分为喙突下脱位、盂下脱位和锁骨下脱位。脱位时可合并肱骨大结节撕脱骨折。

1.喙突下脱位

患者侧向跌倒,上肢呈高度外展、外旋位,手掌或肘部着地,地面的反作用力由下向上,经手掌沿肱骨纵轴传递到肱骨头,肱骨头向肩胛下肌与大圆肌的薄弱部分冲击,将关节囊的前下部顶破而脱出,加之喙肱肌等的痉挛,将肱骨头拉至喙突下凹陷处,形成喙突下脱位。

2.锁骨下脱位

在形成喙突下脱位的同时,若外力继续作用,肱骨头可被推至锁骨下部,形成锁骨下脱位。

3.胸腔内脱位

若暴力强大,则肱骨头可冲破肋骨进入胸腔,形成胸腔内脱位。

（四）临床表现

1.症状

患肩疼痛、肿胀、功能障碍,患者不敢活动肩关节。

2.体征

三角肌塌陷,肩部失去正常轮廓,成方肩畸形,关节盂空虚,在关节盂外可触及肱骨头。搭肩试验阳性,即患侧手掌搭于健侧肩部时,肘部不能紧贴胸壁。如果肘部紧贴胸壁,患侧手掌无法搭于健侧肩部,而正常情况下则可以做到。

3.X线检查

能明确脱位的类型及有无合并骨折。

二、治疗原则

新鲜肩关节脱位,一般采用手法复位,肩部"∞"字绷带贴胸固定即可;大结节骨折,腋神经及血管受压,往往可随脱位整复使骨折复位,血管神经受压解除;陈旧性脱位先试行手法复位,若不能整复,则根据年龄、职业及其他情况,考虑做切开复位;合并肱骨外科颈骨折,新鲜者,可先试行手法复位;若手法复位不成功或陈旧者,应考虑切开复位内固定;习惯性脱位,可做关节囊缩紧术。

（一）手法复位

一般在局麻下行手法复位,复位手法有:牵引推拿法、手牵足蹬法、拔伸托入法、椅背整复法、膝顶推拉法、牵引回旋法等。临床最常用的为手牵足蹬法和牵引回旋法。

（二）固定

复位后,一般采用胸壁绷带固定,将肩关节固定于内收、内旋位,肘关节屈曲90°～120°,前臂依附胸前,用绷带将上臂固定在胸壁,前臂用颈腕带或三角巾悬吊于胸前、腋下。患侧腋下及肘部内侧放置纱布棉垫,固定时间为2～3周,如合并撕脱骨折,可适当延长固定时间。肩关节后脱位不能用腕颈带悬吊。悬吊即又脱位,需用外展石膏管型或外展支架将患肢固定于肩关节外展80°、背伸30°～40°的位置,肘关节屈曲位3～4周。

（三）功能锻炼

固定期间须活动腕部与手指,解除固定后,鼓励患者主动进行肩关节各方向活动的功能锻炼。

三、护理

（一）护理问题

(1)焦虑:与自理能力下降有关。

(2)疼痛。

(3)知识缺乏:缺乏有关功能锻炼的方法。

（二）护理措施

1.对自理能力下降的防护措施

(1)护理人员应热情接待患者,关心体贴患者,消除其紧张恐惧心理,使患者尽快进入角色转位,以利配合治疗。

(2)患者固定后,生活很不方便,护理人员应帮助患者生活所需,真正做到"急患者所急,想患者所想"。

(3)加强饮食调护,宜食易消化、清淡且富有营养之品,忌食辛辣之物。

2.疼痛护理

(1)给予活血化瘀、消肿止痛药物:如内服舒筋活血汤、活血止痛汤或筋骨痛消丸等,外敷活血散、消定膏等。

(2)分散患者注意力,如听一些轻松愉快的音乐或针刺止痛等,必要时口服止痛药物。

3.指导患者功能锻炼

(1)向患者介绍功能锻炼的目的和方法,尤其是老年人,以提高其对该病的认识,取得合作。

(2)固定后即鼓励患者做手腕及手指活动:新鲜脱位1周后去绷带,保留三角巾悬吊前臂,开始练习肩关节前屈,后伸运动;2周后去除三角巾,开始逐渐做有关关节向各方向的主动功能锻炼,如手拉滑车、手指爬墙等运动,并配合按摩理疗等,以防肩关节周围组织粘连和挛缩,加快肩关节功能恢复。

(3)在固定期间,禁止做上臂外旋活动,以免影响软组织修复;固定去除后,禁止做强力的被动牵拉活动,以免造成软组织损伤及并发骨化性肌炎。

(4)陈旧性脱位,固定期间应加强肩部按摩理疗。

(刘 慧)

第二节 肘关节脱位

全身大关节中,肘关节脱位的发生率相对低,约占总发病数的1/5。脱位后如不及时复位,容易导致前臂缺血性痉挛。

一、病因与脱位机制

肘关节脱位可有后脱位、外侧方脱位、内侧方脱位和前脱位,其中后脱位最常见(见图10-1),多为间接暴力所致。摔倒时前臂旋后位手掌撑地,由于肱骨滑车横轴线向外倾斜,使所传达的暴力达到肘部时转成肘外翻及前臂旋后过伸的应力,尺骨鹰嘴突在鹰嘴窝内呈杠杆作用,导致尺桡骨近端同时被推向后外侧,产生后脱位。肘前关节囊及肱前肌撕裂,后关节囊及内侧副韧带损伤,可合并肱骨内上髁骨折、正中神经和尺神经损伤。晚期可发生骨化性肌炎。

二、临床表现

(一)一般表现
伤后局部疼痛、肿胀、功能和活动受限。

(二)特异体征
1.畸形
肘后突,前臂短缩,肘后三角相互关系改变,鹰嘴突出内外髁,肘前皮下可触及肱骨下端。

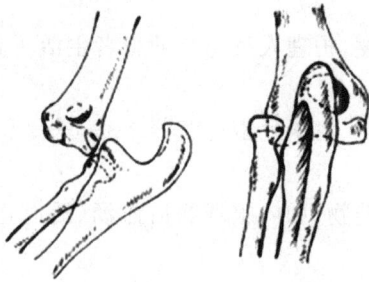

图 10-1　肘关节后脱位

2.弹性固定

肘处于半屈近于伸直位,屈伸活动有阻力。

3.关节窝空虚

肘后侧可触及鹰嘴的半月切迹。

(三)并发症

脱位后,由于肿胀而压迫周围神经血管。后脱位时可伤及正中神经、尺神经、肱动脉。

1.正中神经损伤

成"猿手"畸形,拇指、示指、中指感觉迟钝或消失,不能屈曲,拇指不能外展和对掌。

2.尺神经损伤

成"爪状手"畸形,表现为手部尺侧皮肤感觉消失,小鱼际及骨间肌萎缩,掌指关节过伸,拇指不能内收其他四指不能外展及内收。

3.动脉受压

患肢血液循环障碍,表现为患肢苍白、发冷、大动脉搏动减弱或消失。

三、实验室及其他检查

X线检查用以证实脱位及发现合并的骨折。

四、诊断要点

有外伤史,以跌倒手掌撑地最常见,根据临床表现和X线检查可明确诊断。

五、治疗要点

(一)复位

一般均能通过闭合方法完成复位。助手沿畸形关节方向对前臂和上臂作牵引和反牵引,术者从肘后用双手握住肘关节,以指推压尺骨鹰嘴向前下,同时矫正侧方移位,助手在复位过程中配合维持牵引并逐渐屈肘,出现弹跳感则表示复位成功。

(二)固定

用长臂石膏或超关节夹板固定肘关节于功能位,3周后去除固定。

(三)功能锻炼

要求主动渐进活动关节,避免超限和被动牵拉关节。固定期间,可主动伸掌、握拳、屈伸手指等,去除固定后练习肘关节屈伸旋转以利功能恢复。

六、护理要点

(一)固定

注意观察固定的正确有效,固定期间保持肘关节的功能位,不可随意放松。

(二)保持清洁、平整

肘关节周围皮肤保持清洁,石膏夹板内衬物保持平整。

(三)指导活动

指导患者活动患侧掌指,按摩患肢,防止肌肉萎缩。

(刘　慧)

第三节　髋关节脱位

一、基础知识

(一)解剖生理

髋关节是由股骨头和髋臼构成,股骨头呈球形,约占圆球的 2/3,股骨头的方向朝向上、内、前方;髋臼为半球形,深而大,能容纳股骨头的大部分,属杵臼关节,其关节面部分是马蹄形,覆以关节软骨,周围有坚强的韧带及肌肉保护,结构稳固,脱位的发生率较低。髋关节是全身最深最大的关节,也是最完善的球窝关节(杵臼关节),髋关节位于全身的中间部分,其主要功能是负重和维持相当大范围的活动。因此,髋关节的特点是稳定、有力而灵活,当髋部损伤时,以上功能就会丧失或减弱。

(二)病因

髋关节脱位多由强大的外力作用导致,且致伤暴力多为杠杆暴力、传导暴力、旋扭暴力等间接暴力。

(三)分类

按股骨头脱位后的位置可分为后脱位、前脱位和中心脱位,其中以后脱位最为常见。当髋关节屈曲或屈曲内收时,暴力从膝部向髋部冲击,使股骨头穿出后关节囊;或者在弯腰工作时,重物砸于腰骶部,使股骨头向后冲破关节囊,造成髋关节后脱位。

(四)临床表现和诊断

1.症状

患侧髋关节疼痛,主动活动功能丧失,被动活动时引起剧痛。

2.体征

患侧下肢呈屈曲、内收、内旋和短缩畸形,臀后隆起,可触及脱位的股骨头。

3.X线检查

可了解脱位及有无合并髋臼或股骨头骨折。

二、治疗原则

(一)复位

1.手法复位

在全麻或腰麻下进行手法复位,力争在 24 小时内复位,常用的复位方法有提拉法和旋转法。

2.手术复位

对闭合复位失败者应采用手术切开复位加内固定。

(二)固定

复位后置下肢于外展中立位,皮肤牵引 3～4 周。

(三)功能锻炼

制动早期,应鼓励患者进行患肢肌肉等长收缩锻炼,以后逐步开始关节的各方向活动锻炼。

三、护理

(一)护理问题

(1)肿胀。

(2)疼痛。

(3)有患肢感觉运动异常的可能。

(4)有患肢血液循环障碍的可能。

(5)有发生意外的可能。

(6)有髋关节再脱位的可能。

(7)知识缺乏:缺乏有关功能锻炼的知识。

(二)护理措施

(1)髋关节前脱位尤其是前上方脱位时,股骨头可挤压致损伤股动、静脉,所以应密切观察患肢末梢血液循环情况。

(2)当股骨头后脱位时,易顶撞、牵拉或挤夹坐骨神经,因此,应注意观察患肢感觉、运动情况。

(3)经常观察患肢髋部畸形是否消失,两下肢是否等长,预防发生再脱位。

(4)如进行切开复位者,应注意观察伤口渗血情况,如渗血较多,应及时更换敷料。同时应严密观察生命体征的变化,为治疗提供依据。

(5)固定开始即嘱患者做股四头肌的收缩运动,加强功能锻炼,并经常督促检查,使其积极配合。

(6)保持有效的牵引固定,防止再脱位。

(7)牵引固定期间,应指导患者进行股四头肌等长收缩,同时,可配合手指推拿髌骨的锻炼,以防膝关节僵硬。

(8)解除固定后,指导患者进行髋关节自主功能锻炼并按摩活筋,可持拐下床行走,但不宜过早负重。

(三)出院指导

(1)继续加强髋关节功能锻炼,以促使关节早日恢复正常活动度。

(2)股骨头脱位后有发生缺血性坏死的可能,因此患肢不宜过早负重。3 个月后拍片复查,证实股骨头血循环良好,再逐渐负重行走。

(3)不能从事站立和过多行走的工作,5 年内应定期拍 X 线片复查,如发现有股骨头无菌性坏死或骨性关节炎征象,应尽早接受治疗。

(刘　慧)

第四节　膝关节脱位

膝关节外伤性脱位不多见,但损伤的严重程度和涉及组织之广,居各类关节损伤之首。近年其发病率有明显增长趋势,多为高能量创伤所致。

膝关节是人体最复杂的关节,其骨性结构由股骨远端、胫骨近端和髌骨构成。膝关节缺乏球与窝,仅胫骨内、外髁关节面轻度凹陷。缺乏骨结构的自然稳定性,关节的稳定主要靠周围软组织来维持。

膝关节囊宽阔松弛,各部厚薄不一,周围有许多韧带。主要有前方的髌韧带,两侧的胫侧副韧带及腓侧副韧带,可防止膝关节向前及侧方移动。关节腔内有前、后交叉韧带,可防止胫骨的前、后移位。膝部前方有股四头肌,外侧有股二头肌,髂胫束止于腓骨小头等,其中尤以股四头肌及内侧韧带对稳定膝关节起重要作用(图 10-2)。

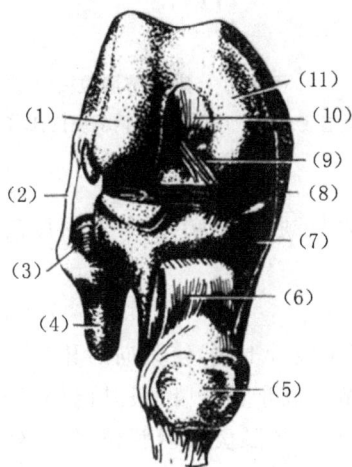

(1)外侧髁;(2)腓侧副韧带;(3)腓骨头韧带;(4)腓骨;(5)髌骨;(6)髌韧带;
(7)胫侧副韧带;(8)膝横韧带;(9)前交叉韧带;(10)后交叉韧带;(11)内侧髁

图 10-2　膝关节及其周围结构

膝关节后方的腘窝内,由浅入深走行有胫神经、腘静脉及腘动脉,在膝关节脱位时,上述血管神经有可能受到损伤。

膝关节的稳定性,主要依靠关节周围坚强的软组织来维持,在遭受强大暴力发生脱位时,可并发关节周围软组织损伤,甚至出现骨折及血管神经损伤。当合并腘动脉损伤时,若诊治不当,有导致下肢截肢的危险,必须高度重视。

一、病因病机

膝关节脱位多由强大的直接暴力或间接暴力引起,以直接暴力居多。如从高处跌下、车祸、塌方等暴力直接撞击股骨下端或胫骨上端而致脱位。

(一)脱位类型

如图 10-3 所示。

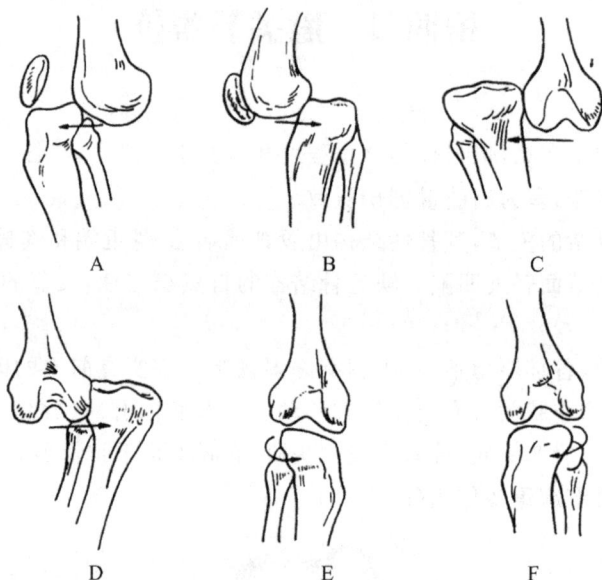

图 10-3 膝关节脱位

A.前脱位;B.后脱位;C.外侧脱位;D.内侧脱位;E、F.旋转脱位

1.前脱位

膝关节屈曲时,外力由前方作用于股骨下端,或外力由后向前作用于胫骨上端,使胫骨向前移位。

2.后脱位

当屈膝时,暴力由前向后作用于胫骨上端,使其向后移位。这类脱位较少见,但损伤极为严重。由于膝关节内侧关节囊与内侧副韧带和胫骨、股骨内侧紧密相连,故有限制后脱位的作用,另外,伸膝装置也有同样的限制作用。故膝关节后脱位时,必然合并严重的交叉韧带、内侧副韧带、内侧关节囊的撕裂伤,并可能发生肌腱断裂及髌骨撕脱骨折。同时,也常并发腓总神经损伤。

3.外侧脱位

强大外翻暴力或外力直接由外侧作用于股骨下端,而使胫骨向外侧移位。

4.内侧脱位

强大外力由外侧作用于胫腓骨上端,使胫骨向内侧脱位。

5.旋转脱位

旋转脱位为旋转暴力所引起,多发生在膝关节微屈位,小腿固定,股骨头发生旋转,迫使膝关节承受扭转压力而产生膝关节旋转脱位。这种旋转脱位可因位置不同分为前内、前外、后内、后外 4 种类型,以向后外侧脱位居多。

(二)并发症

1.关节囊损伤

关节脱位时,多伴有关节囊撕裂。如外侧脱位时,关节囊及内侧副韧带断裂后嵌入关节内,可造成手法复位困难。后外侧旋转脱位时,股骨外髁可被关节囊纽扣状裂口卡住影响复位。

2.韧带损伤

可见有前、后交叉韧带,内、外侧副韧带,髌韧带的损伤,这些韧带损伤可单独发生,也可合并出现。韧带损伤后,影响关节的稳定性。

3.肌腱损伤

脱位时,膝关节周围肌腱,如腘绳肌、腓肠肌、股四头肌、腘肌等会有不同程度损伤。

4.骨折

(1)肌腱、韧带附着部的撕脱骨折。如胫骨结节、胫骨髁间嵴、股骨髁、胫骨髁撕脱骨折。

(2)挤压骨折。如内、外侧脱位时,合并对侧胫骨平台挤压骨折。

5.半月板损伤

脱位时,可合并内外侧半月板不同程度损伤。

6.血管损伤

脱位后可造成腘动、静脉的损伤,轻者为血管受压狭窄,供血下降;重则血管内膜撕裂形成动脉栓塞,引起肢端缺血坏死,甚至动脉断裂,膝以下组织血供中断,腘窝部大量出血而形成巨大血肿,出血后向下流入小腿筋膜间隔,加重膝以下缺血,处理不及时,可导致肢体坏死而截肢。

7.神经损伤

脱位后,神经受压迫或牵拉,重者出现挫伤及撕裂伤。神经损伤后,出现支配区肌肉运动及皮肤感觉功能障碍。

二、诊断要点

(一)症状体征

有严重外伤史,伤后膝关节剧烈疼痛、肿胀、功能丧失。不全脱位者,由于胫骨平台和股骨髁之间不易交锁,脱位后常自行复位而没有畸形。完全脱位者,患膝明显畸形,下肢缩短,筋肉在膝部松软堆积,可出现侧方活动与弹性固定,在患膝的前、后或侧方可摸到脱出的胫骨上端与股骨下端。

前、后交叉韧带断裂时,抽屉试验阳性;内外侧副韧带断裂时,侧向试验阳性。值得注意的是,韧带损伤早期难以作出正确判断,因脱位早期关节肿痛,肌肉紧张,影响上述检查结果的真实性。如有血管损伤迹象时,上述试验被视为禁忌,可在病情稳定或闭合复位数日后复查。

血管损伤的主要体征是足背动脉、胫后动脉无搏动,足部温度降低,小腿与足趾苍白,足趾感觉减退,腘部进行性肿胀。即使足部动脉可触及和足部温暖,绝不能排除血管损伤,足趾感觉消失是明确的缺血征象。此外,膝以下虽尚温暖,但动脉搏动持续消失,也有动脉损伤的可能。

腓总神经损伤时,可见胫前肌麻痹,足下垂,踝及足趾背伸无力,小腿与足背前外侧皮肤感觉减弱或消失。注意区分神经本身损伤和缺血所致损伤。

(二)辅助检查

1.X线片检查

膝关节正、侧位片可明确脱位的类型及有无骨折。

2.CT、MRI 检查

CT 对股骨髁、胫骨髁间嵴、胫前平台骨折的显示优于 X 线平片,有时可发现 X 线片上表现不明显的骨折。MRI 对韧带及半月板损伤诊断有帮助。

3.关节镜检查

可在直视下了解前后交叉韧带、关节囊及半月板的损伤情况。

4.多普勒及血管造影

当有血管损伤征象时,需要血管超声多普勒或动脉造影检查。有专家建议,对前、后交叉韧带同时断裂的脱位,无论有无真正的脱位表现,均应行多普勒和动脉造影,尤其是后脱位患者,至少先做多普勒检查,必要时再进一步进行动脉造影,以免造成不可挽救的后果。

5.肌电图检查

有神经损伤者,肌电图检查可进一步了解神经损伤的具体情况。

三、治疗方法

(一)整复固定方法

1.手法复位外固定

膝关节脱位属急症,一旦确诊,应在充分麻醉下及早手法复位。

(1)整复方法:患者取仰卧位,一助手用双手握住患侧大腿,另一助手握住患侧踝部及小腿做对抗牵引,保持膝关节半屈伸位置。术者用双手按脱位的相反方向推挤或提托股骨下端与胫骨上端,如有入臼声,畸形消失,即表明已复位。复位后,将膝关节轻柔屈伸数次,检查关节间是否完全吻合,并可理顺被卷入关节间的关节囊、韧带和移位的半月板。

(2)固定方法:脱位整复后,可用长腿石膏托将膝关节固定在 20°～30°中立位,固定 6～8 周。禁止伸直位固定,以免加重血管神经损伤。适当抬高患肢,以利消肿。外固定期间应注意观察伤肢肿胀情况及外固定松紧、位置,及时调整。注意观察患肢末梢血运、感觉、运动功能,发现异常,及时处理。

2.手术治疗

(1)适应证:①韧带、肌腱或关节囊嵌顿,手法难以复位者。②严重半月板损伤者。③合并骨折、韧带、血管及神经损伤者。

(2)手术方法。①切开复位:将关节囊纽扣状裂口纵向延长,使股骨髁还纳,同时修复关节囊、韧带、肌腱,清理关节内软骨碎屑,对严重损伤的半月板给予修复。②切开复位内固定:合并髁部骨折者,应及时手术撬起塌陷的髁部,并以螺栓、拉力螺钉或特制的"T"形钢板固定,否则骨性结构紊乱带来的关节不稳定将在后期给患者造成严重后遗症。③韧带修复、重建:需掌握修复的时机和范围。全面的韧带修复,只有在肯定无血管合并症时才可急性期进行。如有血管损伤或血运障碍,不应在急性期修复,可进行二期修复或重建。④血管探查及修复术:有血管损伤时,应毫不迟疑地进行手术探查、修复,不能只切除腘动脉血栓或结扎动脉,否则有肢体坏死而截肢可能。目前主张利用大隐静脉修复腘动脉,同时处理损伤的腘静脉,并同期进行筋膜切开术。⑤神经探查及修复术:一般不必立即处理,在血运改善后神经功能随之改善者,可继续观察治疗,3 个月后如无恢复,可进行二期手术探查、修复。对确有神经撕裂者,则应及早修复。

(二)药物治疗

初期以活血化瘀,消肿止痛为主,服用桃红四物汤加牛膝、延胡索、川楝子、泽泻、茯苓或服用跌打丸等；中后期选用强筋壮骨的正骨紫金丹或健步虎潜丸。脱位整复后，早期可外敷消肿止痛膏；中期可用消肿活血汤外洗以活血舒筋；后期可用苏木煎熏洗以利关节。若有神经损伤，早期内服药中可加全虫、白芷；后期宜益气通络，祛风壮筋，服用黄芪桂枝五物汤加续断、五加皮、桑寄生、牛膝、全虫、僵蚕、制马钱子等。

（三）功能康复

复位固定后，即可做股四头肌舒缩及踝、趾关节屈伸练习。4周后，可在外固定下，进行扶双拐不负重步行锻炼，8周后可解除外固定。先在床上练习膝关节屈伸，待股四头肌力量恢复及膝关节屈伸活动等稳定以后，才可逐步负重行走。

四、术后康复及护理

康复有赖于手术执行的情况和外伤的程度。在伤后3～5天进行关节内修复和重建关节结构时，如果固定时间长于3～5天，可能会产生严重的关节纤维化。在非手术治疗时，仅靠物理治疗的方法难以恢复关节活动度，应该直接在麻醉下进行手法活动。不同的手术设计需要不同的康复手段，早期的PCL修复术可在铰链膝支架保护下很快恢复关节活动度，这样下一阶段的ACL重建通常可在6周内进行。当进行急性手术时，PCL重建需进行早期积极的关节活动练习，密切观察患者以确保能完全伸直且屈曲度逐渐改进。不推荐在PCL重建后用缓慢的活动度练习手段，且对于行急性或亚急性膝关节脱位的重建是不适合的。必须制定积极的关节活动度练习，但在任何进行自体同侧中1/3髌腱重建时，均需要严密监测。

（刘　慧）

第十一章

妇科护理

第一节　外阴炎及阴道炎

一、外阴炎

外阴炎是妇科常见病,是外阴部的皮肤与黏膜的炎症,可发生于任何年龄,以生育期及绝经后妇女多见。

(一)护理评估

1.健康史

(1)病因评估:外阴炎主要指外阴部的皮肤与黏膜的炎症,以大、小阴唇为多见。由于外阴与尿道、肛门、阴道邻近且暴露,同时,阴道分泌物、月经血、产后的恶露、尿液、粪便的刺激、糖尿病患者的糖尿的长期浸渍,均可引起外阴不同程度的炎症,此外,穿化纤内裤、紧身内裤、使用卫生巾使局部透气性差等,均可诱发外阴部的炎症。

(2)病史评估:评估有无外阴炎的因素存在,有无糖尿病、阴道炎病史。

2.身心状况

(1)症状:外阴瘙痒、疼痛、红、肿、灼热,性交及排尿时加重。

(2)体征:局部充血、肿胀、糜烂,常有抓痕,严重者形成溃疡或湿疹。慢性炎症者,外阴局部皮肤或黏膜增厚、粗糙、皲裂等。

(3)心理-社会状况:了解病程,了解患者对症状的反应,有无烦躁、不安等心理。

(二)护理诊断及合作性问题

(1)皮肤或黏膜完整性受损:与皮肤黏膜炎症有关。

(2)舒适改变:与外阴瘙痒、疼痛、分泌物增多有关。

(3)焦虑:与性交障碍、行动不便有关。

(三)护理目标

(1)患者皮肤与黏膜完整。

(2)患者病情缓解或好转,舒适感增加。

(3)患者情绪稳定,积极配合治疗与护理。

(四)护理措施

1.一般护理

炎症期间宜进食清淡且富含营养的食物,禁食辛辣、刺激性食物。

2.心理护理

患者常出现烦躁不安、焦虑紧张,应帮助患者树立信心,减轻心理负担,坚持治疗,讲究患者常出现烦躁不安、焦虑紧张,应帮助患者树立信心,减轻心理负担,坚持治疗,讲究卫生。

3.病情监护

积极寻找病因,消除刺激原。

4.治疗护理

(1)治疗原则:去除病因,积极治疗原发病,如阴道炎、尿瘘、粪瘘、糖尿病等。

(2)治疗配合:保持外阴清洁干燥,局部使用约 40 ℃的 1∶5 000 高锰酸钾溶液坐浴,每天 2 次,每次15～30分钟,5～10 次为 1 个疗程。如有破溃,可涂抗生素软膏或紫草油,急性期可用物理治疗。

(五)健康指导

(1)卫生宣教,指导妇女穿棉质内裤,减少分泌物刺激,对公共场所,如游泳池、公共浴室等谨慎出入,注意经期、孕期、产期及流产后的生殖道清洁,防止感染。

(2)定期妇科检查,积极参与普查与普治。

(3)指导用药方法及注意事项。

(4)加强性道德教育,纠正不良性行为。

(六)护理评价

(1)患者诉说外阴瘙痒症状减轻,舒适感增加。

(2)患者焦虑缓解或消失,掌握了卫生保健常识,能养成良好卫生习惯。

二、前庭大腺炎

细菌侵入前庭大腺腺管内致腺管充血、水肿称为前庭大腺炎。

(一)护理评估

1.健康史

(1)病因评估:前庭大腺腺管开口位于小阴唇与处女膜之间,在性交、流产、分娩或其他情况污染外阴部时,病原体易侵入引起炎症,因此,以育龄妇女多见,主要病原体为葡萄球菌、链球菌、大肠埃希菌、淋病奈瑟菌及沙眼衣原体等。急性炎症发作时,细菌先侵犯腺管,腺管口因炎症肿胀阻塞,渗出物不能排出,积存而形成脓肿,称为前庭大腺脓肿(又称巴氏腺脓肿),多发于一侧。如急性炎症消退,腺管口粘连阻塞,分泌物不能外流,脓液转清,则形成前庭大腺囊肿,多为单侧,大小不等,可持续数年不增大。患者往往无自觉症状。

(2)病史评估:了解患者有无反复的外阴感染史及卫生习惯。

2.身心状况

(1)症状:初起时局部肿胀、疼痛、烧灼感,行走不便,可伴有大小便困难等。有时可出现发热等全身症状(表 11-1)。

表 11-1　前庭大腺炎临床类型及身体状况

临床类型	身体状况
急性期	(1)大阴唇下 1/3 处疼痛、肿胀,严重时行走受限。检查局部可见皮肤红、肿、热、压痛。 (2)脓肿形成时,可触及波动感,脓肿直径可达 5~6 cm,可自行破溃。如破口大,引流通畅,脓液流出后炎症消退;如破口小,引流欠佳,炎症持续不退或反复发作。 (3)可出现全身不适、发热等全身症状
慢性期	慢性期囊肿形成,患者感到外阴部有坠胀感或性交不适。检查时局部可触及囊性肿物,大小不一,有时可反复急性发作

(2)体征:外阴部皮肤红肿、压痛明显。当脓肿形成时,疼痛加剧,并可触及波动感,脓肿直径可达 5~6 cm。

(3)心理-社会状况:了解病程,了解患者对症状的反应,有无烦躁、不安等心理,患者常有因害羞或怕痛而未及时诊治的心理障碍。

(二)辅助检查

取前庭大腺开口处分泌物做细菌培养,确定病原体。

(三)护理诊断及合作性问题

(1)皮肤完整性受损:与脓肿自行破溃或手术切开引流有关。

(2)疼痛:与局部炎症刺激有关。

(四)护理目标

(1)患者皮肤保持完整。

(2)疼痛缓解或好转。

(五)护理措施

1.一般护理

急性期患者应卧床休息,饮食易消化,富含营养。

2.心理护理

患者常常烦躁不安、焦虑紧张,应尊重患者,为患者保密,以解除其忧虑,使其积极治疗,帮助其建立治愈疾病的信心和生活的勇气。

3.病情监护

观察患者的生命体征,重点观察体温变化,观察伤口愈合情况。

4.治病护理

(1)治疗原则:急性期局部热敷或坐浴,抗生素消炎治疗;脓肿形成或囊肿较大时,切开引流或行囊肿造口术,保持腺体功能,防止复发。

(2)治疗配合:急性炎症发作时,取前庭大腺开口处分泌物做细菌培养,确定病原体。根据细菌培养结果和药物敏感试验选用抗生素口服或肌内注射。脓肿形成或囊肿较大时,切开引流或行囊肿造口术,并放置引流条。术后保持局部清洁,引流条每天更换一次,外阴用 1:5 000 氯己定棉球擦拭,每天擦洗外阴 2 次,也可用清热解毒中药热敷或坐浴,每天 2 次。

(六)健康指导

(1)向患者及家属讲解此病的病因及预防措施,指导患者注意外阴清洁卫生。

(2)告知患者及家属月经期、产褥期禁止性交;月经期应使用消毒卫生巾预防感染;术后注意事项及正确用药。告知患者相关卫生保健常识,养成良好卫生习惯。

(七)护理评价

(1)患者诉说外阴不适症状减轻,舒适感增加。

(2)患者接受医护人员指导,焦虑缓解或消失。

阴道炎是阴道黏膜及黏膜下结缔组织的炎症,是妇科常见病。正常健康妇女由于解剖结构、组织特点,阴道对病原体的侵入有自然防御功能。当各种因素导致自然防御功能降低,阴道内生态平衡遭到破坏时,病原体侵入导致阴道炎症。幼女及绝经后妇女由于雌激素缺乏,阴道上皮薄,阴道抵抗力低,比青春期及育龄期妇女更易受感染。

三、滴虫性阴道炎

滴虫性阴道炎是由阴道毛滴虫引起的最常见的阴道炎。阴道毛滴虫主要寄生于女性阴道,也可存在于尿道、尿道旁腺及膀胱。男性可存在于包皮皱襞、尿道及前列腺内。滴虫适宜生长在温度为 25～40 ℃,pH 为 5.2～6.6 的潮湿环境。月经前后,阴道内酸性减弱,接近中性,隐藏在腺体及阴道皱襞中的滴虫常得以繁殖,而发生滴虫性阴道炎。此病的传播途径有经性交的直接传播及经游泳池、浴盆、厕所、衣物、器械等途径的间接传播。

(一)护理评估

1.健康史

(1)病因评估:阴道毛滴虫呈梨形,体积为多核白细胞的 2～3 倍。滴虫顶端有 4 根鞭毛,体部有波动膜,后端尖并有轴柱凸出。活的滴虫透明无色,如水滴,鞭毛随波动膜的波动而活动(图 11-1)。阴道毛滴虫极易传播,pH 在 4.5 以下时便受到抑制甚至致死。pH 上升至 7.5 时,其繁殖可完全被抑制。在妊娠期和月经来潮前后,阴道 pH 升高,可使阴道毛滴虫的感染率和发病率升高。

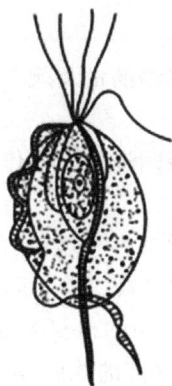

图 11-1　滴虫模式图

(2)病史评估:评估发作与月经周期的关系,既往阴道炎病史,个人卫生情况;分析感染经过;了解治疗经过。

2.身心状况

(1)症状:主要症状为白带呈稀薄泡沫状,量多及伴有外阴、阴道口瘙痒。如有其他细菌混合感染,白带可呈黄绿色、血性、脓性且有臭味。局部可有灼热、疼痛、性交痛。合并尿路感染,可有尿频、尿痛、血尿。阴道毛滴虫能吞噬精子,阻碍乳酸生成,影响精子在阴道内存活,可致不孕。

(2)体征:妇科检查时可见阴道黏膜充血,严重时有散在的出血点。有时可见阴道后穹隆处有液性或脓性泡沫状分泌物。

(3)心理-社会状况:患者常因炎症反复发作而烦恼,出现无助感。

(二)辅助检查

(1)悬滴法:在玻片上加 1 滴温生理盐水,自阴道后穹隆处取少许分泌物混于生理盐水中,用低倍镜检查,如有滴虫,可见其活动。阳性率可达 80%～90%。取分泌物检查前 24～48 小时,避免性交、阴道灌洗及阴道上药。

(2)培养法:适于症状典型而悬滴法未见滴虫者,可用培养基培养,其准确率可达 98%。

(三)护理诊断及合作性问题

(1)知识缺乏:缺乏对疾病传染途径的认识及缺乏阴道炎治疗的知识。

(2)舒适改变:与外阴瘙痒、分泌物增多有关。

(3)组织完整性受损:与分泌物增多、外阴瘙痒、搔抓有关。

(四)护理目标

(1)患者能说出疾病传染的途径、阴道炎的治疗与日常防护知识。

(2)患者分泌物减少.舒适度提高。保持组织完整性,无破损。

(五)护理措施

1.一般护理

注意个人卫生,保持外阴部清洁、干燥,避免搔抓外阴导致皮肤破损。

2.心理护理

解除患者因疾病带来的烦恼,减轻其对确诊后的心理压力,增强治疗疾病的信心。告知患者夫妇滴虫性阴道炎的传播途径、临床表现、治疗方法和注意事项,减轻他们的焦虑心理,同时鼓励他们积极配合治疗。

3.病情观察

观察患者的外阴瘙痒症状、阴道分泌物的量及颜色等。

4.治疗护理

(1)治疗原则:杀灭阴道毛滴虫,保持阴道的自净作用,防止复发,夫妻双方要同时治疗,切断直接传染途径。

(2)治疗配合:①局部治疗:增强阴道酸性环境,用 1%乳酸溶液、0.5%醋酸溶液或 1∶5 000 高锰酸钾溶液冲洗阴道后,每晚睡前用甲硝唑 200 mg,置于阴道后穹隆,每天一次,10 天为 1 个疗程。②全身治疗:甲硝唑(灭滴灵)200～400 mg/次,每天 3 次口服,10 天为 1 个疗程。③指导患者正确用药,按疗程坚持用药,注意冲洗液的浓度、温度。④观察用药后反应:甲硝唑口服后偶见胃肠道反应,如食欲缺乏、恶心、呕吐,以及白细胞减少、皮疹等,一旦发现,应报告医师并停药。妊娠期、哺乳期妇女应慎用,因为药能通过胎盘进入胎儿体内,并可由乳汁排泄。

(六)健康指导

(1)做好卫生宣教,积极开展普查普治,消灭传染源,严格禁止滴虫阴道炎或带虫者进入游泳池。医疗单位做好消毒隔离,防止交叉感染。治疗期间勤换内裤,内裤、坐浴及洗涤用物应煮沸消毒 5～10 分钟以消灭病原体,禁止性生活,避免交叉或重复感染的机会。哺乳期妇女在用药期间或用药后 24 小时内不宜哺乳。经期暂停坐浴、阴道冲洗及阴道用药。

（2）夫妻应双双检查，男方若查出毛滴虫，夫妻应同治，有助于提高疗效，治疗期间应禁止性生活。

（3）治愈标准：治疗后应在每次月经干净后复查1次，连续3次均为阴性，方为治愈。

（七）护理评价

（1）患者自诉外阴不适症状减轻，舒适感增加，悬滴法试验连续3个周期复查为阴性。

（2）患者正确复述预防及治疗此疾病的相关知识。

四、外阴阴道假丝酵母菌病

外阴阴道假丝酵母菌病（vulvovaginal candidiasis，VVC）也称外阴阴道念珠菌病，是一种常见的外阴、阴道炎，80%～90%的病原体为白假丝酵母菌，其发病率仅次于滴虫阴道炎。白假丝酵母菌是真菌，不耐热，加热至60℃，持续1小时，即可死亡；但对干燥、日光、紫外线及化学制剂的抵抗力较强。

（一）护理评估

1.健康史

（1）病因评估：念珠菌为条件致病菌，可存在口腔、肠道和阴道而不引起症状。当阴道内糖原增多、酸度增加、局部细胞免疫力下降时，念珠菌可繁殖并引起炎症，故外阴阴道假丝酵母菌病多见于孕妇、糖尿病患者及接受大量雌激素治疗者。此外，长期应用抗生素、服用皮质类固醇激或免疫缺陷综合征等，可以改变阴道内微生物之间的相互制约关系，易发此症；紧身化纤内裤、肥胖可使会阴局部的温度及湿度增加，也易使念珠菌得以繁殖而引起感染。

（2）传播途径评估：①内源性感染为主要感染，假丝酵母菌除寄生阴道外，还可寄生于人的口腔、肠道，这些部位的假丝酵母菌可互相传染。②通过性交直接传染。③通过接触感染的衣物等间接传染。

（3）病史评估：了解有无糖尿病及长期使用抗生素、雌激素、类固醇皮质激素病史，了解个人卫生习惯及有无不洁性生活史。

2.身心状况

（1）症状：外阴、阴道奇痒，坐卧不安，痛苦异常，可伴有尿痛、尿频、性交痛。阴道分泌物为干酪样或豆渣样。

（2）体征：妇科检查见小阴唇内侧、阴道黏膜红肿并附着白色块状薄膜，容易剥离，下面为糜烂及溃疡。

（3）心理-社会状况：患者常因外阴瘙痒痛苦不堪，由于影响休息与睡眠，产生忧虑与烦躁，评估患者心理障碍及影响疾病治疗的原因。

3.辅助检查

（1）悬滴法：在玻片上加1滴温生理盐水，自阴道后穹隆处取少许分泌物混于生理盐水中，用低倍镜检查，若找到白假丝酵母菌的芽孢和假菌丝即可确诊。

（2）培养法：适于症状典型而悬滴法未见白假丝酵母菌者，可用培养基培养。

（二）护理诊断及合作性问题

1.焦虑

焦虑与易复发，影响休息与睡眠有关。

2.组织完整性受损

组织完整性受损与分泌物增多、外阴瘙痒、搔抓有关。

(三)护理目标

(1)患者情绪稳定,积极配合治疗与护理。

(2)患者病情改善,舒适度提高。

(3)保持组织完整性,组织无破损。

(四)护理措施

1.一般护理

注意个人卫生,保持外阴部清洁、干燥,避免搔抓外阴以免皮肤破损。

2.心理护理

向患者讲解外阴阴道假丝酵母菌病的病因、治疗方法和注意事项等,消除患者的顾虑和焦虑心理,使其积极配合治疗。

3.病情观察

观察患者的外阴瘙痒症状、阴道分泌物的量及颜色等。

4.治疗护理

(1)治疗原则:消除诱因,改变阴道酸碱度,根据患者情况选择局部或全身应用抗真菌药杀灭致病菌。

(2)用药护理。①局部治疗:用2％～4％碳酸氢钠溶液冲洗阴道或坐浴,再选用制霉菌素栓剂、克霉唑栓剂、咪康唑栓剂等置于阴道内,一般7～10天为1个疗程。②全身用药:若局部用药效果较差或病情顽固者,可选用伊曲康唑、氟康唑、酮康唑等口服。③用药注意:孕妇要积极治疗,否则阴道分娩时新生儿易感染发生鹅口疮。妊娠期坚持局部治疗,禁用口服唑类药物。勤换内裤,内裤、坐浴及洗涤用物应煮沸消毒5～10分钟以消灭病原体,避免交叉和重复感染的机会。④用药护理:嘱阴道灌洗或坐浴应注意药液浓度和治疗时间,灌洗药物要充分溶化,温度一般为40 ℃,切忌过烫,以免烫伤皮肤。

(五)健康指导

(1)做好卫生宣教,养成良好的卫生习惯,每天洗外阴、换内裤。切忌搔抓。

(2)约15％男性与女性患者接触后患有龟头炎,对有症状男性也应进行检查与治疗。

(3)鼓励患者坚持用药,不随意中断疗程。

(4)嘱积极治疗糖尿病等疾病,正确使用抗生素、雌激素,以免诱发外阴阴道假丝酵母菌病。

(六)护理评价

(1)患者分泌物减少,性状转为正常,舒适感增加。

(2)患者正确复述预防及治疗此疾病的相关知识,做到积极配合并坚持治疗。

五、萎缩性阴道炎

萎缩性阴道炎属非特异性阴道炎,常见于绝经后及卵巢切除后或盆腔放疗者。绝经后的萎缩性阴道炎又称老年性阴道炎。

(一)护理评估

1.健康史

(1)病因评估:①妇女绝经后;②手术切除卵巢;③产后闭经;④药物假绝经治疗;⑤盆腔放疗

后等。由于雌激素水平降低,阴道上皮萎缩变薄,上皮细胞内糖原减少,阴道内 pH 增高,阴道自净作用减弱,局部抵抗力降低,致病菌入侵后易繁殖引起炎症。

(2)病史评估:了解有无糖尿病及长期使用抗生素、雌激素、类固醇皮质激素病史;了解个人卫生习惯及有无不洁性生活史;了解有无进行盆腔放疗等。

2.身心状况

(1)症状:白带增多,多为黄水状,严重感染时可呈脓性,有臭味。黏膜有浅表溃疡时,分泌物可为血性,有的患者可有点滴出血,可伴有外阴瘙痒、灼热、尿频、尿痛、尿失禁等症状。

(2)体征:妇科检查可见阴道皱襞消失,上皮菲薄,黏膜出血,表面可有小出血点或片状出血点;严重时可形成浅表溃疡,阴道弹性消失、狭窄,慢性炎症、溃疡还可引起阴道粘连,导致阴道闭锁。

(3)心理-社会状况:老年人常因思想比较保守,不愿就医而出现无助感。其他患者常因知识缺乏而病急乱投医,因此,应注意评估影响患者不愿就医的因素及家庭支持系统。

3.辅助检查

取分泌物检查,悬滴法排除滴虫性阴道炎和外阴阴道假丝酵母菌病;有血性分泌物时,常需做宫颈刮片或分段诊刮排除宫颈癌和子宫内膜癌。

(二)护理诊断及合作性问题

(1)舒适改变:与外阴瘙痒、疼痛、分泌物增多有关。

(2)知识缺乏:与缺乏绝经后妇女预防保健知识有关。

(3)有感染的危险:与局部分泌物增多、破溃有关。

(三)护理目标

(1)患者分泌物减少,性状转为正常,舒适感增加。

(2)患者正确复述预防及治疗此疾病的相关知识,做到积极配合并坚持治疗。

(3)患者无感染发生或感染被及时发现和控制,体温、血象正常。

(四)护理措施

1.一般护理

嘱患者保持外阴清洁,勤换内裤。穿棉织内裤,减少刺激等。

2.心理护理

使患者了解老年性阴道炎的病因和治疗方法,减轻其焦虑;对卵巢切除、放疗者给予心理安慰与相关医学知识解释,增强其治疗疾病的信心;解释雌激素替代疗法可缓解症状,帮助其建立治愈疾病的信心。

3.病情观察

观察白带性状、量、气味,有无外阴瘙痒、灼热及膀胱刺激症状等。

4.治疗护理

(1)治疗原则:增强阴道黏膜的抵抗力,抑制细菌生长繁殖。

(2)治疗配合:①增加阴道酸度:用 0.5% 醋酸或 1% 乳酸溶液冲洗阴道,每天 1 次。阴道冲洗后,将甲硝唑 200 mg 或氧氟沙星 200 mg,放入阴道深部,每天 1 次,7～10 天为 1 个疗程。②增加阴道抵抗力:针对病因给予雌激素制剂,可局部用药,也可全身用药。将己烯雌酚 0.125～0.25 mg,每晚放入阴道深部,4 天为 1 个疗程。③全身用药:可口服尼尔雌醇,首次 4 mg,以后每 2～4 周 1 次,每晚 2 mg,维持 2～3 个月。

(五)健康指导

(1)对围绝经期、老年妇女进行健康教育,使其掌握预防老年性阴道炎的措施及技巧。

(2)指导患者及其家属阴道灌洗、上药的方法和注意事项。用药前洗净双手及会阴,减少感染的机会。自己用药有困难者,指导其家属协助用药或由医务人员帮助使用。

(3)告知使用雌激素治疗可出现的症状,嘱乳癌或子宫内膜癌患者慎用雌激素制剂。

(六)护理评价

(1)患者分泌物减少,性状转为正常,舒适感增加。

(2)患者正确复述预防及治疗此疾病的相关知识,做到积极配合并坚持治疗。

(田　园)

第二节　子宫颈炎

子宫颈炎是指子宫颈发生的急性/慢性炎症。子宫颈炎是妇科常见疾病之一,包括宫颈阴道部炎症及宫颈管黏膜炎症。临床上分为急性子宫颈炎和慢性子宫颈炎。临床多见的子宫颈炎是急性子宫颈管黏膜炎,若急性子宫颈炎未经及时诊治或病原体持续存在,可导致慢性子宫颈炎症。

由于宫颈管黏膜上皮为单层柱状上皮,抗感染能力较差,当遇到多种病原体侵袭、物理化学因素刺激、机械性子宫颈损伤、子宫颈异物等,引起子宫颈局部充血、水肿,上皮变性、坏死,黏膜、黏膜下组织、腺体周围大量中性粒细胞浸润,或子宫颈间质内有大量淋巴细胞、浆细胞等慢性炎细胞浸润,可伴有子宫颈腺上皮及间质增生和鳞状上皮化生。因子宫颈阴道部鳞状上皮与阴道鳞状上皮相延续,也可由阴道炎症引起宫颈阴道部炎症。

病原体种类。①性传播疾病的病原体:主要是淋病奈瑟菌及沙眼衣原体。②内源性病原体:与细菌性阴道病病原体、生殖道支原体感染有关。

一、护理评估

(一)健康史

1.一般资料

年龄、月经史、婚育史,是否处在妊娠期。

2.既往疾病史

详细了解有无阴道炎、性传播疾病及子宫颈炎症的病史,包括发病时间、病程经过、治疗方法及效果。

3.既往手术史

详细询问分娩手术史,了解阴道分娩时有无宫颈裂伤;是否做过妇科阴道手术操作及有无宫颈损伤、感染史。

4.个人生活史

了解个人卫生习惯,分析可能的感染途径。

（二）生理状况

1.症状

（1）急性子宫颈炎：阴道分泌物增多，呈黏液脓性，阴道分泌物的刺激可引起外阴瘙痒及灼热感；可出现月经间期出血、性交后出血等症状；常伴有尿道症状，如尿急、尿频、尿痛。

（2）慢性子宫颈炎：患者多无症状，少数患者可有阴道分泌物增多，呈淡黄色或脓性，偶有接触性出血、月经间期出血，偶有分泌物刺激引起外阴瘙痒或不适。

2.体征

（1）急性子宫颈炎：检查见脓性或黏液性分泌物从子宫颈管流出；用棉拭子擦拭子宫颈管时，容易诱发子宫颈管内出血。

（2）慢性子宫颈炎：检查可见宫颈呈糜烂样改变，或有黄色分泌物覆盖子宫颈口或从宫颈管流出，也可见子宫颈息肉或子宫颈肥大。

3.辅助检查

（1）实验室检查：分泌物涂片做革兰氏染色，中性粒细胞＞30/高倍视野；阴道分泌物湿片检查白细胞＞10/高倍视野；做淋菌奈瑟菌及沙眼衣原体检测，以明确病原体。

（2）宫腔镜检查：镜下可见血管充血，宫颈黏膜及黏膜下组织、腺体周围大量中性粒细胞浸润，腺腔内可见脓性分泌物。

（3）宫颈细胞学检查：宫颈刮片、宫颈管吸片，与宫颈上皮瘤样病变或早期宫颈癌相鉴别。

（4）阴道镜及活组织检查：必要时进行，以明确诊断。

（三）高危因素

（1）性传播疾病，年龄＜25岁，多位性伴侣或新性伴侣且为无保护性交。

（2）细菌性阴道病。

（3）分娩、流产或手术致子宫颈损伤。

（4）卫生不良或雌激素缺乏，局部抗感染能力差。

（四）心理-社会因素

1.对健康问题的感受

是否存在因无明显症状，而不重视或延误治疗。

2.对疾病的反应

是否因病变在宫颈，又涉及生殖器官与性，而不愿及时就诊；或因阴道分泌物增多引起不适；或治疗效果不明显而烦躁不安；或遇有白带带血或接触性出血时，担心疾病的严重程度，疑有癌变而恐惧、焦虑。

3.家庭、社会及经济状况

家人对患者是否关心；家庭经济状况及是否有医疗保险。

二、护理诊断

（一）皮肤完整性受损

其与宫颈上皮糜烂及炎性刺激有关。

（二）舒适的改变

其与白带增多有关。

(三)焦虑

其与害怕宫颈癌有关。

三、护理措施

(一)症状护理

1.阴道分泌物增多

观察阴道分泌物颜色、性状、气味及量,选择合适的药液进行阴道冲洗。在不清楚种类时,不可滥用冲洗液,指导患者勤换会阴垫及内裤,保持外阴清洁干燥。

2.外阴瘙痒与灼痛

嘱患者尽量避免搔抓,防止外阴部皮肤破损,减少活动,避免摩擦外阴。

(二)用药护理

药物治疗主要用于急性子宫颈炎。

1.遵医嘱用药

(1)经验性抗生素治疗:在未获得病原体检测结果前,采用针对衣原体的经验性抗生素治疗,阿奇霉素 1 g,单次顿服,或多西环素 100 mg,每天 2 次,连服 7 天。

(2)针对病原体的抗生素治疗:临床上除选用抗淋病奈瑟菌的药物外,同时应用抗衣原体感染的药物。对于单纯急性淋病奈瑟菌性子宫颈炎,常用药物有头孢菌素,如头孢曲松钠 250 mg,单次肌内注射,或头孢克肟 400 mg,单次口服等;对沙眼衣原体所致子宫颈炎,治疗药物有四环素类,如多西环素 100 mg,每天 2 次,连服 7 天。

2.用药观察

注意观察药物的不良反应,若出现不良反应,立即停药并通知医师。

3.用药注意事项

注意药物的半衰期及有效作用时间;注意药物的配伍禁忌;抗生素应现配现用。

4.用药指导

若病原体为沙眼衣原体及淋病奈瑟菌,应对性伴侣进行相应的检查和治疗。

(三)物理治疗及手术治疗的护理

1.宫颈糜烂样改变

若为无症状的生理性柱状上皮异位,无须处理;对伴有分泌物增多、乳头状增生或接触性出血,可给予局部物理治疗,包括激光、冷冻、微波等,也可以给予中药作为物理治疗前后的辅助治疗。

2.慢性子宫颈黏膜炎

针对病因给予治疗,若病原体不清可试用物理治疗,方法同上。

3.子宫颈息肉

配合医师行息肉摘除术。

4.子宫颈肥大

一般无须治疗。

(四)心理护理

(1)加强疾病知识宣传,引导患者正确认识疾病,及时就诊,接受规范治疗。

(2)向患者解释疾病与健康的问题,鼓励患者表达自己的想法。对病程长、迁延不愈的患者,给予关心和耐心解说,告知疾病的过程及防治措施;对病理检查发现宫颈上皮有异常增生的病例,告知通过密切监测,坚持治疗,可阻断癌变途径,以缓解焦虑心理,增加治疗的信心。

(3)与家属沟通,让其多关心患者,支持患者,坚持治疗,促进康复。

四、健康指导

(一)讲解疾病知识

向患者讲解子宫颈炎的疾病知识,告知及时就诊和规范治疗的重要性。

(二)个人卫生指导

嘱患者保持外阴清洁,每天清洗外阴 2 次,养成良好的卫生习惯,尤其是经期、孕产期及产褥期卫生,避免感染发生。

(三)随访指导

告知患者,物理治疗后有分泌物增多,甚至有多量水样排液,在术后 1~2 周脱痂时可有少量出血,是创面愈合的过程,不必应诊;如出血量多于月经量则需到医院就诊处理;在物理治疗后 2 个月内禁止性生活、盆浴和阴道冲洗;治疗后经过 2 个月经周期,于月经干净后 3~7 天来院复查,评价治疗效果,效果欠佳者可进行第二次治疗。

(四)体检指导

坚持每 1~2 年做 1 次体检,及早发现异常,及早治疗。

五、注意事项

(1)治疗前,应常规做宫颈刮片行细胞学检查。

(2)在急性生殖器炎症期不做物理治疗。

(3)治疗时间应选在月经干净后 3~7 天进行。

(4)物理治疗后可出现阴道分泌物增多,甚至有大量水样排液,在术后 1~2 周脱痂时可有少许出血。

(5)应告知患者,创面完全愈合时间为 4~8 周,期间禁盆浴、性交和阴道冲洗。

(6)物理治疗有引起术后出血、宫颈管狭窄、感染的可能,应定期复查,观察创面愈合情况直到痊愈,同时检查有无宫颈管狭窄。

(田　园)

第三节　盆腔炎性疾病

盆腔炎性疾病(PID)是指女性上生殖道的一组炎性疾病,主要包括子宫内膜炎、输卵管炎、输卵管卵巢脓肿、盆腔腹膜炎。最常见的是输卵管炎及输卵管卵巢脓肿。

女性生殖系统具有比较完善的自然防御功能,当自然防御功能遭到破坏,或机体免疫力降低、内分泌发生变化或外源性病原体入侵而导致子宫内膜、输卵管、卵巢、盆腔腹膜、盆腔结缔组织发生炎症。感染严重时,可累及周围器官和组织,当病原体毒性强、数量多、患者抵抗力低时,常发生败血症及脓毒血症,若未得到及时治疗可能发生盆腔炎性疾病后遗症。

一、护理评估

(一)健康史

(1)了解既往疾病史、用药史、月经史及药物过敏史。

(2)了解流产、分娩的时间、经过及处理。

(3)了解本次患病的起病时间、症状、疼痛性质、部位、有无全身症状。

(二)生理状况

1.症状

(1)轻者无症状或症状轻微不易被发现,常表现为持续性下腹痛,活动或性交后加重;发热、阴道分泌物增多等。

(2)重者可表现为寒战、高热、头痛、食欲减退;月经期发病者可表现为经量增多、经期延长;腹膜炎者出现消化道症状,如恶心、呕吐、腹胀等;若脓肿形成,可有下腹包块及局部刺激症状。

2.体征

(1)急性面容、体温升高、心率加快。

(2)下腹部压痛、反跳痛及肌紧张。

(3)检查见阴道充血;大量脓性臭味分泌物从宫颈口外流;穹隆有明显触痛;宫颈充血、水肿、举痛明显;子宫体增大有压痛且活动受限;一侧或双侧附件增厚,有包块,压痛。

3.辅助检查

(1)实验室检查:宫颈黏液脓性分泌物,或阴道分泌物 0.9% 氯化钠溶液湿片中见到大量白细胞;红细胞沉降率升高;血 C 反应蛋白升高;宫颈分泌物培养或革兰氏染色涂片淋病奈瑟菌阳性或沙眼衣原体阳性。

(2)阴道超声检查:显示输卵管增粗,输卵管积液,伴或不伴有盆腔积液、输卵管卵巢肿块。

(3)腹腔镜检查:输卵管表面明显充血;输卵管壁水肿;输卵管伞端或浆膜面有脓性渗透物。

(4)子宫内膜活组织检查证实子宫内膜炎。

(三)高危因素

1.年龄

盆腔炎性疾病高发年龄为 15~25 岁。

2.性活动及性卫生

初次性交年龄小、有多个性伴侣、性交过频及性伴侣有性传播疾病;有使用不洁的月经垫、经期性交等。

3.下生殖道感染

性传播疾病,如淋病奈瑟菌性宫颈炎、衣原体性宫颈炎及细菌性阴道病。

4.子宫腔内手术操作后感染

刮宫术、输卵管通液术、子宫输卵管造影术、宫腔镜检查、人工流产、放置宫内节育器等手术时,消毒不严格或术前适应证选择不当,导致感染。

5.邻近器官炎症直接蔓延

如阑尾炎、腹膜炎等蔓延至盆腔。

6.复发

盆腔炎性疾病再次发作。

(四)心理-社会因素

1.对健康问题的感受

是否存在因无明显症状或症状轻,而不重视致延误治疗。

2.对疾病的反应

是否由于慢性疾病过程长,患者思想压力大而产生焦虑、烦躁情绪;若病情严重,则担心预后,患者往往有恐惧、无助感。

3.家庭、社会及经济状况

是否存在因炎症反复发作,严重影响妇女生殖健康甚至导致不孕,且增加家庭与社会经济负担。

二、护理诊断

(一)疼痛

其与感染症状有关。

(二)体温过高

其与盆腔急性炎症有关。

(三)睡眠型态紊乱

其与疼痛或心理障碍有关。

(四)焦虑

其与病程长治疗效果不明显或不孕有关。

(五)知识缺乏

其与缺乏经期卫生知识有关。

三、护理措施

(一)症状护理

1.密切观察

分泌物增多,观察阴道分泌物颜色、性状、气味及量,选择合适的药液进行阴道冲洗。在不清楚阴道炎的种类时,不可滥用冲洗液,指导患者勤换会阴垫及内裤,保持外阴清洁干燥。

2.支持疗法

卧床休息,取半卧位,有利于脓液积聚于直肠子宫陷凹,使炎症局限;给高热量、高蛋白、高维生素饮食或半流质饮食,及时补充丢失的液体;对出现高热的患者,采取物理降温,出汗时及时更衣,保持身体清洁舒服;若患者腹胀严重,应行胃肠减压。

3.症状观察

密切监测生命体征,测体温、脉搏、呼吸、血压,每4小时1次;物理降温后30分钟测体温,以观察降温效果。若患者突然出现腹痛加剧,寒战、高热、恶心、呕吐、腹胀,应立即报告医师,同时做好剖腹探查的准备。

(二)用药护理

1.门诊治疗

指导患者遵医嘱用药,了解用药方案并告知注意事项。常用方案:头孢西丁钠2 g,单次肌内注射,同时口服丙磺舒1 g,然后改为多西环素100 mg,每天2次,连服14天,可同时加服甲硝唑

400 mg,每天 2~3 次,连服 14 天;或选用其他第三代头孢菌素与多西环素、甲硝唑合用。

2.住院治疗

严格遵医嘱用药,了解用药方案并密切观察用药反应。

(1)头孢霉素类或头孢菌素类药物:头孢西丁钠 2 g,静脉滴注,每 6 小时 1 次。头孢替坦二钠 2 g,静脉滴注,每 12 小时 1 次。加多西环素 100 mg,每 12 小时 1 次,静脉输注或口服。对不能耐受多西环素者,可用阿奇霉素替代,每次 500 mg,每天 1 次,连用 3 天。对输卵管卵巢脓肿患者,可加用克林霉素或甲硝唑。

(2)克林霉素与氨基糖苷类药物联合方案:克林霉素 900 mg,每 8 小时 1 次,静脉滴注;庆大霉素先给予负荷量(2 mg/kg),然后予维持量(1.5 mg/kg),每 8 小时 1 次,静脉滴注;临床症状、体征改善后继续静脉应用 24~48 小时,克林霉素改口服,每次 450 mg,1 天 4 次,连用 14 天;或多西环素 100 mg,每 12 小时 1 次,连续用药 14 天。

3.观察药物疗效

若用药后 48~72 小时,体温持续不降,患者症状加重,应及时报告医师处理。

4.中药治疗

主要为活血化瘀、清热解毒药物。可遵医嘱指导服中药或用中药外敷腹部,若需进行中药保留灌肠,按保留灌肠操作规程完成。

(三)手术护理

1.药物治疗无效

经药物治疗 48~72 小时,体温持续不降,患者中毒症状加重或包块增大者。

2.脓肿持续存在

经药物治疗病情好转,继续控制炎症数天(2~3 周),包块仍未消失但已局限化。

3.脓肿破裂

突然腹痛加剧、寒战、高热、恶心、呕吐、腹胀,检查腹部拒按或有中毒性休克表现。

(四)心理护理

(1)关心患者,倾听患者诉说,鼓励患者表达内心感受,通过与患者进行交流,建立良好的护患关系,尽可能满足患者的合理需求。

(2)加强疾病知识宣传,解除患者思想顾虑,增加其对治疗的信心。

(3)与家属沟通,指导家属关心患者,与患者及家属共同探讨适合个人的治疗方案,取得家人的理解和帮助,减轻患者心理压力。

四、健康指导

(一)讲解疾病知识
向患者讲解盆腔炎性疾病的疾病知识,告知及时就诊和规范治疗的重要性。

(二)个人卫生指导
保持会阴清洁做好经期、孕期及产褥期的卫生宣传。

(三)性生活指导及性伴侣治疗
注意性生活卫生,月经期禁止性交。

(四)饮食生活指导
给高热量、高蛋白、高维生素饮食,增加营养,积极锻炼身体,注意劳逸结合,不断提高机体抵抗力。

（五）随访指导

对于抗生素治疗的患者,应在 72 小时内随诊,明确有无体温下降、反跳痛减轻等临床症状改善。若无改善,需做进一步检查。对沙眼衣原体,以及淋病奈瑟菌感染者,可在治疗后 4~6 周复查病原体。

五、注意事项

（一）倾听患者主诉

应仔细倾听患者主诉,全面了解患者疾病史,认真阅读治疗方案,制订相应的护理计划,配合完成相应治疗和处理。

（二）预防宣传

（1）注意性生活卫生,减少性传播疾病。

（2）及时治疗下生殖道感染。

（3）进行公共卫生教育,提高公民对生殖道感染的认识,明白预防感染的重要性。

（4）严格掌握妇科手术指征,做好术前准备,严格无菌操作,预防感染。

（5）及时治疗盆腔炎性疾病,防止后遗症发生。

（田　园）

第四节　子宫内膜异位症

子宫内膜异位症是指具有生长功能的子宫内膜生长在子宫腔内壁以外引起的症状和体征。异位的子宫内膜绝大多数局限在盆腔内的生殖器官和邻近器官的腹膜面,故临床上称为盆腔子宫内膜异位症。当子宫内膜生长在子宫肌层内称子宫腺肌病,部分患者两者可合并存在。

子宫内膜异位症的发病率近年来明显增高,是目前常见的妇科病之一。多见于 30~40 岁的妇女。本病为良性病变,但有远距离转移和种植能力。初潮前无发病者,绝经后异位的子宫内膜组织可逐渐萎缩吸收,妊娠或使用性激素抑制卵巢功能可暂时阻止本病的发展,因此,子宫内膜的发病与卵巢的周期性变化有关。也发生周期性出血,引起周围组织纤维化、粘连,病变局部形成紫蓝色硬结或包块。卵巢的子宫内膜异位症最为常见,卵巢内的异位内膜因反复出血而形成多个囊肿,但以单个多见,故又称为卵巢子宫内膜异位囊肿。囊肿内含暗褐色黏稠的陈旧血,状似巧克力液体,故又称为卵巢巧克力囊肿。

一、护理评估

（一）病史

1.月经史

初潮年龄,月经周期、经期、经量是否正常,有无痛经或其他伴随症状。痛经的性质,是否为进行性加重。

2.婚育史

结婚年龄,婚次,夫妻性生活情况,有无经期性交,生育情况,足月产、早产、流产次数,现有子女数等。

3.既往病史

有无先天性生殖道畸形、子宫手术或经期盆腔检查等情况。

(二)身心状态

1.身体状态

(1)痛经:痛经是子宫内膜异位症的典型症状,其特点为继发性和进行性加重。疼痛多位于下腹部和腰骶部,可放射至阴道、会阴、肛门或大腿,常于月经来潮前1~2天开始,经期第一天最为剧烈,以后逐渐减轻,至月经干净时消失。

(2)月经失调:部分患者有经量增多和经期延长,少数出现经前期点滴出血。月经失调可能与卵巢无排卵、黄体功能不足等有关。

(3)性交痛:由于异位的内膜出现在子宫直肠陷凹或病变导致子宫后倾固定,性交时子宫颈受到碰撞及子宫收缩和向上提升,可引起疼痛。

(4)不孕:占40％左右,其不孕的原因可能与盆腔内器官和组织广泛粘连和输卵管的蠕动减弱,影响卵子的排出、摄取和受精卵的运行有关。

2.心理状态

由于疼痛、不孕造成患者顾虑重重,心理压力大,需要手术的患者会有紧张、恐惧等心理问题。

(三)诊断性检查

1.妇科检查

典型者子宫后倾固定,盆腔检查可扪及盆腔内有触痛性结节或子宫旁有不活动的囊性包块。

2.辅助检查

(1)B超检查:可确定卵巢子宫内膜异位囊肿的位置、大小和形状。

(2)腹腔镜检查:可发现盆腔内器官或子宫直肠陷凹、子宫骶骨韧带等处有紫蓝色结节。

二、护理诊断

(一)焦虑

其与不孕和需要手术有关。

(二)知识缺乏

其与缺乏自我照顾及与手术相关的知识有关。

(三)舒适改变

其与痛经及手术后伤口有关。

三、护理目标

(1)患者能正确认识疾病的性质及发生原因,解除紧张、恐惧的心理,坚定治疗信心。

(2)患者自觉疼痛症状缓解。

四、护理措施

(1)心理护理:许多年轻患者因顽固的痛经、不孕等情况而焦虑。护理人员应多关心和理解患者,说明该病只要坚持用药或采取必要的手术便可改善症状,鼓励患者树立信心,积极配合治疗,对尚未生育的患者应给予指导和帮助,促使其尽早受孕。

(2)做好卫生宣传教育工作,防止经血逆流,如有先天性生殖道畸形或后天性炎性阴道狭窄、宫颈粘连等应及时手术。凡进入宫腔内的经腹手术,应保护腹壁切口和子宫切口,防止子宫内膜种植到腹壁切口或子宫切口。经期应避免盆腔检查和性交。

(3)使用激素治疗患者,应介绍服药的注意事项及用后可能出现的反应(恶心、食欲缺乏、闭经、乏力或体重增加等),使其解除思想顾虑,提高治疗效果。

(4)用药期间注意有无卵巢子宫内膜异位囊肿破裂的征象,如出现急性腹痛应及时通知医师,并做好剖腹探查的各项准备。

(5)对需要手术者应按腹部手术做好术前准备和术后护理。

(6)出院健康教育,加强患者对病程及治疗的认识,指导伤口处理和康复教育,术后6周避免盆浴和性生活,6周后来院复查。

五、评价

(1)患者无焦虑的表现并对治疗充满信心。

(2)患者能按时服药并了解药物的反应。

(3)自觉症状缓解和消失。

(田　园)

第五节　子宫腺肌病

子宫腺肌病是指当子宫内膜腺体和间质侵入子宫肌层时,形成弥漫或局限性的病变,是妇科常见病。多发生于30～50岁经产妇;约15%患者同时合并子宫内膜异位症;约50%患者合并子宫肌瘤;临床病理切片检查,发现10%～47%子宫肌层中有子宫内膜组织,但35%无临床症状。

多次妊娠及分娩、人工流产、慢性子宫内膜炎等造成子宫内膜基底层损伤,子宫内膜自基底层侵入子宫肌层内生长,可能是主要原因。此外,由于内膜基底层缺乏黏膜下层的保护,在解剖机构上子宫内膜易于侵入肌层。腺肌病常合并子宫肌瘤和子宫内膜增生,提示高水平雌孕激素刺激,也可能是促进内膜向肌层生长的原因之一。

应视患者症状、年龄、生育要求而定。药物治疗,适用于症状较轻,有生育要求和接近绝经期的患者;年轻或希望生育的子宫腺肌瘤患者,可试行病灶挖除术;症状严重、无生育要求或药物治疗无效者,应行全子宫切除术。

一、护理评估

(一)健康史

了解患者年龄、婚姻、月经史、婚育史、生育史、出现典型症状的情况及对患者身心的影响,了解患者既往患病史。子宫腺肌病多发生于生育年龄的经产妇,常合并内异症和子宫肌瘤,有多次妊娠及分娩或过度刮宫史。生殖道阻塞,如单角子宫、宫颈阴道不通畅患者等常同时合并腺肌病。

(二)生理状况

1.症状

询问患者是否有经量过多、经期延长和逐渐加重的进行性痛经。

2.体征

妇科检查时子宫均匀性增大或局限性隆起、质硬且有压痛。

3.辅助检查

阴道 B 超提示子宫增大,肌层中不规则回声增强;盆腔 MRI 可协助诊断;宫腔镜下取子宫肌肉活检,可确诊。

(三)高危因素

1.年龄

40 岁以上的经产妇。

2.子宫损伤

多次妊娠、人工流产、慢性子宫内膜炎等造成子宫内膜基底层损伤。

3.先天不足

生殖道阻塞,如单角子宫、宫颈阴道不通、有子宫无阴道的先天畸形等。

4.卵巢功能失调

高水平雌孕激素刺激者,如子宫肌瘤、子宫内膜增生患者。

(四)心理-社会因素

了解患者对疾病的认知,是否存在焦虑、恐惧等表现;了解患者家庭关系,是否因不孕或继发不孕影响夫妻、家庭关系;了解患者的经济水平等。

二、护理诊断

(一)焦虑

其与月经改变和痛经有关。

(二)知识缺乏

其与缺乏自我照顾及与手术相关的知识有关。

(三)舒适改变

其与痛经有关。

三、护理目标

(1)患者能正确认识疾病的性质及发生原因,解除紧张、恐惧的心理,坚定治疗信心。

(2)患者自觉疼痛症状缓解。

四、护理措施

(一)症状护理

1.月经改变

经量增多者,指导患者使用透气棉质卫生巾,保留卫生巾称重,以评估月经量;经期延长者,早晚用温开水清洗外阴各 1 次,以防逆行感染。若合并贫血,需指导患者遵医嘱服用药物,观察贫血的改善情况。

2.痛经

询问患者疼痛部位、性质、疼痛开始时间及持续时间。疼痛轻者,指导患者腹部热敷、卧床休息;疼痛重者,遵医嘱给予前列腺素合成酶抑制剂。

(二)用药护理

1.口服避孕药

其适用于轻度内异症患者,常用低剂量高效孕激素和炔雌醇复合制剂,用法为每天1片,连续用6～9个月,护士需观察药物疗效,观察有无恶心、呕吐等不良反应。

2.促性腺激素释放激素激动剂

常用药物:亮丙瑞林3.75 mg,月经第1天皮下注射后,每隔28天注射1次,共3～6次。需观察有无潮热、阴道干燥、性欲减退和骨质丢失等不良反应,停药后可消失。连续用药3个月以上者,需添加小剂量雌激素和孕激素,以防止骨质丢失。

3.左炔诺孕酮宫内节育器(LNG-ZUS)

治疗初期部分患者会出现淋漓出血、下移甚至脱落等,需加强随访。

(三)手术护理

1.保守手术

如小病灶挖除术或子宫肌壁楔形切除术,可明显减轻症状并增加妊娠概率。指导其术后6个月受孕。

2.子宫切除术

年轻或未绝经的患者可保留卵巢;绝经后或合并严重子宫内膜异位症者,可行双卵巢切除术。

(四)心理护理

(1)痛经、月经改变及贫血者影响生活质量,患者焦虑烦躁,向患者说明月经时轻度疼痛不适是生理反应,给予舒缓的音乐、舒适的环境,保证足够的休息和睡眠,患者及家属、护士共同制订规律而适度的锻炼计划,家属督促患者适度锻炼,可缓解患者的心理压力。

(2)手术患者担心预后和性生活,说明子宫切除术后症状可基本消失,生活质量会得到改善。此外,子宫是月经来潮和孕育胎儿的器官,切除子宫不会男性化,增加对治疗的信心。

(五)健康指导

(1)指导患者随访:手术患者出院后3个月到门诊复查,了解术后康复情况。

(2)保守手术和子宫切除患者,术后休息1～3个月,3个月之内避免性生活及阴道冲洗,避免提举重物,防止正在愈合的腹部肌肉用力,并应逐渐加强腹部肌肉的力量。未经医护人员许可避免从事可增加盆腔充血的活动,如跳舞、久站等。

(3)有生殖道阻塞疾病时,嘱患者积极治疗,实施整形手术。

(4)对实施保守手术治疗的患者,指导其术后6个月受孕。

(5)注意高危因素与妇科疾病的相关性,定期做好妇科病普查。

五、评估

(1)医务人员避免过度刮宫,减少内膜碎片进入肌层的机会。

（2）药物治疗过程中如出现严重的绝经期症状，可酌情反向添加治疗提高雌激素水平，降低相关血管症状和骨质疏松的发生，也可提高患者的顺应性。

（田　园）

第六节　子宫脱垂

子宫脱垂是指子宫从正常位置沿阴道下降，子宫颈外口达到坐骨棘水平以下，甚至子宫部分或全部脱出阴道口外，常伴有阴道前后壁膨出。

一、护理评估

（一）健康史

1.病因与发病机制

（1）分娩损伤：分娩损伤是最主要的原因。在分娩过程中，产妇过早屏气，第二产程延长或经阴道手术助产，盆底肌肉、筋膜及子宫韧带过度伸展，甚至撕裂，分娩后未及时修补或修补不佳。产褥期产妇过早体力劳动，过高的腹压会压迫子宫向下移位发生脱垂。

（2）长期腹压增加：如长期慢性咳嗽、习惯性便秘、久站、久蹲等使腹内压增高，迫使子宫向下移位，导致脱出，产褥期腹压增加更容易导致子宫脱垂。

（3）盆底组织发育不良或退行性变：子宫脱垂偶见于未产妇女，主要为先天性盆底组织发育不良所致。老年妇女盆底组织萎缩退化或支持组织削弱，也可发生子宫脱垂。

2.病史评估

了解患者分娩史，评估其有无第二产程延长、阴道助产等难产史，产后恢复情况；了解患者有无慢性病病史，如长期慢性咳嗽等；是否存在先天性盆底组织发育不良。

（二）身心状况

1.症状

子宫脱垂轻度时（Ⅰ度）可无自觉症状，加重后（Ⅱ、Ⅲ度）出现以下症状：

（1）下坠感及腰背酸痛：常在久站、走路与重体力劳动时加重，卧床休息后症状减轻。

（2）肿物自阴道脱出：走路、蹲或排便等腹压增加时，阴道口有一肿物脱出。轻者平卧休息后可自行恢复，重者不能自行恢复，需用手还纳，甚至用手也难以还纳，行走不便。

（3）阴道分泌物增多：脱出的子宫及阴道壁由于反复摩擦而发生感染，有脓血性分泌物渗出。

（4）大小便异常：由于膀胱、尿道膨出，患者常伴有尿频、尿急甚至尿潴留或压力性尿失禁。直肠膨出的患者可伴有便秘和排便困难等。

2.体征

患者取膀胱截石位，根据患者向下用力屏气时子宫下降的程度，将子宫脱垂分为三度。

（1）Ⅰ度：轻型为子宫颈外口距处女膜处小于 4 cm，但未达处女膜缘；重型为宫颈外口已达处女膜缘，检查时在阴道口可见子宫颈。

（2）Ⅱ度：轻型为宫颈已脱出阴道口，但宫体仍在阴道内；重型为宫颈或部分宫体脱出阴道口外。

（3）Ⅲ度：子宫颈及宫体全部脱出至阴道口外。脱出的子宫及阴道壁由于长期暴露摩擦，导致宫颈及阴道壁可见溃疡,有少量阴道出血或脓性分泌物。

3.心理-社会状况

由于长期的子宫脱垂使患者行动不便,不能从事体力劳动,使工作和生活受到影响,患者感到烦恼、痛苦;严重会影响性生活,患者常出现烦躁、焦虑、情绪低落等。

二、辅助检查

注意检查血象,注意张力性尿失禁及妇科检查情况。

三、护理诊断及合作性问题

(1)焦虑:与长期的子宫脱出影响日常生活和工作有关。

(2)舒适的改变:与子宫脱出影响行动有关。

(3)组织完整性受损:与外露子宫、阴道前后壁长期摩擦有关。

四、护理目标

(1)患者情绪稳定,能配合治疗、护理活动。

(2)患者病情缓解,舒适感增加。

(3)患者组织完整,无受损。

五、护理措施

(一)一般护理

(1)指导患者保持外阴干燥、清洁,每天用流水冲洗外阴,禁止使用刺激性强的药液。有溃疡者每天用 0.02% 高锰酸钾液坐浴 1～2 次,每次 20～30 分钟,勤换内衣裤。

(2)有肿块脱出者及早就医,及时回纳脱出物并教会患者正确的回纳手法,病情重不能回纳者,应卧床休息,减少下地活动次数和时间。

(3)教给患者做盆底肌肉锻炼,如做提肛运动;指导患者避免增加腹压的因素,如咳嗽、久站及久蹲等;保持大便通畅,每天进食蔬菜应保持 500 g。

(4)每天为患者提供酸性果汁,可保持尿液呈酸性,不利于细菌生长;指导患者练习卧床排尿;若有肿块脱出影响排尿,指导患者排尿前先将脱出物还纳;尿潴留留置尿管者,应间歇放尿以训练膀胱功能。排尿功能恢复正常后,鼓励患者每天饮水 2 000 mL 以上。

(5)嘱患者加强营养,进食高蛋白、高维生素食物,增强体质。

(二)心理护理

帮助患者树立战胜疾病的信心,耐心讲解子宫脱垂的知识和预后,鼓励病友间交流沟通,促进积极因素。

(三)病情监护

观察患者有无外阴异物感,子宫脱垂的程度;注意阴道分泌物的颜色、气味、性状。

(四)治疗护理

1.治疗原则

治疗以安全、简单、有效为原则。

(1)非手术治疗:用于Ⅰ度轻型子宫脱垂,年老不能耐受手术或需要生育者。①支持疗法:注意休息,增加营养,保持大便通畅,避免重体力劳动,治疗增加腹压的疾病,加强盆底肌的锻炼。②子宫托:子宫托是一种支持子宫和阴道壁使其维持在阴道内不脱出的工具,适用于各度子宫脱垂及阴道前后壁膨出的患者。重度子宫脱垂伴盆底肌明显萎缩及宫颈或阴道壁有炎症或有溃疡者均不宜使用,经期和妊娠期停用。

(2)手术治疗:适用于非手术治疗无效或Ⅱ度、Ⅲ度子宫脱垂者。手术方式主要包括:阴道前后壁修补术;阴道前后壁修补加主韧带缩短及宫颈部分切除术,也叫曼彻斯特(Manchester)手术;经阴道子宫全切除及阴道前后壁修补术;阴道纵隔成形术等。

2.治疗配合及特殊专科护理

(1)支持治疗的护理:教会患者做盆底肌肉锻炼增强盆底肌肉张力。做缩肛运动,用力收缩3~10秒,放松5~10秒,每次连续5~10分钟,每天3~4次,持续3个月。

(2)教会患者使用子宫托(图11-2)。①放托:患者排空直肠、膀胱,洗净双手,取半卧位或蹲位,双腿分开,一手持子宫托盘呈倾斜位进入阴道内,将托柄向内、向上旋转,直至托盘达子宫颈,向下屏气,使托盘吸附于宫颈,托柄弯曲度朝前,对正耻骨弓后面。②取托:手指捏住托柄轻轻摇晃,待负压消失后向后外方牵拉取出。③注意事项:放置子宫托之前阴道应有一定水平的雌激素作用,绝经后的妇女可用阴道雌激素霜剂,4周后再使用子宫托;经期和妊娠期停用;选择大小合适的子宫托,以放置后不脱出又无不适为宜;每晚取出洗净,次晨放入,切忌久置不取,以免过久压迫导致生殖道糜烂、溃疡甚至瘘;放托后,分别于第1、3、6个月时到医院检查1次,以后每3~6个月到医院复查。

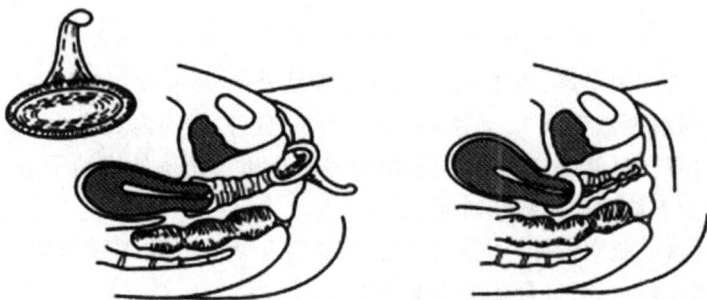

图 11-2 喇叭形子宫托及放置

(3)做好术前、术后护理。术前护理同外阴、阴道手术护理。术后除按外阴、阴道手术患者的护理外,应卧床休息7~10天,留尿管10~14天。避免增加腹压,坚持肛提肌锻炼。

六、健康指导

休息3个月,3个月内禁止性生活、盆浴,半年内避免重体力劳动;术后2个月、3个月分别门诊复查;宣传产后护理保健知识,进行产后体操锻炼和盆底肌锻炼,增强体质;积极治疗便秘、慢性咳嗽等长期性疾病;实行计划生育。

七、护理评价

评价护理目标是否达到,护理措施的实施情况,健康指导是否落实到位,有无新的护理问题出现。

(田 园)

第七节 葡萄胎

葡萄胎是因妊娠后胎盘滋养细胞增生,间质高度水肿,出现大小不一的水泡,水泡间借蒂相连成串,形如葡萄而得名,也称水泡状胎块。葡萄胎分为完全性葡萄胎和部分性葡萄胎两类,其中大多数为完全性葡萄胎。其主要病理变化:完全性葡萄胎表现为水泡状胎块占满整个子宫腔,无胎儿及其附属物。镜下见绒毛体积增大,滋养细胞增生,间质高度水肿和间质内胎源性血管消失。部分性葡萄胎表现为仅部分绒毛变为水泡,常合并胚胎组织,胎儿多已死亡。镜下见部分绒毛水肿,滋养细胞轻度增生,间质内可见有核红细胞的胎源性血管,还可见胚胎和胎膜的组织结构。

一、护理评估

(一)健康史
了解患者有无导致葡萄胎的高危因素,如妊娠年龄、社会经济地位、营养状况等。了解患者及其家族的既往疾病史,包括滋养细胞疾病史、月经史、生育史等。

(二)身体状况
1.症状

(1)停经后阴道流血:最常见症状,多在停经8周后出现不规则阴道流血,量多少不定,呈反复性,有时血中可发现水泡状物排出。葡萄胎反复出血如不及时治疗,可导致贫血及继发感染。

(2)妊娠呕吐:较正常妊娠发生早,症状严重而持续时间长。

(3)妊娠期高血压疾病征象:可在妊娠20周前出现高血压、水肿和蛋白尿且症状严重。

(4)腹痛:由葡萄胎生长迅速使子宫过度扩张所致,表现为阵发性下腹痛,一般不剧烈,能忍受。若发生黄素化囊肿扭转或破裂,可出现急腹症。

2.体征

(1)子宫异常增大、变软:大多数葡萄胎患者的子宫大于相应的停经月份的妊娠子宫,质地变软,并伴有血清 HCG 水平异常升高。

(2)卵巢黄素化囊肿:由于大量 HCG 刺激卵巢,卵泡内膜细胞发生黄素化而形成囊肿,称为卵巢黄素化囊肿。常为双侧,葡萄胎清除后2～4个月可自行消退。

(三)心理-社会状况
患者知情后会出现极大的情绪不安,担心疾病会恶变或对今后生育有影响,并表现出对清宫手术的恐惧和担心。

(四)辅助检查
1.人绒毛膜促性腺激素(HCG)测定

葡萄胎因滋养细胞高度增生,产生大量 HCG,患者血清、尿中的 HCG 均增高,且持续不降。如血清中的 β-HCG 在 100 kU/L 以上。

2.B 超检查

B 超检查可见子宫大于相应孕周大小的子宫,无妊娠囊或胎心搏动,子宫腔内充满不均质密集状或短条状回声,呈"落雪状",若水泡较大而形成大小不等的回声区,则呈"蜂窝状"。

(五)处理要点

1.清宫术

葡萄胎一经确诊,应及时清除子宫腔内容物。术后选取水泡小、贴近子宫壁的组织送病理检查。子宫大一次刮净有困难时,可于1周后行第二次刮宫。

2.预防性化疗

下列情况可考虑采用预防性化疗:①清宫后HCG持续不降或下降缓慢者;②子宫明显大于相应孕周大小的子宫者;③黄素化囊肿直径大于6 cm者;④年龄大于40岁;⑤无条件随访者。常选用甲氨蝶呤、氟尿嘧啶或放线菌素-D单一药物化疗1个疗程。

3.子宫切除术

对于年龄大于40岁、无生育要求者,可行全子宫切除术,保留双侧卵巢。但子宫切除不能防止转移,不能替代化疗。手术后仍需定期随访。

二、护理问题

(一)焦虑/恐惧

焦虑/恐惧与担心疾病预后有关。

(二)有感染的危险

有感染的危险与反复阴道流血及清宫术有关。

(三)知识缺乏

知识缺乏与缺乏疾病的信息和随访的有关知识有关。

三、护理措施

(一)一般护理

保持病房内空气清新、安静舒适,告知患者卧床休息。鼓励患者进高热量、高蛋白质、高维生素、易消化的食物,以增强机体的抵抗力。

(二)病情观察

1.严密观察

阴道流血情况排出物中有无水泡样组织,并嘱患者保留会阴垫,以便准确估计出血量。

2.监测生命体征

发现患者阴道大量流血及清宫术中大出血时,应立即报告医师,并严密观察患者面色、血压、脉搏、呼吸等征象。

(三)对症护理

(1)术前应建立静脉通路,补充血容量,吸氧,备好缩宫素、抢救药品及物品。

(2)保持外阴部清洁,每天擦洗。

(3)遵医嘱使用抗生素,复查血常规。

(四)心理护理

引导患者说出心理感受,评估患者对疾病的心理承受能力、接受清宫术的心理准备及目前存在的主要心理问题。多与患者沟通,解答患者疑问,解除不必要的思想顾虑。

(五)健康指导

葡萄胎患者作为高危人群,其随访有重要意义。通过定期随访,可早期发现妊娠滋养细胞肿瘤并及时治疗。随访应包括:①HCG定量测定,葡萄胎清宫术后每周测定1次,直至降低到正常水平。随后3个月内仍每周1次,此后3个月每2周1次,然后每月检查1次持续半年,此后每半年1次,共随访2年。②在随访HCG的同时,应注意月经是否规则,有无异常阴道流血、咳嗽、咯血及其他转移灶症状,定时做妇科检查、盆腔B超检查及胸部X线检查。

葡萄胎随访期间必须严格避孕1年。首选避孕套,一般不选用宫内节育器或药物避孕,以免穿孔或混淆子宫出血的原因。

(田 园)

第八节 侵蚀性葡萄胎与绒毛膜癌

侵蚀性葡萄胎是指葡萄胎组织侵入子宫肌层引起组织破坏或转移至子宫以外,是继发于葡萄胎之后,具有恶性肿瘤行为,但恶性程度不高,多发生在葡萄胎清除后6个月内。绒毛膜癌(choriocarcinoma,CC)是一种高度恶性肿瘤,可继发于正常或异常妊娠之后,早期即可通过血行转移至全身,破坏组织及器官,引起出血坏死。

侵蚀性葡萄胎病理特点为大体可见子宫肌层内有大小不等、深浅不一的水泡状组织。病灶接近子宫浆膜层时,表面可见紫蓝色结节。镜下可见侵入子宫肌层的水泡状组织的形态和葡萄胎相似,绒毛结构及滋养细胞增生和分化不良。绒毛膜癌原发于子宫,肿瘤常位于子宫肌层内,也可突向子宫腔或穿破浆膜,病灶为单个或多个,与周围组织分界清,质地软而脆,暗红色,伴出血坏死。镜下表现为滋养细胞极度不规则增生,肿瘤中不含间质和自身血管,无绒毛或水泡状结构。

一、护理评估

(一)健康史

详细询问患者月经史、生育史及避孕情况,有无妊娠史;如果是葡萄胎清宫术后患者,应详细了解第一次刮宫情况,包括刮宫时间、水泡大小、刮宫量及病理检查结果;了解葡萄胎排空后的随访情况,流产、足月产、异位妊娠后的恢复情况。

(二)身体状况

1.症状

(1)不规则阴道流血:在葡萄胎清宫术、流产或分娩后,出现持续不规则的阴道流血,量多少不定,可继发贫血。

(2)假孕症状:由于肿瘤分泌的HCG及雌、孕激素的作用,表现为乳房增大,乳头及乳晕着色,甚至有初乳样分泌,外阴、阴道、子宫颈着色,生殖道质地变软。

(3)腹痛:一般无腹痛。若病灶穿破子宫浆膜层时,可引起急性腹痛。

(4)转移灶症状:侵蚀性葡萄胎及绒毛膜癌主要转移途径是血行播散,出现肺转移、阴道转移、肝转移、脑转移。

2.体征

子宫增大,质地软,形态不规则,有时可触及两侧或一侧卵巢黄素化囊肿。如肿瘤穿破子宫导致腹腔内出血,可有腹部压痛及反跳痛。

(三)心理-社会状况

患者对疾病的预后产生无助感,恐惧化疗和手术。常因子宫切除造成生育无望而绝望,迫切希望得到其亲人的理解和帮助。

(四)辅助检查

1.血 β-HCG 测定

在葡萄胎排空后 9 周或流产、足月产、异位妊娠后 4 周持续阳性。

2.B 超检查

子宫肌层内可见无包膜的强回声团块等。

3.胸部 X 线检查

最初 X 线征象为肺纹理增粗,典型表现为棉絮状或团块状阴影。

4.MRI 检查

可发现肺、脑、肝等部位的转移病灶。

5.组织病理学检查

观察侵犯范围、有无绒毛结构,可区别葡萄胎、侵蚀性葡萄胎及绒毛膜癌(表 11-2)。

表 11-2　葡萄胎、侵蚀性葡萄胎、绒毛膜癌的鉴别

项目	葡萄胎	侵蚀性葡萄胎	绒毛膜癌
病史	无	多发生在葡萄胎清宫术后 6 个月以内	常发生在各种妊娠后 12 个月以上
绒毛结构	有	有	无
浸润深度	蜕膜层	肌层	肌层
组织坏死	无	有	有
肺转移	无	有	有
肝、脑转移	无	少	较易
HCG 测定	＋	＋	＋

(五)处理要点

以化疗为主,手术和放疗为辅。年轻未生育者尽可能不切除子宫,以保留生育能力。

如不得已切除子宫者仍可保留正常的卵巢。需手术治疗者一般主张先化疗,待病情基本控制后再行手术,对肝、脑有转移的重症患者,除以上治疗外,可加用放疗治疗。

二、护理问题

(一)有感染的危险

有感染的危险与阴道流血、化疗导致机体抵抗力降低,晚期患者长期卧床有关。

(二)预感性悲哀

预感性悲哀与担心疾病预后有关。

(三)潜在并发症

阴道转移、肺转移、脑转移。

三、护理措施

(一)一般护理

保持病室空气清新,温度适宜,定期进行病房消毒。嘱患者卧床休息,鼓励患者进高蛋白质、高维生素、易消化的饮食。

(二)病情观察

除观察患者阴道流血及腹痛情况外,还应注意有无咯血、呼吸困难等肺转移症状,及有无头痛、呕吐、视力障碍、偏瘫等脑转移征象。发现异常情况,立即报告医师并配合抢救工作。

(三)对症护理

1.预防感染

(1)监测体温、血常规的变化,对全血细胞减少或白细胞计数减少的患者遵医嘱少量多次输新鲜血或行成分输血,并进行保护性隔离。

(2)限制探陪人员,嘱患者少去公共场所,以防感染。

(3)遵医嘱应用抗生素。

2.有转移病灶患者的护理

(1)阴道转移患者的护理:①禁止做不必要的阴道检查,密切观察阴道出血情况;②备血并准备好各种抢救器械和物品;③如破溃大出血,应立即通知医师并配合抢救。

(2)肺转移患者的护理:①卧床休息,有呼吸困难者给予半卧位,并吸氧;②对大咯血患者,应严密观察有无窒息及休克,如发现异常应立即通知医师,给予头低侧卧位,轻叩背部,排出积血,保持呼吸道通畅。

(3)脑转移患者的护理:①采取相应的护理措施,预防跌倒、吸入性肺炎、压疮等情况;②积极配合医师治疗,按医嘱补液,给予止血剂、脱水剂、吸氧、化疗等;③配合医师做好 HCG 测定、腰椎穿刺、CT 等检查。

(四)心理护理

主动与患者交谈,鼓励其宣泄内心的痛苦。耐心讲解疾病有关知识、治疗方法与治疗效果,列举治疗成功的病例,帮助患者树立战胜疾病的信心。

(五)健康指导

指导患者严密随访。第 1 年每月随访 1 次,1 年后每 3 个月随访 1 次共 3 年,以后每年 1 次共 5 年。随访内容及避孕指导同葡萄胎的相关内容。

(田　园)

第十二章

产 科 护 理

第一节　妊　娠　剧　吐

妊娠剧吐是指妊娠期恶心,频繁呕吐,不能进食,导致脱水,酸、碱平衡失调,以及水、电解质紊乱,甚至肝肾功能损害,严重可危及孕妇生命。其发生率为 $0.3\%\sim1\%$。

一、病因

病因尚未明确,可能与下列因素有关。

(一)绒毛膜促性腺激素(HCG)水平增高

因早孕反应的出现和消失的时间与孕妇血清 HCG 值上升、下降的时间一致;另外多胎妊娠、葡萄胎患者 HCG 值,显著增高,发生妊娠剧吐的比率也增高;而终止妊娠后,呕吐消失。但症状的轻重与血 HCG 水平并不一定呈正相关。

(二)精神及社会因素

恐惧妊娠、精神紧张、情绪不稳、经济条件差的孕妇易患妊娠剧吐。

(三)幽门螺杆菌感染

近年研究发现妊娠剧吐的患者与同孕周无症状孕妇相比,血清抗幽门螺杆菌的 IgG 浓度升高。

(四)其他因素

维生素缺乏,尤其是维生素 B_6 缺乏可导致妊娠剧吐;变态反应;研究发现几种组织胺受体亚型与呕吐有关,临床上抗组胺治疗呕吐有效。

二、病理生理

(1)频繁呕吐导致失水、血容量不足、血液浓缩、细胞外液减少,钾、钠等离子丢失使电解质平衡失调。

(2)不能进食,热量摄入不足,发生负氮平衡,使血浆尿素氮及尿酸升高;由于机体动用脂肪组织供给热量,脂肪氧化不全,导致丙酮、乙酰乙酸及 β-羟丁酸聚集,产生代谢性酸中毒。

(3)由于脱水、缺氧血转氨酶值升高,严重时血胆红素升高。机体血液浓缩及血管通透性增加,另外,钠盐丢失,不仅尿量减少,尿中可出现蛋白及管型。肾脏继发性损害,肾小管有退行性变,部分细胞坏死,肾小管的正常排泄功能减退,终致血浆中非蛋白氮、肌酐、尿酸的浓度迅速增加。肾功能受损和酸中毒使细胞内钾离子较多地移到细胞外,出现高钾血症,严重时心脏停搏。

(4)病程长达数周者,可致严重营养缺乏,由于维生素 C 缺乏,血管脆性增加,可致视网膜出血。

三、临床表现

(一)恶心、呕吐

恶心、呕吐多见于年轻初孕妇,一般停经 6 周左右出现恶心、呕吐,逐渐加重直至频繁呕吐不能进食。

(二)水电解质紊乱

严重呕吐、不能进食导致失水、电解质紊乱,使氢、钠、钾离子大量丢失,出现低钾血症。营养摄入不足可致负氮平衡,使血浆尿素氮及尿素增高。

(三)酸、碱平衡失调

机体动用脂肪组织供给能量,使脂肪代谢中间产物酮体增多,引起代谢性酸中毒。病情发展,可出现意识模糊。

(四)维生素缺乏

频繁呕吐、不能进食可引起维生素 B_1 缺乏,导致 Wernicke-Korsakoff 综合征。维生素 K 缺乏,可致凝血功能障碍,常伴血浆蛋白及纤维蛋白原减少,增加孕妇出血倾向。

四、辅助检查

(1)尿液检查:患者尿比重增加,尿酮体阳性,肾功能受损时,尿中可出现蛋白和管型。

(2)血液检查:血液浓缩,红细胞计数增多,血细胞比容上升,血红蛋白值增高;血酮体可为阳性,二氧化碳结合力降低;肝、肾功能受损害时胆红素、转氨酶、肌酐和尿素氮升高。

(3)眼底检查:严重者出现眼底出血。

五、诊断及鉴别诊断

根据病史、临床表现及妇科检查,诊断并不困难。可用 B 超检查排除滋养叶细胞疾病,此外尚需与可引起呕吐的疾病,如急性病毒性肝炎、胃肠炎、胰腺炎、胆管疾病、脑膜炎、脑血管意外及脑肿瘤等鉴别。

六、并发症

(一)Wernicke-Korsakoff 综合征

其发病率为妊娠剧吐患者的 10%,是由于妊娠剧吐长期不能进食,导致维生素 B_1 缺乏引起的中枢系统疾病,Wernicke 脑病和 Korsakoff 综合征是一个病程中的先后阶段。

维生素 B_1 是糖代谢的重要辅酶,参与糖代谢的氧化脱羧代谢,维生素 B_1 缺乏时,体内丙酮酸及乳酸堆积,发生糖代谢的三羧酸循环障碍,使得主要靠糖代谢供给能量的神经组织、骨骼肌和心肌代谢出现严重障碍。病理变化主要发生在丘脑、下丘脑的脑室旁区域、中脑导水管的周围区灰质、乳头体、第四脑室底部,迷走神经运动背核,可出现不同程度的神经细胞和神经纤维轴索或髓鞘的丧失,伴有星形细胞和小胶质细胞的增生。毛细血管扩张,血管的外膜和内皮细胞明显增生,有散在小出血灶。

Wernicke 脑病表现为眼球震颤、眼肌麻痹等眼部症状,躯干性共济失调及精神障碍,可同时出现,但大多数患者精神症状迟发。Korsakoff 综合征表现为严重的近事记忆障碍,表情呆滞、缺乏主动性,产生虚构与错构。部分伴有周围神经病变。严重时发展为永久性的精神、神经功能障碍,出现神经错乱、昏迷甚至死亡。

(二)Mallory-Weis 综合征

胃-食管连接处的纵向黏膜撕裂出血,引起呕血和黑粪。严重时,可使食管穿孔,表现为胸痛、剧吐、呕血,需急症手术治疗。

七、治疗与护理

治疗原则:休息,适当禁食,计出入量,纠正脱水、酸中毒及电解质紊乱,补充营养,并需要良好的心理支持。

(一)补液治疗

每天应补充葡萄糖液、生理盐水、平衡液,总量 3 000 mL 左右,加维生素 B_6 100 mg。维生素 C 2~3 g,维持每天尿量大于等于 1 000 mL,肌内注射维生素 B_1,每天 100 mg。为了更好地利用输入的葡萄糖,可适当加用胰岛素。根据血钾、血钠情况决定补充剂量。根据二氧化碳结合力值或血气分析结果,予以静脉滴注碳酸氢钠溶液。

一般经上述治疗 2 天后,病情大多迅速好转,症状缓解。待呕吐停止后,可试进少量流食,以后逐渐增加进食量,调整静脉输液量。

(二)终止妊娠

经上述治疗后,若病情不见好转,反而出现下列情况,应迅速终止妊娠:①持续黄疸。②持续尿蛋白;③体温升高,持续在 38 ℃ 以上。④心率大于 120 次/分。⑤多发性神经炎及神经性体征。⑥出现 Wernicke-Korsakoff 综合征。

(三)妊娠剧吐并发 Wernicke-Korsakoff 综合征的治疗

如不紧急治疗,该综合征的死亡率高达 50%,即使积极处理,死亡率约 17%。在未补给足量维生素 B_1 前,静脉滴注葡萄糖会进一步加重三羧酸循环障碍,使病情加重,导致患者昏迷甚至死亡。对长期不能进食的患者应给维生素 B_1,400~600 mg 分次肌内注射,以后每天 100 mg 肌内注射至能正常进食为止,然后改口服,并给予多种维生素。同时应对其内分泌及神经状态进行评价,对病情严重者及时终止妊娠。早期大量维生素 B_1 治疗,上述症状可在数天至数周内有不同程度的恢复,但仍有 60% 患者不能得到完全恢复,特别是记忆恢复往往需要 1 年左右的时间。

八、预后

绝大多数妊娠剧吐患者预后良好,仅少数病例因病情严重而需终止妊娠。然而对胎儿方面,曾有报道妊娠剧吐发生酮症者,所生后代的智商较低。

(田 园)

第二节 前置胎盘

妊娠 28 周后,胎盘附着于子宫下段,甚至胎盘下缘达到或覆盖宫颈内口,其位置低于胎先露部,称为前置胎盘。前置胎盘是妊娠晚期严重并发症,也是妊娠晚期阴道流血最常见的原因。其发病率国外报道 0.5%,国内报道 0.24%～1.57%。

一、病因

目前尚不清楚,高龄初产妇(年龄＞35 岁)、经产妇及多产妇、吸烟或吸毒妇女为高危人群。其病因可能与下述因素有关。

(一)子宫内膜病变或损伤

多次刮宫、分娩、子宫手术史等是前置胎盘的高危因素。上述情况可损伤子宫内膜,引起子宫内膜炎或萎缩性病变,再次受孕时子宫蜕膜血管形成不良、胎盘血供不足,刺激胎盘面积增大延伸到子宫下段。前次剖宫产手术瘢痕可妨碍胎盘在妊娠晚期向上迁移。增加前置胎盘的可能性。据统计发生前置胎盘的孕妇,85%～95% 为经产妇。

(二)胎盘异常

双胎妊娠时胎盘面积过大,前置胎盘发生率较单胎妊娠高 1 倍;胎盘位置正常而副胎盘位于子宫下段接近宫颈内口;膜状胎盘大而薄,扩展到子宫下段,均可发生前置胎盘。

(三)受精卵滋养层发育迟缓

受精卵到达子宫腔后,滋养层尚未发育到可以着床的阶段,继续向下游走到达子宫下段,并在该处着床而发育成前置胎盘。

二、分类

根据胎盘下缘与宫颈内口的关系,将前置胎盘分为 3 类(图 12-1)。

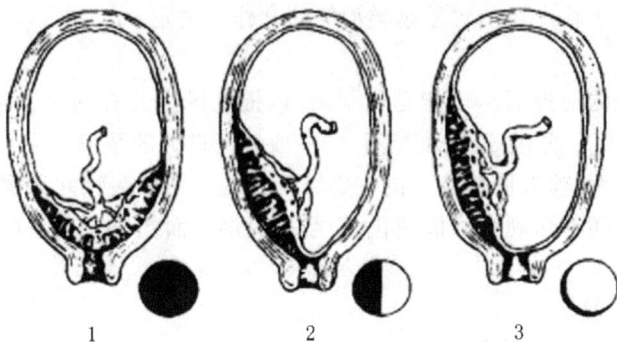

图 12-1 前置胎盘的类型
1.完全性前置胎盘;2.部分性前置胎盘;3.边缘性前置胎盘

(1)完全性前置胎盘又称中央性前置胎盘,胎盘组织完全覆盖宫颈内口。

(2)部分性前置胎盘宫颈内口部分为胎盘组织所覆盖。

（3）边缘性前置胎盘胎盘附着于子宫下段，胎盘边缘到达宫颈内口，未覆盖宫颈内口。

胎盘位于子宫下段，与胎盘边缘极为接近，但未达到宫颈内口，称为低置胎盘。胎盘下缘与宫颈内口的关系可因宫颈管消失、宫口扩张而改变。前置胎盘类型可因诊断时期不同而改变，如临产前为完全性前置胎盘，临产后因口扩张而成为部分性前置胎盘。目前临床上均依据处理前最后一次检查结果来决定其分类。

三、临床表现

（一）症状

前置胎盘的典型症状是妊娠晚期或临产时，发生无诱因、无痛性反复阴道流血。妊娠晚期子宫下段逐渐伸展，牵拉宫颈内口，宫颈管缩短；临产后规律宫缩使宫颈管消失成为软产道的一部分。宫颈外口扩张，附着于子宫下段及宫颈内口的胎盘前置部分不能相应伸展而与其附着处分离，血窦破裂出血。前置胎盘出血前无明显诱因，初次出血量一般不多，剥离处血液凝固后，出血自然停止；也有初次即发生致命性大出血而导致休克的。由于子宫下段不断伸展，前置胎盘出血常反复发生，出血量也越来越多。阴道流血发生的迟早、反复发生次数、出血量多少与前置胎盘类型有关。完全性前置胎盘初次出血时间早，多在妊娠28周左右，称为"警戒性出血"。边缘性前置胎盘出血多发生于妊娠晚期或临产后，出血量较少。部分性前置胎盘的初次出血时间、出血量及反复出血次数，介于两者之间。

（二）体征

患者一般情况与出血量有关，大量出血呈现面色苍白、脉搏增快微弱、血压下降等休克表现。腹部检查：子宫软，无压痛，大小与妊娠周数相符。由于子宫下段有胎盘占据，影响胎先露部入盆，故胎先露高浮，易并发胎位异常。反复出血或一次出血量过多，使胎儿宫内缺氧，严重者胎死宫内。当前置胎盘附着于子宫前壁时，可在耻骨联合上方听到胎盘杂音。临产时检查见宫缩为阵发性，间歇期子宫完全松弛。

四、处理原则

处理原则是抑制宫缩、止血、纠正贫血和预防感染。根据阴道流血量、有无休克、妊娠周数、胎位、胎儿是否存活、是否临产及前置胎盘类型等综合作出决定。

（一）期待疗法

应在保证孕妇安全的前提下尽可能延长孕周，以提高围生儿存活率。适用于妊娠＜34周、胎儿体重＜2 000 g、胎儿存活、阴道流血量不多、一般情况良好的孕妇。

尽管国外有资料证明，前置胎盘孕妇的妊娠结局住院与门诊治疗并无明显差异，但我国仍应强调住院治疗。住院期间密切观察病情变化，为孕妇提供全面优质护理是期待疗法的关键措施。

（二）终止妊娠

1.终止妊娠指征

孕妇反复发生多量出血甚至休克者，无论胎儿成熟与否，为了母亲安全应终止妊娠；期待疗法中发生大出血或出血量虽少，但胎龄达孕36周以上，胎儿成熟度检查提示胎儿肺成熟者；胎龄未达孕36周，出现胎儿窘迫征象，或胎儿电子监护发现胎心异常者；出血量多，危及胎儿；胎儿已死亡或出现难以存活的畸形，如无脑儿。

2.剖宫产

剖宫产可在短时间内娩出胎儿,迅速结束分娩,对母儿相对安全,是处理前置胎盘的主要手段。剖宫产指征应包括:完全性前置胎盘,持续大量阴道流血;部分性和边缘性前置胎盘出血量较多,先露高浮,短时间内不能结束分娩;胎心异常。术前应积极纠正贫血、预防感染等,备血,做好处理产后出血和抢救新生的准备。

3.阴道分娩

边缘性前置胎盘、枕先露、阴道流血不多、无头盆不称和胎位异常,估计在短时间内能结束分娩者,可予试产。

五、护理

(一)护理评估

1.病史

除个人健康史外,在孕产史中尤其注意识别有无剖宫产术、人工流产术及子宫内膜炎等前置胎盘的易发因素。此外妊娠中特别是孕 28 周后,是否出现无痛性、无诱因、反复阴道流血症状,并详细记录具体经过及医疗处理情况。

2.身心状况

患者的一般情况与出血量的多少密切相关。大量出血时可见面色苍白、脉搏细速、血压下降等休克症状。孕妇及其家属可因突然阴道流血而感到恐惧或焦虑,既担心孕妇的健康,更担心胎儿的安危,可能显得恐慌、紧张、手足无措。

3.诊断检查

(1)产科检查:子宫大小与停经月份一致,胎儿方位清楚,先露高浮,胎心可以正常,也可因孕妇失血过多致胎心异常或消失。前置胎盘位于子宫下段前壁时,可于耻骨联合上方听见胎盘血管杂音。临产后检查,宫缩为阵发性,间歇期子宫肌肉可以完全放松。

(2)超声波检查:B 超断层相可清楚看到子宫壁、胎头、宫颈和胎盘的位置,胎盘定位准确率达 95% 以上,可反复检查,是目前最安全、有效的首选检查方法。

(3)阴道检查:目前一般不主张应用。只有在近临产期出血不多时,终止妊娠前为除外其他出血原因或明确诊断决定分娩方式前考虑采用。要求阴道检查操作必须在输血、输液和做好手术准备的情况下方可进行。怀疑前置胎盘的个案,切忌肛查。

(4)术后检查胎盘及胎膜:胎盘的前置部分可见陈旧血块附着呈黑紫色或暗红色,如这些改变位于胎盘的边缘,而且胎膜破口处距胎盘边缘<7 cm,则为部分性前置胎盘。如行剖宫产术,术中可直接了解胎盘附着的部分并确立诊断。

(二)护理诊断

1.潜在并发症

出血性休克。

2.有感染的危险

有感染的危险与前置胎盘剥离面靠近子宫颈口、细菌易经阴道上行感染有关。

(三)预期目标

(1)接受期待疗法的孕妇血红蛋白不再继续下降,胎龄可达或更接近足月。

(2)产妇产后未发生产后出血或产后感染。

(四)护理措施

根据病情须立即接受终止妊娠的孕妇,立即安排孕妇去枕侧卧位,开放静脉,配血,做好输血准备。在抢救休克的同时,按腹部手术患者的护理进行术前准备,并做好母儿生命体征监护及抢救准备工作。接受期待疗法的孕妇的护理措施如下。

1.保证休息

减少刺激孕妇需住院观察,绝对卧床休息,尤以左侧卧位为佳,并定时间断吸氧,每天 3 次,每次 1 小时,以提高胎儿血氧供应。此外,还需避免各种刺激,以减少出血可能。医护人员进行腹部检查时动作要轻柔,禁做阴道检查和肛查。

2.纠正贫血

除采取口服硫酸亚铁、输血等措施外,还应加强饮食营养指导,建议孕妇多食高蛋白及含铁丰富的食物,如动物肝脏、绿叶蔬菜和豆类等,一方面有助于纠正贫血,另一方面还可以增强机体抵抗力,同时也促进胎儿发育。

3.监测生命体征

及时发现病情变化严密观察并记录孕妇生命体征,阴道流血的量、色,流血事件及一般状况,检测胎儿宫内状态。按医嘱及时完成实验室检查项目,并交叉配血备用。发现异常及时报告医师并配合处理。

4.预防产后出血和感染

(1)产妇回病房休息时严密观察产妇的生命体征及阴道流血情况,发现异常及时报告医师处理,以防止或减少产后出血。

(2)及时更换会阴垫,以保持会阴部清洁、干燥。

(3)胎儿分娩后,及早使用宫缩剂,以预防产后大出血;对新生儿严格按照高危儿处理。

5.健康教育

护士应加强对孕妇的管理和宣教。指导围孕期妇女避免吸烟、酗酒等不良行为,避免多次刮宫、引产或宫内感染,防止多产,减少子宫内膜损伤或子宫内膜炎。对妊娠期出血,无论量多少均应就医,做到及时诊断、正确处理。

(五)护理评价

(1)接受期待疗法的孕妇胎龄接近(或达到)足月时终止妊娠。

(2)产妇产后未出现产后出血和感染。

(田　园)

第三节　胎儿窘迫

胎儿窘迫是指孕妇、胎儿、胎盘等各种原因引起的胎儿宫内缺氧,影响胎儿健康甚至危及生命。胎儿窘迫是一种综合征,主要发生在临产过程。也可发生在妊娠后期。发生在临产过程者,可以是妊娠后期的延续和加重。

一、病因

胎儿窘迫的病因涉及多方面,可归纳为三大类。

(一)母体因素

妊娠妇女患有高血压疾病、慢性肾炎、妊娠高血压综合征、重度贫血、心脏病、肺源性心脏病、高热、吸烟、产前出血性疾病和创伤、急产或子宫不协调性收缩、缩宫素使用不当、产程延长、子宫过度膨胀、胎膜早破等;或者产妇长期仰卧位,镇静药、麻醉药使用不当等。

(二)胎儿因素

胎儿心血管系统功能障碍、胎儿畸形,如严重的先天性心血管疾病、母婴血型不合引起的胎儿溶血、胎儿贫血、胎儿宫内感染等。

(三)脐带、胎盘因素

脐带因素有长度异常、缠绕、打结、扭转、狭窄、血肿、帆状附着;胎盘因素有植入异常、形状异常、发育障碍、循环障碍等。

二、病理生理

胎儿窘迫的基本病理生理变化是缺血、缺氧引起的一系列变化。缺氧早期或者一过性缺氧时,机体主要通过减少胎盘和自身耗氧量代偿,胎儿则通过减少对肾与下肢血供等方式来保证心脑血流量,不产生严重的代偿障碍及器官损害。缺氧严重则可引起严重的并发症。缺氧初期通过自主神经反射兴奋交感神经,使肾上腺儿茶酚胺及皮质醇分泌增多,引起血压上升及心率加快。此时胎儿的大脑、肾上腺、心脏及胎盘血流增加,而肾、肺、消化系统等血流减少,出现羊水减少、胎儿发育迟缓等。若缺氧继续加重,则转为兴奋迷走神经,血管扩张,有效循环血量减少,主要器官的功能由于血流不能保证而受损,于是胎心率减慢。缺氧继续发展下去可引起严重的器官功能损害,尤其可以引起缺血缺氧性脑病甚至胎死宫内。此过程基本是低氧血症至缺氧,然后至代谢性酸中毒,主要表现为胎动减少、羊水少、胎心监护基线变异差、出现晚期减速甚至呼吸抑制。由于缺氧时肠蠕动加快,肛门括约肌松弛引起胎粪排出。此过程可以形成恶性循环,更加重母体及胎儿的危险。不同原因引起的胎儿窘迫表现过程可以不完全一致,所以应加强监护、积极评价、及时发现高危征象并积极处理。

三、临床表现

胎儿窘迫的主要表现为胎心音改变、胎动异常及羊水胎粪污染或羊水过少,严重者胎动消失。根据其临床表现,胎儿窘迫可以分为急性胎儿窘迫和慢性胎儿窘迫。急性胎儿窘迫多发生在分娩期,主要表现为胎心率加快或减慢;CST 或者 OCT 等出现频繁的晚期减速或变异减速;羊水胎粪污染和胎儿头皮血 pH 下降,出现酸中毒。羊水胎粪污染可以分为三度:Ⅰ度羊水呈浅绿色;Ⅱ度羊水呈黄绿色,浑浊;Ⅲ度羊水呈棕黄色,稠厚。慢性胎儿窘迫发生在妊娠末期,常延续至临产并加重,主要表现为胎动减少或消失、NST 基线平直、胎儿发育受限、胎盘功能减退、羊水胎粪污染等。

四、处理原则

急性胎儿窘迫者,应积极寻找原因并给予及时纠正。若宫颈未完全扩张、胎儿窘迫情况不严重者,给予吸氧,嘱产妇左侧卧位,若胎心率变为正常,可继续观察;若宫口开全、胎先露部已达坐骨棘平面以下 3 cm 者,应尽快助产经阴道娩出胎儿;若因缩宫素使宫缩过强造成胎心率减慢者。应立即停止使用,继续观察,病情紧迫或经上述处理无效者立即剖宫产结束分娩。慢性胎儿窘迫者,应根据妊娠周、胎儿成熟度和窘迫程度决定处理方案。首先应指导妊娠妇女采取左侧卧位,间断吸氧,积极治疗各种并发症或并发症,密切监护病情变化。若无法改善,则应在促使胎儿成熟后迅速终止妊娠。

五、护理评估

(一)健康史

了解妊娠妇女的年龄、生育史、内科疾病史如高血压疾病、慢性肾炎、心脏病等;本次妊娠经过,如妊娠高血压综合征、胎膜早破、子宫过度膨胀(如羊水过多和多胎妊娠);分娩经过,如产程延长(特别是第二产程延长)、缩宫素使用不当。了解有无胎儿畸形、胎盘功能的情况。

(二)身心状况

胎儿窘迫时,妊娠妇女自感胎动增加或停止。在窘迫的早期可表现为胎动过频(每 24 小时大于20 次);若缺氧未纠正或加重,则胎动转弱且次数减少,进而消失。胎儿轻微或慢性缺氧时,胎心率加快(>160 次/分);若长时间或严重缺氧。则会使胎心率减慢。若胎心率<100 次/分则提示胎儿危险。胎儿窘迫时主要评估羊水量和性状。

孕产妇夫妇因为胎儿的生命遭遇危险而产生焦虑,对需要手术结束分娩产生犹豫、无助感。对于胎儿不幸死亡的孕产妇夫妇,其感情上受到强烈的创伤,通常会经历否认、愤怒、抑郁、接受的过程。

(三)辅助检查

1.胎盘功能检查

出现胎儿窘迫的妊娠妇女一般 24 小时尿 E_3 值急骤减少 $30\%\sim40\%$,或于妊娠末期连续多次测定在每 24 小时 10 mg 以下。

2.胎心监测

胎动时胎心率加速不明显,基线变异率<3 次/分,出现晚期减速、变异减速等。

3.胎儿头皮血血气分析

pH<7.20。

六、护理诊断/诊断问题

(一)气体交换受损(胎儿)

气体交换受损(胎儿)与胎盘子宫的血流改变、血流中断(脐带受压)或血流速度减慢(子宫-胎盘功能不良)有关。

(二)焦虑

焦虑与胎儿宫内窘迫有关。

(三)预期性悲哀

预期性悲哀与胎儿可能死亡有关。

七、预期目标

(1)胎儿情况改善,胎心率在 120~160 次/分。

（2）妊娠妇女能运用有效的应对机制控制焦虑。

（3）产妇能够接受胎儿死亡的现实。

八、护理措施

（1）妊娠妇女左侧卧位，间断吸氧。严密监测胎心变化，一般每 15 分钟听 1 次胎心或进行胎心监护，注意胎心变化。

（2）为手术者做好术前准备，如宫口开全、胎先露部已达坐骨棘平面以下 3 cm 者，应尽快阴道助产娩出胎儿。

（3）做好新生儿抢救和复苏的准备。

（4）心理护理。①向孕产妇提供相关信息，包括医疗措施的目的、操作过程、预期结果及孕产妇需做的配合；将真实情况告知孕产妇，有助于其减轻焦虑，也可帮助产妇面对现实。必要时陪伴产妇，对产妇的疑虑给予适当的解释。②对于胎儿不幸死亡的父母亲，护理人员可安排一个远离其他婴儿和产妇的单人房间，陪伴他们或安排家人陪伴他们，勿让其独处；鼓励其诉说悲伤，接纳其哭泣及抑郁的情绪，陪伴在旁提供支持及关怀；若他们愿意，护理人员可让他们看看死婴并同意他们为死产婴儿做一些事情，包括沐浴、更衣、命名、拍照或举行丧礼，但事先应向他们描述死婴的情况，使之有心理准备。解除"否认"的态度而进入下一个阶段，提供足印卡、床头卡等作为纪念，帮助他们使用适合自己的压力应对技巧和方法。

九、结果评价

（1）胎儿情况改善，胎心率在 120～160 次/分。

（2）妊娠妇女能运用有效的应对机制来控制焦虑，叙述心理和生理上的感受。

（3）产妇能够接受胎儿死亡的现实。

（田　园）

第四节　羊水栓塞

羊水栓塞（amniotic fluid embolism，AFE）是指在分娩过程中，羊水突然进入母体血循环而引起的急性肺栓塞、休克和弥散性血管内凝血（DIC）、肾衰竭和猝死的严重分娩并发症。其起病急、病情凶险，是造成孕产妇死亡的重要原因之一，发生于足月分娩者死亡率高达 70%～80%。也可发生在妊娠早、中期的流产，但病情较轻，死亡率较低。

一、病因

羊水栓塞是由污染羊水中的有形物质（胎儿毳毛、角化上皮、胎脂、胎粪）进入母体血循环引起。通常有以下几个原因。

（1）羊膜腔内压力增高（子宫收缩过强），胎膜与宫颈壁分离或宫颈口扩张引起宫颈黏膜损伤时，静脉血窦开放，羊水进入母体血循环。

（2）宫颈裂伤、子宫破裂、前置胎盘、胎盘早剥或剖宫产术中羊水通过病理性开放的子宫血窦进入母体血循环。

(3)羊膜腔穿刺或钳刮术时子宫壁损伤处静脉窦也可以成为羊水进入母体通道。

二、病理生理

近年来研究认为,羊水栓塞主要是变态反应。羊水进入母体循环后,通过阻塞肺小血管,引起变态反应而导致凝血机制异常,使机体发生一系列的病理生理变化。

(一)肺动脉高压

羊水内的有形物质如胎儿毳毛、胎脂、胎粪、角化上皮细胞等直接形成栓子。一方面,羊水的有形物质激活凝血系统,使小血管内形成广泛的血栓而阻塞肺小血管,反射性引起迷走神经兴奋,使肺小血管痉挛加重。另一方面,羊水内有形物质经肺动脉进入肺循环,阻塞小血管,引起肺内小支气管痉挛,支气管内分泌物增加,使肺通气、换气量减少,反射性地引起肺小血管痉挛,肺小管阻塞而引起肺动脉压增高,导致急性右心衰竭,继而发生呼吸和循环功能衰竭、休克,甚至死亡。

(二)过敏性休克

羊水中有形物质成为致敏原,作用于母体,引起变态反应所导致的过敏性休克,多在羊水栓塞后立即出现血压骤降甚至消失,甚至心、肺功能衰竭的表现。

(三)弥散性血管内凝血(DIC)

妊娠时母体血液呈高凝状态。羊水中含有大量促凝物质可激活母体凝血系统,进入母血循环后,在血管内产生大量的微血栓,消耗大量的凝血因子和纤维蛋白原,从而导致 DIC。同时纤维蛋白原下降时,可激活纤溶系统,由于大量凝血物质的消耗和纤溶系统的激活,产妇血液系统由高凝状态转变为纤溶亢进,血液不凝固,极易发生严重的产后出血及失血性休克。

(四)急性肾衰竭

由于休克和 DIC,导致肾脏急剧缺血,进一步发生肾衰竭。

三、临床表现

(一)症状

羊水栓塞起病急骤、来势凶险,多发生于分娩过程中,尤其发生在胎儿娩出前后的短时间内。临床经过可分为以下 3 个阶段。

1.急性休克期

在分娩过程中。尤其是刚破膜不久,产妇突感寒战、烦躁不安、气急、恶心、呕吐等先兆症状,继而出现呛咳、呼吸困难、发绀、抽搐、昏迷,迅速出现循环衰竭,进入休克或昏迷状态。病情严重者仅在数分钟内死亡。

2.出血期

患者渡过呼吸、循环衰竭和休克而进入凝血功能障碍阶段,表现为难以控制的大量出血,血液不凝,身体其他部位出血如切口渗血、全身皮肤黏膜出血、血尿、消化道大出血或肾脏出血,产妇可死于出血性休克。

3.急性肾衰竭

后期存活的患者出现少尿、无尿和尿毒症的症状。主要为循环功能衰竭引起的肾脏缺血,DIC 早期形成的血栓堵塞肾内小血管,引起肾脏缺血、缺氧,导致肾脏器质性损害。

（二）体征

心率增快，血压骤降，肺部听诊可闻及湿啰音。全身皮肤黏膜有出血点及瘀斑，阴道流血不止，切口渗血不凝。

四、处理原则

及时处理，立即抢救，抗过敏，纠正呼吸、循环系统衰竭和改善低氧血症，抗休克，防止 DIC 和肾衰竭的发生。

五、护理

（一）护理评估

1.病史

评估发生羊水栓塞临床表现的各种诱因，有无胎膜早破或人工破膜，前置胎盘或胎盘早剥，宫缩过强或强直性宫缩，中期妊娠引产或钳刮术，羊膜腔穿刺术等病史。

2.身心状况

胎膜破裂后，胎儿娩出后或手术中产妇突然出现寒战、呛咳、气急、烦躁不安、尖叫、呼吸困难、发绀、抽搐、出血不凝、不明原因休克等症状和体征，血压下降或消失，应考虑为羊水栓塞，立即进行抢救。

3.辅助检查

（1）血涂片查找羊水有形物质：采集下腔静脉血，镜检见到羊水有形成分可确诊。

（2）床旁胸部 X 线摄片：可见肺部双侧弥漫性点状、片状浸润影，沿肺门分布，伴轻度肺不张和右心扩大。

（3）床旁心电图或心脏彩色多普勒超声检查：提示有心房、有心室扩大，ST 段下降。

（4）若患者死亡，行尸检时，可见肺水肿、肺泡出血。心内血液查到有羊水有形物质，肺小动脉或毛细血管有羊水有形成分栓塞，子宫或阔韧带血管内查到羊水有形物质。

（二）护理诊断

（1）气体交换受损：与肺血管阻力增加、肺动脉高压、肺水肿有关。

（2）组织灌注无效：与弥散性血管内凝血及失血有关。

（3）有胎儿窘迫的危险：与羊水栓塞、母体血循环受阻有关。

（三）护理目标

（1）实施抢救后，患者胸闷、气急、呼吸困难等症状有所改善。

（2）患者心率、血压恢复正常，出血量减少，肾功能恢复正常。

（3）新生儿无生命危险。

（四）护理措施

1.羊水栓塞的预防

加强产前检查，及时注意有无诱发因素，及时发现前置胎盘、胎盘早剥等并发症并予以积极处理。严密观察产程进展情况，正确掌握缩宫素的使用方法，防止宫缩过强。严格掌握人工破膜的指征和时间，宜在宫缩间歇期行人工破膜术，破口要小，并注意控制羊水流出的速度。

2.配合医师，并积极抢救患者

（1）吸氧：最初阶段是纠正缺氧。给予患者半卧位，加压给氧，必要时给予气管插管或者气管切开,减轻肺水肿,改善脑缺氧。

(2)抗过敏:根据医嘱,尽快给予大剂量肾上腺糖皮质激素抗过敏、解除痉挛,保护细胞。可予地塞米松 20～40 mg 静脉推注,以后根据病情可静脉滴注维持。氢化可的松 100～200 mg 加入 5%～10% 葡萄糖注射液 50～100 mL 快速静脉滴注,后予 300～800 mg 加入 5% 葡萄糖注射液 250～500 mL 静脉滴注,日用上限可达 500～1 000 mg。

(3)缓解肺动脉高压:解痉药物能改善肺血流灌注,预防有心衰竭所致的呼吸循环衰竭。首选盐酸罂粟碱,30～90 mg 加入 25% 葡萄糖注射液 20 mL 缓慢推注,能松弛平滑肌,扩张冠状动脉、肺和脑动脉,降低小血管阻力。与阿托品合用扩张小动脉效果更佳。其次使用阿托品,阿托品能阻断迷走神经反射所导致的肺血管和支气管痉挛。1 mg 阿托品加入 10%～25% 葡萄糖注射液 10 mL,每 15～30 分钟静脉推注 1 次。直至症状缓解,微循环改善为止。第三,使用氨茶碱。氨茶碱具有松弛支气管平滑肌、解除肺血管痉挛的作用,250 mg 氨茶碱加入 25% 葡萄糖注射液 20 mL 缓慢推注。第四,酚妥拉明为 α 肾上腺素能抑制剂,能解除肺血管痉挛,降低肺动脉阻力,消除肺动脉高压。可用 5～10 mg 加入 10% 葡萄糖注射液 100 mL 静脉滴注。

(4)抗休克。①补充血容量、使用升压药物:扩容常使用右旋糖酐-40 静脉滴注,并且补充新鲜的血液和血浆。在抢救过程中,监测中心静脉压,了解心脏负荷情况,并据此调节输液量和输液速度。升压药物可用多巴胺 20 mg 加入 5% 葡萄糖溶液 250 mL 静脉滴注,随时根据血压调节滴速。②纠正酸中毒:根据血氧分析和血清电解质结果,判断是否存在酸中毒。一旦发现,5% 碳酸氢钠 250 mL 静脉滴注。及时应用可纠正休克和代谢失调,并根据血清电解质,及时纠正电解质紊乱。③纠正心力衰竭消除肺水肿:使用毛花苷 C 或毒毛花苷 K 静脉滴注。同时使用呋塞米静脉推注,有利于消除肺水肿,防止急性肾衰竭。

(5)防治 DIC:DIC 阶段应早期抗凝,补充凝血因子,及时输注新鲜血液和血浆、纤维蛋白原等;应用肝素,尤其在羊水栓塞时其血液呈高凝状态时短期内使用。用药过程中监测出凝血时间,如使用肝素过量(凝血时间＞30 分钟),则出现出血倾向,如伤口渗血、血肿、阴道流血不止等,可用鱼精蛋白对抗。

DIC 晚期纤溶时期,抗纤溶可使用氨基己酸、氨甲苯酸、氨甲环酸抑制纤溶激活酶,使纤溶酶原不被激活,从而抑制纤维蛋白溶解。抗纤溶的同时补充纤维蛋白原和凝血因子,防止大出血。

(6)预防肾衰竭:抢救的同时注意尿量,如补足血容量后仍然少尿或无尿,需要及时使用呋塞米等利尿剂,预防与治疗肾衰竭。

(7)预防感染:使用肾毒性较小的抗生素防止感染。

(8)产科处理:第一产程发病的产妇应立即考虑行剖宫产终止妊娠,去除病因。第二产程发病者,及时行阴道助产结束分娩,并且密切观察出血量、出凝血时间等,如果发生产后出血不止,应及时配合医师,做好子宫切除术的准备。

3.提供心理支持

如果在发病抢救过程中,产妇神志清醒,应给予产妇鼓励,安抚其紧张和恐惧的心理,使其配合医师抢救;对于家属要表示理解和抚慰,向家属解释产妇的病情,争取家属的支持和配合。在产妇病情稳定的情况下,可允许家属探视并且陪伴产妇,同时,病情稳定的康复期,可与产妇和家属一起制定康复计划,适时地给予相应的健康教育。

(田　园)

第五节　子宫破裂

子宫破裂是指在分娩期或妊娠晚期子宫体部或子宫下段发生破裂,是产科严重的并发症,若不及时诊治,可随时威胁母儿生命。

根据子宫破裂发生的时间可分为妊娠期破裂和分娩期破裂;根据子宫破裂发生的部位可分为子宫体部破裂和子宫下段破裂;根据子宫破裂发生的程度可分为完全性破裂和不完全性破裂。完全破裂是指子宫壁的全层破裂,导致宫腔内容物进入腹腔,破裂常发生于子宫下段。不完全破裂是指子宫内膜、肌层部分或全部破裂,而浆膜层完整,常发生于子宫下段,宫腔与腹腔不相通,而往往在破裂侧进入阔韧带之间,形成阔韧带血肿。

一、病因

(一)梗阻性难产

它是引起子宫破裂最常见的原因。骨盆狭窄、头盆不称、软产道阻塞(发育畸形、瘢痕或肿瘤等),胎位异常(肩先露、额先露),胎儿异常(巨大胎儿、胎儿畸形)等,均可以导致胎先露部下降受阻,子宫上段为克服产道阻力而强烈收缩,使子宫下段过分伸展变薄超过最大限度,而发生子宫破裂。

(二)瘢痕子宫

剖宫产、子宫修补术、子宫肌瘤剔除术等都会使术后子宫肌壁留有瘢痕,于妊娠晚期或者临产后因子宫收缩牵拉及宫腔内压力增高而致子宫瘢痕破裂。宫体部瘢痕多于妊娠晚期发生自发破裂,多为完全破裂;子宫下段瘢痕破裂多发生于临产后,为不完全破裂。前次手术后伴感染或愈合不良者,发生子宫破裂概率更大。

(三)宫缩剂使用不当

分娩前肌内注射缩宫素或过量静脉滴注缩宫素,使用前列腺素栓剂及其他子宫收缩药物使用不当,均可导致子宫收缩过强,造成子宫破裂。多产、高龄、子宫畸形或发育不良、多次刮宫史、宫腔感染等都会增加子宫破裂的概率。

(四)手术创伤

手术创伤多发生于不适当或粗暴的阴道助产手术,如宫颈口未开全时行产钳或臀牵引术,强行剥离植入性胎盘或严重粘连胎盘,行毁胎术、穿颅术时器械、胎儿骨片伤及子宫等情况均可导致子宫破裂。

二、临床表现

子宫破裂多发生于分娩期,通常是个逐渐发展的过程,可分为先兆子宫破裂和子宫破裂两个阶段。其症状与破裂发生的时间、部位、范围、出血量、胎儿及子宫肌肉收缩情况有关。

(一)先兆子宫破裂

子宫病理性缩复环形成、下腹部压痛、胎心率异常、血尿,是先兆子宫破裂的四大主要表现。

1.症状

常见于产程长、有梗阻性难产因素的产妇。产妇通常在临产过程中,当宫缩愈强。但胎儿下降受阻,产妇表现为烦躁不安、疼痛难忍、下腹部拒按、呼吸急促、脉搏加快,同时膀胱受压充血,出现排尿困难及血尿。

2.体征

因胎先露部下降受阻,子宫收缩过强,子宫体部肌肉增厚变短,子宫下段肌肉变薄拉长,在两者间形成环状凹陷,称为病理性缩复环。可见该环逐渐上升至脐平或脐上,压痛明显(图12-2)。因子宫收缩过强过频,胎儿可能触不清,胎心率先加快后减慢或听不清,胎动频繁。

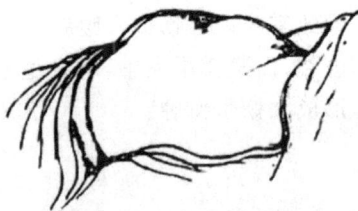

图 12-2　病理性缩复环

(二)子宫破裂

1.症状

产妇突感下腹部撕裂样剧痛,子宫收缩停止,腹部稍感舒适。后因血液、羊水进入腹腔,出现全腹持续性疼痛,伴有面色苍白、冷汗淋漓、脉搏细速、呼吸急促等现象。

2.体征

产妇全腹压痛、反跳痛,腹壁下可扪及胎体,子宫位于侧方,胎心胎动消失。阴道出血可见鲜血流出,下降中的胎儿先露部消失,扩张的宫颈口回缩,部分产妇可扪及子宫下段裂口及宫颈。若为子宫不完全破裂者,上述体征不明显,仅在不全破裂处有压痛、腹痛,若破裂口累及两侧子宫血管,可致急性大出血或形成阔韧带内血肿,查体时可在子宫一侧扪及逐渐增大且有压痛的包块。

三、处理原则

(一)先兆子宫破裂

立即抑制宫缩,使用麻醉药物或者肌内注射哌替啶,即刻行剖宫产终止妊娠。

(二)子宫破裂

在输血、输液、吸氧等抢救休克的同时,无论胎儿是否存活,都尽快做好剖宫产的准备,进行手术治疗。根据产妇全身状况、破裂的部位和程度、破裂的时间、有无感染征象等决定手术方法。

四、护理

(一)护理评估

1.病史

收集产妇既往有无与子宫破裂相关的病史,如子宫手术瘢痕、剖宫产史;此次妊娠有无出现高危因素,如胎位不正、头盆不称等;临产期间有无滥用缩宫素。

2.身心状况

评估产妇目前的临床表现和生命体征、情绪变化。如宫缩的强度、间隔时间、腹部疼痛的性质,有无排尿困难、有无血尿、有无出现病理性缩复环,同时监测胎儿宫内情况,了解有无出现胎儿窘迫征象。产妇精神状态有无烦躁不安、恐惧、焦虑、衰竭等现象。

3.辅助检查

(1)腹部检查:可了解产妇腹部疼痛的部位和体征,从而判断子宫破裂的阶段。

(2)实验室检查:血常规检查可了解有无白细胞计数升高、血红蛋白下降等感染、出血征象;同时尿常规检查可了解有无肉眼血尿。

(3)超声检查:可协助发现子宫破裂的部位和胎儿的位置。

(二)护理诊断

1.疼痛

疼痛与产妇出现强直行宫缩、子宫破裂有关。

2.组织灌注无效

组织灌注无效与子宫破裂后出血量多有关。

3.预感性悲哀

预感性悲哀与担心自身预后和胎儿可能死亡有关。

(三)护理目标

(1)及时补充血容量,产妇低血容量予以纠正。

(2)能够抑制强直性子宫收缩,产妇疼痛略有缓解。

(3)产妇情绪能够得到安抚和平稳。

(四)护理措施

1.预防子宫破裂

向孕产妇宣教,做好计划生育工作,避免多次人工流产,减少多产。认真做好产前检查,如有瘢痕子宫、产道异常者提前入院待产。正确处理产程,严密观察产程进展,尽早发现先兆子宫破裂的征象并进行及时处理。严格掌握使用缩宫素的指征和禁忌证,避免滥用,滴注缩宫素时应有专人看护并记录,从小剂量起,逐渐增加,严防发生过强宫缩。

2.先兆子宫破裂的护理

密切观察产程进展,注意胎儿心率变化。待产时,如果宫缩过强过频,下腹部压痛明显,或出现病理性缩复环时,及时报告医师,停止缩宫素等一切操作,严密监测产妇生命体征,根据医嘱使用抑制宫缩药物。

3.子宫破裂的护理

迅速开放静脉通路,短时间内补充液体、输血,补足血容量,同时吸氧、保暖,纠正酸中毒,进行抗休克处理,根据医嘱做好手术前各项准备,严密监测产妇生命体征、24小时出入量,各种实验室检查结果,评估出血量,根据医嘱使用抗生素防止感染。

4.心理支持

协助医师根据产妇的情况,向产妇及家属解释病情治疗计划,取得家属的支持和产妇的配合。如果出现胎儿死亡的产妇,要努力开解其悲伤的心情,鼓励其说出内心感受,为其提供安静的环境,同时给予关心和生活上的护理,努力帮助其接受现实,调整情绪,为产妇提供相应的产褥期休养计划,做好关于其康复的各种宣教。

(田 园)

第六节 产褥感染

产褥感染是指分娩时及产褥期生殖道受病原体感染,引起局部和全身的炎性变化。发病率为1%～7.2%,是产妇死亡的四大原因之一。产褥病率是指分娩24小时以后的10天内用口表每天测量4次,体温有2次达到或超过38℃。可见产褥感染与产褥病率的含义不同。虽然造成产褥病率的原因以产褥感染为主,但也包括产后生殖道以外的其他感染与发热,如泌尿系统感染、乳腺炎、上呼吸道感染等。

一、病因

(一)感染来源

1.自身感染

正常孕妇生殖道或其他部位的病原体,当出现感染诱因时使机体抵抗力低下而致病。孕妇生殖道病原体不仅可以导致产褥感染,而且在孕期即可通过胎盘、胎膜、羊水间接感染胎儿,并导致流产、早产、死胎、IUGR、胎膜早破等。有些病原体造成的感染,在孕期只表现出阴道炎、宫颈炎等局部症状,常常不被患者重视,而在产后机体抵抗力低下时发病。

2.外来感染

由被污染的衣物、用具、各种手术器械、物品等接触患者后引起感染,常常与无菌操作不严格有关。产后住院期间探视者、陪伴者的不洁护理和接触,是引起产褥感染极其重要的来源,也是极容易被疏忽的感染因素,应引起产科医师、医院管理者的高度重视。

(二)感染病原体

引起产褥感染的病原体种类较多,较常见者有链球菌、大肠埃希菌、厌氧菌等,其中内源性需氧菌和厌氧菌混合感染的发生有逐渐增高的趋势。需氧性链球菌是外源性感染的主要致病菌,有极强的致病力、毒力和播散力,可致严重的产褥感染。大肠埃希菌属包括大肠埃希菌及其相关的革兰氏阴性杆菌、变形杆菌等,也为外源性感染的主要致病菌之一,也是菌血症和感染性休克最常见的病原体。在阴道、尿道、会阴周围均有寄生,平常不致病,产褥期机体抵抗力低下时可迅速增殖而发病。厌氧性链球菌存在于正常阴道中,当产道损伤、机体抵抗力下降,可迅速大量繁殖,并与大肠埃希菌混合感染,其分泌物异常恶臭。

(三)感染诱因

1.一般诱因

机体对入侵的病原体的反应,取决于病原体的种类、数量、毒力,以及机体自身的免疫力。女性生殖器官具有一定的防御功能,任何削弱产妇生殖道和全身防御功能的因素均有利于病原体的入侵与繁殖,如贫血、营养不良,和各种慢性疾病,如肝功能不良、妊娠合并心脏病、糖尿病,等等,以及临近预产期前性交、羊膜腔感染。

2.与分娩相关的诱因

(1)胎膜早破:完整的胎膜对病原体的入侵起着有效的屏障作用,胎膜破裂导致阴道内病原体上行性感染。是病原体进入宫腔并进一步入侵输卵管、盆腔、腹腔的主要原因。

（2）产程延长、滞产、多次反复的肛查和阴道检查增加了病原体入侵机会。

（3）剖宫产操作中无菌措施不严格、子宫切口缝合不当，导致子宫内膜炎的发生率为阴道分娩的20倍，并伴随严重的腹壁切口感染，尤以分枝杆菌所致者为甚。

（4）产程中宫内仪器使用不当或使用次数过多、使用时间过长，如宫内胎儿心电监护、胎儿头皮血采集等，将阴道及宫颈的病原体直接带入宫腔而感染。宫内监护超过 8 小时者，产褥病率可达 71%。

（5）各种产科手术操作（产钳助产、胎头吸引术、臀牵引等），以及产道损伤、产前产后出血、宫腔填塞纱布、产道异物、胎盘残留，等等，均为产褥感染的诱因。

二、分型及临床表现

发热、腹痛和异常恶露是最主要的临床表现。由于机体抵抗力不同，炎症反应程度、范围和部位的不同，临床表现有所不同。根据感染发生的部位可将产褥感染分为以下几种类型。

（一）急性外阴、阴道、宫颈炎

此常由于分娩时会阴损伤或手术产、孕前有外阴阴道炎者而诱发，表现为局部灼热、坠痛、肿胀，炎性分泌物刺激尿道可出现尿痛、尿频、尿急。会阴切口或裂伤处缝线嵌入肿胀组织内，针孔流脓。阴道与宫颈感染者其黏膜充血、水肿、溃疡、化脓，日久可致阴道粘连甚至闭锁。病变局限者，一般体温不超过38 ℃，病情发展可向上或宫旁组织，导致盆腔结缔组织炎。

（二）剖宫产腹部切口、子宫切口感染

剖宫产术后腹部切口的感染多发生于术后 3～5 天，局部红肿、触痛。组织侵入有明显硬结，并有浑浊液体渗出，伴有脂肪液化者其渗出液可呈黄色浮油状，严重患者组织坏死，切口部分或全层裂开，伴有体温明显升高，超过 38 ℃。Soper 报道剖宫产术后的持续发热主要为腹部切口的感染，尤其是普通抗生素治疗无效者。

据报道，3.97% 的剖宫产术患者有切口感染、愈合不良，常见的原因有合并糖尿病、妊娠期高血压疾病、贫血等。剖宫产术后子宫切口感染者则表现为持续发热，早期低热多见，伴有阴道出血增多，甚至晚期产后大出血，子宫切口缝合过紧过密是其因素之一。妇检子宫复旧不良、子宫切口处压痛明显，B 超检查显示子宫切口处隆起呈混合性包块，边界模糊，可伴有宫腔积液（血），彩色多普勒超声检查显示有子宫动脉血流阻力异常。

（三）急性子宫内膜炎、子宫肌炎

此为产褥感染最常见的类型，由病原体经胎盘剥离而侵犯至蜕膜所致者为子宫内膜炎，侵及子宫肌层者为子宫肌炎，两者常互相伴随。临床表现为产后 3～4 天开始出现低热，下腹疼痛及压痛，恶露增多且有异味，如早期不能控制，病情加重，出现寒战、高热、头痛、心率加快、白细胞及中性粒细胞增高，有时因下腹部压痛不明显及恶露不一定多而容易误诊。Figucroa 报道急性子宫内膜炎的患者 100% 有发热，61.6% 其恶露有恶臭，60% 患者子宫压痛明显。最常培养分离出的病原体主要有溶血性葡萄球菌、大肠埃希菌、链球菌等。当炎症波及子宫肌壁时，恶露反而减少，异味也明显减轻，容易误认为病情好转。感染逐渐发展可于肌壁间形成多发性小脓肿，B 超检查显示子宫增大复旧不良、肌层回声不均，并可见小液性暗区，边界不清。如继续发展，可导致败血症甚至死亡。

（四）急性盆腔结缔组织炎、急性输卵管炎

此多继发于子宫内膜炎或宫颈深度裂伤，病原体通过淋巴道或血行侵及宫旁组织，并延及输

卵管及其系膜。临床表现主要为一侧或双侧下腹持续性剧痛,妇检或肛查可触及宫旁组织增厚或有边界不清的实质性包块,压痛明显,常常伴有寒战和高热。炎症可在子宫直肠聚积聚形成盆腔脓肿,如脓肿破溃则向上播散至腹腔。如侵及整个盆腔,使整个盆腔增厚呈巨大包块状,不能辨别其内各器官,整个盆腔似乎被冻结,称为"冰冻骨盆"。

(五)急性盆腔腹膜炎、弥漫性腹膜炎

炎症扩散至子宫浆膜层。形成盆腔腹膜炎,继续发展为弥漫性腹膜炎,出现全身中毒症状:高热、寒战、恶心、呕吐、腹胀、下腹剧痛,体检时下腹明显压痛、反跳痛。产妇因产后腹壁松弛,腹肌紧张多不明显。腹膜炎性渗出及纤维素沉积可引起肠粘连,常在直肠子宫陷凹形成局限性脓肿,刺激肠管和膀胱导致腹泻、里急后重及排尿异常。病情不能彻底控制者可发展为慢性盆腔炎。

(六)血栓性静脉炎

细菌分泌肝素酶分解肝素导致高凝状态,加之炎症造成的血流淤滞静脉脉壁损伤,尤其是厌氧菌和类杆菌造成的感染极易导致血栓性静脉炎。可累及卵巢静脉、子宫静脉、髂内静脉、髂总静脉及下腔静脉,病变常为单侧性,患者多在产后 1～2 周,继子宫内膜炎之后出现寒战、高热、反复发作,持续数周,不易与盆腔结缔组织炎鉴别。下肢血栓性静脉炎者:病变多位于一侧股静脉和腘静脉及大隐静脉,表现为弛张热、下肢持续性疼痛、局部静脉压痛或触及硬索状包块,血液循环受阻,下肢水肿,皮肤发白,称为股白肿。可通过彩色多普勒超声血流显像检测确诊。

(七)脓毒血症及败血症

病情加剧则细菌进入血液循环引起脓毒血症、败血症,尤其是当感染血栓脱落时,可致肺、脑、肾脓肿或栓塞死亡。

三、处理原则

治疗原则是抗感染。辅以整体护理、局部病灶处理、手术或中医中药治疗。

(一)支持疗法

纠正贫血与电解质紊乱,增强免疫力。半卧位以利脓液流于陶氏腔,使之局限化。进食高蛋白、易消化的食物,多饮水,补充维生素,纠正贫血和水、电解质紊乱。发热者以物理退热方法为主,高热者酌情给予 50～100 mg 双氯芬酸栓塞肛门退热,一般不使用安替比林退热,以免体温不升。重症患者应少量多次输新鲜血或血浆、清蛋白,以提高机体免疫力。

(二)清除宫腔残留物

有宫腔残留者应予以清宫,对外阴或腹壁切口感染者可采用物理治疗,如红外线或超短波局部照射,有脓肿者应切开引流,盆腔脓肿者行阴道后穹隆穿刺或切肿引流,并取分泌物培养及药物敏感试验。严重的子宫感染,经积极的抗感染治疗无效,病情继续扩展恶化者,尤其是出现败血症、脓毒血症者,应果断及时地行子宫全切术或子宫次全切除术,以清除感染源,拯救患者的生命。

(三)抗生素的应用

应注意需氧菌与厌氧菌及耐药菌株的问题。感染严重者。首选广谱高效抗生素,如青霉素、氨苄阿林、头孢类或喹诺酮类抗生素等,必要时进行细菌培养及药物敏感试验,并应用相应的有效抗生素。可短期加用肾上腺糖皮质激素,提高机体应激能力。

（四）活血化瘀

血栓性静脉炎者产后在抗感染同时，加用肝素 48～72 小时，即肝素 50 mg 加 5％葡萄糖溶液静脉滴注，6～8 小时一次，体温下降后改为每天 2 次，维持 4～4 天，并口服双香豆素、双嘧达莫（潘生丁）等。也可用活血化瘀中药及溶栓类药物治疗。若化脓性血栓不断扩散，可考虑结扎卵巢静脉、髂内静脉等，或切开病变静脉直接取栓。

四、护理

（一）护理评估

1.病史

认真进行全身及局部体检，注意有无引起感染的诱因，排除可致产褥病率的其他因素或切口感染等，查血尿常规、C 反应蛋白（CRP）、红细胞沉降率（ESR）则有助于早期诊断。

2.身心状况

通过全身检查，三合诊或双合诊检查，有时可触到增粗的输卵管或盆腔脓肿包块，辅助检查如 B 超、彩色超声多普勒、CT、磁共振等检测手段能对产褥感染形成的炎性包块、脓肿，以及静脉血栓作出定位及定性诊断。

3.辅助检查

病原体的鉴定对产褥感染诊断与治疗非常重要，方法有以下几种。

（1）病原体培养：常规消毒阴道与宫颈后，用棉拭子通过宫颈管。取宫腔分泌物或脓液进行需氧菌和厌氧菌的双重培养。

（2）分泌物涂片检查：若需氧培养结果为阴性，而涂片中出现大量细菌，应疑厌氧菌感染。

（3）病原体抗原和特异抗体检查：已有许多商品药盒问世，可快速检测。

（二）护理诊断

（1）疼痛：与产褥感染有关。

（2）体温过高：与伤口、宫内等感染有关。

（3）焦虑：与自身疾病有关。

（三）护理目标

（1）产妇疼痛减轻，体温正常。

（2）产妇感染得到控制，舒适感增加。

（3）产妇焦虑减轻或消失，能积极配合治疗。

（四）护理措施

（1）卧床休息：取半卧位，有利于恶露的排出及炎症的局限。

（2）注意观察子宫复旧情况：给予宫缩剂即缩宫素，促使子宫收缩，及时排出恶露。

（3）饮食：增强营养，提高机体抵抗力，高热量、高蛋白、高维生素、易消化饮食。产后 3 天内不能吃过于油腻、汤太多的食物。饮食中必须含足量的蛋白质、矿物质及维生素。少食或不食辛辣刺激性食物。保持精神愉快，心情舒畅，避免精神刺激。

（4）体温升高的护理：严密观察体温、脉搏，每 4 小时测量 1 次，体温在 39 ℃以上者，可采取物理降温（冰帽、温水、酒精擦洗），鼓励患者多饮水。

（5）食欲缺乏者：可静脉补液，注意纠正酸中毒，纠正电解质紊乱，必要时输血。

（6）保持会阴部清洁、干燥：每天消毒、擦洗外阴 2 次；会阴水肿严重者，可用 50％硫酸镁湿热敷;会阴伤口感染扩创引流者每天用消毒液换药或酌情坐浴;盆腔脓肿切开者,注意引流通畅。

(7)抗感染治疗:使用大剂量的抗生素。应用抗生素的原则是早用、快速、足量;对于严重的病例要采取联合用药(氨苄霉素、庆大霉素、卡那霉素、甲硝唑等);必要时取分泌物做药敏试验。

(8)下肢血栓性静脉炎:卧床休息,局部保暖并给予热敷,以促进血液循环而减轻肿胀,注意抬高患肢,防栓子脱落栓塞肺部。急性期过后,指导和帮助患者逐渐增加活动。

(9)做好患者的口腔、乳房护理感染患者实施床边隔离,尤其是患者使用的便盆要严格隔离,防止交叉感染;及时消毒患者用物,产妇出院后应严格消毒所用物品。

(五)护理评价

(1)产妇疼痛减轻,体温正常。

(2)产妇感染得到控制,舒适感增加。

(3)产妇焦虑减轻或消失,积极配合治疗。

(田　园)

第七节　产褥期抑郁症

产褥期抑郁症又称产后抑郁症,是指产妇在分娩后出现抑郁症状,是产褥期精神综合征中最常见的一种类型。易激惹、恐怖、焦虑、沮丧和对自身及婴儿健康过度担忧,常失去生活自理及照料婴儿的能力,有时还会陷入错乱或嗜睡状态。多于产后2周发病,于产后4～6周症状明显,既往无精神障碍史。有关其发生率,国内研究资料多为10%～18%,国外资料高达30%以上。

一、病因

病因与生理、心理及社会因素密切相关。其中,B型血性格、年龄偏小、独生子女、不良妊娠结局对产妇的抑郁情绪影响很大。此外,与缺乏妊娠、分娩及小儿喂养常识也有一定关系。

(一)社会因素

家庭对婴儿性别的敏感,以及孕期发生不良生活事件越多,越容易患产褥期抑郁症。孕期、分娩前后诸如孕期工作压力大、失业、夫妻分离、亲人病丧等生活事件的发生,以及产后体形改变,都是患病的重要诱因。产后遭到家庭和社会的冷漠,缺乏帮助与支持,也是致病的危险因素。

(二)遗传因素

遗传因素是精神障碍的潜在因素。有精神病家族史,特别是有家族抑郁症病史的产妇。产褥期抑郁症的发病率高。在过去有情感性障碍的病史、经前抑郁症史等均可引起该病。

(三)心理因素

由于分娩带来的疼痛与不适使产妇感到紧张恐惧,出现滞产、难产时,产妇的心理准备不充分,紧张、恐惧的程度增加,导致躯体和心理的应激增强,从而诱发产褥期抑郁症的发生。

二、临床表现

心情沮丧、情绪低落、易激惹、恐怖、焦虑,对自身及婴儿健康过度担忧,失去生活自理及照料婴儿能力,有时会出现嗜睡、思维障碍、迫害妄想,甚至伤婴或出现自杀行为。

三、处理原则

产褥期抑郁症通常需要治疗,包括心理治疗和药物治疗。

(一)心理治疗

通过心理咨询,以解除致病的心理因素(如婚姻关系不良、想生男孩却生女孩、既往有精神障碍史等)。对产褥妇多加关心和无微不至的照顾,尽量调整好家庭中的各种关系,指导其养成良好睡眠习惯。

(二)药物治疗

应用抗抑郁症药,主要是选择 5-羟色胺再吸收抑制剂、三环类抗抑郁药等,例如,帕罗西汀以 20 mg/d 为开始剂量,逐渐增至 50 mg/d 口服;舍曲林以 50 mg/d 为开始剂量,逐渐增至 200 mg/d 口服;氟西汀以 20 mg/d 为开始剂量,逐渐增至 80 mg/d 口服;5 mg/d 阿米替林以 50 mg/d 为开始剂量,逐渐增至 150 mg/d 口服等。这类药物优点为不进入乳汁中,故可用于产褥期抑郁症。

(三)BN-脑神经平衡疗法

世界精神病学协会(WPA)、亚洲睡眠研究会(ASRS)、抑郁症防治国际委员会(PTD)、中国红十字会全国精神障碍疾病预防协会、广州海军医院精神病治疗中心宣布,治疗精神疾病技术的新突破:BN-脑神经介入平衡疗法为精神科领域治疗权威技术正式在广州海军医院启动。BN-脑神经介入平衡疗法引进当今世界最为先进的脑神经递质检测技术,打破了传统的诊疗手段,采用全球最尖端测量设备,结合BN-脑神经介入平衡疗法开创精神科领域检测治疗新标准。

四、诊断标准

产褥期抑郁症至今尚无统一的诊断标准。美国精神病学会(1994)在《精神疾病的诊断与统计手册》一书中,制定了产褥期抑郁症的诊断标准。在产后 2 周内出现下列 5 条或 5 条以上的症状,必须具备①②两条:①情绪抑郁;②对全部或多数活动明显缺乏兴趣或愉悦;③体重显著下降或增加;④失眠或睡眠过度;⑤精神运动性兴奋或阻滞;⑥疲劳或乏力;⑦遇事皆感毫无意义或自罪感;⑧思维力减退或注意力溃散;⑨反复出现死亡想法。

五、护理

(一)引导解决心理问题

耐心倾听产妇的诉说,做好心理疏导工作,解除产妇不良的社会、心理因素,减轻产妇的心理负担。

(二)关心、体贴产妇

加强与产妇的沟通,取得其信任,缓解其焦虑情绪。

(三)指导、帮助产妇

进行母乳喂养、照顾婴儿,使产妇逐步适应母亲角色,增强产妇的自信心。

(四)做好基础护理工作

使产妇感到舒适,缓解躯体症状,并指导产妇养成良好的睡眠习惯。

(五)重视高危因素

对存在抑郁症的高危因素、有焦虑症状及手术结束妊娠的产妇应高度重视,加强心理关怀与生活护理。

(六)发动产妇的家庭成员及其他的支持系统

使他们理解、关心产妇,多与产妇进行交流沟通,形成良好的家庭氛围。

(七)做好出院指导

出院时做好指导工作,并定期随访,提供心理咨询,解决产妇的心理问题。

六、预防

(一)加强对孕妇的精神关怀

利用孕妇学校等多种渠道普及有关妊娠、分娩常识,减轻孕妇妊娠、分娩的紧张、恐惧心情,完善自我保健。

(二)运用医学心理学、社会学知识

对孕妇在分娩过程中,多关心和爱护,对于预防产褥期抑郁症行积极意义。

(田 园)

第八节 晚期产后出血

晚期产后出血是指分娩 24 小时后,在产褥期内发生的子宫大量出血,出血量超过 500 mL。产后1～2周发病最常见,也有迟至产后 6 周发病,又称产褥期出血。晚期产后出血发生率的高低与各地产前保健及产科质量水平密切相关。近年来,随着各地剖宫产率的升高,晚期产后出血的发生率有上升趋势。

一、病因

(一)胎盘、胎膜残留

胎盘、胎膜残留是最晚期产后出血常见的病因,多发生于产后 10 天左右。黏附在子宫腔内的小块胎盘组织发生变性、坏死、机化,可形成胎盘息肉。当坏死组织脱落时,基底部血管开放,引起大量出血。

(二)蜕膜残留

产后 1 周内正常蜕膜脱落并随恶露排出,若蜕膜剥离不全或剥离后长时间残留在宫腔内诱发子宫内膜炎症,影响子宫复旧,可引起晚期产后出血。

(三)子宫胎盘附着部位复旧不全

胎盘娩出后,子宫胎盘附着部位即刻缩小,可有血栓形成,随着血栓机化,可出现玻璃样变,血管上皮增厚,管腔变窄、堵塞,胎盘附着部位边缘有内膜向内生长,内膜逐渐修复,此过程需6～8周。如果胎盘附着面复旧不全,可使血栓脱落,血窦重新开放,导致子宫大量出血。

(四)感染

感染以子宫内膜炎为多见,炎症可引起胎盘附着面复旧不全及子宫收缩不佳,导致子宫大量出血。

（五）剖宫产术后

子宫切口裂开多见于子宫下段剖宫产横切口两侧端,其主要原因有感染与伤口愈合不良。

（六）其他

妊娠合并凝血功能障碍性疾病;胎盘部位滋养细胞肿瘤、子宫黏膜下肌瘤、子宫内膜息肉、宫腔内异物、宫颈糜烂、宫颈恶性肿瘤等均可能引起晚期产后出血。诊断依靠妇科检查血或尿HCG测定、X线或CT检查、B超检查及宫腔刮出物病理检查等。

二、临床表现

产后出血的主要临床表现为阴道流血过多,产后24小时内流血量超过500 mL,继发出血性休克及易于发生感染。随病因的不同,其临床表现也有差异。

（一）阴道流血

胎盘胎膜残留、蜕膜残留表现为血性恶露持续时间延长,以后反复出血或突然大量流血。检查发现:①子宫复旧不全:宫口松弛,有时可触及残留组织。②子宫胎盘附着面感染或复旧不全:表现为突然大量阴道流血,检查发现子宫大而软、宫口松弛,阴道及宫口有血块堵塞。③剖宫产术后:子宫伤口裂开多发生于术后2～3周,出现大量阴道流血,甚至引起休克。

（二）腹痛和发热

常合并感染,伴有恶露增加,有恶臭。

（三）全身症状

继发性贫血,甚至出现失血性休克而危及生命。

三、处理原则

针对不同出血原因引起的产后出血,采取以下相应的措施。

（一）少量或中等量阴道流血

应给予足量广谱抗生素及子宫收缩剂。

（二）疑有胎盘、胎膜、蜕膜残留或胎盘附着部位复旧不全者

应行刮宫术。刮宫前做好备血,建立静脉通路及开腹手术准备,刮出物送病理检查,以明确诊断。刮宫后应继续给予抗生素及子宫收缩剂。

（三）疑有剖宫产后子宫切口裂开

仅少量阴道流血可先住院给予广谱抗生素及支持疗法,密切观察病情变化;若阴道流血多量,可作剖腹探查;若切口周围组织坏死范围小,炎症反应轻微,可作清创缝合及髂内动脉、子宫动脉结扎止血或行髂内动脉栓塞术;若组织坏死范围大,酌情作子宫次全切除术或子宫全切术。

四、护理

（一）护理评估

1.病史

详细询问患者有无产后出血史、剖宫产史等,询问产妇在分娩过程中有无胎盘、胎膜残留,有无下腹痛、低热或产后低热史。若为剖宫产术后,应注意剖宫产前或术中特殊情况及术后恢复情况,尤其应注意术后有无发热等情况,同时应排除全身出血性疾病。

2.身心状况

症状和体征除阴道流血外,一般可有腹痛和发热。双合诊检查应在严密消毒、输液、备血等有抢救条件下进行。检查可发现子宫增大、软,宫口松弛,可以食指轻触子宫下段剖宫产者切口部位,了解切口愈合情况。

3.辅助检查

(1)血常规:了解贫血和感染情况。

(2)超声检查:了解子宫大小、宫腔有无残留物及子宫切口愈合情况。

(3)病原菌和药物敏感性试验:选择有效广谱抗生素。

(4)血 β-HCG 测定:有助于排除胎盘残留及绒毛膜癌。

(5)病理学检查:宫腔刮出物或切除子宫标本,送病理检查。

(二)护理诊断

1.组织灌注不足

组织灌注不足与阴道大量出血有关。

2.潜在并发症

潜在并发症出血性休克。

3.恐惧

恐惧与阴道大量出血致生命威胁有关。

(三)护理目标

(1)产妇经过治疗,出血能得到控制,生命体征恢复正常。

(2)产妇的血容量恢复,组织灌注良好。

(3)产妇能积极配合治疗及护理,生理及心理上的舒适感增加。

(四)护理措施

1.预防

(1)术前预防:剖宫产时做到合理选择切口,避免子宫下段横切口两侧角部撕裂及合理缝合。

(2)产后检查:产后应仔细检查胎盘、胎膜,如有残缺,应及时取出。在不能排除胎盘残留时,以进行宫腔探查为宜。

(3)预防感染:术后应用抗生素预防感染,严格无菌操作。

2.产后 24 小时后的护理

应严密观察产妇恶露量颜色、气味及子宫复旧情况,保持会阴及切口清洁干燥,严密观察体温、脉搏、呼吸、血压变化,必要时对产妇做进一步的相关检查,例如,B超检查,以检查宫内情况。

3.失血性休克患者的护理

为患者提供安静的环境,保证其舒适和休息。严密观察出血征象,观察皮肤颜色、血压、脉搏。观察子宫复旧情况、有无压痛等。遵医嘱使用抗生素防治感染,遵医嘱进行输血。

4.心理护理

绝大多数患者对出血存在恐慌心理,应在做好抢救及护理工作的同时,安慰患者,做好解释工作,对患者细心、热情,解除其紧张心理,保持镇静,积极配合医师、护士进行诊治。

(五)护理评价

(1)产妇经过治疗出血得到控制,生命体征恢复正常。

（2）产妇的血容量恢复，组织灌注良好。

（3）产妇积极配合治疗及护理，主诉生理及心理上的舒适感增加。

（田　园）

第九节　产后泌尿系统感染

有2%～4%的产后妇女发生泌尿系统感染，常见的类型有膀胱炎和肾盂肾炎。产后泌尿系统感染的原因通常有下列几种：①分娩前后的导尿、导尿管消毒不全或手不洁，无菌技术执行不彻底。②膀胱过度膨胀因尿道周围组织受压而发生水肿，产妇于分娩后第一天至五、六天不能自解小便，引起尿潴留。另一种导致膀胱过度膨胀的因素是分娩时膀胱受压迫，肌肉失去收缩力，不能将膀胱内的尿液完全排出，引起尿潴留（往往患者自解小便后尚可导尿出50至数百毫升的尿液）。以上无论是无法排尿或余尿，均会造成膀胱过度膨胀，而易引起膀胱炎。③产后受伤的膀胱黏膜水肿、充血，是细菌易滋生的原因。④因黄体素的影响使膀胱张力变差。⑤由于子宫的压迫，又因右侧输尿管在解剖上的位置（较左侧肾脏低），而使右侧肾脏有暂时性肥大，易被细菌感染，临床上称之为肾盂肾炎。⑥产后因腹腔压力的改变，不知尿胀或上厕所解不干净。⑦上厕所擦拭卫生纸的方向不对，应由尿道口往肛门口方向擦拭，以免将肛门口的大肠埃希菌带至尿道口，造成上行性感染至膀胱，引起膀胱炎，再感染到肾脏引起肾盂肾炎。

一、护理评估

（一）病史
患者过去是否有泌尿系统感染史，本次分娩的情况及分娩后膀胱功能的恢复情况。

（二）诱发因素
了解分娩前后泌尿系统感染的诱发因素

（三）症状、体征

1.膀胱炎

其症状在产后2～3天出现。患者表现为尿频、尿急、尿痛、尿潴留、耻骨联合上方或会阴处不适，解到最后会出现排尿困难，有烧灼感，甚至有血尿出现，可有低热。

2.肾盂肾炎

症状通常在产后第3天出现，也会迟至第21天才出现。患者表现为腰部疼痛（一侧或两侧）、寒战、高热、尿频、排尿困难、恶心、呕吐等。

（四）心理变化
患者出现症状后，可表现出焦虑、烦躁不安等不良心理反应，急切盼望解除症状，增加舒适。

（五）实验室检查
尿液检查：尿常规检查可见许多脓细胞、白细胞、红细胞，尿液的颜色也变得混浊，有臭味。
尿液细菌培养：取清洁中段尿培养，若1 mL尿液中的细菌数大于10万个则表示有感染。

二、护理诊断

(一)排尿异常

其与泌尿系统感染引起排尿困难、尿频、尿急等有关。

(二)疼痛

其与肾盂肾炎、膀胱炎有关。

(三)尿潴留

其与产后尿道和膀胱张力降低、对充盈不敏感或因会阴部创伤疼痛使产妇不敢排尿等有关。

三、护理目标

(1)患者的排尿功能恢复正常。

(2)患者的泌尿系统感染症状消失。

(3)患者能陈述预防泌尿系统感染的有关知识。

四、护理措施

(一)排空膀胱,预防泌尿系统感染

1.分娩中

分娩过程中尽量排空膀胱

2.产后膀胱排空

至少每 2～4 小时督促产妇排空膀胱一次,可除去感染尿液,避免尿液淤积和膀胱过度膨胀。

3.及时检查产后膀胱

膀胱是否充盈过度,若触到耻骨联合上方有一肿块凸出、胀满、且叩诊出现过度回响声时,应及时处理:可利用各种方法鼓励排尿,如听流水声、会阴冲洗、下床至厕所解尿、于耻骨联合处加压、提供排尿隐秘性等,必要时遵医嘱给予新斯的明 0.5 mg,肌内注射或导尿处理。

4.无法自行排尿者

无法自行排尿且有持续余尿 60 mL 以上者则给予留置导尿管,待膀胱水肿减轻后(约两天内)可拔除留置导尿。

(二)减轻症状,控制感染,防止病情恶化

1.急性感染期应卧床休息

卧床休息能减少废物产生,待症状减轻后再下床活动。

2.鼓励患者多饮水

每天需饮 4 000 mL 以上,以稀释尿液中的细菌,达到冲洗膀胱的目的。鼓励摄取营养丰富、易消化、少刺激的食物。

3.遵医嘱使用敏感、有效的抗生素

通常需持续使用 10～14 天,直到症状完全消失。服药的同时定期做尿液培养,及时更换有效的抗生素。

4.必要时遵医嘱使用抗痉挛和止痛剂

必要时遵医嘱使用抗痉挛和止痛剂以缓解患者的疼痛不适。

5.湿热敷

在下腹部可给予湿热敷,以减少腹部受压及减轻疼痛和痉挛。

6.加强会阴部的护理

每天可予会阴部抹洗两次,并告之排便后需冲洗会阴部,使用卫生纸必须按由前往后的方向擦拭,以免大肠埃希菌感染。

7.发热的护理

若有发热,则按发热患者进行护理,如调节被盖、室温、多喝水,必要时给予温水擦浴、静脉输液或使用退热剂等。

(三)健康教育和出院指导

1.做好解释工作

向患者解释泌尿系统感染的诱发因素、症状及治疗,说明按时服药的重要性。指导其在症状消失后需继续服用抗生素二周,停药一周后应再做一次尿液培养,于治疗后一年内仍应定期追踪检查。

2.指导产妇建立良好的个人卫生习惯

平时注意多饮水,及时排空膀胱;勤换内裤,注意会阴部卫生;性交前后均需多喝水并排尿,有助于冲走尿道口的细菌,以减少泌尿系统感染的机会。

五、评价

(1)患者恢复正常的排尿功能。

(2)患者出院时泌尿系统感染的症状完全消失,尿液检查和细菌培养阴性。

(3)患者能列举预防泌尿系统感染的措施。

(田　园)

第十三章

助 产 护 理

第一节　助产操作技术

一、守(观察)宫缩

(一)目的

定时连续观察子宫收缩持续时间、间歇期时间、强度及节律,并及时记录。这是了解产程进展的重要手段,发现异常及早处理。

(二)物品准备

无须特殊物品准备。

(三)操作步骤

(1)评估当时孕妇产程进展情况,了解宫口开大、先露下降、是否破膜等。

(2)助产士坐在产妇一侧,将手掌放于产妇腹壁宫底处,感觉宫缩时宫体部隆起变硬,间歇期松弛变软,连续观察3次宫缩持续时间、强度、间歇时间及规律性,方可记录。

(3)产程中每1～2小时观察记录一次。

(四)注意事项

(1)在连续3次宫缩观察期间,助产士的手不得离开产妇腹壁,手掌自然放松,不得施压刺激子宫。

(2)宫缩观察记录包括:子宫收缩持续时间、间歇期时间、强度及节律。

(3)产程开始时子宫收缩持续时间较短(约30秒)且弱,间歇期时间较长(5～6分钟),随着产程进展,持续时间渐长(50～60秒)且强度不断增加,间歇期时间渐短(2～3分钟)。

二、四步触诊法

(一)目的

通过对孕妇的腹部触诊,评估宫底高度、胎儿大小、胎方位、胎先露是否入盆或衔接。

(二)物品准备

测量用皮尺。

（三）操作步骤

（1）操作者洗手后至孕妇床旁，向孕妇解释四步触诊检查的目的。

（2）指导孕妇平卧，双腿屈膝，解开衣服暴露出腹部。

（3）触诊操作检查。

第一步：检查者站在孕妇右侧，双手置于宫底部，了解子宫底部形状，用皮尺测量子宫底高度，评估胎儿大小与妊娠周数是否相符。用手相对在子宫底轻轻触摸，分辨子宫底部胎儿部分是头还是臀。

第二步：检查者双手平放于孕妇腹部两侧，一手固定，另一手轻按检查，两手交替辨别胎背及四肢，如触到平坦部分即为胎儿背部。

第三步：检查者右手置于耻骨联合上方，拇指与其他四指分开，轻轻深按并握住胎儿先露部，进一步查清是头或臀，左右推动胎先露确定是否与骨盆衔接。若胎儿先露部仍可左右移动，表示尚未衔接入盆。若不能移动，表明先露已衔接入盆。

第四步：检查者面向孕妇足端，两手放于先露部两侧，轻轻向骨盆入口方向深压，再次核对胎先露部分与第一步手法判断是否相符，并确定胎先露部入盆程度。

（4）检查完毕，协助孕妇整理好衣服，取舒适卧位或将孕妇扶起。

（5）检查者洗手，告诉孕妇检查结果并记录。

（四）注意事项

（1）检查者温暖双手后方可操作，避免孕妇感觉不适。

（2）检查时注意遮挡孕妇保护隐私。

（3）检查时注意为孕妇保暖，减少不必要的暴露。

（4）检查时注意动作轻柔。

三、阴道检查

（一）目的

检查宫口开大情况，了解产程进展，骨盆内径线，胎先露下降水平及胎方位等。

（二）物品准备

无菌敷料罐一个，无菌纱布若干放于敷料罐中。聚维酮碘原液一瓶，将适量的聚维酮碘原液倒入上述敷料罐中，以浸透纱布为宜，无菌镊子罐（干罐）一个。

（三）操作步骤

（1）检查者戴好帽子、口罩。

（2）按六步洗手法将双手洗干净，戴单只无菌手套（检查者右手。）

（3）用聚维酮碘原液纱布消毒外阴部。外阴消毒范围和顺序为：阴裂、双侧小阴唇、双侧大阴唇、会阴体、肛门。

（4）检查者用右手示指和中指轻轻进入阴道进行检查。检查内容：宫口扩张程度，是否有水肿、胎先露下降程度，胎膜是否破裂、骨盆内壁形态、径线等。

（5）检查完毕后，脱去手套，帮助孕妇整理衣服，告知检查结果并记录。

（四）注意事项

（1）检查时注意为孕妇保暖，注意保护孕妇隐私（可使用隔帘或屏风）。

（2）注意检查时手法，避免阴道检查时造成人工剥膜和人工破膜。

四、产时会阴冲洗(分娩或阴道操作前的会阴清洁和消毒)

(一)目的

在进行阴道或宫腔无菌操作前,对外阴进行清洁和消毒,避免阴道、宫腔检查和接产时造成生殖道上行感染。产时会阴冲洗临床通常应用于接产、内诊、人工破膜、阴道手术操作、宫腔操作等技术之前的准备。

(二)物品准备

冲洗盘1个,内有:盛39~41 ℃温水500 mL的容器2个、无菌镊子罐1个、无菌镊子4把、无菌敷料罐2个(其中1个盛放10%~20%肥皂水纱布,另一个盛放聚维酮碘纱布)、无菌接生巾1块、一次性冲洗垫一个、污水桶1个。

(三)操作步骤

(1)向孕妇或产妇解释操作内容,目的是取得她们的配合。协助孕妇或产妇取仰卧位,脱去裤子和内裤,双腿屈曲分开充分暴露外阴部,操作人员站在床尾部或右侧。

(2)将产床调节成床尾稍向下倾斜的位置,并将孕妇或产妇腰下的衣服向上拉,以免冲洗时打湿衣服。

(3)清洁操作。

用第一把镊子夹取肥皂水纱布一块,清洁顺序为:阴阜→左右腹股沟→左右大腿内侧上1/3~1/2处→会阴体→两侧臀部,擦洗时稍用力,要将皮肤处的血迹、污物等清洁干净,然后弃掉纱布。

从无菌敷料罐中取第2块肥皂水纱布,需使用无菌镊子传递,按下列顺序清洁擦洗:阴裂→左右小阴唇→左右大阴唇→会阴体(该处稍用力,反复擦洗)→肛门,弃掉纱布及第一把镊子,此过程需要2分30秒。

用温水由外至内缓慢冲净肥皂,约需1分钟。

第2把无菌镊子夹肥皂水纱布;再按(1)、(2)、(3)程序重复冲洗一遍。

(4)消毒操作:第3把无菌镊子夹取聚维酮碘纱布一块,擦洗外阴一遍。按下列顺序:阴裂→左右小阴唇→左右大阴唇→阴阜→腹股沟→大腿内上1/3~1/2处→左右臀部→会阴体→肛门,消毒范围不要超出肥皂擦洗清洁范围,弃掉镊子。

(5)撤出臀下一次性会阴垫,垫好无菌接生巾。

(四)注意事项

(1)注意为孕妇或产妇保暖和遮挡。

(2)用水冲洗前,操作者应先测试水温,可将水倒在操作者的手腕部测水温,水温为39~41 ℃以产妇感觉适合为宜。

(3)所有冲洗用物均为灭菌物品,每天更换一次,并注明开启时间和日期,操作者严格无菌操作。

(4)冲洗过程中要注意与孕妇或产妇交流和观察产程进展,发现异常,应及时告知医师,并遵医嘱给予相应处理。

五、铺产台

(一)目的

使新生儿分娩在无菌区域内,减少产妇及新生儿的感染机会,使无菌技术得以实施。

(二)物品准备

产包内有:一号包皮 1 个、内包皮 1 个、产单 1 个、接生巾 4~6 块、长袜 2 只、计血器 1 个、持针器 1 把、齿镊 1 把、止血钳 3 把(其中至少有一把直钳)、断脐剪 1 把、脐带卷 1 个、敷料碗 2 个、长棉签 4 个、纱布 7 块、尺子 1 把、洗耳球 1 个、尾纱 1 个。

(三)操作步骤

(1)在宫缩间歇,向孕妇解释操作内容和目的,取得孕妇配合。

(2)打开新生儿辐射台提前预热(调节到 28~30 ℃,早产儿需要调节的温度更高)。

(3)接产者刷手后,取屈肘手高姿势进入产房(注意手不能高过头部,不能低于腰部)。

(4)助手按无菌原则将产包内、外包皮逐层打开。

(5)接产者穿隔离衣,检查产包内灭菌指示剂是否达消毒标准,接产者双手拿住产单的上侧两角,用两端的折角将双手包住,嘱孕妇抬起臀部,将产单的近端铺于孕妇臀下,取长袜(由助手协助抬起孕妇左腿),将一只长袜套于孕妇左腿上,助手尽量拉长袜开口处至孕妇大腿根部,在大腿外侧打结。用同样方法穿右侧长袜。

(6)接产者戴无菌手套,将一块接生巾打开,一侧反折盖于腹部,第 2 块接生巾折叠后放于孕妇会阴下方,用于保护会阴。另取 2 块接生巾,按新生儿复苏要求放置于新生儿辐射台上,一块做成肩垫,另一块用于擦拭新生儿。其余物品和器械,按接产使用顺序依次摆好,用无菌接生巾覆盖。

(7)助手将新生儿褓裸准备好,室温保持 26~28 ℃。

(四)注意事项

(1)准备物品时,检查产包有无潮湿、松散等被污染的情况,如有上述情况应更换。

(2)向孕妇解释相关内容,以取得配合。

(3)嘱孕妇及陪产家属勿触摸无菌敷料和物品。

(4)注意为孕妇保暖。

(5)铺台时接产者要注意产程进展,与孕妇保持交流,使其安心,指导孕妇宫缩时屏气用力。

六、胎心监护

(一)目的

通过描记的胎心基线、胎动时胎心变化,动态观察胎儿在宫腔内的反应。

(二)物品准备

胎心监护仪、超声耦合剂、腹带(固定探头用)。

(三)操作步骤

(1)向孕妇解释做胎心监护的目的。

(2)协助孕妇取仰卧位或坐位。

(3)用四步触诊手法了解胎方位,将胎心探头、宫腔压力探头固定于孕妇腹部,胎心探头应放在胎心最清晰的部位,宫腔压力探头应放在近宫底处。

（4）胎儿反应正常时，胎心监护只需做 20 分钟，异常时可根据情况酌情延长监护时间（胎动反应不佳时可以给予腹部适当的声音刺激或触摸刺激，促进胎动）。

（5）医师作出报告，并将所做胎心监护曲线图粘贴于病历报告单上保存。

（6）帮助孕妇整理好衣服，取舒适的卧位或坐位。

（7）整理胎心监护用物。

（四）注意事项

（1）帮助孕妇采取舒适体位，告知大约所需时间。

（2）固定胎心探头和宫腔压力探头时松紧应适度，避免孕妇不舒适。

（3）刺激胎动时，动作要轻柔适度。

（4）胎心监护结束后将结果告知孕妇。

（5）腹带应每天更换、清洁备用。

七、正常分娩接产术

（一）操作目的

规范操作流程，按分娩机转娩出胎儿，适时保护会阴，保障母婴安全。

（二）操作评估

1.适应证

评估能自然分娩的孕妇。

2.禁忌证

头盆不称；异常胎位，如臀位、面先露或胎位不清；无阴道分娩条件如骨盆狭窄、产道梗阻；宫口未开全。

（三）操作准备

1.用物准备

接生台、无菌器械包、一次性产包、消毒棉球、脐带夹（气门芯）、20 mL 针筒、长针头、2％利多卡因、生理盐水、可吸收缝线、无影灯。

2.环境准备

关门窗，调节室温 24～28 ℃；注意隐私。

3.人员准备

操作者着装规范、修剪指甲、外科洗手、戴口罩；孕妇意识清醒能配合，排空膀胱。

（四）操作步骤

（1）向孕妇解释操作目的、签署阴道分娩知情同意书。

（2）评估孕妇的精神状况、合作程度、产程进展情况及胎儿情况，做好沟通，取得配合。

（3）孕妇取舒适的自由体位，会阴消毒，铺无菌操作台。

（4）接产。操作者外科洗手，穿无菌手术衣，戴无菌手套，两人清点器械纱布，摆放好物品。阴道检查：评估会阴条件、胎方位及骨盆情况等。正确把握接生时机，正确指导产妇配合用力，一手适度控制胎儿娩出速度，一手适度保护会阴，尽可能在宫缩间歇期娩出胎头。胎头娩出后，以左手至鼻根向下颏挤压，挤出口鼻内的黏液和羊水。协助复位和外旋转，操作者左手下压胎儿颈部，协助前肩自耻骨弓下娩出，再托胎颈向上使后肩缓缓娩出（或左右手分别放置颈部上下，先左手向下轻压胎儿颈部娩前肩，再右手托胎颈向上娩出后肩）。将储血器置产妇臀下以准确计量出血量。

(5)新生儿护理:如新生儿有窒息,立即按新生儿复苏流程。①初步复苏:擦干保暖、摆正体位、清理呼吸道、刺激。②脐部护理:用气门芯或脐带夹断脐。WHO 建议晚扎脐带。③分娩后1 小时内做好新生儿早吸吮。④进行新生儿常规体检及护理。

(6)协助胎盘娩出。①确认胎盘剥离。②正确手法协助胎盘娩出:宫缩时左手轻压宫底,右手牵拉脐带,当胎盘娩出至阴道口时,用双手捧住胎盘,向同一个方向边旋转边向外牵拉,直至胎盘完全娩出。③检查胎盘,胎膜是否完整,脐带有无异常及有无副胎盘,测量胎盘大小及脐带长度。

(7)检查软产道,如有裂伤或会阴切开,按解剖进行缝合修复(见会阴切开缝合术和会阴裂伤缝合术)。

(8)准确评估出血量。

(9)整理用物,再次双人清点纱布。

(10)协助产妇取舒适体位,整理床单位,注意保暖。

(11)给予相关健康教育指导并协助早吸吮。

(12)分类处置用物。

(13)洗手、记录。

(五)健康指导

1.操作前

解释此项操作的目的,取得孕妇的理解与配合,排空膀胱。

2.操作中

注意与孕产妇沟通,指导配合方法,保持放松状态。

3.操作后

做好饮食、活动、排尿及母乳喂养指导;告知保持会阴部清洁。注意阴道流血,若流血多、肛门有坠胀感或切口疼痛剧烈,应及时告诉医护人员。

(六)注意事项

(1)操作前做好沟通,取得孕妇的配合;排空膀胱,必要时行导尿术。

(2)操作中注意保暖和隐私保护,注意人文关怀。

(3)操作者应遵循自然分娩理念,不也过早、过多地干预产程。

(4)接产过程中应严密观察宫缩和胎心,及时评估母儿状况,适时接产。

(5)协助胎盘娩出时,不应在胎盘未完全剥离前用力按压子宫和用力牵拉脐带,以免发生拉断脐带甚至造成子宫内翻。

(6)接产过程严格无菌操作规程。

八、胎头吸引器助产术

(一)操作目的

利用负压原理,通过外力按分娩机转进行牵引,配合产力,达到协助胎儿娩出的目的。

(二)操作评估

1.适应证

第二产程延长,包括持续性枕横位,硬膜外麻醉导致孕妇用力差;需要缩短第二产程时间,如产妇心脏病、高血压等内科疾病,胎儿宫内窘迫等;瘢痕子宫,有子宫手术史,不宜过分使用腹压者;轻度头盆不称,胎头内旋转受阻者。

2.禁忌证

头盆不称;异常胎位,如臀位、面先露或胎位不清;无阴道分娩条件如骨盆狭窄、产道梗阻;子宫脱垂或尿瘘修补术后;孕周较小的早产(<34 周);怀疑胎儿凝血功能异常;产钳助产失败后;胎头未衔接;宫口未开全或胎膜未破者。

(三)操作准备

1.用物准备

胎头吸引器、导尿管、无菌器械包(同会阴侧切术)、聚维酮碘棉球、20 mL 针筒、长针头、麻醉药、生理盐水。

2.环境准备

关闭门窗,调节室温 24~28 ℃,注意隐私,必要时围帘或屏风遮挡。

3.人员准备

操作者着装规范、修剪指甲、戴口罩、外科洗手;孕妇意识清醒能配合,排空膀胱。

(四)操作步骤

(1)向产妇解释操作目的,做好沟通,取得配合。签署知情同意书。

(2)评估孕妇的精神状况、产程进展及胎儿情况,排除禁忌证。

(3)注意保暖和隐私保护。

(4)协助孕妇取膀胱截石位,会阴消毒,铺无菌操作台。

(5)操作者外科洗手,穿无菌手术衣,戴无菌手套,检查胎头吸引器有无损坏、漏气、器械组装是否严密。

(6)阴道检查:评估会阴条件、胎方位及骨盆情况等。

(7)检查是否排空膀胱,必要时导尿。

(8)放置胎头吸引器:吸引杯头端消毒,涂无菌液状石蜡,左手分开两侧小阴唇,暴露阴道外口,以左手中、示指掌侧向下撑开阴道后壁,右手持吸引器将吸引杯头端向下压入阴道后壁前方,然后左手中、示指掌面向上,分开阴道壁右侧,使吸引杯右侧缘滑入阴道内,继而手指转向上,提拉阴道前壁,使吸引杯上缘滑入阴道内,最后拉开左侧阴道壁,使吸引杯完全滑入阴道内与胎头顶部紧贴。

(9)抽吸负压:①电动吸引器抽气法,胎头位置低可用 40.0 kPa(300 mmHg)负压,胎头位置高或胎儿偏大可用 60.0 kPa(450 mmHg)负压,一般情况用 50.7(380 mmHg)负压;②注射器抽吸法,一般由助手用 50 mL 空针缓慢抽气,一般抽出空气 150 mL 左右;③一次性整体负压胎吸装置,反复按压抽吸至负压标尺达绿色区域[60.0~80.0 kPa(450~600 mmHg)]。

(10)牵引:右手握持牵引柄,左手中指。示指顶住胎头枕部,缓慢牵引。牵引方向根据胎先露平面,循产轴方向在宫缩时进行,先向下向外牵引协助胎头俯屈,当胎头枕部抵达耻骨联合下方时,逐渐向上向外牵引,使胎头仰伸直至双顶径娩出。宫缩间歇期停止牵引,但保持牵引器不随胎头回缩。胎位不正时,牵引同时应顺势旋转胎头,每次宫缩旋转 45°为宜,必要时辅助腹部外倒转进行。

(11)取下吸引器:看到胎儿颌骨时,可拨开橡皮管或放开气管夹,或按压泄气阀,消除吸引器内负压,取出吸引器。

(12)按分娩机转娩出胎儿,处理同正常分娩接产术。

(13)协助产妇穿好衣裤,取舒适体位。

(14)胎盘娩出和新生儿处理同正常分娩接产术。

(15)准确评估出血量。

(16)整理用物,再次双人清点纱布。

(17)协助产妇取舒适体位,整理床单位,注意保暖。

(18)给予相关健康教育指导并协助早吸吮。

(19)分类处置用物。

(20)洗手、记录。

(五)健康指导

1.操作前

解释此项操作的目的,取得产妇的理解与配合,嘱产妇排空膀胱,并签署知情同意书。

2.操作中

注意与产妇沟通,指导配合方法,保持放松状态。

3.操作后

做好饮食、活动、排尿及母乳喂养指导;关注新生儿情况,如有异常及时医护人员。

(六)注意事项

(1)操作前做好沟通,取得产妇的配合,签署知情同意书;排空膀胱,必要时行导尿术。

(2)操作前评估全面,排除禁忌证。

(3)操作中注意保暖和隐私保护;注意人文关怀,指导配合。

(4)放置胎头吸引器位置正确:①吸引杯中心应位于胎头"俯屈点",即矢状缝上,后囟前方二横指(约 3 cm)处;②吸引器纵轴应与胎头矢状缝一致,并可作为旋转的标志(整体吸引装置除外);③牵引前应再次检查吸引杯附着位置,右手中、示指伸入阴道,沿吸引杯与胎头衔接处触摸1 周,检查是否紧密连接,避免阴道壁及宫颈组织夹入。

(5)把握吸引持续时间和次数:大多数文献报道胎吸助产的牵引次数应不超过 3 次,持续时间不超过 20 分钟。

(6)仔细检查新生儿有无头皮气肿、头皮血肿等产伤。

九、肩难产接产术

(一)操作目的

规范操作手法,掌握肩难产处理技术,保障母婴安全。

(二)操作评估

适应证:阴道分娩过程中发生的肩难产。

(三)操作准备

1.用物准备

接生台、无菌器械包、一次性产包、消毒棉球、脐带夹(气门芯)、20 mL 针筒、长针头、2% 利多卡因、生理盐水、可吸收缝线、无影灯、新生儿复苏用物。

2.环境准备

关门窗,调节室温 24～28 ℃;注意隐私。

3.人员准备

增加 3 名操作人员,操作者着装规范、外科洗手、戴口罩;孕妇意识清醒能配合,排空膀胱。

(四)操作步骤

(1)胎头娩出后,发生娩肩困难,快速判断肩难产征兆。

(2)立即启动肩难产处理流程(HELPERR 操作法)。

H-寻求支援:呼叫上级医师、新生儿医师、助产士等到位。

E-评估会阴:是否行会阴切开或扩大会阴切口。

L-屈大腿:协助孕妇大腿向腹壁屈曲。

P-耻骨上加压配合接生者牵引胎头。

E-阴道内操作。①Rubin 手法:助产者的示、中指放在前肩的背侧将肩膀向胸椎方向推动,使胎儿前肩内收压缩肩围;②Woods 手法:助产者的示、中指紧贴胎儿后肩的前侧,将后肩向侧上旋转,至前肩位置娩出;③Rubin+Woods 联合旋转、反向旋转:当正常旋转方向不能实施时,可以尝试反向旋转。

R-先娩后肩:沿后肩探及肘关节,进而探及前臂,牵引前臂使肘关节屈曲于胸前,以洗脸的方式从胸前娩出后臂,再常规牵引胎头娩出前肩。注意牵引时不能牵引腕关节。

R-翻转孕妇:协助孕妇翻转呈四肢着地位,使双手双膝关节着地。常规牵引胎头,依靠重力作用,先娩出胎儿后肩。

最后方法:不建议采用,仅在上述方法无效时试行,需充分病情告知。方法有:胎儿锁骨切断法;耻骨联合切开术;经腹子宫切开术;胎头复位剖宫产(Zavanelli)。

(3)胎儿娩出后处理同正常分娩接产术,如新生儿有窒息,立即按新生儿复苏流程。

(4)检查新生儿有无骨折等产伤发生。

(五)健康指导

1.操作前

解释此项操作的目的,取得产妇的理解。

2.操作中

注意与产妇沟通,协助产妇变换体位,指导其与助产人员主动配合。

3.操作后

告知新生儿情况,做好饮食、活动、排尿及心理指导。

(六)注意事项

(1)操作前评估孕妇情况,识别肩难产高危因素:既往有肩难产史、妊娠期糖尿病、过期妊娠、巨大儿、孕妇身材矮小及骨盆解剖异常、产程缓慢、行胎头吸引术或产钳助产术。

(2)正确判断肩难产征兆 胎头娩出后在会阴部伸缩(乌龟征),按常规助产方法不能娩出胎肩(建议60 秒为宜)。一旦发生,立即呼叫救援人员,启动 HELPERR 流程。

(3)操作中要不断评估胎心情况,避免先剪断脐带的操作。

(4)耻骨联合加压时注意,手放在胎儿前肩的后部,手掌向下,向侧方用力,使前肩内收。建议压力先持续,后间断,禁忌宫底加压。

(5)每项操作耗时建议以 30~60 秒为宜,做好抢救时间、步骤与结果的记录。

(6)做好新生儿复苏抢救准备。

(7)操作前后告知病情,做好沟通,取得产妇的配合。

十、软产道检查

(一)操作目的

阴道分娩后常规检查,及时发现宫颈裂伤、阴道裂伤及有无血肿等,及时处理,预防和减少产后出血的发生。

(二)操作评估

适应证:阴道分娩后常规检查。

(三)操作准备

1.用物准备

聚维酮碘液、无菌纱布、无菌垫巾、无菌手套、无影灯,无齿卵圆钳、阴道拉钩、导尿管。

2.环境准备

关门窗,调节室温 24～28 ℃;注意隐私,必要时围帘或屏风遮挡。

3.人员准备

操作者着装规范、修剪指甲、戴口罩、外科洗手;产妇意识清醒能配合。

(四)操作步骤

(1)核对产妇姓名、住院号,向产妇解释操作目的,评估产妇情况、自理能力及合作程度。

(2)注意保暖和隐私保护。

(3)协助取仰卧膀胱截石位,外阴常规消毒,铺无菌巾,必要时导尿排空膀胱。

(4)操作者戴好无菌手套,左手分开阴道,暴露阴道壁,右手持纱布擦干阴道壁血迹,查看阴道壁有无损伤程度。若裂伤严重需用阴道拉钩充分暴露宫颈和阴道。

(5)宫颈检查:持宫颈钳钳夹住宫颈前唇、固定,再持三把无齿卵圆钳顺时针方向依次查看整个宫颈有无裂伤及损伤程度。

(6)宫颈探查后,助手再用拉钩暴露宫颈的前后穹隆和两侧穹隆及阴道伤口的顶端和阴道的四周。

(7)如有裂伤,按解剖组织逐层缝合。

(8)缝合后常规肛查,肠线有无穿过直肠黏膜及血肿,发现异常,及时处理。

(9)准确评估出血量。

(10)协助产妇穿好衣裤,取舒适体位。

(11)整理床单位,注意保暖。

(12)给予相关健康指导。

(13)整理用物并分类处置。

(14)洗手、记录。

(五)健康指导

1.操作前

解释此项操作的目的,取得产妇的理解与配合,嘱产妇排空膀胱。

2.操作中

注意与产妇沟通,指导配合方法,保持放松状态。

3.操作后

做好饮食、活动、排尿指导;告知保持会阴部清洁;注意阴道流血,若流血多、肛门有坠胀感或切口疼痛剧烈,应及时告诉医护人员。

(六)注意事项

(1)操作前做好沟通,取得产妇的配合;是否排空膀胱,必要时行导尿术。

(2)操作中注意保暖和隐私保护。

(3)严格无菌操作规程,暴露充分。

(4)操作中注意人文关怀,动作轻柔,对裂伤严重者,必要时行麻醉镇痛。

十一、会阴切开术

(一)操作目的

阴道分娩时,为了避免会阴严重裂伤,减少会阴阻力,以利于胎儿娩出,缩短第二产程,保护盆底功能,减少母婴并发症等。

(二)操作评估

初产头位会阴紧、会阴部坚韧或发育不良、炎症、水肿,估计有严重撕裂者;需产钳助产、胎头吸引器助产或初产臀位经阴道分娩者;巨大儿、早产、胎儿生长受限或胎儿窘迫需减轻胎头受压并及早娩出者;产妇患心脏病或高血压等疾病需缩短第二产程者。

(三)操作准备

1.用物准备

聚维酮碘液、无菌棉球和纱布、麻醉药物(1%利多卡因)、20 mL 注射器、长穿刺针、器械产包(侧切剪、线剪、持针器、有齿镊、血管钳、小量杯)、无菌纱布、有尾纱布、可吸收肠线等。

2.环境准备

关门窗,调节室温 24~28 ℃;注意隐私,必要时围帘或屏风遮挡。

3.人员准备

操作者着装规范、修剪指甲、戴口罩、外科洗手;产妇意识清醒能配合。

(四)操作步骤

(1)向产妇解释操作目的,评估产妇情况、自理能力及合作程度。

(2)产妇取膀胱截石位,注意保暖和隐私保护。

(3)操作者外科洗手、穿无菌衣、戴无菌手套,双人清点纱布。

(4)再次评估产妇产程进展情况、会阴条件及胎儿情况,掌握会阴切开指征,签署知情同意书。

(5)未实施硬膜外镇痛者,采用阴部神经阻滞麻醉。

(6)麻醉起效后,适时行会阴切开。左手中、示指伸入胎先露和阴道侧后壁间,右手持剪刀在会阴后联合正中偏左 0.5 cm 处,与正中线呈 45°,于宫缩时剪开皮肤和黏膜 3~4 cm(正中切开时沿会阴正中线向下切开 2~3 cm)。用纱布压迫止血,必要时结扎小动脉止血。

(7)胎儿胎盘娩出后,会阴切口缝合。检查软产道有无裂伤,阴道内置有尾纱条。

(8)按解剖结构逐层缝合。①缝合阴道黏膜:暴露阴道黏膜切口顶端,用 2/0 可吸收缝线自顶端上方 0.5 cm 处开始,间断或连续缝合阴道黏膜及黏膜下组织,至处女膜环对合打结。②缝合肌层:用 2/0 可吸收缝线间断或连续缝合会阴部肌层、皮下组织。③缝合皮肤:用 3/0 或 4/0 可吸收缝线连续皮内缝合。

(9)取出有尾纱布,检查缝合处有无出血或血肿。

(10)肛诊检查肠线是否穿过直肠黏膜及有无阴道后壁血肿。

(11)准确评估出血量。

(12)整理用物,再次双人清点纱布。

(13)协助产妇取舒适体位,整理床单位,注意保暖。

(14)给予相关健康教育指导。

(15)分类处置用物。

(16)洗手、记录。

(五)健康指导

1.操作前

解释此项操作的目的,取得产妇的理解与配合,嘱产妇排空膀胱。

2.操作中

注意与产妇沟通,指导配合方法,保持放松状态。

3.操作后

做好饮食、活动及排尿指导;告知保持会阴部清洁;注意阴道流血,若流血多、肛门有坠胀感或切口疼痛剧烈,应及时告诉医护人员。

(六)注意事项

(1)操作前做好沟通,取得产妇的配合;排空膀胱,必要时行导尿术。

(2)操作中注意保暖和隐私保护。

(3)严格掌握会阴切开术的适应证和切开时机,切开不宜过早,一般预计在 2～3 次宫缩胎儿可娩出。

(4)切开时剪刀应与皮肤垂直,会阴皮肤与黏膜切口整齐、内外一致;宫缩时,侧切角度宜在 60°左右。

(5)正中切开的切口易向下延伸,伤及肛门括约肌。故手术助产、胎儿较大或接产技术不够熟练者不宜采用。

(6)缝合时按解剖结构逐层缝合,注意止血,不留无效腔;从切口顶端上 0.5 cm 缝合第一针。缝合时缝针不宜过密过紧,一般针距为 1 cm。

(7)缝合后仔细检查有无渗血和血肿,肠线有无穿过直肠黏膜,发现异常,及时处理。

十二、会阴裂伤修复术(Ⅰ、Ⅱ度)

(一)操作目的

按解剖结构修复损伤的会阴组织,达到止血、防止伤口感染的目的。

(二)操作评估

1.适应证

不同程度的会阴裂伤。

2.禁忌证

伤口急性感染期。

(三)操作准备

1.用物准备

阴道纱条、聚维酮液、无菌手套、2/0 可吸收线、3/0 可吸收线、持针器、线剪、血管钳、麻醉药物。

2.环境准备

关门窗,调节室温 24～28 ℃;注意隐私,必要时围帘或屏风遮挡。

3.人员准备

操作者着装规范、修剪指甲、戴口罩、外科洗手;产妇意识清醒能配合。

(四)操作步骤

(1)核对产妇姓名、住院号,向产妇解释操作目的,评估产妇情况、自理能力及合作程度。

(2)注意保暖和隐私保护。

(3)协助产妇取仰卧膀胱截石位,外阴常规消毒,铺无菌巾,必要时导尿排空膀胱。

(4)操作者外科洗手、穿无菌衣、戴无菌手套,双人清点纱布。

(5)未实施硬膜外镇痛者,采用阴部神经阻滞麻醉或局部麻醉。

(6)操作者左手分开阴道,暴露阴道壁,右手持纱布擦干阴道壁血迹,查看阴道壁损伤程度,置有尾纱条。

(7)Ⅰ度裂伤修复:用 2/0 可吸收缝线间断或连续缝合阴道黏膜;3/0 或 4/0 可吸收缝线连续皮内缝合或 4 号丝线间断缝合皮肤。

(8)Ⅱ度裂伤修复:暴露阴道黏膜切口顶端,自顶端上方 0.5 cm 处开始,用 2/0 可吸收缝线间断或连续缝合阴道黏膜和黏膜下组织,裂伤较深者建议间断缝合;用 2/0 可吸收缝线间断缝合会阴部肌层;3/0 或 4/0 可吸收缝线连续皮内缝合或 4 号丝线间断缝合皮肤。

(9)取出有尾纱布,检查缝合处有无出血或血肿。

(10)肛诊检查肠线是否穿过直肠黏膜及有无阴道后壁血肿。

(11)准确评估出血量。

(12)整理用物,再次双人清点纱布。

(13)协助产妇穿好衣裤,取舒适体位。

(14)整理床单位。

(15)给予相关健康指导。

(16)整理用物并分类处置。

(17)洗手、记录。

(五)健康指导

1.操作前

解释此项操作的目的,取得产妇的理解与配合,嘱产妇排空膀胱。

2.操作中

注意与产妇沟通,指导配合方法,保持放松状态。

3.操作后

强调饮食指导,无渣半流或流质 3 天,后根据伤口愈合情况修改饮食;做好活动及排尿指导;告知保持会阴部清洁;注意阴道流血,若流血多、肛门有坠胀感或切口疼痛剧烈,应及时告诉医护人员。

(六)注意事项

(1)操作前做好沟通,取得产妇的配合;排空膀胱,必要时行导尿术。

(2)操作中注意保暖和隐私保护。

（3）正确评估裂伤程度,按解剖结构对合整齐,逐层修复。

（4）选择正确的麻醉方式,对充分暴露、修复组织及镇痛有着重要作用。

（5）缝合后仔细检查有无渗血和血肿,肠线有无穿过直肠黏膜,发现异常,及时处理。

（6）缝合时从伤口顶端上 0.5 cm 缝合第一针,缝合时缝针不宜过密过紧,一般针距为 1 cm,注意止血,不留无效腔。

（7）完善术后谈话和病历书写完整,加强饮食指导。

十三、新生儿窒息复苏

(一)目的

新生儿问世的瞬间有时是十分危急的,产科和儿科的医护人员,尤其是产房的医务人员应熟练掌握新生儿窒息复苏技能和流程,在新生儿出现窒息时能立即得以实施复苏技术,并能相互配合。

(二)物品准备

氧气湿化瓶、氧气管、新生儿复苏气囊(自动充气式或气流充气式)、婴儿低压吸引器、各种型号的气管插管、吸痰管、新生儿喉镜(带有为足月儿和早产儿应用的 2 个叶片)、肾上腺素、生理盐水、胶布、新生儿辐射台、胎粪吸引管、听诊器、各种型号的空针、胃管、胶布等,连接好氧气装置,氧流量调节到每分钟 5 L。

(三)操作步骤

（1）A 建立通畅的气道。

（2）B 建立呼吸。

（3）C 建立正常的循环。

（4）D 药物治疗。

其中为新生儿开放气道和给予通气是最为重要的部分,大部分新生儿窒息复苏在实施了ABC 方案后很少再需要用药。

1.评估复苏的适应证

新生儿出生时负责复苏的人员应明确有无以下问题。

（1）羊水情况,有无胎粪污染:胎粪污染,新生儿没有活力时,清理呼吸道应气管插管连接胎粪吸引管,将污染的羊水吸出。

（2）有无呼吸或哭声:出生后没有呼吸或只有喘息时需要复苏。

（3）肌张力情况:肌张力差,没有呼吸时,应实施复苏。

（4）是否足月:早产儿发生窒息的风险更大,不足月时更应做好复苏的准备。

2.复苏的最初步骤(A——建立通畅的气道)

（1）保暖:新生儿娩出前应关闭门窗、空调,避免空气对流。出生后放在辐射保暖台上(新生儿辐射台,应提前预热),摆正体位(鼻吸气位)。

（2）摆正体位,清理呼吸道。

接生者可以在胎头娩出时,用手将口鼻中的大部分黏液挤出,清理鼻腔黏液时应两侧鼻孔交替进行。

胎儿娩出后,使其仰卧在辐射台上,将新生儿颈部轻度仰伸呈"鼻吸气状",可使用肩垫(肩垫高度2～3 cm)抬高肩部,使呼吸道通畅,更有助于保持最佳复苏体位。黏液多的新生儿,则应把头部转向一侧,使黏液积聚在口腔一侧,并尽快吸出。

吸引黏液时,应先清除口腔黏液,后吸鼻腔黏液,以免刺激新生儿呼吸,将羊水或黏液吸入肺部。吸引的负压和吸引管插入的深度都要适度。用吸引管吸引时要边吸边转动吸管,以避免吸管持续吸在一处黏膜上造成损伤。用吸球者,应先捏瘪吸球,排出球腔内的空气再吸,这样可避免气流把黏液推入深部。用电动吸引器的负压应不高于 13.3 kPa(100 mmHg),负压过大易致新生儿气道黏膜损伤。

对于羊水有胎粪污染者,应在胎头娩出产道时即用手法将胎儿口鼻中的黏液挤出,待新生儿全身都娩出后,迅速置于辐射台上,再次用手挤口鼻黏液。如新生儿有活力(新生儿有活力的定义为:哭声响亮或呼吸好,肌张力好,心率>100 次/分),则新生儿不需特殊处理,常规给予吸痰法清理呼吸道。反之,新生儿无活力(新生儿有活力的定义中任何一项被否定时称之为无活力),负责新生儿复苏的儿科或产科医师应立即用新生儿喉镜暴露气管,使用一次性气管插管吸净呼吸道羊水和胎粪,然后再继续下一步。

(3)迅速擦干:待吸净气道后,用毛巾迅速擦干新生儿全身羊水、血迹,注意头部擦干,并将湿巾撤掉。如果此时新生儿仍没有哭声或呼吸,重新摆正体位(新生儿仰卧,头部轻度仰伸——鼻吸气位)。

(4)触觉刺激,诱发呼吸:新生儿被擦干、刺激以后仍没有呼吸或哭声时,可给予触觉刺激诱发呼吸。触觉刺激的方法有两种:①操作者用一只手轻柔地摩擦新生儿背部或躯体两侧;②轻弹或轻拍足底。新生儿大声啼哭,表示呼吸道已通畅,诱发呼吸成功。

上述步骤又称新生儿初步处理,应在 30 秒内完成。初步处理完成后,应对新生儿进行评估,评估内容为:呼吸、心率、皮肤颜色。

常压给氧的原则:如果新生儿给予触觉刺激诱发呼吸成功,就进行常规护理。若新生儿有呼吸,但躯干皮肤发绀,应观察数分钟左右,如没有改善应给予常压吸氧,氧流量调节到每分钟5 L。对于触觉刺激2 次无效者(不能诱发新生儿呼吸),应立即改用气囊面罩复苏器进行人工呼吸(正压通气)。复苏时短期常压给氧者,可用鼻导管给氧,氧流量以每分钟 5 L 为宜。长时间给氧者,氧气要预热并湿化,以防止体温丢失和气道黏膜干燥,有条件者应检测新生儿血氧浓度。

3.气囊面罩正压通气(B——建立呼吸)

(1)正压通气的指征:新生儿在给予初步处理后,仍然呼吸暂停或喘息;或心率<100 次/分。

(2)自动充气式复苏气囊组成:由面罩(有不同大小,使用时可根据新生儿体重及孕周选择)、气囊、储氧器、减压阀组成。

(3)面罩的安置:操作者位于新生儿的头侧或一侧,新生儿头部轻度仰伸,即"鼻吸气位"使气道通畅。操作者右手持复苏器,面罩放置时按下颏、口、鼻的顺序放置,注意解剖形面罩要把尖端放在鼻根上。操作者一手拇指和中指呈"C"字形环绕在面罩边缘帮助密闭,其余手指注意不要压迫颈部致使气道受阻,另一只手挤压气囊。操作者将面罩紧贴患儿面部形成密闭的空间,但不可过分用力压紧面罩,致使新生儿体位改变和眼部、面部损伤。面罩放置正确后,可挤压气囊加压给氧。加压给氧时,要注意观察胸廓有无起伏,若挤压气囊,胸廓随之起伏,说明面罩密闭良好,此时两肺可闻及呼吸音。如果胸廓抬高呈深呼吸状或听到减压阀开启的声音,则说明充气过量,应减少用力,以防新生儿发生气胸。如观察到上腹部隆起,是气体进入胃内所致,应置胃管将胃内气体、液体抽出。

若挤压气囊,胸廓起伏不明显,应检查原因。可能的原因有:①面罩密闭不良,常见于鼻背与面颊间有漏气者;②新生儿体位不当;③口鼻内有黏液阻塞,导致气道受阻;④新生儿口未张开;⑤按压气囊的压力不足。

(4)挤压气囊的速率与压力:气囊正压通气的速率为 40～60 次/分,与胸外按压配合时速率为30 次/分,首次呼吸所需压力为 2.94～3.92 kPa(30～40 cmH$_2$O),以后挤压气囊的压力为1.47～1.96 kPa(15～20 cmH$_2$O)。

注意:为很好地控制正压通气的频率,操作者应大声计数(大声数一、二、三,当数到一时,按压气囊,数到二、三时,松开气囊)。

(5)气囊面罩正压通气实施 30 秒后,必须对新生儿状况进行评价,评价内容:若心率>100 次/分,皮肤红润且有自主呼吸,可停止加压给氧,改为常压吸氧,并给予触觉刺激使其大声啼哭。若心率60～100 次/分,应继续正压通气;若心率低于 60 次/分,则需继续正压人工呼吸,并同时插入心脏按压。

正压通气使用超过 2 分钟时,应插胃管吸净胃内容物,并保留胃管至正压人工呼吸结束。插入胃管的长度为:从新生儿鼻梁部至耳垂再至剑突和脐之间连线中点的距离。胃管插入后用20 mL注射器吸净胃内容物,取下空针将胃管用胶布固定在新生儿面部,保持胃管外端开放,以便进入胃内的空气继续排出。

4.胸外心脏按压(C——建立正常的循环)

胸外按压必须与正压通气有效配合。

(1)胸外按压的指征:经过 30 秒有效的正压通气后,对新生儿进行评价,评价内容同上。新生儿如心率低于 60 次/分时,应在实施正压通气的同时实施胸外心脏按压。

(2)胸外按压的方法:胸外按压时新生儿仍需保持头部轻度仰伸"鼻吸气位"。操作者可位于新生儿一侧,站在能接触到新生儿胸部并能正确摆放手的位置,不干扰另一位复苏者的正压通气。按压部位在胸骨下 1/3 处,即两乳头连线与剑突之间(避开剑突)按压深度为新生儿前后胸直径的 1/3。按压手法有拇指法和双指法两种。①拇指法:操作者用双手环绕新生儿胸廓,双手拇指端并排或重叠放置胸骨下 1/3 处,其余手指托住新生儿背部,而且拇指第一指关节应稍弯曲直立,使着力点垂直胸骨。②双指法:操作者用一只手的中指和示指或中指和无名指,手指并拢指端垂直向下按压胸骨下 1/3 处,另一只手放在新生儿背部做支撑。

(3)按压频率:每按压 3 次,正压通气 1 次,4 个动作为一个周期,耗时 2 秒,故 1 分钟90 次胸外按压,30 次正压通气。胸外按压与正压通气的比例为 3∶1。

(4)胸外按压注意事项:要有足够的压力使胸骨下陷达前后胸直径 1/3,然后放松,放松时用力的手指抬起,但不离开胸壁皮肤,否则每次按压都需要重新定位,不仅耗时,而且按压的深度、速率和节律不易掌控。

注意:胸外按压与正压通气相配合时,由胸外按压的人大声计数,负责正压通气的人进行配合。负责胸外按压的人大声计数:"1、2、3,吸"。数到:"1、2、3"同时给予 3 次胸外按压,当数到"吸"时,负责胸外按压的人手抬起使胸壁回弹,但手指不离开皮肤,负责正压通气的人同时挤压气囊给予一次正压通气。

(5)评估:有效的胸外按压和正压通气实施 30 秒后,应对新生儿情况进行评价(评估内容同前),以决定下一步的复苏该如何进行。

可用听诊器测心率,为节约时间,每次听心率 6 秒,当心率已达 60 次/分以上时,胸外按压可以停止,正压通气仍需继续。若心率仍低于 60 次/分,心脏按压和正压通气应继续实施,同时给予肾上腺素(遵医嘱给药)。心率达到 100 次/分或以上,新生儿又有自主呼吸,应停止正压通气给予常压给氧。

5.复苏后的护理

新生儿经过复苏,生命体征恢复正常以后仍有可能恶化,应给予严密观察和护理。护理分为:常规护理、观察护理、复苏后护理。

(1)常规护理:新生儿出生前没有危险因素,羊水清、足月,出生后只接受了初步复苏步骤就能正常过渡者,可将新生儿放在母亲胸前进行皮肤接触,并继续观察呼吸、活动和肤色。

(2)观察护理:新生儿出生前有危险因素,羊水污染,出生后呼吸抑制、肌张力低、皮肤发绀,新生儿经过复苏后应严密观察,密切评估生命体征,必要时转入新生儿室进行心肺功能和生命体征的监测。病情稳定后,允许父母去探望,抚摸和搂抱新生儿。

(3)复苏后护理:应用正压人工呼吸或更多复苏措施的新生儿需要继续给予支持,他们有再次恶化的可能,应转送到新生儿重症监护室。复苏后护理包括温度控制,生命体征、血氧饱和度、心率、血压等监测。

气管插管的指征:需长时间正压通气、气囊面罩正压通气无效或效果不佳、需要气管内给药及可疑膈疝者。

(四)复苏时注意事项

(1)复苏前做好复苏人员和物品的准备,尤其在胎儿娩出前已经出现胎儿宫内缺氧迹象。

(2)复苏设备应处于备用、完整状态。

(3)实施复苏时应按照复苏流程进行,不可省略复苏步骤。

(4)物品准备时,应将肩垫准备好,辐射台提前打开预热。

(5)正压通气时,操作者一定要大声计数,以保证正压通气的频率。

(6)胸外按压时,按压的手指垂直下压,确保施力在胸骨下 1/3(压迫心脏)。

(7)正压通气和心脏按压应 2 人操作,并默契配合。

(8)给予肾上腺素时要注意浓度配比和剂量。

(9)复苏成功后,仍需严密观察新生儿情况,以防病情反复。

十四、产钳助产的配合

(一)目的

当子宫收缩乏力致第二产程延长;或产妇患有某些疾病,不宜在第二产程过度用力;或胎儿在宫内缺氧,产钳助产是一种应急处理方式,助产士与医师的配合可帮助产妇缩短产程,协助胎儿娩出。

(二)物品准备

无菌侧切包一个,无菌产钳一把,无菌油纱一块(将产钳用无菌油纱快速擦拭一遍待用)。

(三)操作步骤

(1)助产士常规进行会阴神经阻滞及会阴局部麻醉,行会阴侧切。

(2)助产士站在医师左侧,当医师按常规以"三左法则"放置产钳时协助固定先上的左叶,然后协助上好右叶。

(3)当医师在产妇宫缩牵拉产钳时,助产士左手协助胎儿俯屈,右手适时保护会阴。

(4)当胎儿双顶径通过阴道口时,示意医师停止牵拉,由医师依次卸下产钳右叶、左叶,助产士协助胎头娩出,然后进行外旋转,娩出胎肩。

(5)分娩结束后,与医师共同仔细检查宫颈和阴道有无裂伤及裂伤程度,共同评价新生儿有无产伤(包括:锁骨骨折、头皮血肿、头皮撕裂或擦伤、面神经瘫痪等)。

(6)缝合会阴伤口。

(四)注意事项

(1)不要强行牵引,充分估计头盆情况,必要时改为剖宫产。

(2)紧急情况下,应尽快娩出胎儿,但不可粗暴操作。产钳术一般不超过 20 分钟,产钳牵拉不能超过 3 次。

(3)手术后要注意观察宫缩和阴道出血情况,如果宫颈或阴道裂伤,须立即止血和缝合。

(4)产妇产程较长,出现血尿可留置导尿管,并酌用抗感染药物。

(5)仔细检查新生儿后,报告儿科医师适当给予抗感染药。

十五、宫颈裂伤缝合术

(一)目的

防止由于宫颈裂伤造成的产后出血、陈旧的宫颈裂伤造成宫颈功能不全而致习惯性流产。

(二)准备用物

聚维酮碘原液的无菌纱布、阴道壁拉钩、卵圆钳 2 把、2/0 带针可吸收缝合线、组织剪、线剪、持针器、无菌接生巾、无菌纱布。

(三)操作步骤

(1)用聚维酮碘原液的纱布消毒阴道壁黏膜,清除血迹。

(2)铺无菌接生巾,保证整个操作不被污染。有良好的光源或充足的照明。

(3)以阴道拉钩扩开阴道,用宫颈钳或两把卵圆钳钳夹宫颈,并向下牵拉之充分暴露。

(4)直视下用卵圆钳循序交替,按顺时针或逆时针方向依次检查宫颈一周,如发生裂伤处,将两把卵圆钳夹于裂口两侧,自裂伤的顶端上 0.5 cm 开始用 2/0 号可吸收线向子宫颈外口方向做连续或间断缝合。

(5)宫颈环形脱落伴活动性出血,可循宫颈撕脱的边缘处,用 3/0 号可吸收线做连续锁边缝合。

(四)注意事项

(1)充分暴露宫颈,寻找裂伤顶端,查清裂伤部位,缝合的第一针必须在裂伤的顶端 0.5～1 cm,以防回缩的血管漏缝。

(2)当裂伤深达穹隆、子宫下段甚至子宫破裂,从阴道缝合困难时,应行开腹缝合。

(3)伤及子宫动静脉或其分支,引起严重的出血或形成阔韧带内血肿,需要剖腹探查。

(4)较浅的宫颈裂伤,没有活动性出血,可不做处理。

(5)偶尔可见到宫颈环形裂伤或脱落,即使出血不多,也应进行缝合。

(6)宫颈裂伤超过 3 cm 以上,需要缝合。

十六、臀助产

(一)目的

使软产道充分扩张,并按照臀位分娩机制采用一系列手法使胎儿顺利娩出。

(二)物品准备

无菌产包、会阴侧切包、缝合线、20 mL 注射器、7 号长针头、0.9％生理盐水、2％盐酸利多卡因、隔离衣、无菌手套。

(三)操作步骤

(1)检查者戴好帽子、口罩。

(2)按六步洗手法将双手洗干净,常规刷手。

(3)穿隔离衣,戴无菌手套。

(4)消毒会阴,铺产台。

(5)"堵臀":当胎臀在阴道口拨露时,用一无菌接生巾堵住阴道口,直至手掌感到压力相当大,阴道充分扩张。

(6)导尿。

(7)局麻:阴部神经阻滞麻醉,会阴局部麻醉。

(8)行会阴侧切术。

上肢助产滑脱法:右手握住胎儿双足,向前上方提,使后肩显露于会阴,左手示指、中指伸入阴道,由后肩沿上臂至肘关节处,协助后肩及肘关节沿胸前滑出阴道,将胎体放低,前肩由耻骨弓自然娩出。

旋转胎体法:用接生巾包裹胎儿臀部,双手紧握,两手拇指在背侧,另 4 指在腹侧,将胎体按逆时针方向旋转,同时稍向下牵拉,右肩及右臂娩出,再将胎体顺时针旋转,左肩及左臂娩出。

(9)胎头助产。①将胎背转至前方,使胎头矢状缝于骨盆出口前后径一致。②将胎体骑跨在术者左前臂上,同时术者左手中指伸入胎儿口中、示指及无名指扶于两侧上颌骨。③术者右手中指压低胎头枕部使其俯屈,示指及无名指置于胎儿两侧锁骨上,向下牵拉,使胎头保持俯屈。④当胎头枕部抵于耻骨弓时,逐渐将胎体上举,以枕部为支点,娩出胎头,记录时间。

(10)断脐。

(11)新生儿初步处理。

(12)协助娩出胎盘,并检查是否完整。

(13)检查软产道,缝合侧切伤口。

(14)清洁整理用物。

(四)注意事项

(1)术前必须确定无头盆不称、宫口开全、胎臀已入盆,并查清臀位的种类。

(2)充分堵臀。

(3)脐部娩出后 2～3 分钟娩出胎头,最长不超过 8 分钟。

(4)操作动作不可粗暴。

(5)胎头娩出困难时,可由助手在耻骨联合上向下、向前轻推胎头,或产钳助产。

(6)准备好新生儿复苏设备,仔细检查新生儿有无肩臂丛神经损伤和产道损伤。

十七、新生儿与母亲皮肤接触

(一)目的

分娩后尽快母婴皮肤接触可以提高新生儿体温,能够增加母婴感情,促进乳汁分泌。通过触摸、温暖和气味这些感官刺激,促进母乳分泌。

（二）操作步骤

母婴皮肤接触应在出生后 60 分钟以内开始,接触时间不得少于 30 分钟。助产士协助产妇暴露出乳房,用毛巾擦拭产妇的双乳及胸部,新生儿娩出后如无异常即刻将其趴在产妇的胸腹部,身体纵轴与母亲保持一致。新生儿双臂及双腿分开放于产妇身体两侧。头偏向一侧防止阻塞呼吸道造成窒息。将新生儿衣被盖于身上,注意保暖,同时勿污染无菌区域。

为保证新生儿安全,嘱产妇双手放于新生儿臀部抱好,防滑落。

（三）注意事项

（1）操作时注意为母婴保暖,并注意保护产妇隐私。

（2）密切观察新生儿有无异常变化,如有异常即刻将新生儿取下进行紧急处理。

（3）母婴皮肤接触时,应有目光交流。

（靳　丽）

第二节　正常分娩期产妇的护理

一、第一产程的临床经过及护理

（一）临床经过

1.规律宫缩

分娩开始时,子宫收缩力较弱,持续时间较短(约 30 秒),间歇时间较长(5～6 分钟)。随着产程进展,宫缩持续时间逐渐延长,间歇时间逐渐缩短。子宫口接近开全时,持续时间可达 60 秒及以上,间歇时间1～2 分钟,且强度不断增加。

2.宫颈口扩张

临产后宫缩规律并逐渐增强,使宫颈口逐渐扩张,胎先露逐渐下降。宫颈口扩张规律是先慢后快,分为潜伏期和活跃期。

（1）潜伏期:从规律宫缩开始至宫颈口扩张 3 cm,此期宫颈口扩张速度较为缓慢,约需 8 小时,最大时限为 16 小时。

（2）活跃期:从宫颈口扩张 3 cm 至宫颈口开全。此期宫颈口扩张速度较快,约需 4 小时,最大时限为 8 小时。

3.胎先露下降

胎先露下降程度作为判断分娩难易的指标之一。潜伏期胎头下降不明显,进入活跃期胎头下降速度加快。判断胎头下降程度是以坐骨棘平面为标志,胎头颅骨最低点达坐骨棘时,记为"0",在坐骨棘平面上 1 cm 时记为"−1",在坐骨棘平面下 1 cm 时记为"+1",依此类推。图 13-1 所示为胎头高低判断示意图。根据每次检查的结果绘制成产程图。产程图是连续描记子宫口扩张和胎先露下降情况的坐标图。它以临产时间(h)为横坐标,以子宫口扩张程度(cm)和胎先露下降程度(cm)为纵坐标,画出子宫口扩张曲线和胎先露下降曲线,便于直观地了解产程进展情况(图 13-2)。

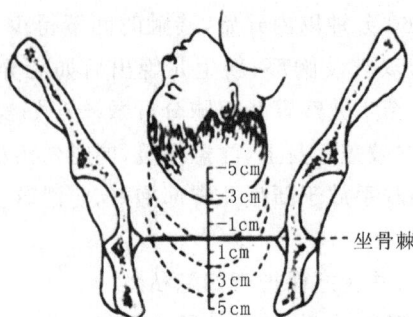

图 13-1　胎头高低判断示意图

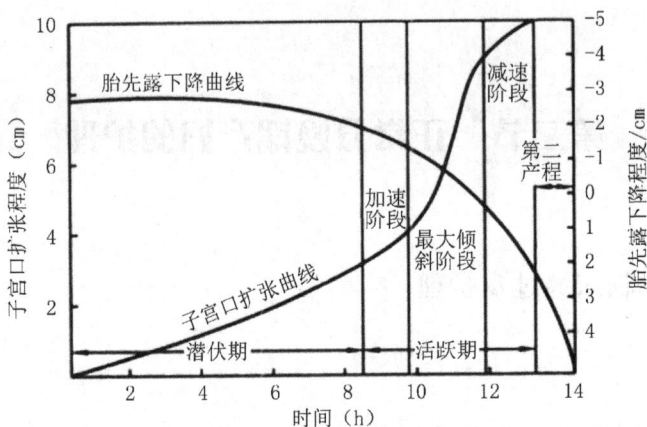

图 13-2　产程图

4.胎膜破裂

胎膜破裂简称破膜。随着子宫口逐渐开大，胎先露逐渐下降将羊水阻隔为前、后两部分，形成前羊膜囊。胎先露进一步下降使前羊膜囊压力逐渐升高，当压力增高至一定程度时，胎膜自然破裂，多发生在第一产程末期子宫口接近开全或开全时。

(二)护理评估

1.健康史

根据产前检查记录了解待产妇的一般情况，包括年龄、体重、身高、营养情况、既往史、过敏史、月经史、婚育史、分娩史等。了解本次妊娠的经过，孕期有无阴道流血、流液及有无内外科合并症等。了解宫缩出现的时间、强度及频率，了解胎位、胎先露、骨盆测量值及胎心情况。

2.身体状况

观察生命体征，了解胎心情况、宫缩、子宫口扩张和胎头下降情况，以及是否破膜，羊水颜色、性状及流出量。

3.心理-社会状况

由于第一产程时间较长，对分娩的认知及对疼痛的耐受性因人而异，且担心胎儿及自身的健康状况，产妇和家属容易产生紧张、焦虑和急躁情绪。

（三）护理问题

1.知识缺乏

缺乏分娩相关知识。

2.焦虑

与疼痛及担心分娩结局有关。

3.急性疼痛

与宫缩、子宫口扩张有关。

（四）护理措施

1.心理护理

讲解相关知识,减轻焦虑:主动热情接待产妇,耐心回答产妇提出的有关问题,适当讲解分娩相关知识,鼓励产妇积极配合分娩,减轻产妇及家属的焦虑情绪。

2.观察产程进展

(1)监测胎心:用胎心听诊器、多普勒仪于宫缩间歇时听胎心。潜伏期每1～2小时听1次,进入活跃期每15～30分钟听1次,并注意心率、心律、心音强弱。若胎心率超过160次/分或低于120次/分或不规律,提示胎儿宫内窘迫,应立即给产妇吸氧并报告医师。

(2)观察宫缩:医护人员将一手掌放于产妇腹壁子宫体近子宫底处,宫缩时子宫体部隆起变硬,宫缩间歇时松弛变软,一般需连续观察3次,每隔1～2小时观察1次。观察并记录宫缩间歇时间、持续时间及强度。

(4)观察破膜及羊水情况:一旦破膜,应立即监测胎心,记录破膜时间和羊水性状、颜色及量。若破膜后胎头未入盆或胎位异常应嘱产妇卧床并抬高臀部,并注意观察有无脐带脱垂征象。破膜超过12小时尚未分娩者,遵医嘱给予抗生素预防感染。

(5)观察生命体征:每隔4～6小时测量生命体征1次,发现异常应酌情增加测量次数,并予相应处理。

3.生活护理

(1)补充能量和水分:鼓励产妇进食易消化、高热量的清淡食物,摄入足量水分,维持水、电解质平衡,保证充足的体力。

(2)活动与休息:临产后胎膜未破且宫缩不强时,鼓励产妇在室内适当进行活动,以促进宫缩,利于子宫口扩张和胎先露下降。初产妇子宫口近开全或经产妇子宫口扩张4 cm时应取左侧卧位休息。

(3)清洁卫生:协助产妇擦汗、更衣,保持外阴部清洁、干燥。

(4)排便、排尿:鼓励产妇2～4小时排尿1次,并及时排便,以免影响宫缩及产程进展。

（五）护理评价

(1)产妇是否了解分娩过程的相关知识。

(2)在产程中焦虑是否缓解,并主动配合医护人员。

(3)疼痛不适感是否减轻。

二、第二产程的临床经过及护理

（一）临床经过

1.宫缩增强

此期宫缩强度进一步增强,频率进一步加快,宫缩持续时间可达1分钟甚至更长,间歇时间仅1~2分钟。

2.胎儿下降及娩出

子宫口开全后,胎头下降至骨盆出口压迫盆底组织时,产妇出现排便感,不自主向下屏气用力。会阴部逐渐膨隆变薄,阴唇张开,肛门松弛。宫缩时胎头显露于阴道口,间歇时又缩回,称胎头拨露(图13-3)。经过几次胎头拨露以后,胎头双顶径已超过骨盆出口,宫缩间歇不再回缩,称胎头着冠(图13-4)。此时,会阴极度扩张,胎头继续下降,当胎头枕骨抵达耻骨弓下方后,以此为支点进行仰伸、复位及外旋转,胎儿前肩、后肩、胎体相继娩出,羊水随即涌出。经产妇的第二产程较短,有时仅仅几次宫缩即可完成上述过程。

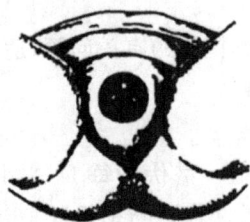

図 13-3　胎头拨露　　　　　　　　　　図 13-4　胎头着冠

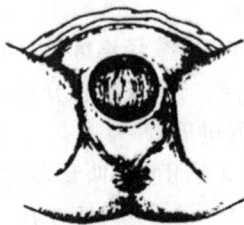

(二)护理评估

1.健康史

详细了解第一产程经过及处理情况,并注意了解产妇及胎儿情况。

2.身体状况

了解宫缩及胎心情况、产妇用力方法,观察胎头拨露及胎头着冠情况,评估有无会阴切开指征。

3.心理-社会状况

因剧烈疼痛及对分娩缺乏信心,同时担心胎儿安危而焦虑不安。

4.辅助检查

用胎儿监护仪监测胎心率基线与宫缩的变化。

(三)护理问题

1.焦虑

与担心分娩是否顺利及胎儿健康有关。

2.疼痛

与宫缩及会阴伤口有关。

3.有受伤的危险

与可能的会阴裂伤、新生儿产伤有关。

(四)护理措施

1.观察产程

严密观察宫缩强度和频率;了解胎先露下降情况;每5~10分钟听胎心1次,仔细观察胎儿有无急性缺氧,发现异常及时通知医师并给予相应处理。

2.缓解焦虑

医护人员应给予产妇安慰和鼓励,并及时告之产程进展情况,同时协助产妇擦汗、饮水等,缓解产妇紧张、焦虑情绪。

3.正确指导产妇使用腹压

子宫口开全后指导产妇双足蹬在产床上,双手握住产床把手,宫缩时深吸气屏住,随后如排大便样向下屏气用力,宫缩间歇时放松休息,宫缩再现时重复上述动作。至胎头着冠后,指导产妇宫缩时张口哈气,宫缩间歇时稍向下用力使胎儿缓慢娩出。

4.接生准备

初产妇子宫口开全或经产妇子宫口扩张至 3～4 cm 时,将产妇送至产房做好消毒接生准备。产妇取膀胱截石位,双腿屈曲分开,臀下置便盆或橡胶单,分 3 步进行外阴擦洗及消毒(图 13-5):①先用消毒肥皂水棉球擦洗外阴,顺序为阴阜、大腿内上 1/3、大小阴唇、会阴和肛门周围;擦洗顺序为由上向下、由外向内;②然后将消毒干棉球盖于阴道外口(防止擦洗液进入阴道),再用温开水冲去肥皂水;③最后用 0.5% 聚维酮碘棉球消毒,顺序为大小阴唇、阴阜、大腿内上 1/3、会阴和肛门周围。消毒完后移去阴道口棉球及臀下的便盆或橡胶单,铺消毒巾于臀下。检查好接生及新生儿抢救所需的所有用品后,接生者按无菌操作规程行外科洗手、穿手术衣、戴无菌手套、打开产包、铺消毒巾,准备接生。

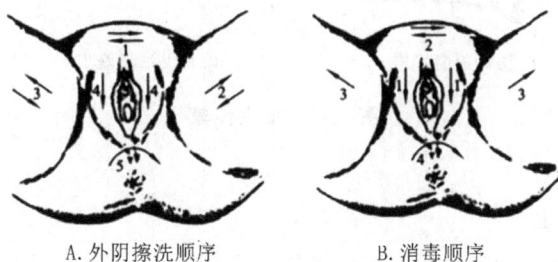

A.外阴擦洗顺序　　B.消毒顺序

图 13-5　外阴擦洗及消毒

5.接生前评估

行阴道检查了解胎位是否异常,并了解会阴条件及胎头大小,必要时行会阴切开。

6.接生步骤

接生者站在产妇右侧,当胎头拨露使阴唇后联合紧张时开始保护会阴。会阴部盖消毒巾,接生者右肘支在产床上,右手拇指与其余四指分开,利用手掌大鱼际肌压住会阴部,当宫缩时应向上内方托压,左手适度下压胎头枕部,协助胎头俯屈和缓慢下降,宫缩间歇时右手放松但不离开会阴部,以免压迫过久致会阴水肿。当胎头枕骨在耻骨弓下露出时,嘱产妇宫缩时张口哈气,在宫缩间歇时稍用力,待胎头双顶径娩出时,左手协助胎头仰伸,使胎头缓慢娩出。胎头完全娩出后,右手继续保护会阴,左手拇指自胎儿鼻根向下颏挤压,其余四指白喉部向下颌挤压,挤出口鼻内的黏液和羊水,然后协助胎头复位及外旋转,左手将胎儿颈部向下轻压,使前肩自耻骨弓下完全娩出,再轻托胎颈向上,协助娩出后肩(图 13-6)。双肩娩出后松开右手,然后双手协助胎体及下肢以侧位娩出。

7.脐带绕颈的处理

胎头娩出后若有脐带绕颈 1 周且较松时,应将脐带顺肩上推或从胎头滑下;若缠绕过紧或绕颈 2 周以上,则用两把止血钳夹住后从中间剪断,注意勿使胎儿受伤。

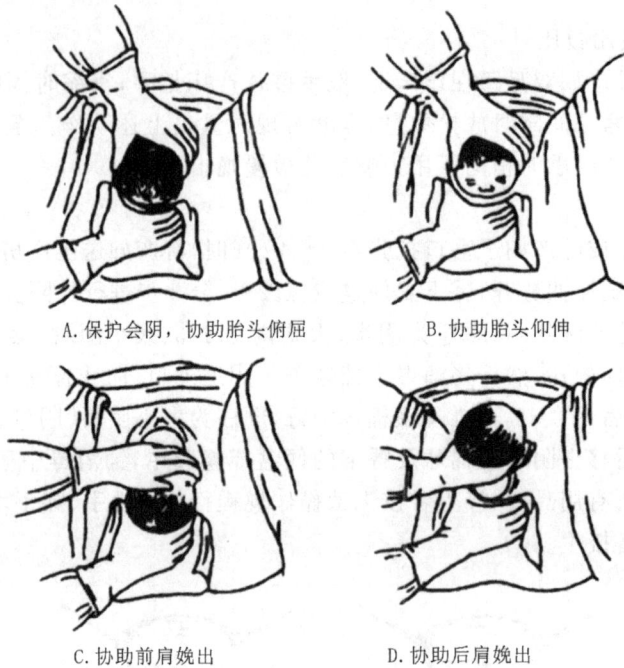

A.保护会阴,协助胎头俯屈　　　　　　　B.协助胎头仰伸

C.协助前肩娩出　　　　　　　　　　　D.协助后肩娩出

图 13-6　接生步骤

(五)护理评价

(1)产妇情绪是否稳定。

(2)疼痛是否缓解。

(3)产妇是否有严重会阴裂伤,新生儿是否发生产伤。

三、第三产程的临床经过及护理

(一)临床经过

1.宫缩胎儿娩出后

子宫底下降至平脐部,宫缩暂停,产妇顿感轻松,几分钟后宫缩再现。

2.胎盘娩出

由于宫缩,附着于子宫壁的胎盘不能相应缩小而与子宫壁发生错位剥离,剥离面出血形成胎盘后血肿。子宫继续收缩,胎盘剥离面越来越大,最终完全剥离而排出。

(二)护理评估

1.健康史

内容同第一、二产程,并了解第二产程的临床经过及处理。

2.新生儿身体状况

(1)Apgar 评分:用于判断新生儿有无窒息及窒息的严重程度。以出生后 1 分钟的心率、呼吸、肌张力、喉反射及皮肤颜色五项体征为依据,每项为 0~2 分(表 13-1)。

(2)一般情况评估:测量身长、体重及头径,判断是否与孕周相符,有无胎头水肿及头颅血肿,体表有无畸形如唇裂、多指(趾)、脊柱裂等。

表 13-1　新生儿 Apgar 评分法

体征	0分	1分	2分
每分钟心率	0	＜100 次	≥100 次
呼吸	0	浅、慢而不规则	佳
肌张力	松弛	四肢稍屈曲	四肢活动好
喉反射	无反射	有少量动作	咳嗽、恶心
皮肤颜色	全身苍白	躯干红,四肢青紫	全身红润

3.母亲身体状况

(1)胎盘娩出评估。

胎盘剥离征象包括以下几种:①子宫底上升至脐上,子宫体变硬呈球形(图 13-7)。②阴道少量流血。③阴道口外露的脐带自行下移延长。④用手掌尺侧按压产妇耻骨联合上方,子宫体上升而外露的脐带不回缩。

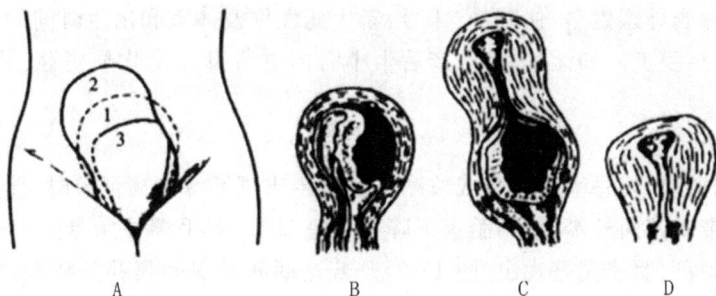

图 13-7　胎盘剥离时子宫位置、形状示意图

胎盘娩出的方式有以下 2 种。①胎儿面娩出式:胎盘从中央开始剥离,而后向周边剥离,其特点是先胎盘娩出,后有少量阴道流血,较多见。②母体面娩出式:胎盘从边缘开始剥离,血液沿剥离面流出,其特点是先有较多阴道流血,后胎盘娩出,较少见。

(2)宫缩及阴道流血量评估:正常情况下,胎儿娩出后宫缩迅速,经短暂间歇后,再次收缩致胎盘剥离。胎盘排出后,若宫缩良好,子宫底下降至脐下两横指,子宫壁坚硬,轮廓清楚,呈球形。若子宫轮廓不清、子宫底位置高为宫缩乏力的表现。阴道出血量多者,多由宫缩乏力、软产道损伤或胎盘残留等因素引起。

(3)软产道检查:胎盘娩出后,应仔细检查会阴、小阴唇内侧、尿道口周围、阴道和宫颈有无裂伤。

(三)护理问题

1.潜在并发症

如新生儿窒息、产后出血等。

2.有母儿依恋关系改变的危险

与产后疲惫及对新生儿性别不满意有关。

（四）护理措施

1.新生儿处理

（1）清理呼吸道：新生儿娩出后应立即置于辐射台保暖，用吸痰管清除口鼻腔内黏液和羊水，保持呼吸道通畅。若新生儿仍不啼哭，可轻抚背部或轻弹足底使其啼哭。

（2）进行 Apgar 评分：出生后 1 分钟进行评分，8～10 分为正常；4～7 分为轻度窒息，缺氧较严重，除一般处理外需采用人工呼吸、吸氧、用药等措施；0～3 分为重度窒息，又称苍白窒息，为严重缺氧，需紧急抢救。缺氧新生儿 5 分钟、10 分钟后应再次评分并进行相应处理，直至连续 2 次大于或等于 8 分为止。

（3）脐带处理：用 75%乙醇或 0.5%聚维酮碘消毒脐根及其周围直径约 5 cm 的皮肤，在距脐根 0.5 cm 处用粗棉线结扎第一道，距脐根 1 cm 处结扎第二道（注意必须扎紧脐带以防出血，但要避免过度用力致脐带断裂），距脐根 1.5 cm 处剪断脐带，挤出残余血，用饱和高锰酸钾溶液消毒断面（药液切勿触及新生儿皮肤，以免灼伤），待干后以无菌纱布覆盖，再用脐带卷包裹。目前还有用气门芯、脐带夹、血管钳等方法结扎脐带。处理脐带时注意新生儿保暖。

（4）一般护理：评估新生儿一般情况后，擦净足底胎脂，盖新生儿的足印及产妇拇指印于新生儿记录单上，系上标明母亲姓名、住院号、床号、新生儿性别及体重和出生时间的手圈。用抗生素眼药水滴眼以预防结膜炎。如无禁忌证，产后半小时内进行母婴皮肤早接触、早吸吮，注意新生儿保暖及安全。

2.协助胎盘娩出

胎盘未完全剥离前，切忌牵拉脐带或按摩子宫。当出现胎盘剥离征象时，接生者左手轻压子宫底，右手轻拉脐带使其向外牵引，当胎盘下降至阴道口时，双手捧住胎盘向一个方向旋转并缓慢向外牵拉，协助胎盘、胎膜完整娩出（图 13-8）。若这期间发现胎膜部分断裂，用血管钳夹住断裂上端的胎膜，继续沿原方向旋转直至胎膜完全娩出。

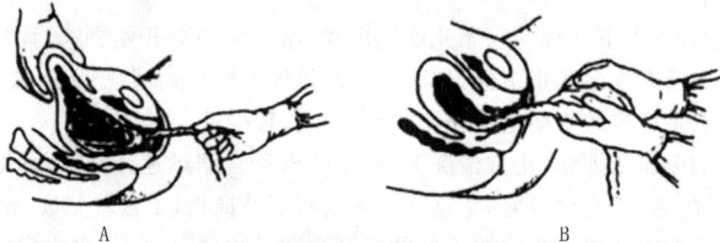

图 13-8　协助胎盘、胎膜完整娩出

3.检查胎盘、胎膜

胎盘娩出后应立即检查胎盘小叶有无缺损、胎膜是否完整。若疑有副胎盘、胎盘小叶或大部分胎膜残留，应及时行子宫腔探查并取出。

4.检查软产道

胎盘娩出后，应仔细检查软产道，如有裂伤立即予以缝合。

5.预防产后出血

胎儿前肩娩出后立即静脉注射缩宫素 10～20 U，加强宫缩促进胎盘迅速娩出。胎盘娩出后，按摩子宫刺激宫缩，必要时遵医嘱予缩宫素或麦角新碱肌内注射。

6.心理护理

及时告知产妇分娩情况及新生儿情况,给予心理安慰和鼓励,协助母婴接触,建立母子感情。

7.产后 2 小时护理

胎盘娩出后产妇继续留在产房内观察 2 小时。严密观察血压、脉搏、宫缩、子宫底高度、膀胱充盈及会阴切口情况。如发现宫缩乏力、阴道流血量多、会阴血肿等立即报告医师并给予相应处理。观察 2 小时无异常后,方可送产妇回休养室休息。

(五)护理评价

(1)是否发生了产后出血或新生儿窒息等并发症。

(2)产妇是否接受新生儿并进行皮肤接触和早吸吮。

(靳　丽)

第三节　催产、引产的观察与护理

一、概述

(一)定义

1.催产

催产是指正式临产后因宫缩乏力需用人工及药物等方法,加强宫缩促进产程进展,以减少由于产程延长而导致母儿并发症。催产常用方法包括人工破膜、缩宫素应用、刺激乳头、自然催产法(如活动、变换体位、进食饮水、放松等)。

2.引产

引产是指在自然临产之前通过药物等手段使产程发动,达到分娩的目的,是产科处理高危妊娠常用的手段之一。引产是否成功主要取决于宫颈成熟程度。但如果应用不得当,将危害母儿健康,因此,应严格掌握引产的指征、规范操作,以减少并发症的发生。促宫颈成熟的目的是促进宫颈变软、变薄并扩张,降低引产失败率、缩短从引产到分娩的时间。若引产指征明确但宫颈条件不成熟,应采取促宫颈成熟的方法。

(二)主要作用机制

1.催产

通过输入人工合成缩宫素和/或刺激内源性缩宫素的分泌,增加缩宫素与体内缩宫素受体的结合,达到诱发和增强子宫收缩的目的。

2.引产

通过在宫颈口放置前列腺素制剂,改变宫颈状态,宫颈变软、变薄并扩张;或通过人工破膜、机械性扩张等,刺激内源性前列腺素释放,诱发宫缩,从而促使产程发动,达到分娩的目的。

(三)原则

严格掌握催产引产的指征、规范操作,以减少并发症的发生。

二、护理评估

(一)健康史

既往病史、孕产史、分娩史、月经周期及末次月经、本次妊娠经过,查看历次产前检查记录,核对孕周。

(二)生理状况

1.评价宫颈成熟度

目前公认的评估成熟度常用的方法是 Bishop 评分法,包括宫口开大、宫颈管消退、先露位置、宫颈硬度、宫口位置五项指标,满分 13 分,评分≥6 分提示宫颈成熟。评分越高,引产成功率越高。评分<6 分提示宫颈不成熟,需要促宫颈成熟。

2.产科检查

判断是否临产及产程进展(有规律宫缩及每小时 1 cm 的宫口开大)、母儿头盆关系。

3.辅助检查

行胎心监护,了解胎儿宫内状况;行超声检查,了解胎盘功能及胎儿成熟度。

(三)适应证和禁忌证

1.引产的主要指征

(1)延期妊娠(妊娠已达 41 周仍未临产者)或过期妊娠。

(2)妊娠期高血压疾病:达到一定孕周并具有阴道分娩条件者。

(3)母体合并严重疾病需提前终止妊娠,如严重的糖尿病、高血压、肾病等。

(4)足月妊娠胎膜早破,2 小时以上未临产者。

(5)胎儿及其附属物因素,如严重胎儿生长受限、死胎及胎儿严重畸形;附属物因素如羊水过少、生化或生物物理监测指标提示胎盘功能不良,但胎儿尚能耐受宫缩者。

2.引产绝对禁忌证

(1)孕妇严重合并症及并发症,不能耐受阴道分娩者或不能阴道分娩者(如心功能衰竭、重型肝肾疾病、重度子痫前期并发器官功能损害者等)。

(2)子宫手术史,主要是指古典式剖宫产术,未知子宫切口的剖宫产术,穿透子宫内膜的肌瘤剔除术,子宫破裂史等。

(3)完全性及部分性前置胎盘和前置血管。

(4)明显头盆不称,不能经阴道分娩者。

(5)胎位异常,如横位,初产臀位估计经阴道分娩困难者。

(6)宫颈浸润癌。

(7)某些生殖道感染性疾病,如疱疹感染活动期。

(8)未经治疗的 HIV 感染者。

(9)对引产药物过敏者。

(10)其他,包括生殖道畸形或有手术史,软产道异常,产道阻塞,估计经阴道分娩困难者;严重胎盘功能不良,胎儿不能耐受阴道分娩;脐带先露或脐带隐性脱垂。

3.引产相对禁忌证

(1)臀位(符合阴道分娩条件者)。

(2)羊水过多。

(3)双胎或多胎妊娠。

(4)分娩次数≥5 次者。

4.催产主要适应证

宫颈成熟的引产;协调性子宫收缩乏力;死胎,无明显头盆不称者。

5.缩宫素应用禁忌证

(1)胎位异常或子宫张力过大如羊水过多、巨大儿或多胎时避免使用。

(2)多次分娩史(6 次以上)避免使用。

(3)瘢痕子宫(既往有古典式剖宫产术史)且胎儿存活者禁用。

6.前列腺素制剂应用禁忌证

(1)孕妇有下列疾病,包括哮喘、青光眼、严重肝肾功能不全;急性盆腔炎;前置胎盘或不明原因阴道流血等。

(2)有急产史或有 3 次以上足月产史的经产妇。

(3)瘢痕子宫妊娠。

(4)有宫颈手术史或宫颈裂伤史。

(5)已临产。

(6)Bishop 评分≥6 分。

(7)胎先露异常。

(8)可疑胎儿窘迫。

(9)正在使用缩宫素。

(10)对地诺前列酮或任何赋形剂成分过敏者。

(四)心理-社会因素

(1)渴望完成分娩,难以忍受缓慢的产程进展,管理"不确定"有困难。

(2)担心孩子在子宫内的情况,又担心催产、引产方法及药物对孩子不好。

(3)害怕疼痛,自感无力应对,担心强烈的子宫收缩会导致子宫破裂。

(4)担心引产不成功,要做剖宫产。

三、护理措施

(一)引产的护理

(1)核对预产期,确定孕周。

(2)查看医师查房记录和辅助检查结果,了解宫颈成熟度、胎儿成熟度、头盆关系、妊娠合并症及并发症的防治方案。

(3)协助完成胎心监护和超声检查,了解胎儿宫内状况。

(4)若胎肺未成熟,遵医嘱,先完成促胎肺成熟治疗后引产。

(5)根据医嘱准备药物。①可控释地诺前列酮栓:是 1 种可控制释放的前列腺素 E_2 栓剂,含有 10 mg 地诺前列酮,以 0.3 mg/h 的速度缓慢释放,需低温保存。②米索前列醇:是 1 种人工合成的前列腺素 E_1 制剂,有 100 μg 和 200 μg 两种片剂。

(6)做好预防并发症的准备,包括阴道助产及剖宫产的人员和设备准备。

(二)用药护理

协助医师完成药物置入,并记录上药时间。

1.可控释地诺前列酮栓促宫颈成熟

(1)方法:外阴消毒后将可控释地诺前列酮栓置于阴道后穹隆深处,并旋转 90°角,使栓剂横置于阴道后穹隆,在阴道口外保留 2～3 cm 终止带以便于取出。

(2)护理:置入地诺前列酮栓后,嘱孕妇平卧 20～30 分钟以利栓剂吸水膨胀;2 小时后经复查,栓剂仍在原位,孕妇可下地活动。

2.米索前列醇促宫颈成熟

(1)方法:外阴消毒后将置米索前列醇于阴道后穹隆深处,每次阴道内放药剂量为 25 μg,放药时不要将药物压成碎片。

(2)护理:用药后,密切监测宫缩、胎心率及母儿状况。

3.药物取出指征

出现下列情况,应通知医师评估后取出药物。①规律宫缩,Bishop 评分≥6 分。②自然破膜或行人工破膜术。③子宫收缩过频(每 10 分钟 5 次及以上的宫缩)。④置药 24 小时。⑤有胎儿出现不良状况的证据:胎动减少或消失、胎动过频、电子胎心监护结果分级为Ⅱ类或Ⅲ类。⑥出现不能用其他原因解释的母体不良反应,如恶心、呕吐、腹泻、发热、低血压、心动过速或者阴道流血增多。

(三)催产护理

根据产程评估情况,选择催产方法,并准备相应设备、用具和药品。

(1)选择人工破膜者,按人工破膜操作准备。

(2)选择自然催产法者,提供活动放松、变换体位、进食饮水的支持和指导。

(3)选择应用缩宫素者,则遵医嘱准备药物及溶酶、胎心监护仪,安排专人守护。

(四)用药护理

缩宫素应用。

(1)开放静脉通道。先接入乳酸钠林格液 500 mL(不加缩宫素),行静脉穿刺,按 8 滴/分调节好滴速。

(2)遵医嘱,配置缩宫素。将 2.5 U 缩宫素加入 500 mL 林格液或生理盐水中,充分摇匀,配成 0.5％浓度的缩宫素溶液,相当于每毫升液体含 5 mU 缩宫素,以每毫升 15 滴计算相当于每滴含缩宫素 0.33 mU。从每分钟 8 滴开始。若使用输液泵,起始剂量为 0.5 mL/min。

(3)根据宫缩、胎心情况调整滴速,一般每隔 20 分钟调整 1 次。应用等差法,即从每分钟 8 滴(2.7 mU/min)调整至 16 滴(5.4 mU/min),再增至 24 滴(8.4 mU/min);为安全起见也可从每分钟 8 滴开始,每次增加 4 滴,直至出现有效宫缩(10 分钟内出现 3 次宫缩,每次宫缩持续 30～60 秒)。最大滴速不得超过 40 滴/分即 13.2 mU/min,如达到最大滴速仍不出现有效宫缩,可增加缩宫素的浓度,但缩宫素的应用量不变。增加浓度的方法是以乳酸钠林格注射液 500 mL 中加 5U 缩宫素变成 1％缩宫素浓度,先将滴速减半,再根据宫缩情况进行调整,增加浓度后,最大增至每分钟 40 滴(26.4 mU),原则上不再增加滴数和缩宫素浓度。

(4)专人守护,密切监测宫缩情况、产程进展及胎心率变化,有条件者建议使用胎儿电子监护仪连续监护。

(五)心理护理

(1)关注孕妇焦虑、紧张程度并分析原因;营造安全舒适的环境,缓解紧张情绪,降低焦虑水平。

（2）向孕产妇及家人讲解催产引产相关知识，做到知情选择。

（3）专人守护，增加信任度和安全感，降低发生风险的可能。

（4）允许家人陪伴，可降低孕产妇焦虑水平。

（六）危急状况处理

若出现宫缩过强/过频（连续两个 10 分钟内都有 6 次或以上宫缩，或者宫缩持续时间超过 120 秒）、胎心率变化（＞160 次/分或＜110 次/分，宫缩过后不恢复）、子宫病理性缩复环、孕产妇呼吸困难等，应进行下述处理。

（1）立即停止使用催产引产药物。

（2）立即改变体位呈左侧或右侧卧位；面罩吸氧 10 L/min；静脉输液（不含缩宫素）。

（3）报告责任医师，遵医嘱静脉给子宫松弛剂，如利托君或 25% 硫酸镁等。

（4）立即行阴道检查，了解产程进展，未破膜者给予人工破膜术，观察羊水有无胎粪污染及其程度。

（5）如果胎心率不能恢复正常，进行可能剖宫产的准备。

（6）如母儿情况、时间及条件允许，可考虑转诊。

四、健康指导

（1）向孕妇及家人讲解催产引产的目的、药物和方法选择，达到充分知情，理性选择。

（2）讲解催产、引产的注意事项。①不得自行调整缩宫素滴注速度。②未征得守护医护人员的允许，不得自行改变体位及下床活动。

（3）随时告知临产、产程及母儿状况的信息，增强缩宫引产成功的信心。

（4）孕产妇在催产、引产期间须经守护的医护人员判断，符合如下条件：①缩宫素剂量稳定。②孕产妇情况稳定，没有并发症。③胎儿情况稳定，没有窘迫的征象时，才被允许活动、改变体位。

（5）指导孕产妇利用呼吸的方法来放松及减轻宫缩痛。

五、注意事项

（1）严格掌握适应证及禁忌证，杜绝无指征的引产。

（2）催产、引产前，一定要认真阅读病历资料，仔细核对预产期，尽量避免被动、单纯执行医嘱，防止人为的早产和不必要的引产。

（3）严格遵循操作规范，正确选择催产方法，尽量应用自然催产法。

（4）遵医嘱准备和使用药物时，认真核对药物名称、用量、给药途径及方法，确保操作准确无误，不能随意更改和追加药物剂量、浓度及速度。

（5）密切观察母儿情况，包括宫缩强度、频率、持续时间、产程进展及胎心率变化，有条件的医院，应常规进行胎心监护并随时分析监护结果，及时记录。

（6）对于促宫颈成熟引产者，如需加用缩宫素，应该在米索前列醇最后一次放置后 4 小时以上，并阴道检查证实药物已经吸收；地诺前列酮栓取出至少 30 分钟后方可。

（7）应用米索前列醇者应在产房观察，监测宫缩和胎心率，如放置后 6 小时仍无宫缩，在重复使用米索前列醇前应行阴道检查，重新评估宫颈成熟度，了解原放置的药物是否溶化、吸收，如未溶化和吸收者则不宜再放。每天总量不得超过 50 μg，以免药物吸收过多。一旦出现宫缩过频，应立即进行阴道检查,并取出残留药物。

(8)因缩宫素个体敏感度差异极大,应用时应特别注意:①要有专人观察宫缩强度、频率、持续时间及胎心率变化并及时记录,调好宫缩后行胎心监护。破膜后要观察羊水量及有无胎粪污染及其程度。②应从小剂量开始循序增量。③禁止肌内、皮下、穴位注射及鼻黏膜用药。④输液量不宜过大,以防止发生水中毒。⑤警惕变态反应。⑥宫缩过强应及时停用缩宫素,必要时使用宫缩抑制剂。

(9)因缩宫素的应用可能会影响体内激素的平衡和产后子宫收缩,而愉悦的心情会增加内源性缩宫素的分泌,故应创造条件,改变分娩环境,允许产妇家人陪伴,让产妇愉快、舒适、充满自信,保持内源性缩宫素的分泌,尽量少用或不用缩宫素。

(靳　丽)

第四节　责任制助产与陪产的实施与管理

一、概述

(一)定义

1.责任制助产

责任制助产是指由一名助产士专门负责一名产妇分娩,包括从进入分娩室至离开分娩室的全过程助产服务。本概念适合目前我国大多数医院对助产士执业范围的界定,随着助产服务模式的变化和助产士专业的发展,助产服务会向两端延伸,责任制助产的概念也将不断扩展,形成"我的孕产妇、我的助产士"的责任制助产模式。

2.陪产

广义的概念是指孕产妇分娩时有人陪伴,包括助产士陪伴、家人陪伴的专职"导乐"陪伴;狭义的概念特指"导乐"陪产。

3.导乐

导乐是来源于希腊语"Doula"的译音,意为"女性照顾者",即一个有生育经验的妇女陪伴另一个妇女完成生产,在产前、产时及产后给予孕产妇持续的生理上的支持、生活上的照顾和心理上的安慰,陪伴孕产妇完成分娩。导乐的身份是"一个受过训练的非医护人员"(Mothering the mothers Dr.M.Klaus)。20世纪80年代初,伴随国内住院分娩率的不断提高,医疗干预技术的不断应用,分娩产妇被置于与家人隔离的"大产房"流水线上,生产的过程也逐步医疗化,剖宫产率开始出现惊人的上升。导乐被引入国内后,即被作为新的产科服务模式变革的主要措施加以应用,鉴于我国医疗服务市场化不完善,导乐的职业化也不成熟,于是,产科医师、助产士、产科护士陪伴孕产妇的"天赋"职能被异化成了"导乐"。

(二)主要机制

通过营造一个充满信任、亲情、理解和支持的人际环境和安全、舒适、私密的分娩空间,使分娩更顺利。提供陪伴支持的理论基础如下。

1.分娩过程的正常性

分娩是一个自然、正常、健康的过程,健康的产妇和智力发育正常的胎儿有天生的潜能完成分娩。分娩可在医院、保健中心安全地进行。自然分娩对大多数产妇是最合适的助产士服务模式,要重视、支持和保护分娩的正常性。

2.支持的重要性

产妇对分娩的信心和能力受环境和周围人的影响很大。母婴在妊娠、分娩及产后虽然是两个独立的个体,却又密切相连,母婴间的联系非常重要,必须受到尊重。分娩的经历对母亲、婴儿、父亲及整个家庭都有重要而持久的影响。

3.维护产妇的自主权

产妇应有权得到关于妊娠和分娩的科学知识,应有权经历愉快而健康的分娩过程,应有权选择她认为安全满意的分娩场所,应有权得到产时各种干预措施及用药利弊的最新信息,并有选择采用或者拒用的权利。

4.无损伤性

不宜常规采用干预措施,许多干预措施会对母婴造成影响,必须有指征时才能使用。

5.医务人员的职责

医务人员应根据产妇的需求提供服务。

(三)原则

帮助孕产妇树立自然分娩的信心,减轻分娩时的焦虑与恐惧,提供心理、生理、精神、技术、情感全方位的支持,达到保护、促进和支持自然分娩,提高产时服务质量,保障母婴健康。

二、护理评估

(一)健康史

既往病史、孕产史(包括计划生育手术和人工生殖)、分娩史、月经周期及末次月经、本次妊娠经过,查看历次产前检查记录,核对孕周。

(二)生理状况

1.临床表现

是否临产;产程阶段及进展情况;头盆关系;产妇一般情况;胎儿宫内状况。

2.适应证与禁忌证

(1)适应证:①有阴道分娩意愿的正常产产妇。②虽有某种并发症但有条件试产的产妇。③产妇自愿选择。

(2)禁忌证:①产妇拒绝。②生命体征不稳定,随时需要抢救的产妇。③有阴道分娩禁忌证的产妇。

3.辅助检查

行胎心监护,了解胎儿宫内状况;行超声检查,了解胎盘功能及胎儿成熟度;实验室检查,血尿常规及出凝血时间。

(三)心理-社会因素

(1)孕产妇对自然分娩是否充满信心及对产痛的恐惧程度。

(2)孕产妇及家人对陪伴者的信任及接受程度。

(3)家人的参与性与支持程度。

(4)医院能否提供单间产房、专业陪伴者及责任制助产服务等。

三、护理措施

(一)一般护理

同分娩期妇女的护理。

(二)责任制助产的实施与管理

1.责任制助产的职能

(1)密切观察产程进展。

(2)随时告知分娩进程及母儿健康状况的信息。

(3)回答待产分娩过程中的问题并提供帮助。

(4)采取措施,缓解分娩疼痛。

(5)完成自然分娩接产及新生儿即时处理。

(6)指导母乳喂养,产后观察,分享分娩体验。

2.责任制助产的实施条件

(1)硬件改造,提供"小产房"(一间产房只供一位孕产妇使用)服务。

(2)更新观念,提供围生母儿一体化护理。

(3)人员配置必须满足"一对一"责任制助产的需要,实施弹性排班。

(4)人员培训:责任助产士必须有较强的独立处理助产专业问题能力;具有发现分娩过程中异常情况的能力及应急能力。

3.责任制助产实施的管理

(1)完善各项规章制度:包括岗位管理制度、助产工作制度、排班制度、绩效考核制度。

(2)加强运行质量控制:包括督导、访谈、满意度调查及质量指标核定。

(3)建立与完善激励机制,实行绩效分配能体现工作量、工作时间、技术难度等,多劳多得,优劳优酬。

(三)陪产的实施与管理

1.陪产者的选择

(1)丈夫陪伴:现代产科服务模式鼓励男性参与分娩活动,认为丈夫参与分娩不是问题,而是解决问题的方法之一。男性参与分娩活动,也改变了"分娩是女人的事"的传统观念,因此,丈夫陪产是孕产妇的首选。

(2)亲友陪伴:家族血源浓郁的亲情,闺中密友相同的价值观,使陪伴支持变得强有力,也是部分孕产妇的选择。

(3)导乐陪伴:目前国内导乐的职业化尚不成熟,多由产科医护人员异化而来,成为一种特需服务项目,随着医疗服务市场的完善和导乐的职业化,这一人群会逐步成为现代产科服务模式中一项人性化措施的具体表现,通过同伴支持、经验分享和桥梁作用,赋予孕产妇分娩的信心和力量。

2.陪产者的培训

(1)理论培训:分娩基本知识;医院的常规医疗程序(针对专职导乐);妇女孕期、产时、分娩及产后早期的生理、心理和感情变化特征、需求把握与支持;产程的概念、分期、进展、表现特点及守护;分娩痛的应对等。

（2）实践培训：包括交流技巧、移情训练、支持技巧。专职导乐要认识到每个产妇的生活经历不同、性格不同，需要也不同，克服困难的技巧也不同。要学会适宜地、机智地、积极地去发现和满足产妇及其家属的需要。并保证不干扰正常的医疗程序。

3.陪产者的职能

（1）丈夫或亲友陪伴：①精神上的鼓励、支持与安慰。②生活上的照护，包括进食、饮水、如厕、沐浴、休息、睡眠、活动等。

（2）专职导乐陪伴：①分享经验与观念，输注力量。②提供生理上的帮助，包括进食、饮水、排尿及活动。③通过按摩、指导呼吸、调整体位等方法协助应对分娩疼痛。④桥梁作用，促进产妇、丈夫与医务人员的联系沟通。

（3）陪伴分娩支持技术：分娩体位应用（舒适分娩）；分娩辅助工具使用；拉玛泽分娩法（呼吸减痛分娩法），神经-肌肉运动训练；按摩等。

4.陪产者的管理

（1）注册与登记：专职导乐必须经过职业培训，获得相应资格；孕产妇家属（包括丈夫和亲友）须经过医院父母学校培训，懂得陪产的一般知识和要求。

（2）考核与监管：专职导乐进入医疗机构从事陪产工作，必须出示职业资格证书及相关培训证书，并有相应的职业评价证明。如支持分娩的实践活动中服务对象、医务人员对导乐陪产工作的评价及反馈意见。

（3）专职导乐的职业素养要求：有生育经验；富有爱心、同情心和责任心；具有良好的人际交流、沟通及适应能力；有使用分娩支持工具的能力；能为产妇提供生活上的照顾和帮助；动作轻柔、态度和蔼，给人以信赖感；经过正规职业培训，熟悉工作范围，获得执业资格；有良好的执业服务记录。

（四）心理护理

（1）了解孕产妇分娩时的特殊心理变化，给予适度的关注。

（2）通过沟通，了解孕产妇的文化背景、分娩观念和行为习惯，尽量满足其合理需求。

（3）掌握一定的心理干预技术，包括倾听技术、提问技术、鼓励技术、内容反应技术、情感反应技术、面质技术、解释技术、非语言沟通技巧等，适时应用。

（4）关注分娩体验，保持正向激励。

四、健康指导

（1）向孕产妇及其家人说明陪伴分娩的意义：在孕妇分娩的全过程中引入包括专业的导乐、产妇家属（丈夫、其他亲属或朋友）、助产士陪伴，不仅是产时服务的一项适宜技术，也是一种以产妇为中心的全新服务模式，可以降低手术率，减少对分娩的干预，有利促进正常分娩。

（2）若选择家属陪产，应提醒准备陪产的家属完成产前健康教育课堂的相关课程学习，了解分娩基本过程和陪产过程中帮助孕产妇的实用技术，如按摩、搀扶、擦汗、进食饮水、如厕等生活照顾，鼓励、赞扬、感谢、亲密行为等情感支持。

（3）若为专职导乐陪产，应向导乐介绍医院的环境与制度，强调其不可以参加医疗活动，如调输液速度等；也不可以替代医护人员向孕产妇发出各种影响产程的行为指令，如屏气用力等。

（4）陪产人员在陪产过程中，保持与助产士的良好沟通，充当桥梁的作用，表达和传递孕产妇的需求。

五、注意事项

（1）陪伴分娩是针对住院分娩的普及、产时服务中医疗干预的增多而造成的难产率上升提出的一项适宜技术，也是一种以产妇为中心的服务模式。

（2）助产士即"陪伴孕产妇的人"，她们陪伴在孕产妇身边并帮助她们完美、自主地完成生产，守护孕产妇是助产士的天赋使命，也是责任制助产模式的实践，因此，不能将助产士的陪产作为医院的特殊服务项目，也不能将助产士等同或异化为"导乐"。

（靳　丽）

第十四章

康 复 护 理

第一节　脑卒中的康复护理

　　脑卒中又称脑血管意外,由于急性脑血管破裂或闭塞,导致局部或全脑神经功能障碍所引起的神经功能缺损综合征,持续时间>24 小时或死亡。脑卒中后 1 周的患者 73%～86%有偏瘫,71%～77%有行动困难,47%不能独坐,75%左右不同程度地丧失劳动能力,40%重度致残。在我国目前需要和正在进行康复的患者中,脑卒中患者占有相当大的比例。随着科学技术和医疗服务水平的不断提高,脑卒中的致死率呈现逐渐下降的趋势,同时,由于发病率的逐年增高,导致脑卒中的致残率也呈现逐年增高的趋势,这样造成了大量的需要进行康复的残疾人。脑卒中的康复开展最早,也是目前研究最多的领域,早期康复介入已成为共识。

　　早期康复的意义:早期康复运动功能恢复 1 个月可提高 92.11%;2 个月可提高 56.67%;3 个月可提高 18.18%;3 个月后 96%手功能恢复可能性较小。

　　早期康复护理能够显著改善脑卒中患者的神经功能和日常生活活动能力,有利于提高患者生活质量。早期康复护理是脑卒中早期康复治疗的重要组成部分。早期康复是指脑卒中患者生命体征平稳、神经系统症状不再发展后即可开始康复治疗。只要不影响治疗,早期康复护理介入越早越好,早期康复护理可促进大脑的可塑性,调动脑组织内残余细胞发挥其代偿作用,促进损伤区域组织的重构和细胞的再生,有效地预防脑神经萎缩,从而使患者各种功能尽早恢复和改善,降低致残率。

一、康复护理目标

　　(1)改善患侧肢体的运动、感觉功能,改善患者的平衡功能。最大限度发挥患者的残余功能。

　　(2)改善患者言语功能障碍,调整心态、建立有效沟通方式。

　　(3)预防潜在并发症及护理不良事件的发生。

　　(4)提高患者的日常生活活动能力,学习使用辅助器具,指导家庭生活自理。

　　(5)提高患者生活质量及社会参与的能力。

　　(6)实施教育学习的原则:强调残疾者和家属掌握康复知识、技能。

二、康复护理

（一）软瘫期抗痉挛体位的摆放

抗痉挛体位是早期抗痉挛治疗的重要措施之一。抗痉挛体位能预防和减轻上肢屈肌、下肢伸肌的典型痉挛模式，是预防预后出现病理性运动模式思维方法之一。

1.健侧卧位

患侧下肢髋、膝关节自然屈曲向前，放在身体前面另一枕上。健侧肢体自然放置。

2.患侧卧位

患侧卧位可增加对患侧的知觉刺激输入，并使整个患侧被拉长，从而减少痉挛。

3.仰卧位

该体位易引起压力性损伤及增强异常反射活动，应尽量少用。

（二）恢复期康复护理

日常生活活动能力训练：早期即可开始，通过持之以恒的日常生活活动能力训练，争取患者能自理生活，从而提高生活质量。训练内容包括进食方法、个人卫生、穿脱衣裤鞋袜、床椅转移、洗澡等。为完成日常生活活动能力训练，可选用一些适用的装置，如便于进食饲喂的特殊器皿、改装的牙刷、各种形式的器具及便于穿脱的衣服。

（三）后遗症期的康复护理

一般病程经过 1 年左右，患者经过治疗或未经积极康复，患者可以留有不同程度的后遗症，主要表现为肢体痉挛、关节挛缩变形、运动姿势异常等。此期康复护理目的是指导患者继续训练和利用残余功能，此外，训练患者使用健侧肢体代偿部分患侧的功能，同时指导家属尽可能改善患者的周围环境，以便于争取最大限度的生活自理，具体包括以下几点。

（1）进行维持功能的各项训练。

（2）加强健侧的训练，以增强其代偿能力。

（3）指导正确使用辅助器，如手杖、步行器、轮椅、支具，以补偿患者的功能。

（4）改善步态训练，主要是加强站立平衡、屈膝和踝背屈训练，同时进一步完善下肢的负重能力，提高步行效率。

（5）对家庭环境做必要的改造，如门槛和台阶改成斜坡，蹲式便器改成坐式便器，厕所、浴室、走廊加扶手等。

（四）言语功能障碍的康复护理

语音为了交流沟通，发病后应尽早开始语音训练。虽然失语，但仍需与患者进行言语或非语言交流，通过交谈和观察，全面评价语言障碍的程度，并列举语言功能恢复良好者进行实例宣教，同时还应注意心理疏导，增强其语言训练的信心。

（五）摄食和吞咽功能障碍的康复护理

吞咽障碍是急性脑卒中常见的症状，患者可因舌和喉头等运动控制障碍导致吞咽障碍；患者引起误吸、误咽和窒息，甚至引起坠积性肺炎和呼吸困难等；也可因进食困难而引起营养物质摄入不足，水、电解质及酸碱平衡失调等，从而影响患者整体康复。

（六）心理和情感障碍的康复护理

1.对疾病的认识异常

患者往往在脑卒中早期表现出对疾病的否认和不理解，尤其是在患者有半身忽略障碍时，患者自觉四肢仍能活动,完全否认有偏瘫。在护理肢体障碍和半身忽略患者时,要不断给予言语信息,口头述说患侧是患者的一部分,同时以各种方式提醒患者,不能操之过急,以免使患者产生抑郁、失望等严重心理障碍。

2.抑郁状态

脑卒中急性期过后,由于躯体残疾的挫折,对其后果的担心,不甘成为残疾者和依赖他人,工作和地位的丧失等都可造成患者的抑郁反应,表现为对异性兴趣减退,容易哭泣,经常责怪自己,感到孤独,前途无望等。对抑郁患者应利用各种方式促使患者倾诉及宣泄,具体的帮助患者解决实际问题,如争取家人探望、协调关系,多安排一些他们愿意做的事情,充分发挥他们的生活能力,如安排看电视、报纸、听音乐等,摆脱疾病带来的困扰,帮助他们从心理上树立战胜疾病的信心。

3.情感失控

由于感觉输入的异常和大部分皮质功能紊乱,伴有假性延髓性麻痹的脑卒中患者,情绪释放不受高级神经系统控制,造成患者情感失控,容易产生强制性哭笑。应在此基础上进行上述各种功能障碍的康复护理。

4.心理康复护理

要鼓励患者积极治疗,对功能障碍要早期康复,防止误用综合征;还要教育患者认识到后遗症的康复是一个长期的过程,需进行维持性训练以防功能退步。对长期卧床的患者,要教会家属正确的护理方法,以防压力性损伤、感染等合并症及失用综合征。

(1)疾病早期表现出对疾病的不理解和否认的患者,在护理中我们处处给予尊重和照顾,先将治疗的目的、意义、疗效和注意事项等告诉患者,并征求其意见,尊重和保护他们的自尊心,取得合作。使患者感受到在医院有安全感,有信心,避免使患者产生忧郁、失望等严重问题。

(2)对性情急躁,情绪易波动的患者要积极的引导。这类患者情绪易受客观因素的影响,易产生波动,急躁不利于控制病情。讲解脑血管病的发病机制,哪些人易于发病,危险因子是什么,应如何预防等知识告诉患者,用科学的方法保护好自己的身体,引导其扩大自己的爱好面,陶冶情操,增添乐趣;消除心理压抑和急躁情绪,避免诱发本病的因素。

(3)对于缺乏信心,疑虑重重的患者,应给予真诚的安慰和鼓励、这类患者对自己的病情缺乏了解,信心不足,又怕病后残疾无人照料,过度焦虑,破坏了心理平衡,使病情多次出现反复;通过康复健康教育,帮助患者认识和了解疾病发生、发展的因素,消除其紧张、焦虑情绪,运用医学知识,启发和指导其主动配合康复治疗。

(4)对于抑郁型患者,应主动、热情地与他们接近,每天增加与患者的沟通时间。耐心地倾听他们讲述自己的生活挫折和精神创伤,并给予必要的安慰、开导和照顾,使患者感受到大家庭的温暖。

(5)注意患者在不同时期的心理变化,有针对性地做好心理护理。偏瘫患者在发病初期由于偏瘫突然发生,坚持否认病情,情绪激动,急躁阶段康复的欲望极为强烈、对此期间的患者要给予安慰疏导,消除其急躁情绪,使其正视病情,积极配合训练。面对较长时间的康复治疗,肢体功能障碍仍未得到完全恢复,患者常感到悲观、失望、情绪低落,对预后缺乏信心,甚至不愿进行康复训练,对此期患者要因势利导,并让康复成功者现身说教,促使患者变悲观失望为主观努力,树立战胜疾病的信心和勇气。

三、常见并发症的康复护理

(一)肩关节半脱位

治疗上应注意矫正肩胛骨的姿势,早期良好的体位摆放,同时鼓励患者经常用健手帮助患臂做充分的上举活动。在活动中禁忌牵拉患肩,肩关节及周围结构不应有任何疼痛,如有疼痛表明某些结构受到累及,必须立即改变治疗方法或手法强度,具体包括以下几点。

1.预防

坐位时,患侧上肢可放在轮椅的扶手或支撑台上,或采取其他良好的肢位;站立时可用肩托(Bobath 肩托),防止重力作用对肩部的不利影响。

2.手法纠正肩胛骨位置

护理人员站在患者前方,向前抬起患侧上肢,然后用手掌沿患肢到手掌方向快速反复地加压,并要求患者保持掌心向前,不使肩关节后缩。

3.物理因子治疗

用冰快速按摩有关肌肉,可刺激肌肉的活动,对三角肌及冈上肌进行功能性电刺激或肌电生物反馈疗。

4.针灸、电针

可能对肌张力提高有一定作用。

5.被动活动

在不损伤肩关节及周围组织的情况下,维持全关节无痛性被动活动,应避免牵拉患肢,而引起肩痛和半脱位。

(二)肩-手综合征

肩-手综合征多见于脑卒中发病后 1～2 个月,偏瘫性肩痛是成年脑卒中患者最常见的并发症之一。表现为突然发生的手部肿痛,下垂时更明显,皮温增高,掌指关节、腕关节活动受限等症状。肩-手综合征应以预防为主,早发现,早治疗,特别是发病的前 3 个月内是治疗的最佳时期,具体治疗措施有以下几点。

1.预防措施

避免上肢手外伤(即使是小损伤)、疼痛、过度牵张、长时间垂悬,已有水肿者应尽量避免患手静脉输液。对严重的肩痛,应停止肩部和患侧上肢的运动治疗,适当选用一些理疗,如高频电疗、光疗等。

2.正确的肢体摆放

早期应保持正确的坐卧姿势,避免长时间手下垂。卧位时患肢抬高,坐位时把患侧上肢放在前面的小桌上或扶手椅的扶手上。在没有上述支撑物时,则应在患者双腿上放一枕头,将患侧上肢置于枕头上。

3.患侧手水肿

护理人员可采用手指或末梢向心加压缠绕:用 1～2 mm 的长线,从远端到近端,先拇指,后其他 4 指,最后手掌手背,直至腕关节上。此方法简单、安全、有效。

4.冷疗

用湿润的毛巾包绕整个肩、肩胛、和手指的掌面,每次 10～15 分钟,每天 2 次;也可以用 9.4～11.1 ℃的冷水浸泡患手 30 分钟,每天 1 次,有解痉、消肿的效果。

5.主被动运动

加强患臂被动和主动运动,以免发生手的挛缩和功能丧失。早期在上肢上举的情况下进行适度的关节活动;在软瘫期,护理人员可对患者做无痛范围内的肩关节被动运动。

6.药物治疗

星状神经节阻滞对早期肩手综合征有效,但对后期患者效果欠佳。可口服或肩关节腔及手部腱鞘注射类固醇制剂,对肩痛、手痛有较好的效果。对水肿明显者可短时间口服利尿剂。消炎镇痛药物多无效。

7.手术

对其他治疗无效的剧烈手痛患者可行掌指关节掌侧的腱鞘切开或切除术,有利于缓解手指痛和肩关节痛。

(三)压力性损伤的预防及康复护理

防止压力性损伤或减少其加重,对压力性损伤易发生部位积极采取以下措施。

(1)让患者躺在气垫床上,同时保持床单干燥、无皱褶,避免擦伤皮肤。

(2)保护骨头凸起部、脚跟、臀部等易发生压力性损伤的部位,避免受压。

(3)麻痹的一侧不要压在下面,经常更换体位。

(4)对身体不能活动的老人,每2小时要变换体位,搬动时要把其身体完全抬起来。

(5)早期进行下肢、足踝部被动运动,预防下肢深静脉血栓形成。过去对长期卧床的脑卒中患者,凡受压部位变红,都采用按摩方法来防止压力性损伤的发生。近年来认为此法不可取,因软组织受压变化是正常的保护反应称反应性充血,由于氧供应不足引起。解除压力后即可在30~40分钟褪色,不会使软组织损伤形成压力性损伤,所以不需按摩。如果持续发红,则提示组织损失,此时按摩将更致严重的创伤。

(四)失用综合征和误用综合征

1.“失用综合征”

在急性期时担心早期活动有危险而长期卧床,限制主动性活动的结果。限制活动使肌肉萎缩、骨质疏松、神经肌肉的反应性降低、心肺功能减退等,加之各种并发症的存在和反复,时间一久,形成严重的“失用状态”。正确的康复护理和训练,尽早应用各种方法促进患侧肢体功能的恢复,利用健侧肢体带动患侧肢体进行自我康复训练,可防止或减缓健侧失用性肌萎缩的发生,还能促进患侧肢体康复。随着病情的改善,逐渐增大活动量,同时加强营养,可使肌萎缩逐渐减轻。

2.“误用综合征”

相当多的患者虽然认识到应该较早的进行主动性训练,但由于缺乏正确的康复知识,一味地进行上肢的拉力、握力和下肢的直腿抬高训练,早早地架着患者下地“行走”,或进行踏车训练下肢肌力,结果是加重了抗重力肌的痉挛,严重地影响了主动性运动向随意运动的发展,而使联合反应、共同运动、痉挛的运动模式强化和固定下来,于是形成了“误用状态”,它是一种不正确的训练和护理所造成的医源性综合征。从脑卒中运动功能的恢复来看,康复训练应该循序渐进,以纠正错误的预防模式为主导。早期应以抗痉挛体位及抗痉挛模式进行康复护理和训练,促进分离运动(即支配能力)的恢复,而不是盲目的进行肌力增强训练,才能早期预防误用综合征。

四、护理不良事件的预防

(一)跌倒的预防

进行跌倒的危险因素评估,高危患者提前与患者及家属沟通,具体有以下几点。

(1)对意识不清、躁动不安的患者应使用约束带进行保护性约束,并向家属强调保护性约束的重要性。不可私自解开约束带,约束肢体应处于功能位,定时轮流松放。做好交接班,加强巡视,观察约束肢体的血液循环并记录。

(2)向患者及家属强调24小时留陪伴的重要性,强调患者不能单独活动和如厕。指导患者服用降压药、安眠药或感头晕时,应暂时卧床休息,避免下床活动致跌倒。

(3)改变体位动作应缓慢;告知患者穿防滑鞋,切勿打赤脚、穿硬底鞋,慎穿拖鞋。

(二)环境安全

(1)病房大小要考虑到轮椅活动的空间,不设门槛,地面防滑;浴室应有洗澡凳,墙上安置扶手,淋浴旁安装单手拧毛巾器;便器以坐式为宜,坐便器周围或坐便器上有扶手以方便和保护患者。

(2)病床应低于普通病床,并使用活动床栏,防止患者坠床。

(3)房间的布置应尽可能使患者能接受更多的刺激。床挡位置要便于使所有活动(如护理、医师查房、探视等)都发生在患侧;重视患侧功能恢复,床头柜、电视机等应安置在患侧。

(三)走失的预防

对于意识障碍、认知功能障碍的患者要提前与家属做好沟通,强调24小时留陪伴的重要性,患者不能离开陪伴的视线。外出检查时应专人陪同,尽量避免到人员杂乱的地方,快去快回。

五、脑卒中患者饮食指导

饮食治疗是一个长久的过程,许多患者及家属对饮食治疗的重要性缺乏正确的认识,要做到合理的控制饮食,改变长久形成的饮食习惯对患者来说并不容易,只有通过专业人员对患者及家属进行健康教育,帮助患者制订个性化的饮食治疗方案,让他们认识到饮食治疗的重要性,才能有效地提高饮食控制的依从性。通过有效的健康教育可以使患者学会自我管理,纠正生活中的误区,树立战胜疾病的信心。

指导患者戒烟戒酒。因为酒精不含任何营养素,只提供热量,直接干扰机体的能量代谢,长期饮酒对肝脏不利,易引起血清甘油三酯的升高。吸烟有百害而无一利,可诱发血糖升高,导致周围血管收缩,促使动脉粥样硬化形成和心脑血管疾病发生。

六、康复健康教育

(1)教育患者主动参与康复训练,并持之以恒。

(2)积极配合治疗原发疾病,如高血压、糖尿病、高脂血症、心血管疾病等。

(3)指导有规律的生活,合理饮食,睡眠充足,适当运动,劳逸结合,保持大便通畅,鼓励患者日常生活活动自理。

(4)指导患者修身养性,保持情绪稳定,避免不良情绪的刺激。学会辨别和调节自身不良习惯,培养兴趣爱好,如下棋、写字、绘画、晨晚锻炼、打太极拳等,唤起他们对生活的乐趣。增强个体耐受、应付和摆脱紧张处境的能力,有助于整体水平的提高。

（5）争取获得有效的社会支持系统,包括家庭、朋友、同事、单位等社会支持。通过健康教育,使患者对疾病康复有进一步认识,增强康复治疗信心,调动患者及家属的积极性,使患者在良好的精神状态下积极、主动接受治疗,并指导患者将日常生活活动能力贯穿生活中,使替代护理转为自我护理,提高患者的运动功能及日常生活活动能力。使患者最大限度地恢复生活自理能力,降低致残率和复发率,提高生活质量,最大限度地回归家庭,重返社会。

（王晶晶）

第二节　帕金森病的康复护理

一、概述

帕金森病(Parkinson's disease,PD)又称震颤麻痹,是一种老年人常见的运动障碍疾病,以黑质多巴胺(dopamine,DA)能神经元变性缺失和路易小体形成为病理特征,临床表现为静止性震颤、运动迟缓、肌强直和姿势步态异常等。65 岁以上的老年人群患病率为 1 000/10 万,随年龄增高,男性多于女性。目前我国的帕金森病患者人数已超过 200 万。在鉴别诊断时需明确区分帕金森病、帕金森综合征、帕金森叠加综合征等疾病,在康复护理中它们具有相同的护理问题和干预措施。

(一)病因

病因和发病机制至今未明,研究主要集中在以下三方面。

1.环境因素

流行病学研究发现 PD 的发病与乡村生活、农作方式、除草剂、农药及杀虫剂等的接触有关,长期饮用露天井水或食用坚果者发病数增多,吸烟者发病率降低或发病时间延迟,吸毒者易出现帕金森样临床症状。

2.遗传因素

有 10%～15% 的 PD 患者有阳性家族史,多呈常染色体显性遗传。PD 的发病与多种基因突变有关,并不断有新的基因突变被发现。另一方面,PD 的发病与遗传易感性有关,这可能与黑质中线粒体复合物 I 基因缺失有关。

3.其他因素

其他因素的研究包括体内氧自由基和羟基自由基的产生增多导致脂质过氧化,兴奋性氨基酸的产生增多和细胞内的钙超载,这些改变在黑质-纹状体中 DA 神经元的变性死亡中具有重要作用。

(二)分类

运动障碍疾病又称锥体外系疾病,主要表现为随意运动调节功能障碍,肌力、感觉及小脑功能不受影响。运动障碍疾病源于基底核功能紊乱,通常分为两大类。①肌张力增高-运动减少。②肌张力降低-运动过多。前者以运动贫乏为特征,后者主要表现为异常不自主运动。本章以帕金森病为例,探讨该类疾病康复护理问题。

二、临床表现

(一)PD 的主要临床特点

PD 的主要临床特点包括震颤、强直、运动迟缓和姿势障碍等。

1.震颤

震颤是由于协调肌和拮抗肌有节律地交替性收缩所致,多数病例以震颤为首发症状,仅15%的病例整个病程中不出现震颤。震颤常开始于一侧上肢或下肢,可累及头、下颌、舌和躯体的双侧。休息时明显,运动时减轻或消失,故称静止性震颤。震颤的频率多为 4～6 Hz,情绪激动或精神紧张时加重,睡眠时消失。手的震颤常表现为搓丸样运动。当静止性震颤加剧或与原发性震颤并存时,可出现姿势性震颤。

2.强直

强直常开始于一侧肢体,通常上肢先于下肢,可累及四肢、躯干、颈部和面部,协调肌和拮抗肌的张力均增高,出现头向前倾、躯干和下肢屈曲的特殊姿势,与震颤合并者常出现齿轮样强直或铅管样强直。强直严重者可出现肢体疼痛。

3.运动困难

由于肌肉强直,患者常感肢体僵硬无力,动作缓慢,穿衣、翻身、进食、洗漱等日常活动难以完成,严重病例可出现运动困难。面肌运动减少,形成面具脸;上肢和手部肌肉强直,出现书写困难或写字过小;由于协调运动障碍,行走时上肢的前后摆动减少或消失,步伐变小、变快并向前冲,形成特殊的慌张步态;口、舌、腭、咽部的肌肉运动障碍,常出现流涎或吞咽困难等。

4.其他表现

其他表现包括眼睑或眼球运动缓慢,可出现动眼危象、睡眠障碍(失眠和早醒)、情绪障碍(抑郁或焦虑)、静坐不能、疼痛、发凉、麻木等异常感觉,部分病例有皮脂腺分泌增加、口干、下肢水肿、尿频、尿急和认知功能障碍等。

(二)运动迟缓和姿势障碍

尽管有许多例外的情况,但是通常,老年的 PD 患者以步态障碍和运动不能为主,年轻的病例则以震颤为主要表现,儿童和青春期发病者多表现为肌张力异常和帕金森综合征。

三、主要功能障碍

(1)缓慢进行性病程障碍:①静止性震颤。②肌强直。③运动障碍、运动迟缓。④协调运动障碍。⑤姿势步态障碍。

(2)严重时丧失生活自理能力。

(3)心理障碍。

四、康复评定

(一)PD 主要功能障碍程度评定表

(1)PD 主要功能障碍程度评定表主要包括十方面内容:①运动过缓。②震颤。③僵直。④姿势。⑤步态。⑥从椅子上起立。⑦用手写字。⑧言语。⑨面部表情。⑩日常生活活动能力(ADL)。

(2)PD 主要功能障碍程度评定表采用 5 级 4 分制评分,分值代表严重程度:①0～2 分——

正常。②3～10分——轻度功能障碍。③11～20分——中度功能障碍。④21～30分——重度功能障碍。⑤31～40分——极重度功能障碍。

(二)辅助检查

(1)检测到脑脊液和尿中 HVA 含量。

(2)基因检测 DNA 印迹技术、PCR、DNA 序列分析。

(3)功能显像检测采用正电子发射计算机断层扫描或单光子发射计算机断层显像与特定的放射性核素检测。

五、康复治疗

(一)药物治疗

药物治疗是主要的治疗手段,需要长期维持。药物治疗遵循的原则是:从小剂量开始,缓慢递增,尽量以较小剂量取得较满意疗效。治疗方案个体化,根据患者年龄、病情等选药:①抗胆碱药;②金刚烷胺;③左旋多巴。

(二)外科治疗

目前常用的手术方法有苍白球、丘脑毁损术和深部脑刺激术。

(三)康复运动治疗

1.有效的运动功能训练

(1)松弛和呼吸训练:"变得僵硬"是帕金森病患者心理紧张的主要原因,松弛和腹式呼吸训练有助于减轻症状。可先宽衣,寻找安静地方,放暗灯光,身体姿势尽可能地舒服,闭上眼睛,随后开始深而缓慢的呼吸,并将注意力集中在呼吸上。上腹部在吸气时鼓起,呼气时放松,应经鼻吸气,用口呼气,训练5～15分钟。

(2)平衡功能训练:坐位和站立位较慢地重心转移训练,提高患者机体的稳定性。患者身体站直,两足分开 25～30 cm,向左、右、后移动重心取物,或坐位向前、左、右捡物,以训练平衡功能。

(3)步态训练:训练时患者身体站直,两眼向前看,起步时足尖要尽量抬高;先脚跟着地,再脚尖着地,跨步要慢而大,在行走时两上肢做前后摆动。同时进行上下楼梯训练。患者起步和过门槛时容易出现肢体的"僵冻状态",要先将足跟着地,待全身直立,获得平衡后再开始步行;原地踏步几次可帮助冻结足融解。

(4)关节及肢体功能训练:加强患者的肌肉伸展活动范围,牵引缩短或僵直的肌肉,增加关节功能稳定性。一天 3～5 次,每次 15～30 分钟,尽量保持关节的运动幅度。

(5)手部精细动作训练:主要指导患者进行手的技巧性和四肢的精细性协调训练。将两手心放在桌面上,作手指分开和合并动作 10～20 次;同时左、右手作指屈、伸动作及握掌和屈伸动作。

2.日常生活功能训练

日常生活能力训练能促进随意、协调、分离的正常运动模式的建立,为整体功能恢复训练创造有利条件。主要训练手的功能和日常生活能力,如通过指导如何自行进食,穿脱衣服,处理个人卫生,自解大小便,完成入浴等,以加强上肢活动及上下肢配合训练,不断提高生活自理能力,提高生活质量。

3.语言训练

50%的帕金森病患者有语言障碍,说话声音单调、低沉,有时口吃。训练包括音量、音调、发音和语速等内容。训练时心情应放松,闭目站立,发音应尽量拉长,并反复训练。平时积极参与人与人之间的语言交流。

六、康复护理

(一)康复护理

结合帕金森病的特点,对患者进行语言、进食、走路动作,以及各种日常生活功能的训练和指导十分重要。

1.饮食护理

根据患者的年龄和活动量予以足够的热量并评估患者的营养状况,口味需要,提供营养丰富的食物,原则上以高维生素、低脂、适量优质蛋白、易消化饮食为宜。多吃谷类和蔬菜瓜果,以促进肠蠕动,防止便秘。

(1)钙是骨骼构成的重要元素,因此对于容易发生骨质疏松和骨折的老年帕金森病患者来讲,每天晚上睡前喝一杯牛奶或酸奶是补充身体钙质的极好方法。

(2)蚕豆(尤其是蚕豆荚)中含天然的左旋多巴,在帕金森病患者的饮食中加入蚕豆,能使患者体内左旋多巴和卡比多巴复合的释放时间延长。

(3)限制蛋白质的摄入,每天摄入大约 50 g 的肉类,选择精瘦的畜肉、禽肉或鱼肉。一只鸡蛋所含的蛋白质相当于 25 g 精瘦肉类。为了使半天的药效更佳,也可尝试一天中只在晚餐安排蛋白质丰富食物。

2.用药护理

对老年人给予明确用药指导是预防药物不良反应最有效的方法之一。遵医嘱及时调整药物剂量和用药时间,空腹用药效果比较好。如多巴丝肼应在餐前 30 分钟或餐后 45 分钟服用。告知患者的服药配伍禁忌:如单用左旋多巴时禁忌与维生素 B_6 同时服用。苯海索使老年患者易产生幻听、幻视等精神症状,以及便秘、尿潴留等,应及时发现药物不良反应。抗抑郁剂,尤其是 5-羟色胺(5-HT)再摄取抑制剂,由于起效作用慢应督促患者坚持按时、按量服用。

3.ADL 训练康复护理

室内光线要充足,地面要平坦。病房内尽可能减少障碍物,病床加用防护栏,以防坠床。嘱患者穿防滑拖鞋,卫生间要有扶手,以防跌倒。指导患者衣物尽可能选用按扣、拉链、自粘胶式以代替纽扣,以便于穿脱。裤子与鞋要合身,不能过于肥大,以免自己踩踏导致摔伤。起床或躺下时应扶床沿,动作缓慢进行,避免直立性低血压的发生。患者在外出活动或做检查时应有专人陪护。

4.语言功能训练

因肌肉协调能力异常,导致语言交流能力障碍。护士要多从营造良好语言氛围入手,让患者多说话、多交流、多阅读,沟通时给患者足够时间表达,训练中注意患者的发音力度、音量、语速频率,鼓励患者坚持连续不间断的训练,减缓病情发展。

5.大小便护理

因老年人特点及治疗用药可能产生的不良反应,多数患者伴有不同程度的便秘。对便秘患者,应多摄取粗纤维食物、蔬菜、水果等,可多饮蜂蜜、麻油,以软化食物残渣。可配以效果好,不良反应小的内服及外用药物,如冲饮适量番泻叶、口服芪蓉润肠口服液及排便前外用开塞露等,促进排便。小便困难者可按摩膀胱、听流水声刺激排尿,必要时可导尿,总之以效果最好、不良反应最小的能持久使用的方法，减少患者痛苦，维护正常排二便功能。

(二)运动功能训练康复护理

帕金森病患者在用药物治疗的同时配合正规、系统且有针对性的康复训练是一种既安全可靠又有明显疗效的方法。运动功能训练根据患者的震颤、肌强直、肢体运动减少、体位不稳的程度，尽量鼓励患者自行进食穿衣、锻炼和提高平衡协调能力的技巧，做力所能及的事情，减少依赖性，增强主动运动。随着病情发展，针对每个患者情况注意以下几个方面训练。

1.步态练习

肌肉持续的紧张度致患者肢体乏力，行走不自如，重心丧失，步态障碍。加强患者行走步伐的协调训练。

(1)原地反复起立。

(2)原地站立高抬腿踏步，下蹲练习。

(3)双眼平视合拍节地行走。患者如有碎步时，可穿摩擦力大的胶底鞋防滑倒。有前冲步时，避免穿坡跟鞋，尽量持手杖协助控制前冲，维持平衡等。

2.面部训练

鼓腮、噘嘴、龇牙、伸舌、吹气等训练，以改善面部表情和吞咽困难现象，协调发音，保持呼吸平稳顺畅。

3.基本动作及运动功能训练

(1)上、下肢的前屈、后伸、内旋、外展，起立下蹲。

(2)肩部内收、外展及扩胸运动，腰部的前屈，后仰，左、右侧弯及轻度旋转等。

(3)在有保护的前提下适当运动，进行一些简单的器械运动项目，有助于维持全身运动的协调。

4.功能锻炼注意事项

功能锻炼越早越好，要按照康复治疗方案执行；运动时间及运动量应因人而异，渐渐地增加运动强度；不宜采取剧烈活动，做到劳逸结合，从一项训练过渡到另一项训练应缓慢进行，避免“跳跃式”运动；运动时动作要轻柔、缓慢，注意安全，避免碰伤、摔伤等事故发生。后期患者没有自主运动能力时，可依靠家属帮助进行被动运动，以尽早恢复一定的自主运动。康复锻炼应循序渐进，及时表扬、鼓励；康复效果不要急于求成，以免产生失望、抑郁心理。

(三)康复健康教育

(1)让患者对自己的病情有正确的认识，减缓病情进展，让患者充分认识到康复的作用。向患者和家属介绍主要的治疗措施及方法并取得配合。指导患者注意锻炼的强度从小到大，循序渐进，持之以恒，并根据患者的体力进行调整。

(2)用药指导和饮食指导：指导患者按时按量正确服药，不可随意增量、减量、停药，戒烟、忌酒，满足患者糖、蛋白质需要，少食动物脂肪，适量海鲜类食物，多食蔬菜、水果，多饮水保持大便通畅。

(3)避免精神紧张和过度劳累，树立正确的生活态度，以积极乐观的情绪对待生活。当患者出现对事物不感兴趣、自我评价过低、绝望感时，给予积极的关注和关爱，一起与患者分析出现的不适，指导患者重视自己的优点和成就，对所取得的点滴成绩给予肯定和鼓励，向亲人、医护人员倾诉内心想法。应协同家属一起做好患者的工作，讲解病情的发展、预后并使患者保持稳定的情绪，对疾病康复具有重要意义。

（4）睡眠指导：由于帕金森病患者常有自主神经功能性紊乱，并伴有不同程度的睡眠障碍。所以护士要协助患者及家属创造良好的睡眠环境及条件。首先建立比较规律的活动和休息时间表，避免睡前兴奋性运动，吸烟，避免进食油腻食物，以及含有酒精、咖啡因的饮品和药物。建议采用促进睡眠的措施，如睡前排尽大小便，睡前洗热水澡或泡脚，睡前喝适量热牛奶等。

（王晶晶）

第三节　周围神经疾病的康复护理

一、概述

周围神经疾病是指周围运动、感觉和自主神经的结构和功能障碍。周围神经疾病的表现多种多样，其分类依赖于解剖结构、病理和临床特征。常见的周围神经疾病有很多，常见的有 Bell 麻痹、三叉神经痛、Guillain-Barre 综合征等。对周围神经疾病患者进行康复护理时，首先要明确诊断，了解病因，然后在根据症状的不同有针对性地进行护理干预。康复是周围神经疾病恢复期中的重要措施，有助于预防肌肉挛缩和关节畸形。

（一）病因

1.特发性

如急性和慢性炎症性脱髓鞘性多发神经病，可能为自身免疫性。

2.营养性及代谢性

慢性酒精中毒、慢性胃肠道疾病、妊娠或手术后等引起营养缺乏；代谢障碍性疾病，如糖尿病、尿毒症、血卟啉病、肝病、黏液性水肿、肢端肥大症、淀粉样变性继发营养障碍和 B 族维生素缺乏，以及恶病质等。

3.药物及中毒

（1）药物如氯霉素、顺铂、乙胺丁醇、甲硝唑等可诱发感觉性神经病，胺碘酮、氯喹、戒酒硫、吲哚美辛、呋喃类、异烟肼、苯妥英、青霉胺、长春新碱可诱发运动性神经病。

（2）酒精中毒。

（3）有机农药和有机氯杀虫剂。

（4）化学品：如二硫化碳、三氯乙烯、丙烯酰胺等。

（5）重金属（砷、铅、铊、汞、金和白金）。

（6）白喉毒素等。

4.传染性及肉芽肿性

如艾滋病、麻风病、莱姆病、白喉和败血症等。

5.血管炎性

如结节性多动脉炎、系统性红斑狼疮、类风湿关节炎、硬皮病等。

6.肿瘤性及副蛋白血症性

如淋巴瘤、肺癌和多发性骨髓瘤等引起癌性远端轴索病、癌性感觉神经元病等，以及副肿瘤综合征、副蛋白血症（如 Poems 综合征）和淀粉样变性等。

7.遗传性

遗传性因素包括以下几种。①特发性:如遗传性运动感觉神经病、遗传性感觉神经病、Frie-dreich 共济失调、家族性淀粉样变性等。②代谢性:如卟啉病、异染性脑白质营养不良、Krabbe病、无 β 脂蛋白血症和遗传性共济失调性多发性神经病(Refsum 病)等。

(二)分类

Sedden 将周围神经疾病分为 3 类。

1.神经失用

神经失用为暂时的神经功能传导阻滞,通常多见于机械压迫、牵拉伤等,一般在 6 周内神经功能可以恢复。

2.轴索断裂

轴突在鞘内发生断裂,神经鞘膜保存完好,多见于严重的闭合性神经挤压伤,如肱骨干骨折所导致桡神经损伤。轴索断伤时,损伤部位远端神经的感觉、运动和自主神经功能全部丧失,并发生沃勒变性。由于神经膜保存完好,轴突再生时一般不会发生迷路,其神经功能恢复接近正常,但在神经被牵拉的部位,尤其臂丛,可能由于扭转力的关系,被扭转的神经出现结构瓦解,再生时出现轴索迷途,因而交叉支配会不可避免地发生。

3.神经断裂

神经断裂是指神经束或神经干的断裂,即除了轴索、髓鞘外,包括神经膜完全横断,必须经过神经缝合和/或神经移植,否则功能不能恢复。

二、临床表现

(一)活动能力障碍

周围神经疾病表现为弛缓性瘫痪、肌张力降低、肌肉萎缩、抽搐。日常生活、工作中某些功能性活动能力障碍,如臂丛神经损伤者,由于上肢运动障碍可不同程度地影响进食、个人卫生、家务活动及写字等手精细动作,坐骨神经损伤者可出现异常步态或行走困难。

(二)感觉异常

1.主观感觉异常

主观感觉异常是在没有任何外界刺激的情况下出现的感觉异常。①局部麻木、冷热感、潮湿感、震动感,以麻木感多见。②自发疼痛:有刺痛、跳痛、刀割痛、牵拉痛、灼痛、胀痛、触痛、撕裂痛、酸痛、钝痛等,同时伴有一些情感症状。③幻痛,周围神经损伤伴有肢体缺损或截肢者有时出现幻肢痛。

2.客观感觉丧失

主要有:①感觉丧失,深浅感觉、复合觉、实体觉丧失。②感觉减退。③感觉过敏,即感觉阈值降低,小刺激出现强反应,以痛觉过敏最多见,其次是温度觉过敏。④感觉过度,少见。⑤感觉倒错,如将热的误认为是冷的,也较少见。

(三)反射均减弱或消失

周围神经病损后,其所支配区域的深浅反射均减弱或消失。

(四)自主神经功能表现

(1)皮肤发红、皮温升高、潮湿、角化过度及脱皮等。

(2)有破坏性病损时皮肤发绀、冰凉、干燥无汗或少汗、菲薄,皮下组织轻度肿胀,指甲(趾甲)

粗糙变脆,毛发脱落,甚至发生营养性溃疡。

三、主要功能障碍

(一)运动障碍

迟缓性瘫痪、肌张力低、肌肉萎缩。

(二)感觉障碍

局部麻木、灼痛、刺痛、感觉过敏、实体感缺失等,包括:①感觉缺失。②感觉异常。③疼痛。

(三)反射障碍

腱反射减弱或消失。

(四)自主神经功能障碍

局部皮肤光润、发红或发绀、无汗、少汗或多汗,指(趾)甲粗糙、脆裂等。

四、康复评定

(一)运动功能的评定

1.肌力评定

对耐力、速度、肌张力予以评价。

2.关节活动范围测定

注意对昏迷患者可进行瘫痪试验、坠落试验。

3.患肢周径的测量

观察畸形、肌肉萎缩、肿胀的程度及范围,必要时用尺测量或容积仪测量对比。

4.运动功能恢复等级评定

由英国医学研究会(EMRC)提出,将神经损伤后的运动功能恢复情况分为六级,简单易行,是评定运动功能恢复最常用的方法。

(二)感觉功能评定

由于传入纤维受损,表现为痛觉、温度觉及本体感觉减退、过敏或异常。感觉功能的测定,除了常见的用棉花或大头针测定触觉、痛觉外,还可做温度觉试验,VonFrey 单丝压觉试验,Weber两点辨别觉试验,手指皮肤皱褶试验,皮肤定位觉、皮肤图形辨别觉、实体觉、运动觉和位置觉试验,Tinel 征检查等。

对感觉功能的恢复情况,可参考英国医学研究会的分级评定(表 14-1)。

表 14-1　周围神经病损后感觉功能恢复评定表

恢复	等级	评定标准
0级	(S_0)	感觉无恢复
1级	(S_1)	支配区皮肤深感觉恢复
2级	(S_2)	支配区浅感觉和触觉部分恢复
3级	(S_3)	皮肤痛觉和触觉恢复,且感觉过敏消失
4级	(S_3+)	感觉达到 S_3 水平外,两点辨别觉部分恢复
5级	(S_4)	完全恢复

(三)反射检查

患者常表现为反射改变,深反射、浅反射减弱或消失,早起偶有深反射亢进。反射检查时需患者充分合作,并进行双侧对比检查。常用反射有肱二头肌反射、肱三头肌反射、桡骨骨膜反射、膝反射、踝反射等。

(四)自主神经检查

自主神经功能障碍,血管扩张,汗腺分泌减少、增强或停止分泌,表现为皮肤潮红、皮温升高或降低、色泽苍白、指甲粗糙脆裂等。常用发汗试验,包括 Minor 淀粉-碘试验、茚三酮试验。

(五)日常生活能力评定

周围神经病损后,会不同程度地出现 ADL 能力困难。ADL 评定对了解患者的能力,制订康复计划,评价治疗效果,安排重返家庭或就业都十分重要。

(六)电生理学评定

评定神经肌电图、直流-感应电检查,对周围神经病损作出客观、准确判断,指导康复并估计预后。

五、康复治疗

(一)康复治疗目标

早期防治各种并发症(炎症、水肿等);晚期促进受损神经再生,以促进运动功能和感觉功能的恢复,防止肢体发生挛缩畸形,最终改善患者的日常生活和工作能力,提高生活质量。康复治疗应早期介入,介入越早,效果越好。治疗时根据病情的不同时期进行有针对性的处理,包括理疗、肌力训练、运动疗法、ADL 能力训练、作业治疗、感觉训练、手术治疗等。

(二)康复治疗原则

(1)闭合性神经损伤常为挫伤所致的神经震荡或轴突中断,多能自愈。应作短期观察,若3 个月后经肌电图检查仍无再生迹象方可手术探查。

(2)开放性神经断裂,一般需手术治疗。手术时机及种类需外科医师决定。

(3)神经功能恢复慢,应及早康复治疗,以促进周围神经修复,减缓肌肉萎缩和关节僵硬。

(三)康复治疗

1.早期康复

早期一般为发病后 5～10 天。首先要针对致病因素去除病因,减少对神经的损害,预防关节挛缩的发生,为神经再生做好准备。

(1)受损肢体的主动、被动运动:由于肿胀、疼痛等因素,周围神经损伤后常出现关节挛缩和畸形,受损肢体各关节早期应做各方向的被动运动,每天至少 1～2 次,保证受损各关节的活动范围。若受损范围较轻,要进行主动运动。

(2)受损肢体肿痛的护理:水肿与病损后血液循环障碍,组织液渗出增多有关。可抬高患肢、弹力绷带包扎、做轻柔的向心方向按摩及被动运动或冷敷等。

(3)受损部位的保护:由于受损肢体的感觉缺失,易继发外伤,应注意对受损部位的保护,如戴手套、穿袜子等。若出现外伤,可选择适当的物理方法,如紫外线、超短波、微波等温热疗法。

(4)矫形器的应用:周围神经损伤早期使用夹板,可以防止挛缩畸形发生。例如,上肢腕、手指可使用夹板固定。足部肌力不平衡所致足内翻、外翻、足下垂,可用下肢短矫形器,大腿肌群无力致膝关节支撑不稳、小腿外翻、屈曲-挛缩,可用下肢长矫形器矫正。

2.恢复期康复

急性期为5～10天,炎症水肿消退后,进入恢复期。早期的治疗护理措施仍可选择使用,此期的重点是促进神经再生、保证肌肉的质量、增强肌力、促进感觉功能。

(1)神经肌肉点刺激疗法:周围神经受损后,肌肉瘫痪,可采用神经肌肉点刺激疗法保护肌肉质量。应注意治疗局部皮肤的观察和护理,防治感染或烫伤。

(2)肌力训练:受损肌肉肌力为0～1级时辅助患者进行被动运动,应注意循序渐进。受损肌肉肌力为2～3级时,进行助力运动、主动运动及器械性运动,但应注意运动量不宜过大,以免肌肉疲劳。随肌力逐渐增强,助力逐渐减小。受损肌肉肌力为3～4级时,可协助患者进行抗阻力练习,以争取肌力的最大恢复。同时进行速度、耐力、灵敏度、协调性与平衡性的专门练习。

(3)作业疗法:根据功能障碍的部位及程度、肌力及耐力情况进行相关的作业治疗,如进行木工、编织、打字、雕刻、缝纫、修理仪器等。注意逐渐增加作业难度和时间,在肌力未充分恢复之前,用不加阻力的方法,要防止由于感觉障碍引起机械摩擦性损伤。

(4)感觉功能训练:如果患者存在浅感觉障碍,可选择不同质地的旧毛巾、丝绸、石子,不同温度的物品分布刺激健侧及患侧皮肤,增加感觉输入。开始训练时让患者睁眼观察、体会,逐渐过渡到让患者闭眼体会、辨别。如存在深感觉障碍,在关节被动运动或肌力训练过程中,应强调局部的位置觉及运动觉训练,让患者在反复比较中逐渐体会。

(5)促进神经再生:可选用神经生长因子、维生素 B_1、维生素 B_6 等药物,以及超短波、微波、红外线等物理因子,有利于损伤神经的再生。

(6)手术治疗:对保守治疗无效而又有手术指征的周围神经损伤患者应及时进行手术治疗。如神经探查术、神经松解术、神经移植术、神经缝合术。

六、康复护理

(一)康复护理目标

1.早期目标

止痛、消肿、减少并发症、预防伤肢肌肉和关节的挛缩。

2.恢复期目标

促进神经再生,恢复肌力,增加关节活动度,促进感觉功能的恢复,对于不能完全恢复的肢体,使用支具,促进代偿,最大限度恢复其生活能力。

(二)康复护理

1.早期康复护理

保持功能位:应用矫形器,石膏托等,将受损肢体的关节保持在功能位。如垂腕时,将腕关节固定于背伸 20°～30°,垂足时,将踝关节固定于 90°。

2.指导 ADL 训练

在进行肌力训练时,结合日常生活活动训练,如上肢练习洗脸、梳头、穿衣等训练;下肢练习踏自行车、踢球动作等。训练应逐渐增加强度和时间,以增强身体的灵活性和耐力。

3.心理康复护理

周围神经病损患者,往往伴有急躁、焦虑、抑郁、躁狂等心理问题,担心病损后不能恢复、就诊的经济负担、病损产生的家庭和工作等方面的问题。可采用医学教育、心理咨询、集体治疗、其他患者示范等方式来消除或减轻患者的心理障碍,使其发挥主观能动性,积极地进行康复治疗。

4.康复健康教育

对周围神经损伤的患者应做如下的康复健康教育。

(1)使患者和家属了解疾病的概况、病因、主要临床表现,以及各种功能障碍的状态和预后情况等。

(2)向患者及家属介绍康复治疗措施:包括正确的肢体功能位置、如何保持关节活动度、主要的物理治疗,以及感觉功能是如何促进和恢复的。

(3)感觉障碍的患者教育:对于感觉障碍的患者要关注夹板内皮肤的完整情况观察,以及关节活动度的范围等。

(4)注意保护,防止伤害:教会患者在日常生活活动中,注意保护肢体,防治再损伤。如患手接触热水壶、热锅时,应带厚手套,避免烫伤;外出或日常生活活动时,应避免他人碰撞患肢,必要时佩戴支具使患肢保持功能位。

(5)尽快适应生活:指导患者学会日常生活活动自理,患者肢体功能障碍较重者,应指导患者如何进行生活方式的改变,指导患者如何单手穿衣、进食等。

(6)向患者及家属讲解健康饮食的重要性:要多吃含高蛋白、高热量、高维生素食物。同时注意原发性疾病如高血压、糖尿病的控制情况。

(7)改善心理状态:指导患者减轻或解除因损伤带来的焦虑、忧虑、躁狂等。

（王晶晶）

第四节　骨折的康复护理

一、概述

骨的连续性和完整性被破坏称为骨折,骨前后发生分离也属骨折。骨折的原因很多,可由直接暴力、间接暴力引起,也可由肌肉的牵力或骨骼本身的病变所致。骨折治疗的三大原则为复位、固定及功能锻炼。但因损伤时常伴有肌肉、肌腱、韧带、血管、神经、关节囊、滑膜囊滑膜、皮肤等软组织的损伤,又因关节周围及关节囊内的粘连、肌腱挛缩、骨化性肌炎、创伤性关节炎而遗留有肿胀等,故骨折是引起疼痛及功能障碍、肢体残疾的一个重要原因。早期康复在促进骨折愈合,减轻和消除并发症起着重要的作用。

(一)病因

从骨科创伤的原因来看,首要原因是交通事故,占 45.0%;其次为摔倒或滑倒,占 29.5%;其后为建筑物上跌下,占 7.1%。骨质疏松等疾病也常引起骨折。

(二)流行病学

骨折在日常生活、工作中较常发生。随着交通事故,工伤事故的增加,骨折的发生率有增高的趋势,预防骨折的发生极为重要。在交通伤所致骨折方面,以中青年男性为主,机动车是造成人员伤亡的主要原因。每年的 1~2 月和 7~10 月是交通伤发生的高峰阶段。但 70 岁以上老年人(以女性居多)骨科创伤主要是跌倒,主要危险因素是居住条件欠佳(室内灯光昏暗、楼梯狭窄)、老年人独居等。

（三）分类

1.根据骨折稳定性

根据骨折稳定性可分为稳定性骨折和不稳定性骨折。

2.根据骨折断端是否与体外相通

根据骨折断端是否与体外相通可分为开放性骨折和闭合性骨折。

3.根据导致骨折原因

根据导致骨折原因可分为外伤性骨折和病理性骨折，例如，骨肿瘤导致的骨折为病理性骨折。

二、临床表现

（一）局部疼痛、肿胀

骨折时骨组织或周围软组织血管破裂出血出现局部肿胀，有些还会出现瘀斑。

（二）畸形及功能障碍

骨折远端由于失去正常的骨连续性在重力和肌肉牵拉作用下，可出现旋转畸形和成角畸形，如两断端重叠移位可出现短缩。骨折后由于疼痛，肌肉痉挛，骨的连续性破坏失去应有的杠杆作用，特别是合并神经损伤时，会丧失运动功能。

（三）全身症状

严重骨折及骨折合并组织，器官损伤时会出现一些全身表现，如休克、急性呼吸衰竭等。

（四）骨折的愈合时间和标准

骨折的愈合时间和标准见表14-2。

表 14-2　成人常见骨折临床愈合时间

上肢	时间	下肢	时间
锁骨骨折	1～2个月	股骨颈骨折	3～6个月
肱骨外髁颈骨折	1～1.5个月	股骨粗隆间骨折	2～3个月
肱骨干骨折	1～2个月	股骨干骨折	3～3.5个月
肱骨髁上骨折	1～1.5个月	胫腓骨骨折	2.5～3个月
尺桡骨骨折	1～3个月	踝部骨折	1.5～2.5个月
桡骨下端骨折	1～1.5个月	距骨骨折	1～1.5个月
掌指骨骨折	3～4周		

三、主要功能障碍

（一）关节活动受限

骨折后关节发生粘连乃至僵硬的原因是多方面的，但其最主要的原因则是由于肢体制动，肌肉萎缩。大多数骨折，如处理或康复不当都会造成不同程度的功能障碍。

（二）日常生活活动能力受限

由于骨折部位的不同，造成关节的粘连、僵硬均能不同程度的影响日常生活能力，如头颅、颜面、上肢、手可影响进食、洗漱、沐浴、交流等。如下肢可影响步行、转移、如厕等功能。

（三）心理及社交受限

由于骨折的部位、严重的程度、骨折预后情况、经济状况等，可导致患者心理发生变化，产生焦虑、抑郁等,沉默寡言,性格孤僻。

四、康复评定

(一)X线摄片

确诊骨折部位、形态、骨折程度、分类。

(二)心理评定

评估患者和家属的心理情况,有无焦虑、恐惧家庭经济及社会关系,对疾病知识的掌握程度及对康复的期望值等。

(三)专科评定

观察患者局部情况,石膏固定末端皮肤颜色有无苍白、发绀,皮温有无降低,肢体有无疼痛、肿胀,表浅动脉(如足背动脉、桡动脉、指间动脉)能否扪及,肌肉有无萎缩。测量 ROM、MMT,ADL 的评定。

五、康复治疗

骨折的康复治疗贯穿于骨折治疗的全过程,康复治疗的原则必须是:①运动治疗一定是在骨折复位及固定牢靠后进行。②具体措施应根据骨折愈合的过程来判别,并及时调整。③骨折的康复治疗要因人而异,并与手术医师密切合作,熟悉手术过程及内固定物的性质及应用。

骨折的愈合可分为 6 期:即撞击期,诱导期,炎症期,软骨痂期,硬骨痂期及重建期。根据骨折的过程,康复治疗可分为早期和后期两个阶段。

(一)早期——骨折固定期

骨折的治疗有手法复位、手术复位、手术置内固定复位等。术后均需石膏、夹板固定。

1.被动运动

当肢体不能随意活动时,可进行按摩和关节的被动活动。按摩损伤部位较远的肢体,以助消肿和缓解肌肉痉挛,为主动活动做准备。活动肢体要充分放松,置于舒适的自然体位,并固定近端关节以免产生替代动作。

2.主动运动

主动运动一般在固定后 3 天开始,活动由患者自主完成,是功能训练的主要方式,既有增强和恢复肌力的作用,也可防止关节僵硬。

3.患肢抬高

患肢抬高能有效消除水肿,减轻疼痛。

4.物理因子治疗

直流电、超声波、低中频均能改善血液循环,消炎,消肿,减轻疼痛。

(二)后期——骨折愈合期

1.恢复 ROM

主动运动、助力和被动运动、关节松动术。

2.恢复肌力

恢复肌力可采用水疗、助力运动(砂袋、哑铃)、弹性训练带。

3.物理治疗

蜡疗、中频电疗、超声波等。

4.恢复 ADL 能力及工作能力

恢复 ADL 能力及工作能力可采用作业疗法和职业训练。

(三)常见部位骨折的康复训练

1.肱骨外科颈骨折

对无移位的骨折,一般采用三角巾将上肢悬吊胸前,当天即应做腕与手指的主动运动。第3～4 天起,于站立位将上体前屈及稍向患侧侧屈,肩部放松,利用重力的作用使肩关节自然的前屈及外展,同时做肩部摆动练习;在悬吊带内做肘关节的主动屈伸及前臂旋转练习,做腕关节与手指的抗阻练习。第5～6 天,增加站立位的肩关节内收/外展摆动练习,和肘关节的屈伸抗阻练习。有移位的骨折复位外固定或手术内固定,同样可以按上述康复方案进行肢体功能训练。3～4 周后,肩关节可进行各个方向活动度和肌力的练习。但须注意,外展型骨折禁止过早地做肩部的外展练习,内收型骨折禁止过早地做肩部的内收练习。

2.肘部骨折

经临床处理后,当天即开始手指的主动练习,如握拳、伸拳、对指对掌活动,第2～3 天开始肩与腕的主动运动或助力运动,即腕屈伸及肩部前后左右摆动练习,外固定解除后,主动作肘关节屈伸练习,伸直型骨折主要练习屈肘位的肌肉等张收缩,屈曲型骨折主要练习伸肘位的肌肉等张收缩,禁止暴力被动屈伸活动,以免发生骨化性肌炎。

3.Colles 骨折

经复位固定后,尽量抬高患肢,尽早进行手部肌肉有节奏的收缩放松运动,促进静脉和淋巴回流,减轻肿胀。Colles 骨折多发生在中老年人,应鼓励患者进行患侧肩、肘关节活动范围训练,以避免继发肩关节周围炎。

六、康复护理

(一)严密观察病情

测量生命体征,观察石膏固定肢体末端循环、皮肤颜色、温度、感觉等,局部疼痛与肿胀程度,表浅动脉能否扪及。

(二)疼痛与肿胀的护理

首先抬高患肢,有助于肿胀消退,患肢抬高必须远端高于近端,近端高于心脏,鼓励患者积极进行主动运动,即肌肉等长收缩(不产生关节活动,肌肉长度不变,而张力发生改变),目的在于促进局部血液循环,有助于静脉和淋巴回流。

(三)骨折功能训练指导

1.指导要点

(1)骨折肢体运动一定要在骨折复位及固定牢靠后进行。

(2)遵循个性化原则,因人而异,选择合适的活动方式。在医师的指导下,全面掌握患者情况,避免盲目活动。

(3)功能锻炼要依据骨折愈合的过程来制订,并适时调整。

(4)关节内骨折,常遗留严重的关节功能障碍,为减轻障碍程度,在固定2～3 周后,如病情允许应每天短时取下固定装置,在保护下进行关节不负重的主动运动。运动后继续位置固定。这样可以促进关节软骨的修复。

2.康复辅助器具的使用和保养

骨折中期,部分患者仍须借助轮椅、拐杖、支具、压力用品等代偿功能完成 ADL 和消除各种并发症,康复护士应认真指导辅助器具的使用注意事项和保养方法。

(四)心理康复护理

由于骨折一般常常是突然发生,患者易出现紧张,焦虑,烦躁等心理反应,不良情绪对康复护理的实施和治疗效果有直接关系。特别是损伤较严重的患者情绪会低落,失去生活的信心,护理人员应多与患者交流,了解患者的心理状况和情绪变化及时进行心理疏导,鼓励患者积极治疗,使其树立信心,早日康复。

(五)日常生活能力(ADL)的训练

由于卧床休息和制动、关节活动受限及肌力下降,均使患者日常生活和工作受到影响。因此,患者在住院或康复治疗期间的不同阶段均要进行日常生活能力的指导和训练,如正确的患肢和体位的摆放,翻身、转移、步态、手的功能训练及穿衣、梳洗、如厕等。

(六)饮食指导

指导患者进食含钙量高的食物,补充维生素 D。

(王晶晶)

第五节　全膝关节置换术后的康复护理

一、概述

全膝关节置换术是指人工关节替代和置换病损的关节。近年来,由于各种原因所造成骨关节炎的患者不断增多,全膝关节置换术已逐步成为临床上治疗膝部骨关节炎,重建膝关节功能的重要方法。膝关节表面置换术被认为是治疗终末期或严重膝关节骨关节炎最有效、最成功的手术之一。全膝关节置换术可使绝大多数严重膝关节病患的患者免除昼夜难以忍受的疼痛,恢复日常生活活动和工作能力,是人体较大的重建手术,患者大多是老年人,所以术后容易发生多种局部和全身并发症。其中较多的有伤口愈合不良,血栓或栓塞感染,关节不稳,关节僵硬。后期并发症多为假体松动下沉、磨损等。需要做返修手术。因此,术后康复护理是影响全膝关节置换术成功与否的重要原因之一。

(一)流行病学

过去 20 年,接受全膝关节置换术的人数逐年增长。目前每年在全球进行的人工全膝关节置换术已经超过 60 万例。全膝关节置换术的对象绝大多数在 65~75 岁。随着人们生活水平的不断提高,观念的转变及社会人群的老龄化,为了追求更高的生活质量,越来越多的患者愿意接受全膝关节置换手术。在许多国家每年全膝关节置换的数量,甚至已经超过全髋关节置换。不同地区、年龄、性别和种族之间存在着差异。白种人、高收入阶层居多。

(二)手术适应证

全膝关节成形适应证包括严重的关节疼痛、不稳、畸形所致膝关节功能缺损或无功能膝(残疾),并有明显的膝关节炎 X 线表现,经保守治疗,包括移动协助(如使用拐杖)、非甾体抗炎药治疗、全身药物治疗和生活方式的改变等均无效或效果不显著者。

(三)手术禁忌证

手术绝对禁忌证:①关节近期感染或活动性感染(除外已控制的感染);②败血症、脓毒血症或全身系统感染等;③膝关节恶性病患;④膝关节痛性融合(多由治疗交感神经营养不良所致,而交感神经营养不良加以外科治疗并无帮助)。

二、临床表现

(一)全身症状

由于 KTR 手术损伤较大,高龄患者居多,由于心情波动,麻醉诱导和手术操作等因素,会引起血压骤升,发生脑血管意外、心力衰竭等。

(二)局部表现

1.疼痛

关节置换术后,由于手术等创伤,患者会感到较为剧烈的术后急性疼痛。

2.关节功能障碍

术后短期的关节制动和疼痛使关节活动受限制,并进一步影响患者的日常生活活动能力。

三、主要功能障碍

(一)关节活动范围受限

由于关节受损,膝关节屈伸受到不同程度的影响,有疼痛、不稳、畸形、日常生活活动严重障碍,生活质量下降。

(二)日常生活能力障碍

由于疼痛、肌力下降、关节活动度受限患者的步行能力、转移、如厕等均受到影响。

(三)社交及心理障碍

严重膝关节病患的患者昼夜难以忍受的疼痛,造成社交及心理障碍。

四、康复评定

(一)一般情况评估

主要评估患者的年龄、职业、发病过程及时间,患者全身状况,包括生命体征、精神状态、其他患病情况,如高血压、心脏病、糖尿病或肝肾功能等。

(二)专科及局部情况评估

早期切口及引流情况、ADL。现行国内外最常用的评分方法为 HSS 膝关节评分系统,考评内容有 7 项,其中 6 项为得分项目,包括疼痛、功能、关节活动度、肌力、屈膝畸形和关节稳定性。另一项为扣分项目,内容涉及是否需要支具、内外翻畸形和伸直滞缺程度。结果分优、良、中、差四级(表 14-3)。

表 14-3　HSS 膝关节评分标准

评定内容	得分	评定标准	得分
		优:完全能对抗阻力	10
疼痛(30分)		良:部分对抗阻力	8

评定内容	得分	评定标准	得分
任何时候均无疼痛	30	中:能带动关节活动	4
行走时无疼痛	15	差:不能带动关节活动	0
行走时轻微疼痛	10	屈曲畸形(10分)	
行走时中度疼痛	5	无畸形	10
行走时严重疼痛	0	小于5°	8
休息时无疼痛	15	5°～10°	5
休息时轻微疼痛	10	大于5°	0
休息时中度疼痛	5	稳定性(10分)	
休息时严重疼痛	0	正常	10
功能(22分)		轻微不稳0°～5°	5
行走、站立无限制	12	中度不稳5°～15°	5
行走5～10街区(2 500～5 000 m)	10	严重不稳>15°	0
行走1～5街区(500～2 500 m)	8	减分项目	
行走少于1街区(500 m)	4	单手杖	-1
不能行走	0	单拐杖	-2
评定内容	得分	评定标准	得分
能上楼梯	5	双手杖	-3
屋内行走,但需支具	2	伸直滞缺5°	-2
屋内行走,无需支具	5	伸直滞缺10°	-3
屋内行走,需要支具	2	伸直滞缺15°	-5
活动度(18分)		每5°外翻扣1分	
每活动8得1分,最高18分	18	每5°内翻扣1分	

(三)心理及社会评估

评估患者的情绪、精神及心理状况。可使用观察及交流的方法,了解患者对疾病的认识及了解程度,家属对康复的期望值。家庭的生活经历,受教育程度,家庭经济状况等。

五、康复治疗

(一)康复治疗原则

1.个体化原则

由于每个患者的体质、病情、心理素质、主观功能要求、手术情况等各异,术后康复治疗没有统一的常规,应因人而异。

2.全面训练原则

接受手术大多是老年体弱者,髋、膝关节只是行走负重关节中的一个,单纯处理关节并不足以改善患者的功能,因此必须兼顾患者全身及其他部位的康复。

3.循序渐进的原则

一般患者的关节本身及其周围组织都有不同程度的病变,所以患者的功能水平只能逐步恢复,切忌操之过急,避免发生再损伤。

(二)消肿止痛

1.冰疗

术后第一天即可使用冰袋,置于关节周围,每天 1～2 次,每次 30～60 分钟,至关节消肿,疼痛减轻。

2.经皮电刺激

可采用频率 100 Hz 的经皮电刺激,作为药物的辅助止痛治疗。

(三)术后功能训练

术后 24 小时即开始进行 CPM 练习,每天两次,每次 30 分钟,最初以 60°左右开始,每天增加 10°,一周内达到 90°～100°,关节助力-主动运动;术后 2～3 天,患者可借助外力帮助活动膝关节,逐渐过渡到自行屈伸关节的练习。第 2 天开始进行离床站立和步态练习,开始时手术膝以支具保护,手扶步行器离床站立 5 分钟,每天增加站立时间,直至无辅助情况下独立行走为止。一般情况下,患者均可在术后 5 天达到此标准。使用非骨水泥固定型假体的患者要使用步行器到六周。术后 2～3 天,患者全身情况平稳,引流管已拔出,伤口无渗出,干燥愈合后,最好进行水疗。如有膝关节屈伸挛缩,可做牵伸练习。

(四)负重练习和步态训练

当患者有一定的肌力和平衡能力时,可进行负重练习,一般在术后 3～7 天,可借助平衡杠,助行器从部分负重逐步过渡到术后 6～8 周完全负重。

(五)功能独立能力的训练

结合 ADL 自理,社交等进行功能独立能力的训练。

六、康复护理

(一)术后当天

严密观察生命体征,注意补充血容量和电解质平衡及输液滴数,观察尿量颜色发现异常及时报告医师,当麻醉解除后,立即检查患者双下肢的自主活动,尤其是小腿和足踝的自主运动。定时嘱患者采取半卧位,进行呼吸训练、咳嗽训练、叩背,以充分扩张肺脏,保持呼吸道通畅严防坠积性肺炎。观察患肢弹力绷带绑扎的松紧度及末梢血运情况。注意观察引流液的量、颜色、性质,引流管是否通畅和敷料外渗情况,减轻疼痛和肢体肿胀,可冰敷于患膝,术后 6～8 小时可根据情况予以进食易消化的半流质饮食。

(二)预防术后并发症

术后常见并发症主要有伤口感染、肺部感染、深静脉血栓形成等,每天观察切口、引流液、疼痛、肿胀等情况。限制患者卧床时间,经常变换体位。常采取半卧位,尽早进行深呼吸,咳嗽排痰。踝泵练习能有效防止深静脉血栓形成的发生。

(三)正确指导功能训练

1.踝泵练习

患者采取仰卧位,膝关节伸直,踝关节全力背伸并坚持片刻,然后踝关节全力跖屈并坚持片刻,一组 20 次。

2.股四头肌等长收缩训练

术后第二天即开始股四头肌等长收缩练习,尽力背屈踝关节,尽量伸膝,使髌骨向近端牵拉。

坚持 15～20 秒后放松,目的是增强股四头肌力保证髌骨活动,防止髌腱挛缩。

3.压腿

患者取仰卧位,患膝伸直,足踝处垫 20 cm 厚的圆枕。收缩股四头肌,膝关节用力向下压向床面,坚持 20 秒,然后放松。

4.直腿抬高

患者取仰卧位,足立于中立位,膝伸直,收缩股四头肌完成扣锁机制,抬起下肢至足踝离开床面 20 cm,坚持 15～20 秒后放回原位。

5.最后 5°伸直

仰卧位,将直径 20 cm 的圆枕置于患肢股骨后髁下,下压膝关节,收缩股四头肌。将小腿绷至膝关节完全伸直,坚持 20 秒,然后将小腿放回原处。

6.腘绳肌练习

患者取站立位,尽力向后抬小腿,并坚持 20～30 秒,然后放回原位。

以上练习均为一组 20 次,每天 2～3 组,此阶段患者康复训练后,下肢和膝关节可能会出现肿胀加重,增加关节腔积液。可于患者休息时抬高患肢 30 cm 左右,至少超过心脏水平,注意全身放平,保持此姿势 2 小时。可有效消除肿胀、积液,缓解疼痛。

(四)负重与步态练习

1.负重练习

当患者具有一定肌力和平衡能力时,可指导进行部分负重练习。一般可在术后 3～7 天开始。可借助平衡杠。助行器部分负重,逐步过渡到术后 6～8 周完全负重。①让患者患腿、健腿各站在两个体重秤上,将重心逐渐移到患腿,直至承担全部体重约 5 秒。注意保持身体重心的平衡,并逐渐增加患肢负重程度。②患者取站立位,腿前放一矮凳,嘱其做上、下楼梯的动作。注意保持躯干直立,身体重心放在患腿上。

2.步态训练

注意患者在站立相和摆动相时,关节的屈、伸控制,髋、膝、踝的协调运动。骨盆的移动和旋转,在患者获得一定的步行能力后,开始进行上、下楼梯的训练。注意上楼时非手术肢体先上,下楼时手术肢体先下。避免任何会增加下肢关节负荷的运动,如跑、跳、举重等。

(五)ADL 训练

术后一周,指导患者从床到座椅、从座椅到床的转移。鼓励患者自行穿、脱衣、裤,如厕,行走。3～5 周开始指导患者上下楼梯练习。随着患者体力的逐渐恢复,双下肢肌力和 ROM 的增加,可指导患者淋浴的方法,注意浴室地面铺防滑垫,墙壁装有牢固扶手。

(六)心理康复护理

有些患者对疾病的认识不足,对手术寄予希望过大,认为置换关节后即能正常行走。康复护士应及时与患者进行沟通,交流,耐心倾听患者的心声,悉心体会患者的感受,向患者客观地介绍疾病的常识及康复意义,使其正确的认识自己的疾病,增强信心,积极主动配合康复治疗。同时,建立良好的护患关系,给患者提供温馨,舒适的康复环境,心理护理贯穿疾病恢复的全过程,解决不同阶段患者出现的心理问题。不断地激励患者,使其顺利地完成康复治疗。

(王晶晶)

第六节　髋关节置换术后的康复护理

人工全髋关节置换术是解除髋关节疾病患者的病痛、纠正畸形、恢复功能的一种行之有效的方法。人工髋关节置换术是用生物相容性与机械性能良好的材料制成的一种类似于人体骨关节的假体,来置换严重受损的髋关节的一种手术,是目前治疗髋关节疾病的有效手术方法之一,但人工髋关节置换术是一个较大的、技术要求较高的手术,置入的人工关节有其本身的使用寿命和术后容易发生的一些合并症。因此,此手术要严格掌握适应证,并不是适应所有髋关节疾病,更不能把此术看作是一种万能的手术方法。

人工髋关节置换术的类型有股骨头置换术、人工全髋关节置换术、全髋关节翻修术和髋关节表面置换术等。置换的材料包括金属材料(钛、钛合金等)、高分子材料[超高分子聚乙烯(臼杯)和甲基丙烯酸甲酯(骨水泥)]和陶瓷材料。固定方式有骨水泥型和非骨水泥型(生物型)。其目的是切除病灶、消除疼痛、恢复关节的活动功能。

适应证:适用于因髋关节病变引起的关节疼痛、强直、畸形、严重功能受损,影响日常生活和工作,经其他治疗无效、复发或不适于其他方法治疗的患者。

禁忌证:有严重心、肝、肺、肾病和糖尿病不能承受手术者;髋关节化脓性感染,有活动性感染存在及合并窦道者;儿童一般禁作此术,年轻或 80 岁以上者要慎重考虑;因其他疾病估计置换术后患者也不可以下地行走者。

人工髋关节置换术患者的康复不仅与疾病本身有关,还与患者的全身状况、手术中的技术操作及患者的精神状态有密切的关系,术后的关节功能锻炼对功能恢复极为重要,术后功能锻炼指导及健康教育是保证手术治疗成功的重要因素。

一、临床表现

(一)全身性反应

由于关节置换手术损伤较大,可引起不同程度的全身性反应,影响人体各个系统,包括中枢神经系统、呼吸、血液、消化、内分泌及肌肉骨骼系统等,这些反应一般可通过"内环境调整"而逐步恢复。

(二)局部症状

(1)疼痛。

(2)长期制动会导致肌肉萎缩、骨质脱钙、关节僵硬、肌力减退,同时由于局部血流缓慢,静脉壁损伤和血液高凝状态,易引起深静脉血栓形成。

(3)当患者开始下肢负重和行走时,会出现下肢水肿,其原因除少数系手术后并发静脉血栓形成外,多数系因整个下肢肌肉的失用性及反应性萎缩,使血管张力降低,下肢静脉回流缓慢,导致静脉压高,淋巴液淤滞。

(4)常见并发症:血栓形成及栓塞、术后感染、假体下沉、假体松动、柄断裂、异位骨化、假体脱位、术后髋关节疼痛等。

二、主要功能障碍

(一)肢体运动功能障碍

早期术后局部疼痛、肿胀,术后要求对肢体活动的限制,肢体对植入假体尚未适应等,都使肢体的活动受到影响;中后期锻炼不当,合并症的发生等,也会影响肢体的运动功能。

(二)ADL 能力障碍

更衣、如厕、转移、行走等功能不同程度受限。

(三)心理功能障碍

心理功能障碍主要表现为心理承受力差,对假体的疑虑、不安、缺乏信心等。

三、康复评定

(一)一般情况

(1)原发疾病的情况,如原发疾病的病程、诊疗经过、效果等。

(2)患者的精神心理状况、对疾病及生活的态度、经济能力及社会背景。

(3)全身状况:包括心肺肝肾的功能、营养状况、水和电解质平衡状况,是否有其他系统疾病如高血压、糖尿病等。

(二)影像学检查

常规 X 线平片检查与术后复查非常重要,可了解骨关节病变的性质、范围和程度,确定治疗方案;判断疗效,如关节假体的位置、关节角度、假体有无松动等。MRI 用于早期诊断股骨头缺血坏死、膝关节病变等骨关节病。

(三)关节功能评定

关节置换术后关节功能评定的方法很多,髋关节置换术较普遍被接受的评定标准是 Charnley 标准(表 14-4)。

表 14-4　Charnley 髋关节疗效评分

得分	疼痛	运动	行走
1	自发性严重疼痛	0°～30°	不能行走,需双拐或手杖
2	起步即感疼痛,一切活动受限	60°	用或不用手杖,时间、距离有限
3	能耐受,可有限活动	100°	单杖辅助,距离受限(<1 小时)无杖很难行走,能长站
4	某些活动时出现,休息能缓解	160°	单杖能长距离行走,无杖受限
5	轻微或间歇性,起步时明显,活动后缓解	210°	无须支具,但跛行
6	无疼痛	260°	正常

(四)其他方面

其他方面包括疼痛的评定、关节活动度评定、肌力及耐力评定、步态及步行能力的评定、日常生活活动能力的评定等。

四、康复治疗

康复治疗的目的:尽可能减少术后并发症的发生;训练和加强关节周围的肌群,重建关节的稳定性,改善置换后关节活动范围,保证重建关节的良好功能;加强对置换关节的保护,延长关节的使用寿命;改善和纠正患者因长期疾病所造成的不正常步态和姿势,恢复日常生活自理能力,提高患者术后生活质量。

康复训练应遵循个性化、渐进性和全面性三大原则。

(一)术前准备

行人工关节手术的患者绝大多数为高龄患者且平时活动较少,常伴有高血压、糖尿病、冠心病及脑血管性疾病等老年病、全身性疾病,术前需要在内科医师的配合下,将患者机体功能调节到最佳状态,有利于手术的顺利完成和术后关节功能的恢复。

1.功能训练指导

一方面能为患者接受手术做好体能上的指导,另一方面为术后康复训练做准备,包括以下内容。

(1)训练引体向上的动作,平卧或半卧,患肢外展中立,健侧下肢屈膝支撑于床面,双手拉住吊环,使身体整个抬高,臀部离床,停顿 5 秒后放下。

(2)肌力训练:由于多年的疼痛,患者活动减少,肌肉力量可能已经减弱,术前应进行简单的肌力训练,特别应加强髋外展肌、股四头肌等肌肉的力量,同时也应加强健侧下肢力量及双上肢力量,以便在术后使用拐杖及助行器行走。

下肢肌锻炼方法:①等长收缩训练(踝泵)。踝关节背屈,绷紧腿部肌肉 10 秒后放松,再绷紧、放松。②等张收缩训练。做直腿抬高、小范围的屈髋屈膝活动,小腿下垂床边的踢腿练习,直腿抬高时要求足跟离床 20 cm,空中停顿 5 秒后放松。

(3)关节活动训练,指导其健肢、患足的足趾及踝关节充分活动,患肢屈膝屈髋时,髋关节屈曲度<45°,并避免患髋内收、内旋。

2.指导正确使用拐杖

准备合适的双杖,使拐杖的高度及中部把手与患者的身高、臂长相适宜,拐杖的底端配橡胶装置(防滑),拐杖的顶端用软垫包裹(减少对腋窝的直接压力)。对术前能行走者训练其掌握使用方法,练习利用双拐和健腿的支撑站立,以及在患肢不负重状态下行走。

(二)术后康复训练

康复训练是全髋关节置换术后的十分重要的环节和主要的治疗内容,它可以使治疗取得满意的疗效。单纯的治疗和一般性的活动是远远不够的,患者应该接受专业的康复训练和步态训练,以改善和纠正长期疾病所造成的不正常步态和姿势。应当强调,术后康复训练一定要个性化,根据患者的年龄、身体状况,以及术式、假体材料和固定方式等具体情况安排训练内容及受力程度。

(三)全髋翻修术后的康复训练

翻修术后的康复训练,除了治疗阶段要更长外与上述训练方法基本是一致的。需要加以注意的是卧床时间为 7~10 天,术后 3 周开始侧卧位,最初负重为 20 kg,负重量的增加要根据翻修假体的固定方式和手术中的具体情况(如是否劈开股骨等)来定。

五、康复护理

(一)术前指导

充分的术前准备,可加速患者术后的恢复过程。术前准备包括心理上、全身状况和局部条件等多方面的准备。

（1）心理上让患者了解自己的病情、手术的目的、方法、术中配合要点，术中和术后可能遇到的各种问题及康复训练程序等，帮助其减轻术前焦虑紧张情绪，增强战胜疾病的信心。

（2）指导呼吸体操并掌握排痰技巧：指导患者卧位下深呼吸训练，并掌握床上咳嗽排痰技巧，以便术后能保持良好的呼吸功能，防止肺部感染。

（3）床上体位指导：向患者说明术后为防假体脱位应采取的正确床上体位：平卧或半卧位，但患髋屈曲应＜45°，不可侧卧，患肢外展20°～30°并保持中立，两腿间放置外展架或厚枕，准备合适的丁字鞋或其他防旋支具。

（4）床上排便训练：目的是防止术后因体位不习惯而致尿潴留及便秘。在放置便盆、臀部抬高时注意避免患肢的外旋及内收动作。女性患者可使用特制的女式尿壶以避免过多使用便盆，增加髋部运动。

（5）均衡营养饮食，保持合理体重：肥胖是影响术后恢复的危险因素之一，减肥有利于术后关节功能的恢复，同时又可减少对人工关节的压力，减少松动等远期并发症的发生；相反身体过于消瘦，也不利于术后伤口的愈合和体力的恢复。

（二）术后康复护理及训练

1.术后第1～3天

（1）床上合适体位，术后第1天必须保持外展中立位，每2小时帮助患者抬臀一次，以防压疮，手术当天避免过多活动，避免患髋内收，防假体脱位及伤口出血。

（2）定时进行深呼吸、有效咳嗽和排痰，必要时给予叩背。

2.术后第4～5天

协助患者在床边坐起，应避免髋关节屈曲超过90°，这会增加脱位的危险。除非有心血管疾病的禁忌或髋关节活动受限，患者可以在病房护士协助下坐在床边。因为患者在术后一直用泡沫塑料夹板固定以防止外旋，因此患者会要求将患肢放在不同的位置上。值得注意的是患者第一次在床边坐起时，保持患肢外展是非常重要的。

3.术后第6～7天

（1）卧-坐-立转移训练，需坐高椅，保证髋关节高于膝关节；用加高的坐便器如厕，或在辅助下身体后倾患腿前伸如厕；要保持座椅牢固，最好有扶手，可适当加垫以增加高度；不要交叉两腿及踝，不要向前弯身超过90°，要学会坐起时身向后靠和腿向前伸；术后2周内不要弯身捡地上的东西；不要突然转身或伸手去取身后的东西。

（2）在医护人员帮助下进行床上翻身练习，协助者一手托臀部一手托膝部，将患肢和身体同时转为侧卧，并在两腿间垫上夹枕，严禁患肢内收内旋。

4.术后第2～4周

ADL训练，鼓励患者在床上进行力所能及的自理活动，如洗脸、梳头、更衣、进食等，能扶拐行走后进行进一步的日常生活活动能力训练。指导患者正确日常生活活动，如更衣（穿裤时先患侧后健侧）、穿袜（伸髋屈膝进行）、穿鞋（穿无须系鞋带的鞋）。指导患者借助一些辅助设备独立完成日常的穿脱衣裤鞋袜、洗澡、移动、取物等活动，尽量减少患者髋关节的屈曲度。常用辅助设备有助行器、拐杖、套袜器、穿鞋辅助器、持物器、洗澡用长柄海绵器等。必要时进行适当的环境改造，如加高床、椅、坐厕的高度，使用有扶手的座椅等。注意不可将患肢架在健侧下肢上或盘腿。

5.合并症的预防与护理

(1)深静脉血栓形成:①术后密切观察肢体温度、颜色、肿胀程度、静脉充盈情况及感觉,可与健侧肢体对比。如肢体远端有凹陷性水肿,皮肤发紫伴浅静脉充盈及活动受限,提示有深静脉血栓形成,应及时处理。②预防性用药:术后第 2 天开始选用低分子量肝素、肠溶阿司匹林、华法林、双嘧达莫等,以促进血肿的吸收,减少异位骨化。低分子量肝素要求最好用到术后 3 周。③术后抬高患肢,加压包扎,穿弹力长裤、压力套,下肢和足底静脉气泵的使用。④术后早期活动,股四头肌静态收缩、直腿抬高及踝关节主动背屈和跖屈运动、踝泵性运动。⑤早期关节持续被动运动。

(2)术后感染:①严格无菌操作。②抗生素的合理使用:强调术前和术后各用抗生素一次,术后根据情况一般用 3～5 天。③保持敷料清洁、干燥,若有污染及时更换,严密观察体温及伤口疼痛情况。④保持伤口引流有效,引流管妥善固定,保持引流通畅和负压状态。

(3)假体松动、脱位:①合理摆放体位,术后患足放在抬高的泡沫橡胶夹板内,保持 20°～30°的外展、中立位,并且于术后 3 周内绝对避免患髋屈曲、内收和内旋的复合动作,尤其患肢位置,应避免髋关节屈曲超过 90°。②科学训练,受力合适,避免运动量过大或过早负重,辅助器的合理使用。③控制体重,预防骨质疏松,适当使用预防骨质疏松药物。④严格限制禁忌动作。

(三)康复健康教育

(1)饮食:患者麻醉清醒后 6 小时即给予流质,术后第 1 天给予普食,宜选用高蛋白、高钙、高维生素饮食,并补充足够水分。

(2)指导患者了解什么动作是可以做的,什么是不能做的,并尽量做到。

(3)避免搬重物、跳跃及其他剧烈运动或重体力劳动。

(4)控制体重,防治骨质疏松,防止跌倒。

(5)避免长时间站立或行走,需长距离行走时最好使用手杖,中途适当休息,避免走崎岖或过于光滑的道路。

(王晶晶)

第十五章

重 症 护 理

第一节 重症患者营养支持的护理

重症患者营养支持护理的重点是确保肠内或肠外营养的顺利供给,评估与预防与喂养管相关的合并症,阻塞、吸入及肠胃道并发症。

一、肠外营养的护理

重症患者的营养支持如是采用静脉高营养液(TPN)及脂肪乳剂时,需要密切的观察患者的耐受程度及可能出现的合并症。静脉高营养液通常在入院后 48 小时内给予,以促使患者能应付机体受伤后的代谢应激(postinjury metabolic stress),及减轻骨骼及平滑肌蛋白的分解代谢(catabolism)。由于患者使用中心静脉或周围静脉导管给予高渗性营养液时,更要密切观察管道的通畅性、感染、外渗等情况。针对患者需要使用周围静脉输注营养液时,为避免高渗透压,可将葡萄糖、氨基酸及脂肪混合输注,以降低渗透压,提供浓缩的能量。对于那些无法使用中心静脉输注营养液的患者,可采用此方法进行短期的营养液提供。在输完脂肪乳剂或全营养混合液后 4～6 小时应检测患者的甘油三酯以掌握代谢情况。使用输液泵输注营养液时要确保仪器及输液速度的正确性,每班核对输液量及已输入量。给液速度要缓慢地增加或逐渐地减量后停止营养液的支持,通常每天的输液速度为 50～100 mL/h,而后依照患者的病情及需要每天以 25～50 mL/h的速度逐渐增加。

二、肠内营养管位置的检查方法

肠内营养的供给需要依赖胃管或小肠管,它们的放置位置极为关键,需要确定且避免患者因喂养管移位而引发的相关并发症。肠内营养管置入后需立即检查是否到达理想的位置,每次肠内营养开始时需再检查肠内营养管的位置,对于持续肠内营养的患者建议每班检查一次。另外临床上经验显示有气管插管和气管切开的患者并不能阻止肠内营养管误入或移位至呼吸道,因此这样的患者也需定期检查肠内营养管的位置。

腹部 X 线平片法是最准确确定胃管位置的方法,建议肠内营养开始前及肠内营养期间怀疑肠内营养管位置有问题时应用。

床边简易判断肠内营养管位置的方法主要包括腹部听诊法、观察回抽的胃液或小肠液法、胃液或小肠液法的 pH 测试法。通过向营养管内注入空气的同时在腹部听诊是常用的传统方法，但也可能出现假阳性结果。

为确保胃管插放位置的正确性，临床研究显示定期测试胃液或小肠液的 pH 是一个可信的简易方法。胃液的 pH 范围是 0～4，小肠液的 pH 范围是 6～8.5，使用制酸剂患者的胃 pH 可介于 0～6。

在测试胃液的 pH 时应同时观察回抽的胃液或小肠液的颜色，胃液的颜色应该是混浊的草绿色或褐色液体，而小肠液应该是清亮、金黄色、黏稠液体；当肠内营养管在胸膜腔内时，可抽出淡黄色液体，易被误认为是小肠液。当肠内营养管在气管内时，有误吸的患者可能会抽出类似胃液样的液体。

三、相关并发症的预防与护理

肠内营养并发症是肠内营养补充时常见的问题。并发症主要包括胃潴留、便秘、腹泻、腹胀、呕吐、反流、肺炎；由于这些并发症的发生，约有 15.2% 的患者因此停止了肠内营养。

Boulton-Jones 调查了 150 位接受小肠内营养支持的患者，这些病种包括烧伤、急性胰腺炎病、脓毒血症、大手术后胃瘫、骨髓移植、呕吐严重的化疗，这些疾病可导致胃运动性降低，不适合以鼻胃管进行肠内营养。调查结果显示以小肠管喂食出现较低的肠内营养并发症，主要并发症包括有小肠管移位到胃内或阻塞、高残胃量、腹泻、腹胀、胃肠出血、肺炎。目前，肠内营养的并发症中最严重的是肺炎，而高残胃量可导致腹胀、呕吐、反流，以致引起肠内营养相关性肺炎和/或肠内营养液的停用。为了避免误吸的发生，针对连续性喂食的患者，需要每 4～6 小时测量管道内胃液的 pH（胃液 pH<3.5）。间断性肠内营养能保持较低的胃 pH，从而被认为能减低胃内微生物的繁殖。

（一）预防喂养时的吸入性肺炎

重症患者较容易出现吸入性肺炎，引起此合并症的高危因素有患者的意识不清、常平卧、使用鼻胃管、胃管位置异常、气管切开或气管内插管、呕吐、使用间断或一次性灌食、患有神经性疾病、腹部或胸部创伤、糖尿病、口腔卫生不良、年纪大及护理人力不足等。研究显示，超过 45% 的普通患者在睡眠期间可能发生吸入，70% 的意识障碍患者可能出现吸入，40% 的接受肠内营养的患者可能发生吸入，而高达 50%～75% 的呼吸机使用患者可能发生程度不等的管饲吸入，由此可见在重症监护室执行预防管饲吸入的重要性。

抬高床头 30°～45°可减少胃液反流，降低肠内营养相关肺炎的发生。如疾病情况不允许，可协助患者右侧卧位以利胃的排空。如患者有气管插管，在喂食时气管内导管的气囊需要充气，避免食物反流时误吸。灌食后每 2 小时应评估耐受情况，如患者出现腹痛、嗳气、腹胀、肠鸣音降低、便秘、无排气、腹部压痛、恶心呕吐，同时伴有鼻胃管内胃潴留量大于 200 mL 或自胃造瘘管中引流出的胃潴留量大于 100 mL 时，则需要考虑是否不耐受灌食，需要进一步的检查腹部X 片，评估是否有增大的胃泡或肿胀的小肠。

肠内营养供给时需要注意患者的口腔卫生，经常进行口腔护理能减低 60% 的肠内营养相关肺炎的发生。应该用一般的无菌溶液和无菌用物做口腔护理，而不需要使用含抗生素的口腔护理液，因为长期应用抗生素可引起细菌耐药性或引起真菌二重感染。应用肠内营养输液泵进行持续肠内营养可以降低营养相关肺炎的发生。

(二)与肠内营养导管相关的皮肤护理

与喂养导管接触的皮肤需要每天评估,需要固定好导管避免移动时摩擦皮肤或伤害鼻腔或口腔黏膜。胃造瘘口皮肤更要避免胃液的侵蚀,如有胃液渗出,需要评估胃造瘘管充气囊是否正常,如皮肤出现红、肿、热、痛、异味、或脓性分泌物,表明造瘘口皮肤感染,可依医嘱使用抗生素软膏及加强皮肤护理。由胶布引起的皮肤过敏很常见。胶布松脱而使管子被意外拔出常发生于意识清楚却不配合的患者中。

(三)腹泻

针对患者的腹泻需要与所服用的药物不良反应加以区别,抗生素、洋地黄、轻泻剂、含镁的制剂及奎宁制剂容易出现腹泻,而高张性营养液含有高钾及其他电解质容易引起倾倒综合征和高渗性腹泻。

(四)防止营养液污染相关措施

营养液污染可引起胃肠道症状,如腹泻、呕吐、腹胀,严重污染甚至可引起肺炎、败血症。肠内营养液的污染可来自患者自己胃肠道微生物的上行繁殖,或者回抽胃或小肠液时将喂养管末端的微生物带至喂养管近端繁殖,以致进一步上行污染营养液。外源性污染可因使用未消毒的用具、输注系统的设计不合理、工作人员的不当操作等因素而导致污染。关于营养液的理想输注保留时间目前的共识认为在非无菌环境下自行配置的营养液只能保留 4 小时,而医院自行配置的营养液只能保留 6 小时。依据目前的医院管理条例,医院不应该自行配置营养液,而应用商业原包装的肠内营养液,这种营养液可以保留 24 小时。多数的重症监护室均每 24 小时更换营养管及营养袋以避免营养袋因暴露在室温中,产生营养液的变化及可能的污染。

当营养输注暂停,或通过营养管给药后,或回抽胃或小肠液后,都应该及时用温水冲注营养管。营养管在任何时候都不应该高于营养袋,同时在进行营养支持管饲时需要确保导管不被污染。对于免疫有缺陷的患者应该用无菌水冲注营养管,避免管道可能的阻塞及细菌的滋生。

(五)预防肠内营养喂养管阻塞

针对使用肠内营养的患者,喂食管需要定期冲洗,在连续性喂养期间每 3～4 小时需冲洗一次,可以 20～30 mL 的温水进行冲洗。而间断性喂养管道更需要在喂饲前、后进行冲洗,其中使用的冲洗的液体量需要考虑患者是否有限制液体情况。胰酶可用来防治管道的阻塞;其他的粉粒药物要尽量避免由胃管给药,液体药物是较好的选择,避免阻塞胃管。

(六)检测喂养后胃潴留量

近年来的研究显示胃潴留量不是肠道进食耐受度的指标,也不能以胃潴留量来判断患者的临床病情进展。至于评估胃潴留量的时间间隔则因患者疾病情况而有所不同,间隔时间可为 2～24 小时,肠内营养的第一天一般需要每 3～4 小时评估一次残余量,以后每 8～24 小时再评估一次。

护理人员经常通过检查胃潴留量、听肠鸣音和观察腹胀情况来评估患者胃肠功能,期望降低肠内营养相关肺炎的发生。目前对胃潴留量的认定从文献描述可知,胃潴留量由 100～500 mL 都曾被称之为胃潴留量过多。高潴留量时应警惕患者可能存在其他潜在问题,所以要密切监测患者的疾病变化;只有患者有明显的反流、呕吐,甚至误吸,或者胃潴留量超过 500 mL 时才建议应立即停止肠内营养。当胃潴留量在 200～500 mL 时,建议减慢肠内营养的速度,同时给予促进胃排空的药。临床随机研究已证实应用促进胃排空的药物可缓解胃潴留量。

甲氧氯普胺(胃复安)是一种选择性的多巴胺拮抗剂,具有止吐作用,并能促进胃排空和加强胃肠道平滑肌运动。西沙必利是一种全胃肠促动力药,作用机转主要是使肠肌神经丛生理性分泌乙酰胆碱的能力加强,能促进消化蠕动的协调,因此能防止积食和反流的现象。红霉素是一种大环内酯类抗生素,除了抗生素作用外,红霉素能加强十二指肠肠嗜铬细胞分泌一种蛋白质,这种蛋白质可促进胃肠运动。

(七)体位与胃潴留

由于重症患者常平躺在床,或抬高头 30°卧床休息,此时的胃部可因体位关系,导致胃坐位于脊椎上。解剖上,胃可分为基底部与幽门部,由于胃的基底部不具有收缩功能,因此胃内容物必需充满胃基底部后才逐渐流过脊柱高处往幽门部位输送。如果患者的胃管是靠近胃的基底部,并在此处测量胃残余量,则所抽出的较多胃内容物是因为体位之故所导致胃内容物在此处聚集,不能代表患者有肠胃动力减慢情况。另外针对胃潴留量的测量在方法上有待进一步标准化,而胃潴留量与发生吸入性肺炎的风险、胃排空情况及喂食承受度间的相关性也尚待研究进一步的探讨。临床上对胃潴留量的判断更需要依赖临床经验,个别化评估与处理;除非是高危患者,对于胃潴留量小于 400 mL 的患者进行禁食的意义尚有待研讨。

四、重症患者营养支持常见的护理诊断及护理措施

重症患者使用肠内或肠外营养补充时,常见的护理诊断及护理措施包括以下。

(一)营养失调

低于机体需要量与无法摄取、消化、吸收营养有关。

此时护理的重点在密切评估患者的营养需求,观察电解质、血氨、尿素、肌酐及血糖变化。每天测量患者体重,密切观察输入与排出的平衡,确保患者得到医嘱所开的营养量。期望在营养液的补充下,患者的营养生化指标,如血清蛋白达 35 g/L,转铁蛋白 1.8~2.6 g/L,达到氮平衡,伤口出现肉芽组织且没有感染现象,体重每天增加 120~250 g。

(二)有误吸的危险

有误吸的危险与肠胃道出血、延迟胃排空时间及所使用胃管有关。

具体的护理措施包括以 X 线检测胃管位置,观察有无发热及评估呼吸系统,评估肠鸣音。喂食时及喂食后 1 小时抬高床头 30°;如果胃潴留量大于每小时喂食量的 50%,则需要暂停喂食 1 小时,而后再测量胃潴留量。

(三)腹泻

腹泻与一次性灌食、乳糖不耐受、灌输浓度、渗透压过高、药物、低纤维喂食内容物相关。

针对患者的腹泻,期望能在 24~48 小时,改善腹泻现象。护理评估需要关注肠鸣音、腹胀、腹泻频率与粪便性状、腹部绞痛次数、皮肤完整性及是否出现脱水现象。如患者接受一次性灌食,考虑改为间断性或持续性喂食。如有乳糖不耐受情况,可改为没有乳糖的营养品。检测喂食时的可能污染环节,室温下营养液每 8 小时更换,所有开封后的营养品在冷藏 24 小时后要丢弃,所有的喂食管道每 24 小时更换。考虑患者的喂食营养品的渗透压,如果营养液是高渗的需考虑稀释后应用。评估可能引起患者腹泻的药物,如抗生素、制酸剂、抗心律不齐的药物、H_2 受体阻止剂、氯化钾等药物。

(四)有体液不足的危险

有体液不足的危险与身体的调控机制失常有关。

发生液体供给不足时,可能出现高血糖或高血糖、高渗性非酮体综合征(hyperglyce mic hyperosmolar nonketotic syndrome,HHNS)。针对此现象,期望患者能有足够的液体补充,显示为血糖＜300 mg/dL,输入与排出平衡,尿液比重 1.010～1.025,电解质平衡。患者的体重需要每天测量。密切记录输入与排出量,尿量如每千克体重少于 1 mL/h 时需要通知医师。密切观察血液渗透压指标及电解质平衡,避免过度的补充液体形成过度负荷。每 6 小时需要采集手指血糖,必要时需要依医嘱给予胰岛素以维持血糖＜11.1 mmol/L(200 mL/dL)。依医嘱提供患者每千克体重 30～50 mL 的水分以稀释肠内营养的渗透压。

(五)有感染的危险

有感染的危险与过多侵入性措施及营养不良有关。

期望患者体温正常,淋巴细胞 25%～40%,白细胞＜11×10^9/L(11 000/mm³),没有寒战、发热及胰岛素抵抗或败血症现象,静脉注射处没有红肿。具体的护理措施包括密切观察血象,了解白细胞动态变化;检测血糖;每 8 小时观察静脉灌注处是否异常或红肿。更换中心静脉导管敷料时严格遵守无菌操作。避免经营养支持的中心静脉导管抽血、测量中心静脉压或给药,尽量保持静脉营养管道的封闭性。依照单位标准定时更换中心静脉营养管道。需要时可针对中心静脉营养管道的两端采样进行细菌培养,实施感染质量监控,如有疑似感染时需要进行血培养。

五、营养支持的评价

营养支持需要系统地评价成效,评价指标包括体重变化、生化指标、身体症状等,均可了解营养支持的效果。在重症监护室每天需要评估营养支持的效果,以避免患者处于营养过多或过少的情况。患者的体重与输入量及排出量的平衡密切相关,代表患者的液体与营养补充状态。血清中电解质水平能提示营养液内需要补充的量,而尿素及肌酐的含量显示了肾脏对营养支持的承受能力。血糖代表对碳水化合物的耐受,而甘油三酯代表组织对脂肪的代谢利用,血清蛋白代表蛋白质的支持程度。掌握这些数值的变化代表重症护理人员了解患者的营养状况,也更能够在病情观察中为患者的需要提出适当的建议。同时,针对肠内营养喂养的方案也需要设置标准,定期针对营养品及喂养管道进行感染控制常规检验,形成肠内营养补充的常规护理标准,如此方可在医疗护理梯队中达成一致的操作标准,为重症患者提供具体的安全而合理的营养支持。

(朱丽君)

第二节　颅内压的监测与护理

一、颅内压正常值及监测的临床意义

在颅腔内的脑组织、脑脊液和血液形成的压力称为颅内压。颅内压与血容量、脑脊液及颅腔内脑组织密切相关,分别在颅内占有各自的容量比例;其中血液占 2%～10%,脑脊液 9%～11%,脑组织为 80%～88%;正常颅内压为 0～2.0 kPa(0～15 mmHg)。

颅内压监测的临床意义在于:颅内压可影响脑灌注压,继而影响大脑血流;当严重脑损伤、蛛网膜下腔出血、脑水肿、脑肿瘤、脑炎、严重缺氧和脑缺血时,可引发颅内压升高。当颅内压升高时,脑灌注压降低,脑血流减少。通过对颅内压变化的监测,可以尽早发现临床意外事件,及时实施治疗措施,监测患者的反应,防止神经系统患者病情的进一步恶化。颅内压大于 2.0 kPa (15 mmHg)为颅内压升高,其中 2.1～2.7 kPa(16～20 mmHg)为轻度升高,2.7 kPa(20 mmHg)以上为重度升高。

二、颅内压增高的临床表现

颅内高压时神经系统可出现一系列的变化;正确评估颅内压增高患者的症状对于重症监护人员非常重要。通过观察意识状态、瞳孔反射、活动、生命体征和呼吸形态可判断颅内压增高。

(一)意识状态改变

颅内压增高时,意识状态随之恶化,出现烦躁和意识混乱,以及焦虑或是反应下降,这些症状都提示神经精神状态的改变。通常意识状态改变是患者意识损害的首要症状。早期察觉微小的变化、及时治疗可防止神经功能的进一步损害。

(二)瞳孔反应和肢体活动

瞳孔大小、形状、反应变化是视觉神经症状,对无意识患者瞳孔是神经系统功能损害最敏感的指标。肌张力的损害或一侧肢体的反应提示颅内压增高;肌张力的细微改变常预示神经系统的损害。

(三)生命体征

生命体征是评估神经系统状态的重要指标,呼吸频率、形态的改变,收缩压升高,心律失常时需继续进一步评估,判断有无潜在的功能损害。其中呼吸形态的改变是神经功能下降的精确指标,但此参数的评估常常会遗漏。因此对于大多数处于危重状态的神经损伤患者,特别是在需要气管插管和使用呼吸机以防止严重神经系统损害而致的低氧血症和高碳酸血症时,更应该加强呼吸形态的监测。

三、颅内压的监测方法

利用仪器可监测颅骨内的压力,评估颅腔内的情况。颅内压的监测可应用纤维式、液压式和电子感应式导管来监测。

(一)常用颅内压监测方法

1.脑室内插管法

这是临床使用最早的方法,操作简单,测压准确,又能测量脑部的顺应性和引流脑脊液。但该法的缺点是容易引起颅内感染。

2.脑硬膜下压监测法

以蛛网膜为感受面,测量脑表面液压,较少引起炎症和脑组织损伤。

3.硬脑膜外压监测法

不用切开脑硬膜而将感应器放置于脑硬膜外,发生颅内感染机会较少;但该法的缺点是准确性差,不能引流脑脊液。

4.脑组织压监测法

将感应器放置于脑组织的白质上,能准确测量颅内压,但不能引流脑脊液。

(二)颅内压波形的观察

持续监测颅内压波形可以协助评估患者的病情变化。正常颅内压波形分为单一和连贯的。单一波形见图 15-1;连贯性颅内压波形见图 15-2;异常颅内压波形见图 15-3。

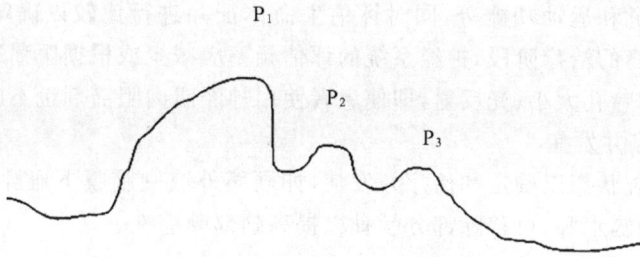

图 15-1　颅内压单一波形

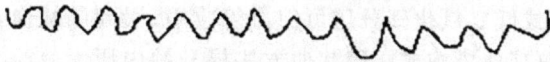

图 15-2　颅内压连贯波形

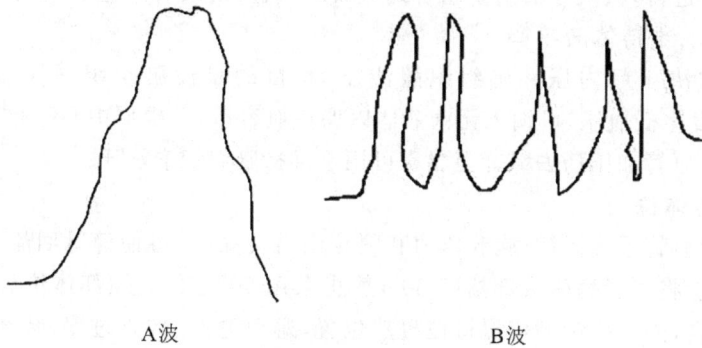

A波　　　　　　　　　　　B波

图 15-3　异常颅内压波形

P_1波：第一个升起的高峰值波称为首冲波；波形源于脑内脉络丛。

P_2波：称为潮流波，完成于重搏脉波。

P_3波紧接 P_2 出现的波形，称为重搏脉波。

压力曲线平直，波幅低，变化小；较细小和节律性的波形，每 4～8 秒会出现的正常颅内压，相连于由呼吸和动脉压引起的正常波动。

A 波也称高原波，多发生于颅内压基准已经提升的波形，压力曲线迅速上升，由血管扩张和增加脑内血流及减少静脉出量而引起，提示颅腔代偿功能衰竭。

B 波又称节律震荡波，是 A 波的前奏，波形尖呈节律性震颤及 30～120 秒锯断状的波形，可发生于任何患者，反映脑内血量的波，提示脑顺应性降低。

四、颅内压升高的监测与护理

颅内压升高时，应避免一切可引起颅内压升高的活动和过度治疗，以防止神经系统的进一步损害。当颅内压在 2.7～3.3 kPa(20～25 mmHg)持续 5 分钟以上时应给予治疗。

(一)监测神经系统症状

1.评估神经系统体征

应定时评估并对照比较前一次的结果。监测内容包括意识状态、Glasgow 评分、瞳孔大小和光反射、睁眼运动、感觉和运动功能等,同时评估生命体征并进行比较以确定病情的发展趋势。当患者处于颅内压增高的治疗阶段,神经系统的评估频率应减少或根据医嘱进行,以减少对患者的刺激,但须继续评估瞳孔大小、光反射,即使患者使用神经肌肉阻滞剂也不应中断。

2.及时发现和治疗并发症

严密观察神经系统状态以确定和治疗并发症,如硬膜外或硬脑膜下血肿。手术切除血肿可降低颅内压;对弥漫性脑水肿,可移除部分颅骨以提高脑部顺应性。

(二)给氧和增加通气

治疗目标是保持动脉氧分压和动脉二氧化碳分压达正常水平,对有意识障碍的患者,避免气管插管球囊过度充气,以免阻碍静脉回流。低氧血症和高碳酸血症都可导致脑血管扩张,使颅压升高。另外,由于过度通气减低二氧化碳分压可使血管收缩,引起脑缺血,因此不再作为减低颅内压的常规治疗。但在采取其他措施或应用其他方法提升颅内压无效时,可使用适度通气以缓解恶性脑疝,赢得抢救时间。脑组织氧合的检测用于确定二氧化碳分压对脑组织代谢的影响。吸痰只限于必要时进行,吸痰之前给予患者纯氧吸入,吸痰持续时间应小于 10 秒。

(三)控制血压,维持体液平衡

血压的控制取决于颅内压和脑组织灌注压,其目的是使脑组织灌注压维持在 8.0 kPa(60 mmHg)。如发生低血压,可输入无糖液体以保持血容量,并根据中心静脉压、毛细血管楔压等调节体液平衡。血管加压药去氧肾上腺素可用于维持脑组织灌注压。

(四)维持恰当体位

由于大脑静脉血管系统无瓣,胸腔压力和腹腔压力增高时,可使静脉回流减少,导致颅内压增高。一般来讲,应将患者病床头部抬高 30°,禁止采用 90°坐位。颈部体位放置也可影响静脉回流,使颅内压升高,因此头和颈应保持自然位置,避免弯曲、伸直过度、转动。穿着的衣领应避免卡压颈静脉,以免影响回流。此外肌肉收缩也可使颅内压升高,如抵抗约束、变换体位,以及寒战等,应予以避免。另外,可使用缓泻剂防止便秘发生。

(五)减少环境刺激

保持安静、宁静的环境,控制噪声、温度及其他有害刺激,避免非必要的谈话,尽量将护理操作集中进行,如吸痰、洗澡和翻身等。

(六)防止增加代谢需要

癫痫发作可增加脑组织代谢,增高颅内压;尽管缺少科学根据,但在神经损伤患者应控制癫痫发作,可预防性应用抗惊厥药。发热也增加代谢,增高颅内压,体温每升高 1 ℃脑组织代谢增加大约 6%。因此应采用有效降温措施,可应用解热药、使用冷却毯、静脉内输入低温盐水等。

(七)脑脊液引流

脑室内置管引流少量脑脊液以降低颅内压,应遵医嘱确定引流脑脊液的量,并加强监测。

(八)药物治疗和护理

使用镇静、镇痛药可以防止因疼痛引起的颅内压升高。使用神经肌肉阻滞剂防止因咳嗽或人-机非同步呼吸引起的胸腔内压和静脉压增高。此措施还可与镇静、镇痛药同时使用。渗透性利尿剂使脑组织中细胞外液进入血管而减轻脑水肿;其中甘露醇是最常用的药物,常用剂量为 0.25~1 g/kg;由于甘露醇易于结晶,使用时应使用过滤器。有时也可应用高渗盐水以提高血浆渗透压,使液体进入血管内。使用该类药物应密切观察并维持水电解质平衡。另外,脑外伤患者不宜用激素治疗脑水肿。

(九)巴比妥类药的应用

巴比妥类药物降低脑组织代谢,降低脑血流灌注和颅内压,可诱导昏迷,有时也用于颅内高压使用其他治疗无效时。常用药物有戊巴比妥和硫喷妥钠。一旦巴比妥类昏迷被诱导成功,神经系统评估的常用指标如光反射和吞咽反射将消失,然而瞳孔不对称或扩大常见于脑干挤压,因此必须密切观察瞳孔的变化,及时发现颅内压的变化。对于呼吸机通气的患者,要预防巴比妥类昏迷治疗所导致的低血压和心肌衰竭。

(十)脑疝的护理和预防

1.脑疝发生的机制

脑疝是神经外科急诊患者最易发生的并发症,且病情危害,可能危及生命。颅腔由大脑镰、小脑幕分为幕上左、右及幕下三个腔室。幕上及幕下通过小脑幕切迹相交通。当颅脑损伤、各类颅内占位性病变和其他的局限性或弥漫性的脑病变引起脑水肿时,病变的脑部首先引起颅内压增高。在密闭的颅腔内,压力通常由高处向压力低处传递。脑部病变、脑积水、血肿、脓肿等使脑部体积增大或受到挤压,致使一部分脑组织由交通孔道移行突出而形成脑疝。脑疝是颅脑损伤与颅内疾病引起颅内压增高及颅内压增高加剧的必然结果,是一种严重的危象。

2.脑疝的症状和体征

脑疝的症状和体征包括意识状态变化;瞳孔异常,固定或散大;肢体活动异常——偏瘫;异常反射或去大脑皮层,去大脑化;脑干功能异常——脑神经移位或受压。另外还可能出现生命体征改变,表现为库欣三联征,即呼吸、脉搏变慢、血压升高等,以及其他的呼吸形态改变。

3.护理要点

注意严密观察病情变化,及时发现颅内压升高导致的严重并发症。加强基本生命支持,维持基础生命需求,做好各项生活护理,包括排泄、营养、皮肤护理等。对于烦躁患者、意识状态变化或神志不清的患者,更应注意安全。

(朱丽君)

第三节 超高热危象

危象不是一个独立的疾病,它是指某一疾病在病程进展过程中所表现的一组急性综合征。多数危象的发生是由于某些诱发因素对基础疾病所导致的原有内环境急剧变化,并对生命重要器官特别是大脑功能构成严重的威胁。抢救不及时,死亡率和致残率均较高。但若能够及时发现治疗,护理措施得当,危象是可以得到有效的控制的。

体温超过41℃称为高热。超高热危象是指高热同时伴有抽搐、昏迷、休克、出血等,多有体温调节中枢功能障碍。超高热可使肌肉细胞快速代谢,引起肌肉僵硬、代谢性酸中毒及心脑血管系统等的损害,严重者可导致患者死亡。

一、病因

(一)感染性发热

任何病原体(各种病毒、细菌、真菌、寄生虫、支原体、螺旋体、立克次体等)引起的全身各系统器官的感染。

(二)非感染性发热

凡是病原体以外的各种物质引起的发热均属于非感染性发热。常见病因如下。

1.体温调节中枢功能异常

体温调节中枢受到损害,使体温调定点上移,造成发热。常见于中暑、安眠药中毒、脑外伤、脑出血等。

2.变态反应与过敏性疾病

变态反应时形成抗原抗体复合物,激活白细胞释放内源性致热源而引起发热,如血清病、输液反应、药物热及某些恶性肿瘤等。

3.内分泌与代谢疾病

如甲亢、硬皮病等。

二、临床表现

(一)体温升高

患者体温达到或超过 41 ℃,出现呼吸急促、烦躁、抽搐、休克、昏迷等症状。

(二)发热的特点

许多发热疾病具有特殊热型,根据不同热型,可提示某些疾病的诊断,如稽留热常见于伤寒、大叶性肺炎;弛张热常见于败血症、严重化脓性感染等。

(三)伴随症状

发热可伴有皮疹、寒战、淋巴结或肝脾肿大等表现。

三、实验室及其他检查

有针对性地进行血常规、尿常规、便常规、脑脊液等常规检查,病原体显微镜检查,细菌学检查,血清学检查,血沉、免疫学检查、X 线、超声、CT 检查等。

四、治疗要点

(一)治疗原则

迅速降温,有效防治并发症,加强支持治疗,对因治疗。

(二)治疗措施

1.降温

迅速而有效地将体温降至 38.5 ℃是治疗超高热危象的关键。

(1)物理降温的常用方法:①冰水擦浴。对高热、烦躁、四肢末梢灼热者可用。②温水擦浴。对寒战、四肢末梢厥冷的患者,用 32～35 ℃温水擦浴,以免寒冷刺激而加重血管收缩。③酒精擦浴。30％～50％酒精擦拭。④冰敷。用冰帽、冰袋置于前额及腋窝、腹股沟、腘窝等处。

物理降温的注意事项:①擦浴方法是自上而下,由耳后、颈部开始,直至患者皮肤微红,体温降至38.5 ℃左右。②不宜在短时间内将体温降得过低,以防引起虚脱。③伴皮肤感染或有出血倾向者,不宜皮肤擦浴。④降温效果不佳者可适当配合药物降温等措施。

(2)药物降温的常用药物:①复方氨基比林 2 mL 或柴胡注射液 2 mL 肌内注射。②阿司匹林、对乙酰氨基酚、地塞米松等。③对高热伴惊厥的患者,可用人工冬眠药物(哌替啶 100 mg、异丙嗪 50 mg、氯丙嗪 50 mg)全量或半量静脉滴注。

药物降温的注意事项:降温药物可以减少产热和利于散热,故用药时要防止患者虚脱。及时补充水分,冬眠药物可引起血压下降,使用前应补足血容量、纠正休克,注意血压的变化。

2.病因治疗

(1)对于各种细菌感染性疾病,除对症处理外,应早期使用广谱抗生素,如有病原体培养结果及药敏试验,可针对感染细菌应用敏感的抗生素。

(2)非感染性发热,一般病情复杂,应根据患者的原发病进行有针对性的处理。

五、护理措施

(一)一般护理

保持室温在 22～25 ℃,迅速采取有效的物理降温方式,高热惊厥的患者,置于保护床内,防止坠床或碰伤,备舌钳或牙垫防止舌咬伤。建立静脉通路,保持呼吸道通畅。

(二)严密观察病情

注意观察患者生命体征、神志、末梢循环和出入量的变化,特别应注意体温的变化及伴随的症状,每4小时测一次体温,降至 39 ℃以下后,每日测体温 4 次,直至体温恢复正常。观察降温治疗的效果。避免降温速度过快,防止患者出现虚脱现象。

(三)加强基础护理

(1)患者卧床休息,保持室内空气新鲜,避免着凉。

(2)降温过程中出汗较多的患者,要及时更换衣裤被褥。保持皮肤清洁舒适。卧床的患者,要定时翻身,防止压疮。

(3)给予高热量、半流质饮食,鼓励患者多进食、多饮水、每天液体入量达 3 000 mL;保持大便通畅。

(4)加强口腔和呼吸道护理,防止感染及黏膜溃破;协助患者排痰;咳嗽无力或昏迷无咳嗽反射者,可气管切开,保持呼吸道通畅。

(朱丽君)

第四节 垂 体 危 象

一、概述

垂体危象即垂体功能减退性危象,是在垂体功能减退基础上,各种应激如感染、手术、创伤、寒冷、腹泻、呕吐、失水、饥饿,各种镇静剂、安眠剂、降血糖药物等可诱发垂体危象。根据临床表现分为高热型(体温＞40 ℃)、低温型(体温≤30 ℃)、低血糖型、循环衰竭型、水中毒型及混合型。

二、病情观察与评估

(1)监测生命体征,观察有无体温升高或降低,有无心率加快、脉细速、血压下降、低血糖等表现。

(2)观察患者有无意识淡漠、神志模糊、谵妄、抽搐、昏迷等表现。

(3)观察神经系统体征,以及瞳孔大小、对光反射的变化。

(4)观察有无心率加快、出冷汗、乏力等低血糖表现。

三、护理措施

(一)卧位

卧床休息,昏迷患者头偏向一侧。

(二)氧疗

遵医嘱吸氧,严重低氧血症和/或休克患者常给予气管插管呼吸机辅助通气,遵循气管插管护理常规。

(三)纠正低血糖

遵医嘱予 50% 葡萄糖 40～60 mL 快速静脉推注,每小时监测血糖,维持血糖在 6～10 mmol/L。

(四)纠正休克

建立静脉双通道,快速补液及遵医嘱应用升压药物等抗休克治疗措施。

(五)体温监测与护理

低温与甲状腺功能减退有关,遵医嘱给予小剂量甲状腺激素,并注意监测心率,同时采取保暖措施。高热者(体温＞40 ℃)采用冰帽及大动脉处冰敷。

(六)药物护理

(1)禁用或慎用吗啡等麻醉剂、镇静剂、催眠药、降糖药,以免诱发昏迷。

(2)使用糖皮质激素者观察有无上腹部饱胀、频繁呃逆,血压下降、黑便等消化道出血的不良反应。

(3)使用血管活性药物、高糖、钾、钠等,观察血管有无红、肿、疼痛等静脉炎的表现。注意血管的选择,防止药物外渗,最好使用中心静脉输注药物。

(七)饮食护理

昏迷者留置胃管,鼻饲流质饮食。患者清醒能进食后,给予富含高热量、高蛋白、高维生素、易消化的食物,少量多餐。

四、健康指导

(1)教会患者自测心率、心律、体温,识别垂体危象的征兆,如有感染、发热、腹泻、呕吐、外伤、头痛等情况,立即就医。

(2)告知家属若发现患者有精神异常行为如兴奋、多语、情绪不稳、烦躁等及时就医。

(3)告知患者避免过度劳累、外伤、寒冷等诱发因素。

(4)告知患者不可自行减药或停药,定期门诊复诊。

(5)随身携带急救卡,以便发生意外时得到及时救治。

（朱丽君）

第五节 甲状腺危象

一、概述

甲状腺危象是甲状腺毒症病情的极度加重并危及患者生命的严重表现。感染、手术等应急状态和心力衰竭、败血症、严重创伤等躯体疾病是甲状腺危象主要的诱发因素。

二、病情观察与评估

(1)监测生命体征,观察患者有无高热及心动过速。

(2)观察患者有无意识模糊、谵妄、嗜睡、昏迷等。

(3)观察患者有无大汗淋漓、皮肤潮红或苍白和脱水的表现。

(4)观察有无食欲缺乏、恶心、呕吐、腹痛、严重腹泻等消化道症状。

(5)评估患者有无因烦躁、谵妄导致坠床的危险。

三、护理措施

(一)卧位与休息

绝对卧床休息,呼吸困难时取半卧位。

(二)氧疗

遵医嘱吸氧。

(三)高热的处理

高热时使用物理或药物降温,必要时人工冬眠疗法。

(四)用药护理

(1)迅速建立静脉通道及时准确用药。

(2)首选丙硫氧嘧啶口服或鼻饲,开始剂量一般为每天 300 mg,视病情轻重介于 150～400 mg,分次口服,一天最大量 600 mg。病情控制后逐渐减量,维持量每天 50～150 mg,视病情调整。观察有无头痛、眩晕、关节痛和淋巴结肿大,以及胃肠道不适等不良反应。

(3)复方碘口服液:首剂 30～60 滴,以后每 6～8 小时 5～10 滴,一般使用 3～7 天后停药。观察有无变态反应、关节疼痛、淋巴结肿大和腹泻、恶心、呕吐、胃痛等消化道不良反应。碘过敏者及活动性肺结核患者禁用,孕妇、哺乳期妇女慎用。

(4)普萘洛尔:注意观察心率,防止心动过缓。

(5)纠正水、电解质和酸碱平衡:一般输入 5％葡萄糖盐水 2 000～3 000 mL/d,根据血钾和尿量合理补钾;对老年或心力衰竭患者控制补液量及速度。

(五)突眼护理

高枕卧位,低盐饮食,戴眼罩、墨镜,避免强光刺激,局部滴眼药等,预防和治疗角膜炎、结膜炎。

（六）预防坠床

烦躁、谵妄患者专人守护,加双侧床挡,必要时实施保护性约束或遵医嘱镇静。

（七）饮食护理

指导患者进食高热量、高蛋白、高维生素的食物,忌含碘食物如海带、紫菜、碘盐,忌饮浓茶、咖啡等兴奋性饮料。

四、健康指导

（1）告知患者避免甲状腺受压、精神刺激、过度劳累,保持身心愉快。

（2）指导患者坚持按剂量、疗程、时间服药,不可随意减量或停药。

（3）定期随访,如有高热、呕吐、腹泻等异常及时就诊。

（朱丽君）

第六节　高血压危象

在高血压过程中,由于某种诱因使周围小动脉发生暂时性强烈痉挛,使血压进一步地急剧增高,引起一系列神经-血管加压性危象、某些器官性危象及体液性反应,这种临床综合征称为高血压危象。

一、病因

本病可发生于缓进型或急进型高血压、各种肾性高血压、嗜铬细胞瘤、妊娠高血压综合征、卟啉病等,也可见于主动脉夹层动脉瘤和脑出血,在用单胺氧化酶抑制剂治疗的高血压患者,进食过含酪胺的食物或应用拟交感药物后,均可导致血压的急剧升高。精神创伤、情绪激动、过度疲劳、寒冷刺激、气候因素、月经期和更年期内分泌改变等为常见诱因。在上述诱因的作用下,原有高血压患者的周围小动脉突然发生强烈痉挛,周围阻力骤增,血压急剧升高而导致本病的发生。心、脑、肾动脉有明显硬化的患者,在危象发生时易发生急性心肌梗死、脑出血和肾衰竭。

二、发病机制

高血压危象的发生机制,多数学者认为是由于高血压患者在诱发因素的作用下,血液循环中肾素、血管紧张素、去甲基肾上腺素和精氨酸加压素等收缩血管活性物质突然急骤的升高,引起肾脏出入球小动脉收缩或扩张,这种情况若持续性存在,除了血压急剧增高外还可导致压力性多尿,继而发生循环血容量减少,又反射性引起血管紧张素Ⅱ、去甲肾上腺素和精氨酸加压素生成和释放增加,使循环血中血管活性物质和血管毒性物质达到危险水平,从而加重肾小动脉收缩。

三、病情评估

（一）主要症状

1.神经系统症状

剧烈头痛、多汗、视力模糊、耳鸣、眩晕或头晕、手足震颤、抽搐、昏迷等。

2.消化道症状

恶心、呕吐、腹痛等。

3.心脏受损症状

胸闷、心悸、呼吸困难等。

4.肾脏受损症状

尿频、少尿、无尿、排尿困难或血尿。

(二)主要体征

(1)突发性血压急剧升高,收缩压＞26.7 kPa(200 mmHg),舒张压≥16.0 kPa(120 mmHg),以收缩压升高为主。

(2)心率加快(大于 110 次/分)心电图可表现为左室肥厚或缺血性改变。

(3)眼底视网膜渗出、出血和视盘水肿。

(三)主要实验室检查

危象发生时,血中游离肾上腺素或去甲肾上腺素增高、肌酐和尿素氮增高、血糖增高,尿中可出现蛋白和红细胞,酚红排泄试验、内生肌酐清除率均可低于正常。

(四)详细评估

(1)有无突然性血压急剧升高。在原高血压的基础上,动脉血压急剧上升,收缩压高达 26.7 kPa(200 mmHg),舒张压 16.0 kPa(120 mmHg)以上。

(2)有无存在诱发危象的因素。包括情绪激动、寒冷刺激、精神打击、过度劳累、内分泌功能失调等。

(3)血压、脉搏、呼吸、瞳孔、意识,注意有无脑疝的前驱症状。

(4)患者对疾病、治疗方法,以及饮食和限盐的了解。

(5)观察尿量及外周血管灌注情况,评估出入量是否平衡。

(6)用药效果及不良反应。

(7)有无并发症发生。

四、急救护理

(一)急救干预

(1)立即给患者半卧位,吸氧,保持安静。

(2)尽快降血压,一般收缩压小于 21.3 kPa(160 mmHg),舒张压小于 13.3 kPa(100 mmHg)左右,平均动脉压小于 16.0 kPa(120 mmHg),不必急于将血压完全降至正常;一般采用硝酸甘油、压宁定(利喜定)静脉给药。

(3)有抽搐、躁动不安者使用安定等镇静药。

(4)如有脑水肿发生可适当使用脱水药和利尿药,常用药物有 20%甘露醇和呋塞米。

(二)基础护理

(1)保持环境安静,绝对卧床休息。

(2)给氧,昏迷患者应保持呼吸道通畅,及时清除呼吸道分泌物。

(3)建立静脉通路,保证降压药的及时输入。

(4)做好心理护理,消除紧张状态,避免情绪激动,酌情使用有效镇静药。

(5)限制钠盐摄入,每天小于 6 g,多食新鲜蔬菜和水果,保证足够的钾、钙、镁摄入;禁食刺激性食物如酒、烟等,昏迷患者给予鼻饲。

(6)保持大便通畅,排便时避免过度用力。

(7)严密观察血压,严格按规定的测压方法定时测量血压并做好记录,最好进行24小时动态血压监测,并进行心电监护,观察心率、心律变化,发现异常及时处理。

(8)观察头痛、烦躁、呕吐、视力模糊等症状经治疗后有无好转,精神状态有无由兴奋转为安静。高血压脑病随着血压的下降,神志可以恢复,抽搐可以停止,所以应迅速降压、制止抽搐以减轻脑水肿,按医嘱适当使用脱水剂。

(9)记录24小时出入量,昏迷患者给予留置导尿管,维持水、电解质和酸碱平衡。

(三)预见性观察

(1)心力衰竭:主要为急性左心衰,应注意观察患者的心率、心律变化,做心电监护,及时观察有否心悸、呼吸困难、粉红色泡沫样痰等情况出现。

(2)脑出血表现为嗜睡、昏迷、肢体偏瘫、面瘫,伴有或不伴有感觉障碍,应加以观察,出现情况及时处理。

(3)肾衰竭观察尿量,定期复查肾功能,使用呋塞米时尤其应注意。

(朱丽君)

第七节　重症脑膜炎、脑炎

一、脑膜炎患者的重症护理

脑膜炎就是脑膜发炎,可由细菌或病毒感染所致。病毒性脑膜炎的症状非常轻微,然而细菌性脑膜炎的症状就可能会危及生命。病毒性脑膜炎多流行于冬季,通常都以散发病例出现,而且多发生在5岁以上的儿童。由于脑膜炎的症状有时难与上呼吸道感染区分,容易延误诊断和治疗,而其中细菌性脑膜炎常引发合并症甚至危及生命。

(一)病因

根据年龄的不同,病原体也不同,一般分为细菌性和非细菌性两大类。新生儿细菌性脑膜炎以B族溶血性链球菌、肺炎链球菌、大肠埃希菌和金黄色葡萄球菌为主;婴幼儿以流感嗜血杆菌、肺炎链球菌及脑膜炎球菌多见;儿童以脑膜炎球菌、金黄色葡萄球菌和肺炎链球菌为主。成人脑膜炎以肺炎链球菌为主。老年人的病原分布中肺炎球菌占54%、脑膜炎球菌16%、革兰氏阴性杆菌8%、李斯特菌7%、金黄色葡萄球菌6%、链球菌4%、流感杆菌2%及不明细菌2%。非细菌性脑膜炎中以病毒性脑膜炎为最多,其中又以肠病毒脑膜炎最常见,每年夏季常有肠病毒脑膜炎的病例流行,严重时可并发脑炎,有生命危险。

(二)发病机制

病原菌可通过下列途径到达中枢神经系统。

1.经血流感染

经呼吸道如上呼吸道、支气管炎、肺炎等;经损伤的皮肤、黏膜或脐部创口等。细菌可从上述局部炎症处进入血流并通过血-脑屏障入侵脑膜,此为最常见的入侵途径。

2.邻近组织感染灶

如中耳炎、乳突炎、鼻窦炎等。病原菌可自病灶直接侵入脑膜,或脑脓肿溃破至脑膜。

3.先天畸形

如脑脊膜膨出、枕部或腰部皮肤窦道与蛛网膜下腔相通等先天畸形,使皮肤的细菌易侵入脑膜。

4.颅脑损伤及手术

可将细菌带入脑膜。

(三)机体免疫状态

病原体进入机体后是否侵入中枢神经系统,取决于机体的免疫状态及细菌的毒力两方面因素。在机体防御功能正常、细菌毒力弱的情况下,存在于一些部位的细菌仅处于寄居或带菌状态而并不致病;当人体免疫力明显下降或细菌毒力强时,细菌可自不同途径入侵脑膜而致病。

小儿免疫力较弱,尤其是新生儿及婴幼儿,所以该年龄段患病率较高。另外长期使用免疫抑制剂和肾上腺皮质激素,导致免疫功能低下,使一些平时不致病的低毒力致病菌,也可成为脑膜炎的主要病原。

(四)病理生理改变

病变主要发生在中枢神经系统。细菌入侵脑膜后引起软脑膜及蛛网膜化脓性炎症,蛛网膜下腔充满大量炎性渗出物,使整个脑组织表面及底部都覆盖一层脓性液体。肺炎链球菌感染时,稠厚的脓性纤维素性渗出物主要覆盖于大脑表面,尤其以顶部为甚,并可迅速形成粘连和包裹性积脓,甚至发生硬膜下积液或积脓。由于脑膜血管通透性增加,清蛋白易透过而形成积液。脑膜炎过程中硬脑膜及脑血管浅表静脉尤其是桥静脉的炎症栓塞和血管壁损伤的影响,可导致渗出、出血,使局部渗透压增高,因此周围水分进入硬膜下腔,形成硬膜下积液。脑膜表面的血管极度充血,常见血管炎病变,包括血管或血窦的血栓形成、血管壁坏死、破裂和出血。由于未能及早诊断和治疗,脓性炎症渗出物逆流而上,也可由败血症引起。感染累及脑室内膜形成脑室膜炎;大脑表面和脑室附近的脑实质常有炎性改变,表现为充血、水肿,脑细胞变性坏死炎性细胞浸润等,形成脑膜脑炎。炎症累及脑神经,或因颅内压增高使脑神经受压、坏死,则可引起相应的脑神经损害,表现如失明、耳聋、面瘫等。如脓液黏稠或治疗不彻底则可发生粘连,阻塞脑室孔,或大脑表面蛛网膜颗粒因炎症后发生粘连并萎缩,导致脑脊液循环受阻及吸收障碍而形成脑积水。

(五)临床表现

由于脑膜炎的症状有时难与上呼吸道感染作区分,容易延误诊断和治疗,而其中细菌性脑膜炎常造成合并症甚至危及生命。

1.新生儿和婴幼儿临床表现

这些患者脑膜炎症状大多不明显,临床表现差异也很大。婴儿早期阶段的症状包括嗜睡、发热、呕吐、拒绝饮食、啼哭增加,睡不安稳。较大的患儿还可能出现严重头痛、讨厌强光和巨大声音、肌肉僵硬,特别是颈部。各年龄层的病例中,一般是出现初始症状后就会发生进行性嗜睡,偶尔也可能会出现昏迷或惊厥等症状。有些患有脑膜炎患儿也可能会出现特殊的皮疹(呈粉红或紫红色、扁平、指压不褪色)。

2.老年人脑膜炎临床表现

症状不典型,尤其是原有糖尿病或心、肺疾病者。起病隐匿,如嗜睡、意识模糊、记忆力减退、定向困难、思维和判断迟缓。可无发热、头痛、呕吐和脑膜刺激症状,因此常误认为衰老性精神异常、脑动脉硬化性脑组织缺氧或脑出血等。

(六)并发症和后遗症

1.硬膜下积液

硬膜下积液为常见并发症之一,多见于肺炎链球菌和流感杆菌脑膜炎,其发生率在婴幼儿约50%,主要为1岁以内前囟未闭的婴儿。硬膜下积液的特点为:经有效抗生素治疗4～6天后,脑脊液已好转,但发热持续不退,或退后又复升;同时出现颅内压增高症状,如频繁呕吐、惊厥、易激惹、持续昏睡、前囟膨隆、头围增大、颈项强直,以及局灶性体征、肢体抽搐或瘫痪。

2.脑室管膜炎

脑室管膜炎是新生儿和婴幼儿较常见的并发症,表现为频繁呕吐、发热持续不退、反复抽搐、呼吸衰竭;或脑脊液检查已好转而发热不退、颅内压增高。

3.脑性低血钠症

脑膜炎时可因下视丘受累,抗利尿激素异常分泌,又因呕吐、进食少而致低钠血症和水中毒,出现尿少、轻度浮肿、频繁呕吐、反复惊厥和昏迷。

4.脑神经受损

由于脑实质损害及粘连可使脑神经受累,出现失明、耳聋、面瘫等。

5.后遗症

有智力落后、肢体瘫痪、癫痫、耳聋、失明、脑积水等。

(七)治疗和护理

经过治疗后,脑膜炎通常可以完全复原。但少数患儿可能会出现一些脑部伤害,因而导致耳聋、癫痫或学习障碍。有时即使脑膜炎患儿得到及时治疗,但也可能会死亡,不过这种情况非常罕见。

1.治疗

病毒性脑膜炎治疗主要以降脑压和支持疗法为主,只有少数病毒有相应的抗病毒药物。细菌性脑膜炎需使用抗生素治疗、对症治疗和支持疗法;治疗原则是尽早选择有效抗生素,选择易于通过血-脑屏障而对机体毒性较低的抗菌药物;抗生素药物的剂量要高于一般常用量,宜静脉分次给药,以保证脑脊液中达到有效杀菌浓度;疗程要足,停药指征为临床症状消失,体温正常后3～5天,脑脊液常规、生化和培养均正常;尽量避免鞘内给药。

2.症状护理

(1)高热的护理:用物理降温,或使用退热剂降温;惊厥者可给予安定每次0.2～0.3 mg/kg,缓慢静脉注射。

(2)颅内压增高的护理:应密切观察、积极采用降颅内压治疗。

(3)支持疗法及护理保证患者有足够的热量和液体量摄入,对意识障碍和呕吐的患者应暂时禁食,按医嘱准确给予静脉补液,并精确记录24小时出入液量,仔细检查有无异常的抗利尿激素分泌。

(4)维持体液平衡:有液体潴留的患者,必需限制液体量,每天每公斤体重30～40 mL。当血钠达140 mmol/L时,液体量可逐渐增加到每天60～70 mL/kg。对年幼、体弱或营养不良者,可补充血浆或少量鲜血。

3.并发症的观察和护理

严密观察患者的生命体征、意识状态、瞳孔、血压、评估患者头痛、呕吐的性质,观察有无脑膜刺激征(颈项强直、克氏、布氏征阳性)。并发有脑室炎时行侧脑室控制性引流,应做好脑室引流管的护理,及时评估固定情况,保持引流通畅,观察引流物的色、质、量。

二、脑炎患者的重症护理

脑炎是脑细胞发炎,脑炎通常由病毒感染引起,有少数病例的脑炎是由诸如流行性腮腺炎或传染性单核细胞增多症、单纯性疱疹病毒等传染性疾病所引起,有少数一些脑感染并非由病毒所引起。

(一)病因

当病毒进入人体后,首先进入血液,引起病毒血症,随后可侵入全身器官或中枢神经系统;也可由病毒直接侵犯中枢神经系统。发生病毒脑炎时,常引起神经细胞的炎症、水肿、坏死等改变,出现一系列临床表现。当炎症波及脑膜时,则称为病毒性脑膜脑炎。

(二)发病机制和病理生理

当人体被带病毒的蚊虫叮咬后,病毒即进入血液循环中。发病与否,一方面取决于病毒的毒力与数量,另一方面取决于机体的反应性及防御机能。当病毒经血液循环可突破血-脑屏障侵入中枢神经系统,并在神经细胞内复制增殖,导致中枢神经系统广泛病变。

不同的神经细胞对病毒感受不同。同时脑组织在高度炎症时引起的缺氧、缺血、营养障碍等,造成中枢病变部位不平衡,如脑膜病变较轻,脑实质病变较重,间脑、中脑病变重,脊髓病变轻。

脑炎病变广泛存在于大脑及脊髓,但主要位于脑部,且一般以间脑、中脑等处病变为主。肉眼观察可见软脑膜大小血管高度扩张与充血、水肿。显微镜下可见血管病变脑内血管扩张、充血,小血管内皮细胞肿胀、坏死、脱落。血管周围环状出血,血管周围有淋巴细胞和单核细胞浸润,可形成“血管套”。神经细胞变性、肿胀与坏死,胞核溶解,坏死细胞周围常有小胶质细胞围绕并有中性粒细胞浸润,形成噬神经细胞现象。脑实质肿胀;软化灶形成后可发生钙化或形成空洞。

(三)临床表现

脑炎病症的严重程度,差别很大,轻度脑炎的症状跟任何病毒感染相同:头痛、发热、体力衰弱、没有食欲。较严重的脑炎症状,是脑的功能受到明显的影响,造成心烦气躁、不安及嗜睡,最严重的症状是臂部或腿部肌肉无力,双重视觉(复视),语言及听觉困难,有些病例的嗜睡现象,会转变为昏迷不醒。

由于病毒的种类不同,脑炎的表现也就多种多样。病毒性脑炎可通过临床表现、脑脊液化验、脑电图及 CT 来诊断。少数有条件的医院可做特异性抗体或病毒分离,以期进一步明确病原。

不同病毒感染脑炎的临床特点如下。

(1)流行性乙型脑炎(简称乙脑)是由带病毒的蚊子传播而发生,最易引起高热、抽风、昏迷;发病急骤,进展迅速,致残率及病死率均较高。

(2)单纯疱疹病毒引起的脑炎病情也十分严重。脑部不但有炎症、水肿,而且出血、坏死等也较多发生。

(3)腮腺炎脑炎是流行性腮腺炎的一个合并症。患儿除腮腺肿痛外,逐渐产生头痛、呕吐等症状,提示脑部可能受到损害。有的患者在腮腺炎好转后才出现脑炎症状。极少数患者始终无腮腺炎之症状,一开始即出现脑炎的表现。

(四)并发症

脑及其周围组织因炎症或粘连可引起第Ⅱ、Ⅲ、Ⅶ及Ⅷ对脑神经损害、肢体运动障碍,失语、大脑功能不全、癫痫等。脑室间孔或蛛网膜下腔粘连可发生脑积水,后者又导致智能障碍、癫痫等。经脑膜间的桥静脉发生栓塞性静脉炎后可形成硬膜下积水,多见于1~2岁的幼儿。当及时和适当的治疗效果不满意,恢复期出现抽搐、喷射性呕吐,特别伴有定位体征,颅内压持续升高,以及发热等,即应想到硬膜下积水的可能。

(五)治疗

确诊或疑似患者均可采用抗病毒治疗。对于单纯疱疹病毒引起者可用阿昔韦洛;其他病毒引起者可用利巴韦林及中西医结合综合疗法。病毒性脑炎的预后与所感染的病原密切相关;单纯疱疹病毒引起者预后较差,不少存活患者留有不同程度的后遗症。

(六)重症护理

严密观察病情变化,包括生命体征、意识、颅内压增高的情况等。昏迷患者要做好生活护理,保持皮肤的完整性,预防压疮的产生,预防肢体失用性挛缩。应用呼吸机辅助呼吸的患者,评估患者的呼吸功能,保持呼吸道的通畅,预防下呼吸道感染,定时排除呼吸道分泌物。昏迷患者应加强饮食护理,保证足够的营养和液体的摄入,可予以鼻胃管喂食。

(朱丽君)

第八节 重症哮喘

支气管哮喘(简称哮喘)是常见的慢性呼吸道疾病之一,近年来,其患病率在全球范围内有逐年增加的趋势,参照全球哮喘防治创议(GINA)和我国2008年版支气管哮喘防治指南,将定义重新修定为哮喘是由多种细胞包括气道的炎性细胞和结构细胞(如嗜酸性粒细胞、肥大细胞、T淋巴细胞、中性粒细胞、平滑肌细胞、气道上皮细胞等)与细胞组分参与的气道慢性炎症性疾病。这种慢性炎症导致气道高反应性,通常出现广泛多变的可逆性气流受限,并引起反复发作性的喘息、气急、胸闷或咳嗽等症状,常在夜间和/或清晨发作、加剧,多数患者可自行缓解或经治疗缓解。如果哮喘急性发作,虽经积极吸入糖皮质激素($\leqslant 1\ 000\ \mu g/d$)和应用长效 β_2 受体激动药或茶碱类药物治疗数小时,病情不缓解或继续恶化;或哮喘呈暴发性发作,哮喘发作后短时间内即进入危重状态,则称为重症哮喘。如病情不能得到有效控制,可迅速发展为呼吸衰竭而危及生命,故需住院治疗。

一、病因和发病机制

(一)病因

哮喘的病因还不十分清楚,目前认为同时受遗传因素和环境因素的双重影响。

(二)发病机制

哮喘的发病机制不完全清楚,可能是免疫-炎症反应、神经机制和气道高反应性及其之间的相互作用。重症哮喘目前已经基本明确的发病因素主要有以下几种。

1.诱发因素的持续存在

诱发因素的持续存在使机体持续地产生抗原-抗体反应,发生气道炎症、气道高反应性和支气管痉挛,在此基础上,支气管黏膜充血水肿、大量黏液分泌并形成黏液栓,阻塞气道。

2.呼吸道感染

细菌、病毒及支原体等的感染可引起支气管黏膜充血肿胀及分泌物增加,加重气道阻塞;某些微生物及其代谢产物还可以作为抗原引起免疫-炎症反应,使气道高反应性加重。

3.糖皮质激素使用不当

长期使用糖皮质激素常常伴有下丘脑-垂体-肾上腺皮质轴功能抑制,突然减量或停用,可造成体内糖皮质激素水平的突然降低,造成哮喘的恶化。

4.脱水、痰液黏稠、电解质紊乱

哮喘急性发作时,呼吸道丢失水分增加、多汗造成机体脱水,痰液黏稠不易咳出而阻塞大小气道,加重呼吸困难,同时由于低氧血症可使无氧酵解增加,酸性代谢产物增加,合并代谢性酸中毒,使病情进一步加重。

5.精神心理因素

许多学者提出心理社会因素通过对中枢神经、内分泌和免疫系统的作用而导致哮喘发作,是使支气管哮喘发病率和病死率升高的一个重要因素。

二、病理生理

重症哮喘的支气管黏膜充血水肿、分泌物增多甚至形成黏液栓及气道平滑肌的痉挛导致呼吸道阻力在吸气和呼气时均明显升高,小气道阻塞,肺泡过度充气,肺内残气量增加,加重吸气肌肉的负荷,降低肺的顺应性,内源性呼气末正压(PEEPi)增大,导致吸气功耗增大。小气道阻塞,肺泡过度充气,相应区域毛细血管的灌注降低,引起肺泡通气/血流(V/Q)比例的失调,患者常出现低氧血症,多数患者表现为过度通气,通常 $PaCO_2$ 降低,若 $PaCO_2$ 正常或升高,应警惕呼吸衰竭的可能性或是否已经发生了呼吸衰竭。重症哮喘患者,若气道阻塞不迅速解除,潮气量将进行性下降,最终将会发生呼吸衰竭。哮喘发作持续不缓解,也可能出现血液循环的紊乱。

三、临床表现

(一)症状

重症哮喘患者常出现极度严重的呼气性呼吸困难、被迫采取坐位或端坐呼吸,干咳或咳大量白色泡沫痰,不能讲话、紧张、焦虑、恐惧、大汗淋漓。

(二)体征

患者常出现呼吸浅快,呼吸频率增快(>30/分钟),可有三凹征,呼气期两肺满布哮鸣音,也可哮鸣音不出现,即所谓的"寂静胸",心率增快(>120/分钟),可有血压下降,部分患者出现奇脉、胸腹反常运动、意识障碍,甚至昏迷。

四、实验室检查和其他检查

(一)痰液检查

哮喘患者痰涂片显微镜下可见到较多嗜酸性粒细胞、脱落的上皮细胞。

(二)呼吸功能检查

哮喘发作时,呼气流速指标均明显下降,第 1 秒钟用力呼气容积(FEV_1)、第 1 秒钟用力呼气容积占用力肺活量比值($FEV_1/FVC\%$,即 1 秒率)及呼气峰值流速(PEF)均减少。肺容量指标可见用力肺活量减少、残气量增加、功能残气量和肺总量增加,残气占肺总量百分比增高。大多数成人哮喘患者呼气峰值流速<50%预计值则提示重症发作,呼气峰值流速<33%预计值提示危重或致命性发作,需做血气分析检查以监测病情。

(三)血气分析

由于气道阻塞且通气分布不均,通气/血流比例失衡,大多数重症哮喘患者有低氧血症,$PaO_2 < 8.0$ kPa(60 mmHg),少数患者 $PaO_2 < 6.0$ kPa(45 mmHg),过度通气可使 $PaCO_2$ 降低,pH 上升,表现为呼吸性碱中毒;若病情进一步发展,气道阻塞严重,可有缺氧及 CO_2 潴留,$PaCO_2$ 上升,血 pH 下降,出现呼吸性酸中毒;若缺氧明显,可合并代谢性酸中毒。$PaCO_2$ 正常往往是哮喘恶化的指标,高碳酸血症是哮喘危重的表现,需给予足够的重视。

(四)胸部 X 线检查

早期哮喘发作时可见两肺透亮度增强,呈过度充气状态,并发呼吸道感染时可见肺纹理增加及炎性浸润阴影。重症哮喘要注意气胸、纵隔气肿及肺不张等并发症的存在。

(五)心电图检查

重症哮喘患者心电图常表现为窦性心动过速、电轴右偏、偶见肺性 P 波。

五、诊断

(一)哮喘的诊断标准

(1)反复发作喘息、气急、胸闷或咳嗽,多与接触变应原、冷空气、物理、化学性刺激及病毒性上呼吸道感染、运动等有关。

(2)发作时双肺可闻及散在或弥漫性、以呼气相为主的哮鸣音,呼气相延长。

(3)上述症状和体征可经治疗缓解或自行缓解。

(4)除去其他疾病所引起的喘息、气急、胸闷和咳嗽。

(5)临床表现不典型者(如无明显喘息或体征),应至少具备以下 1 项试验阳性:①支气管激发试验或运动激发试验阳性。②支气管舒张试验阳性,第 1 秒用呼气容积增加≥12%,且第 1 秒用呼气容积增加绝对值≥200 mL。③呼气峰值流速日内(或 2 周)变异率≥20%。

符合(1)~(4)条或(4)~(5)条者,可以诊断为哮喘。

(二)哮喘的分期及分级

根据临床表现,哮喘可分为急性发作期、慢性持续期和临床缓解期。急性发作是指喘息、气促、咳嗽、胸闷等症状突然发生,或原有症状急剧加重,常有呼吸困难,以呼气流量降低为其特征,常因接触变应原、刺激物或呼吸道感染诱发。哮喘急性发作时病情严重程度可分为轻度、中度、重度、危重 4 级(表 15-1)。

表 15-1　哮喘急性发作时病情严重程度的分级

临床特点	轻度	中度	重度	危重
气短	步行、上楼时	稍事活动	休息时	
体位	可平卧	喜坐位	端坐呼吸	

临床特点	轻度	中度	重度	危重
谈话方式	连续成句	常有中断	仅能说出字和词	不能说话
精神状态	可有焦虑或尚安静	时有焦虑或烦躁	常有焦虑、烦躁	嗜睡、意识模糊
出汗	无	有	大汗淋漓	
呼吸频率(次/分)	轻度增加	增加	>30	
辅助呼吸肌活动及三凹征	常无	可有	常有	胸腹矛盾运动
哮鸣音	散在,呼气末期	响亮、弥漫	响亮、弥漫	减弱、甚至消失
脉率(次/分)	<100	100~120	>120	脉率变慢或不规则
奇脉(深吸气时收缩压下降,mmHg)	无,<10	可有,10~25	常有,>25	无
使用 β_2 受体激动药后呼气峰值流速占预计值或个人最佳值%	>80%	60%~80%	<60% 或 <100 L/min 或作用时间<2 小时	
PaO_2(吸空气,mmHg)	正常	≥60	<60	<60
$PaCO_2$(mmHg)	<45	≤45	>45	>45
SaO_2(吸空气,%)	>95	91~95	≤90	≤90
pH				降低

注:1 mmHg=0.133 kPa

六、鉴别诊断

(一)左侧心力衰竭引起的喘息样呼吸困难

(1)患者多有高血压、冠状动脉粥样硬化性心脏病、风湿性心脏病和二尖瓣狭窄等病史和体征。

(2)阵发性咳嗽,咳大量粉红色泡沫痰,两肺可闻及广泛的湿啰音和哮鸣音,左心界扩大,心率增快,心尖部可闻及奔马律。

(3)胸部 X 线及心电图检查符合左心病变。

(4)鉴别困难时,可雾化吸入 β_2 受体激动药或静脉注射氨茶碱缓解症状后,进一步检查,忌用肾上腺素或吗啡,以免造成危险。

(二)慢性阻塞性肺疾病

(1)中老年人多见,起病缓慢、病程较长,多有长期吸烟或接触有害气体的病史。

(2)慢性咳嗽、咳痰,晨间咳嗽明显,气短或呼吸困难逐渐加重。有肺气肿体征,两肺可闻及湿啰音。

(3)慢性阻塞性肺疾病急性加重期和哮喘区分有时十分困难,用支气管扩张药和口服或吸入激素做治疗性试验可能有所帮助。慢性阻塞性肺疾病也可与哮喘合并同时存在。

(三)上气道阻塞

(1)呼吸道异物者有异物吸入史。

(2)中央型支气管肺癌、气管支气管结核、复发性多软骨炎等气道疾病,多有相应的临床病史。

(3)上气道阻塞一般出现吸气性呼吸困难。

(4)胸部 X 线摄片、CT、痰液细胞学或支气管镜检查有助于诊断。

(5)平喘药物治疗效果不佳。

此外,应和变态反应性肺浸润、自发性气胸等相鉴别。

七、急诊处理

哮喘急性发作的治疗取决于发作的严重程度及对治疗的反应。对于具有哮喘相关死亡高危因素的患者,应给予高度重视。高危患者包括:①曾经有过气管插管和机械通气的濒于致死性哮喘的病史。②在过去 1 年中因为哮喘而住院或看急诊。③正在使用或最近刚刚停用口服糖皮质激素。④目前未使用吸入糖皮质激素。⑤过分依赖速效 β_2 受体激动药,特别是每月使用沙丁胺醇(或等效药物)超过 1 支的患者。⑥有心理疾病或社会心理问题,包括使用镇静药。⑦有对哮喘治疗不依从的历史。

(一)轻度和部分中度急性发作哮喘患者可在家庭中或社区中治疗

治疗措施主要为重复吸入速效 β_2 受体激动药,在第 1 小时每次吸入沙丁胺醇 $100\sim200\ \mu g$ 或特布他林 $250\sim500\ \mu g$,必要时每 20 分钟重复 1 次,随后根据治疗反应,轻度调整为 $3\sim4$ 小时再用 $2\sim4$ 喷,中度 $1\sim2$ 小时用 $6\sim10$ 喷。如果对吸入性 β_2 受体激动药反应良好(呼吸困难明显缓解,呼气峰值流速占预计值>80%或个人最佳值,且疗效维持 $3\sim4$ 小时),通常不需要使用其他药物。如果治疗反应不完全,尤其是在控制性治疗的基础上发生的急性发作,应尽早口服糖皮质激素(泼尼松龙 $0.5\sim1\ mg/kg$ 或等效剂量的其他激素),必要时到医院就诊。

(二)部分中度和所有重度急性发作均应到急诊室或医院治疗

1.联合雾化吸入 β_2 受体激动药和抗胆碱能药物

β_2 受体激动药通过对气道平滑肌和肥大细胞等细胞膜表面的 β_2 受体的作用,舒张气道平滑肌、减少肥大细胞脱颗粒和介质的释放等,缓解哮喘症状。重症哮喘时应重复使用速效 β_2 受体激动药,推荐初始治疗时连续雾化给药,随后根据需要间断给药(6 次/天)。雾化吸入抗胆碱药物,如溴化异丙托品(常用剂量为 $50\sim125\ \mu g$,$3\sim4$ 次/天)、溴化氧托品等可阻断节后迷走神经传出支,通过降低迷走神经张力而舒张支气管,与 β_2 受体激动药联合使用具有协同、互补作用,能够取得更好的支气管舒张作用。

2.静脉使用糖皮质激素

糖皮质激素是最有效的控制气道炎症的药物,重度哮喘发作时应尽早静脉使用糖皮质激素,特别是对吸入速效 β_2 受体激动药初始治疗反应不完全或疗效不能维持者。如静脉及时给予琥珀酸氢化可的松($400\sim1\ 000\ mg/d$)或甲泼尼龙($80\sim160\ mg/d$),分次给药,待病情得到控制和缓解后,改为口服给药(如静脉使用激素 $2\sim3$ 天,继之以口服激素 $3\sim5$ 天),静脉给药和口服给药的序贯疗法有可能减少激素用量和不良反应。

3.静脉使用茶碱类药物

茶碱具有舒张支气管平滑肌作用,并具有强心、利尿、扩张冠状动脉、兴奋呼吸中枢和呼吸肌等作用。临床上在治疗重症哮喘时静脉使用茶碱作为症状缓解药,静脉注射氨茶碱[首次剂量为 $4\sim6$ mg/kg,注射速度不宜超过 0.25 mg/(kg·min),静脉滴注维持剂量为 $0.6\sim0.8$ mg/(kg·h)],茶碱可引起心律失常、血压下降,甚至死亡,其有效、安全的血药浓度范围应在 $6\sim15$ μg/mL,在有条件的情况下应监测其血药浓度,及时调整浓度和滴速。发热、妊娠、抗结核治疗可以降低茶碱的血药浓度;而肝疾病、充血性心力衰竭及合用西咪替丁(甲氰咪胍)、喹诺酮类、大环内酯类药物等可影响茶碱代谢而使其排泄减慢,增加茶碱的毒性作用,应引起重视,并酌情调整剂量。

4.静脉使用 $β_2$ 受体激动药

平喘作用较为迅速,但因全身不良反应的发生率较高,国内较少使用。

5.氧疗

使 $SaO_2\geqslant90\%$,吸氧浓度一般 30% 左右,必要时增加至 50%,如有严重的呼吸性酸中毒和肺性脑病,吸氧浓度应控制在 30% 以下。

6.气管插管机械通气

重度和危重哮喘急性发作经过氧疗、全身应用糖皮质激素、$β_2$ 受体激动药等治疗,临床症状和肺功能无改善,甚至继续恶化,应及时给予机械通气治疗,其指征主要包括意识改变、呼吸肌疲劳、$PaCO_2\geqslant6.0$ kPa(45 mmHg)等。可先采用经鼻(面)罩无创机械通气,若无效应及早行气管插管机械通气。哮喘急性发作机械通气需要较高的吸气压,可使用适当水平的呼气末正压治疗。如果需要过高的气道峰压和平台压才能维持正常通气容积,可试用允许性高碳酸血症通气策略以减少呼吸机相关肺损伤。

八、急救护理

(一)护理目标

(1)及早发现哮喘先兆,保障最佳治疗时机,终止发作。

(2)尽快解除呼吸道阻塞,纠正缺氧,挽救患者生命。

(3)减轻患者身体、心理的不适及痛苦。

(4)提高患者的活动能力,提高生活质量。

(5)健康指导,提高自护能力,减少复发,维护肺功能。

(二)护理措施

(1)院前急救时的护理:①首先做好出诊前的评估。接到出诊联系电话时询问患者的基本情况,做出预测评估及相应的准备。除备常规急救药外,需备短效的糖皮质激素及 $β_2$ 受体激动剂(气雾剂)、氨茶碱等。做好机械通气的准备,救护车上的呼吸机调好参数,准备吸氧面罩。②到达现场后,迅速评估病情及周围环境,判断是否有诱发因素。简单询问相关病史,评估病情。立即监测生命体征、意识状态的情况,发生呼吸、心搏骤停时立即配合医师进行心肺复苏,建立人工气道进行机械辅助通气。尽快解除呼吸道阻塞,及时纠正缺氧是抢救患者的关键。给予氧气吸入,面罩或者用高频呼吸机通气吸氧。遵医嘱立即帮助患者吸入糖皮质激素和 $β_2$ 受体激动剂定量气雾剂,氨茶碱缓慢静脉滴注,肾上腺素 $0.25\sim0.5$ mg 皮下注射,30 分钟后可重复 1 次。迅速建立静脉通道。固定好吸氧、输液管,保持通畅。重症哮喘病情危急,严重缺氧导致极其恐惧、烦躁,护士要鼓励患者,端坐体位做好固定,扣紧安全带,锁定担架平车与救护车定位把手,并在旁扶持。运送途中,密切监护患者的呼吸频率及节律、血氧饱和度、血压、心率、意识的变化,观察用药反应。

（2）到达医院后，帮助患者取坐位或半卧位，放移动托板，使其身体伏于其上，利于通气和减少疲劳。立即连接吸氧装置，调好氧流量。检查静脉通道是否通畅。备吸痰器、气管插管、呼吸机、抢救药物、除颤器。连接监护仪，监测呼吸、心电、血压等生命体征。观察患者的意识、呼吸频率、哮鸣音高低变化。一般哮喘发作时，两肺布满高调哮鸣音，但重危哮喘患者，因呼吸肌疲劳和小气道广泛痉挛，使肺内气体流速减慢，哮鸣音微弱，出现"沉默胸"，提示病情危重。护士对病情变化要有预见性，发现异常及时报告医师处理。

（3）迅速收集病史、以往药物服用情况，评估哮喘程度。如果哮喘发作经数小时积极治疗后病情仍不能控制，或急剧进展，即为重症哮喘，此时病情不稳定，可危及生命，需要加强监护、治疗。

（4）确保气道通畅维护有效排痰、保持呼吸道通畅是急重症哮喘的护理重点。①哮喘发作时，支气管黏膜充血水肿，腺体分泌亢进，合并感染更重，产生大量痰液。而此时患者因呼吸急促、喘息，呼吸道水分丢失，致使痰液黏稠不易咳出，大量黏痰形成痰栓阻塞气管、支气管，导致严重气道阻塞，加上气道痉挛，气道内压力明显增加，加重喘息及感染。因此必须注意补充水分、湿化气道，积极排痰，保持呼吸道通畅。②按时协助患者翻身、叩背，加强体位引流；雾化吸入，湿化气道，稀释痰液，防止痰栓形成。采用小雾量、短时间、间歇雾化方式，湿化时密切观察患者呼吸状态，发现喘息加重、血氧饱和度下降等异常立即停止雾化。床边备吸痰器，防止痰液松解后大量涌出导致窒息。吸痰时动作轻柔、准确，吸力和深度适当，尽量减少刺激并达到有效吸引。每次吸痰时间不超过 15 秒，该过程中注意观察患者的面色、呼吸、血氧饱和度、血压及心率的变化。严格无菌操作，避免交叉感染。

（5）吸氧治疗的护理：①给氧方式、浓度和流量根据病情及血气分析结果予以调节。一般给予鼻导管吸氧，氧流量 4～6 L/min；有二氧化碳潴留时，氧流量 2～4 L/min；出现低氧血症时改用面罩吸氧，氧流量 6～10 L/min。经过吸氧和药物治疗病情不缓解，低氧血症和二氧化碳潴留加剧时进行气管插管呼吸机辅助通气。此时应做好呼吸机和气道管理，防止医源性感染，及时有效地吸痰和湿化气道。气管插管患者吸痰前后均应吸入纯氧 3～5 分钟。②吸氧治疗时，观察呼吸窘迫有无缓解，意识状况，末梢皮肤黏膜颜色、湿度等，定时监测血气分析。高浓度吸氧（>60%）持续 6 小时以上时应注意有无烦躁、情绪激动、呼吸困难加重等中毒症状。

（6）药物治疗的护理：终止哮喘持续发作的药物根据其作用机制可分为具有抗炎作用和缓解症状作用两大类。给药途径包括吸入、静脉和口服。①吸入给药的护理吸入的药物局部抗炎作用强，直接作用于呼吸道，所需剂量较小，全身性不良反应较少。剂型有气雾剂、干粉和溶液。护士指导患者正确吸入药物。先嘱患者将气呼尽，然后开始深吸气，同时喷出药液，吸气后屏气数秒，再慢慢呼出。吸入给药有口咽部局部的不良反应，包括声音嘶哑、咽部不适和念珠菌感染，吸药后让患者及时用清水含漱口咽部。密切观察与用药效果和不良反应，严格掌握吸入剂量。②静脉给药的护理经静脉用药有糖皮质激素、茶碱类及 β 受体激动剂。护士要熟练掌握常用静脉注射平喘药物的药理学、药代动力学、药物的不良反应、使用方法及注意事项，严格执行医嘱的用药剂量、浓度和给药速度，合理安排输液顺序。保持静脉通路畅通，药液无外渗，确保药液在规定时间内输入。观察治疗反应，监测呼吸频率、节律、血氧饱和度、心率、心律和哮喘症状的变化等。应用拟肾上腺素和茶碱类药物时应注意观察有无心律失常、心动过速、血压升高、肌肉震颤、抽搐、恶心、呕吐等不良反应，严格控制输入速度，及时反馈病情变化，供医师及时调整医嘱，保持药物剂量适当；应用大剂量糖皮质激素类药物应观察是否有消化道出血或水钠潴留、低钾性碱中毒等表现,发现后及时通知医师处理。③口服给药重度哮喘吸入大剂量激素治疗无效的患者应早期口服糖皮质激素,一般使用半衰期较短的糖皮质激素,如泼尼松、泼尼松龙或甲基泼尼松龙等。每次服药护士应协助,看患者服下,防止漏服或服用时间不恰当。正确的服用方法是每天或隔天清晨顿服,以减少外源性激素对脑垂体-肾上腺轴的抑制作用。

(7)并发症的观察和护理:重危哮喘患者主要并发症是气胸、皮下气肿、纵隔气肿、心律失常、心功能不全等,发生时间主要在发病48小时内,尤其是前24小时。在入院早期要特别注意观察,尤应注意应用呼吸机治疗者及入院前有肺气肿和/或肺心病的重症哮喘患者。①气胸是发生率最高的并发症。气胸发生的征象是清醒患者突感呼吸困难加重、胸痛、烦躁不安,血氧饱和度降低。由于胸膜腔内压增加,使用呼吸机时机器报警。护士此时要注意观察有无气管移位,血流动力学是否稳定等,并立即报告医师处理。②皮下气肿一般发生在颈胸部,重者可累及到腹部。表现为颈胸部肿胀,触诊有握雪感或捻发感。单纯皮下气肿一般对患者影响较轻,但是皮下气肿多来自气胸或纵隔气肿,如处理不及时可危及生命。③纵隔气肿纵隔气肿是最严重的并发症,可直接影响到循环系统,导致血压下降、心律失常,甚至心搏骤停,短时间内导致患者死亡。发现皮下气肿,同时有血压、心律的明显改变,应考虑到纵隔气肿的可能,立即报告医师急救处理。④心律失常患者存在的低氧及高碳酸血症、氨茶碱过量、电解质紊乱、胸部并发症等,均可导致各种期前收缩、快速心房颤动、室上速等心律失常。发现新出现的心律失常或原有心律失常加重,要针对性地观察是否存在上述原因,做出相应的护理并报告医师处理。

(8)出入量管理:急重症哮喘发作时因张口呼吸、大量出汗等原因容易导致脱水、痰液黏稠不易咳出,必须严格出入量管理,为治疗提供准确依据。监测尿量,必要时留置导尿管,准确记录24小时出入量及每小时尿量,观察出汗情况、皮肤弹性,若尿量少于30 mL/h,应通知医师处理。神志清醒者,鼓励饮水。对口服不足及神志不清者,经静脉补充水分,一般每天补液2 500~3 000 mL,根据患者的心功能状态调整滴速,避免诱发心力衰竭、急性肺水肿。在补充水分的同时应严密监测血清电解质,及时补充纠正,保持酸碱平衡。

(9)基础护理:哮喘发作时,患者生活不能自理,护士要做好各项基础护理。尽量维护患者的舒适感。①保持病室空气新鲜流通,温度(18~22 ℃)、相对湿度(50%~60%)适宜,避免寒冷、潮湿、异味。注意保暖,避免受凉感冒。室内不摆放花草,整理床铺时防止尘埃飞扬。护理操作尽量集中进行,保障患者休息。②帮助患者取舒适的半卧位和坐位,适当用靠垫等维持,减轻患者体力。每天3次进行常规口腔、鼻腔清洁护理,有利于呼吸道通畅,预防感染并发症。口唇干燥时涂液状石蜡。③保持床铺清洁、干燥、平整。对意识障碍加强皮肤护理,保持皮肤清洁、干燥,及时擦干汗液,更换衣服,每2小时翻身1次,避免局部皮肤长期受压。协助床上排泄,提供安全空间,尊重患者,及时清理污物并清洗会阴。

(10)安全护理:为意识不清、烦躁的患者提供保护性措施,使用床档,防止坠床摔伤。哮喘发作时,患者常采取强迫坐位,给予舒适的支撑物,如移动餐桌、升降架等。哮喘缓解后,协助患者侧卧位休息。

(11)饮食护理:给予高热量、高维生素、易消化的流质食物,病情好转后改半流质、普通饮食。避免产气、辛辣、刺激性食物及容易引起过敏的食物,如鱼、虾等。

(12)心理护理:严重缺氧时患者异常痛苦,有窒息和濒死感,患者均存在不同程度的焦虑、烦躁或恐惧,后者诱发或加重哮喘,形成恶性循环。护士应主动与患者沟通,提供细致护理,给患者精神安慰及心理支持,说明良好的情绪能促进缓解哮喘,帮助患者控制情绪。

（13）健康教育：为了有效控制哮喘发作、防止病情恶化，必须提高患者的自我护理能力，并且鼓励亲属参与教育计划，使其准确了解患者的需求，能提供更合适的帮助。患者经历自我处理成功的体验后会增加控制哮喘的信心，改善生活质量，提高治疗依从性。具体内容主要有哮喘相关知识，包括支气管哮喘的诱因、前驱症状、发作时的简单处理、用药等；自我护理技能的培养，包括气雾剂的使用、正确使用峰流速仪监测、合理安排日常生活和定期复查等。

指导环境控制识别致敏源和刺激物，如宠物、花粉、油漆、皮毛、灰尘、吸烟、刺激性气体等，尽量减少与之接触。居室或工作学习的场所要保持清洁，常通风。

呼吸训练指导患者正确的腹式呼吸法、轻咳排痰法及缩唇式呼吸等，保证哮喘发作时能有效地呼吸。

病情监护指导指导患者自我检测病情，每天用袖珍式峰流速仪监测最大呼出气流速，并进行评定和记录。急性发作前的征兆有使用短效 β 受体激动剂次数增加、早晨呼气峰流速下降、夜间苏醒次数增加或不能入睡，夜间症状严重等。一旦有上述征象，及时复诊。嘱患者随身携带止喘气雾剂，一出现哮喘先兆时立即吸入，同时保持平静。通过指导患者及照护者掌握哮喘急性发作的先兆和处理常识，把握好急性加重前的治疗时间窗，一旦发生时能采取正确的方式进行自救和就医，避免病情恶化或争取抢救时间。

指导患者严格遵医嘱服药指导患者应在医师指导下坚持长期、规则、按时服药，向患者及照护者讲明各种药物的不良反应及服用时注意事项，指导其加强病情观察。如疗效不佳或出现严重不良反应时立即与医师联系，不能随意更改药物种类、增减剂量或擅自停药。

指导患者适当锻炼，保持情绪稳定在缓解期可做医疗体操、呼吸训练、太极拳等，戒烟，减少对气道的刺激。避免情绪激动、精神紧张和过度疲劳，保持愉快情绪。

指导个人卫生和营养细菌和病毒感染是哮喘发作的常见诱因。哮喘患者应注意与流感者隔离，定期注射流感疫苗，预防呼吸道感染。保持良好的营养状态，增强抗感染的能力。胃肠道反流可诱发哮喘发作，睡前 3 小时禁饮食、抬高枕头可预防。

（朱丽君）

第十六章

烧伤慢性创面修复护理

第一节　慢性创面概述

一、慢性创面的定义与分类

(一)定义

皮肤和皮下组织的正常结构和功能受到破坏,即产生伤口。组织损伤后,机体的正常反应是恢复组织解剖与功能完整性,这是一个及时、有序的修复过程。

伤口愈合,作为一个动态、有序而且复杂的过程,大致可分为 4 个渐次发生而又相互重叠的过程,即止血期、炎症期、增殖期和重塑期。在各种系统或局部因素作用下,这种有序的过程受到干扰,愈合过程延长,最终导致解剖和功能上的缺陷,从而产生慢性伤口。

临床上根据愈合时间,将伤口分为急性伤口与慢性伤口,但确切的时间分界尚无定论。根据伤口部位、病因及患者年龄和生理条件的不同,伤口愈合的时间也随之变化。

经典的急性伤口——外科术后伤口,通常在 2~4 周完全愈合。根据这一规律,不同的学者和学会给予慢性伤口不同的时间定义。杨宗城将这个时间点定义为 1 个月,即临床上由于各种原因形成的伤口,接受超过 1 个月的治疗未能愈合,也无愈合倾向者。欧洲标准中,慢性伤口是指经过正确诊断和规范治疗 8 周后,伤口面积缩小不足 50％的创面疾病。另外还有学者将超过 2 周,或者超过 3 个月未愈合的伤口定义为慢性。因此慢性伤口的定义目前尚未达成统一共识。

伤口愈合学会关于慢性伤口的定义:一个无法通过正常、有序、及时的修复过程达到解剖和功能上的完整状态的伤口。关于时间分界,一般认为 6~8 周未愈合的伤口被称为慢性伤口。但定义中是否应加入"经过正确诊断和规范治疗"限定,由于尚缺乏国家层面的指南和规范,仍值得商榷。

(二)分类

慢性伤口是在各种因素作用下,正常伤口愈合机制受损,微环境失衡、细胞生长和细胞外基质代谢等方面调控紊乱导致。因此,形成溃疡的病因多种多样,影响伤口愈合的因素纷繁复杂,对于慢性伤口的形成机制、发病机制仍在不断探讨之中,尚未形成统一认识,而对于慢性伤口的分类及分期也很难达成一致。

1.根据病因分类

根据病因将慢性伤口分为 8 类：压力性损伤、血液病、血管供血不足、恶性疾病、代谢性疾病、感染、炎性反应紊乱及其他（放射、烧伤、冻伤等）。

这一分类的优点是按照慢性伤口的原发病、基础病进行分类，分类后可以有针对性地进行系统性治疗。缺点是即使明确分类，由于分类大多数是按照组织系统进行的，分类中的疾病临床表现各异、治疗方案迥然，仍需要根据具体情况进行个性化治疗；同时该分类是针对病因学进行的分类，针对伤口局部治疗并无指导意义，因此在临床中并未得到广泛应用。

2.根据伤口愈合延迟的原因分类

按照伤口的正常愈合过程，慢性伤口以较长的异常炎症反应过程和伤口愈合受阻为特征。因此究其原因可以分为两大类：一类是伤口感染后，免疫细胞异常激活，大量炎性因子、蛋白水解酶和活性氧簇被释放出来，伤口处于一种过度炎症反应状态，而使表皮及肉芽组织长期无法形成；另一类是伤口因缺血缺氧，使胶原蛋白合成减少，同时大量细胞生长因子被异常激活的基质金属蛋白酶降解，使得成纤维细胞、表皮细胞等的增殖和迁移受限，导致伤口不愈。

另外皮肤溃疡的愈合主要包括 3 个机制：上皮形成、伤口收缩和细胞外基质沉积。慢性伤口患者中机体全身状况、局部血供、细胞迁移及增殖、各种生长因子的水平和功能活性等改变，对上述 3 个机制产生影响，从而延缓伤口愈合的进程。

目前常见的慢性伤口类型有静脉性溃疡、动脉性溃疡、糖尿病足溃疡、创伤性溃疡、压力性损伤及其他（肿瘤和结缔组织疾病、麻风等）。由于慢性伤口的复杂性和多样性，很难针对慢性伤口整体进行全面、有效的分类和分期。但针对慢性伤口中常见的类型，如糖尿病足溃疡、下肢静脉性溃疡、压力性损伤等，相关组织和学会进行了相应的分级和分期，制定了指南，规范了临床治疗。因此，在慢性伤口治疗过程中，首先应明确原发病、基础病，进行对因治疗，然后根据伤口的具体情况，进行对症治疗。

二、慢性伤口的病理生理变化

伤口如果按照正常的顺序愈合，就可以达到完全愈合。Rubin 和 Farber 研究发现这些独立而又相关的过程包括完整的止血和炎性反应，间质细胞向创伤部位的迁移、增殖，新生血管形成、上皮化，胶原形成及适宜的交联（提供创面张力）等（图 16-1）。一般认为慢性伤口与正常伤口的愈合过程类似，在止血期、炎症期、增殖期出现问题后都可能造成伤口愈合缓慢，甚至停滞，从而形成慢性伤口。

伤口最初由血液填充，继而形成凝血块，维持伤口的初步稳定。血浆纤连蛋白相互交联形成早期的细胞外基质，连接血块和组织。

伤口边缘的上皮细胞无法接触到其他上皮细胞时（尤其是基底层），机体将释放信号，诱导细胞迁移。通过基底层的细胞分裂和迁移，逐渐覆盖缺损，修复伤口。受损细胞释放的分解产物、白细胞释放的纤连蛋白和溶菌酶作为诱导物，吸引巨噬细胞、肌成纤维细胞和成纤维细胞迁移至伤口。同时内皮细胞增生，新生血管形成。吞噬细胞移除血痂，成纤维细胞和肌成纤维细胞开始构建新的细胞外基质。

表皮细胞向心性迁移，覆盖伤口。当表皮细胞接触伤口后，形成新的基底层。同时协调成纤维细胞、肌成纤维细胞、巨噬细胞和内皮细胞填充缺损。伤口愈合后巨噬细胞、肌成纤维细胞数量下降，毛细血管逐渐消退，开始构建最终的细胞外基质。

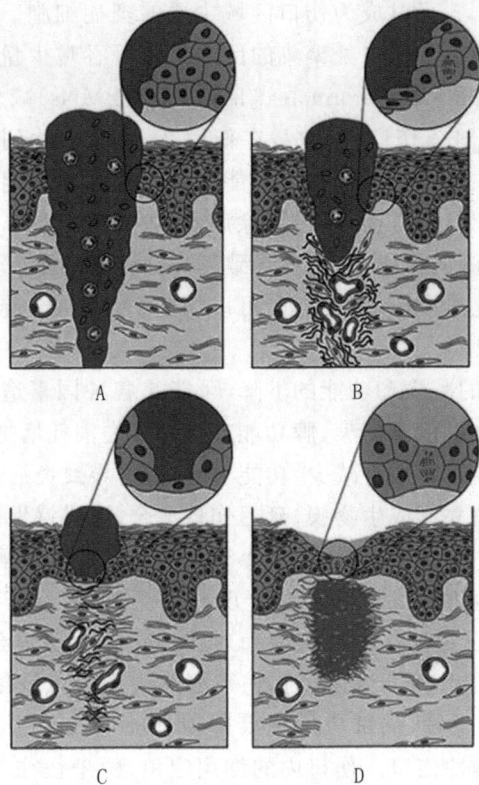

图 16-1　皮肤溃疡的愈合过程

　　表皮细胞的分裂恢复表皮厚度。真皮层缺损由致密、几乎无血管的细胞外基质填充,主要成分为Ⅰ型胶原蛋白,缺损最终被修复。

(一)止血期

　　皮肤损伤后,伤口边缘回缩及组织收缩,导致小动脉和小静脉受压,小血管经历5~10分钟反应性持续收缩,血小板在血管断端及伤口表面凝聚,组织因子数分钟内激活凝血过程,凝血块开始填充伤口,同时激活生长因子、细胞因子等,启动愈合过程。较大血管的止血需要依靠压力、止血剂或电凝器等辅助完成。

　　血肿本身即可引起伤口无法愈合。若处理不当,出现活动性出血,形成皮下积血、血肿,尤其是闭合的伤口内压力进行性增加,可能造成周围正常组织坏死;同时如果血肿无法顺利机化,细菌通过伤口向血块移行、定植、感染,最终可能形成脓肿,造成伤口迁延不愈,形成慢性伤口。

　　出血性疾病是因先天性或获得性原因导致血管壁、血小板、凝血及纤维蛋白溶解等机制的缺陷或异常而引起的一组以自发性出血或轻度外伤后过度出血为特征的疾病。出血性疾病的患者都属于慢性伤口的高危人群。在处理这部分患者伤口时,尽可能在凝血功能障碍时避免不必要的有创操作。如果需要进行有创操作,之前应采取适当的预防措施,操作后应充分止血。

(二)炎症期

　　止血期后,炎症反应紧随而来,补体系统被激活,释放的趋化因子诱导粒细胞进入伤口,之后粒细胞很快被淋巴细胞取代。粒细胞的峰值出现在伤后12~24小时。粒细胞和淋巴细胞的主要作用是抑制细菌生长、控制感染。对于绝大多数简单伤口,3天后粒细胞数显著下降,24~

48 小时后巨噬细胞逐渐增加，5 天时成为伤口区域主要的炎症细胞。这些白细胞可产生多种炎症介质，包括补体和激肽释放酶。伤口处聚集的巨噬细胞可吞噬少量细菌。但是如果存在大量细菌，特别是多形核白细胞（polymorphonuclear leukocyte，PMNs）减少的患者，则会出现临床感染。单核细胞在 PMNs 之后进入伤口，其数量在伤后 24 小时内达到峰值。单核细胞转变为巨噬细胞，并成为伤口清创的主要细胞。巨噬细胞能识别并清除坏死组织、细胞碎片和病原体，清理伤口，为修复进行准备。而另一方面，通过清除病原体和坏死组织，巨噬细胞可以限制炎症反应的强度。病原体和异物刺激的持续存在，将导致巨噬细胞过度激活，合成分泌促炎细胞因子增加，从而加重组织损伤。因此早期有效的清创，可以加速伤口愈合，避免炎症反应过度对伤口愈合的损害。

PMNs 和巨噬细胞数量的减少和功能的下降，可能是各种因素造成的，如骨髓抑制、微量元素缺乏或肿瘤导致的合成障碍，以及感染、脾功能亢进导致的消耗增加，机体免疫功能的下降等。无论何种原因，PMNs 和巨噬细胞数量减少、功能下降，都将导致炎症反应迟滞，同时无法有效清除细菌和异物，造成细菌定植并形成生物膜，延迟伤口愈合，形成慢性伤口。

开放性伤口，周围皮肤中的细菌可以在 48 小时内污染伤口。几乎所有慢性伤口中都能测到细菌，细菌毒性和宿主的免疫力决定是否出现临床感染症状。一般认为当伤口细菌量 $<10^5$ CFU/mm^3 时，细菌仅仅定植在伤口表面而对伤口愈合无明显延缓作用。Robson 的经典研究表明伤口床的细菌量 $>10^5$ CFU/mm^3 时，植皮必将失败。减少细菌负荷的局部操作，如定期冲洗、灌洗、移除病变区域毛发、局部应用抗菌药物，慢性伤口可能快速愈合。从另一个角度说，严重定植本身足以形成慢性伤口。伤口内的细菌定植、感染往往与生物膜息息相关，而细菌生物膜对伤口愈合的影响可能是多方面的。

在自然界中，99% 的细菌以生物膜的形式存在，人类 65% 的细菌感染与生物膜的形成有关。慢性伤口细菌生物膜实际上就是细菌附着于伤口床，与其自身分泌的细胞外聚合物（extracellular polymeric substance，EPS）成分相互融合形成的一种膜状组织。它由细菌及其产物、EPS、坏死组织等共同组成。生物膜结构中包含了细菌生长繁殖所需要的营养物质，可以不受外界干扰进行自我复制和繁殖；同时生物膜的立体结构植根于伤口床，除了为细菌生长繁殖提供庇护环境外，还能抵御外力，所以临床上使用棉球擦拭、冲洗，甚至搔刮可能都难以清除细菌生物膜。在急性伤口中，细菌生物膜的形成和作用并不明显，仅有 6% 的伤口可以检测到这种生物膜的存在，因此细菌不是延缓急性伤口愈合的主要因素。但是当伤口由急性转变为慢性时，这种生物膜则可以在 60% 以上的伤口中检测到，当细菌数量达到一定程度的时候，细菌生物膜就可能起到决定性作用。当细菌量 $>10^5$ CFU/mm^3 时，特别是有多种细菌同时存在时，细菌便附着于伤口，在 EPS 中繁殖、包埋，进而形成生物膜，延缓伤口愈合。细菌生物膜通过黏附-繁殖-成熟-脱落，循环往复，反复感染，影响伤口愈合。生物膜能够限制 PMNs 的趋化和分泌，诱导成纤维细胞出现衰老表型、角质细胞凋亡，影响成纤维细胞的重建、上皮化，导致伤口难以愈合。生物膜产生的 EPS 中含有强抗原物质，刺激宿主免疫系统产生大量抗体，但这些抗体无法突破EPS 对膜内细菌起到杀伤效应，而免疫复合物的沉积，诱导炎症反应，反而引起周围组织的损伤。生物膜长期存在于慢性伤口表面，容易造成伤口组织缺血、缺氧和微环境的改变。

另一种参与清创的生化过程是组织基质金属蛋白酶（matrix metalloproteinases，MMPs）的活化。在无组织损伤和炎症反应时，由于组织中 MMP 抑制剂（tissue inhibitor of metalloproteinases，TIMPs）的存在，这些蛋白水解酶通常处于静止状态。创伤后 TIMPs 的活性急剧下降，

MMPs 被激活。活化的 MMPs 与白细胞酶联合作用,分解周围基质蛋白(例如,胶原蛋白和坏死细胞的大分子)。这些酶将无活力的组织结构分解,为下一步伤口愈合提供条件。

慢性伤口中细胞外基质(extracellular matrix,ECM)的合成-降解平衡方面出现了偏移,可能由于基质成分合成不足,也可能由于过度降解或降解酶抑制剂的减少。有试验证实,慢性伤口中基质降解酶增加而抑制剂减少,纤连蛋白降解增加,说明在 ECM 中含有较高的蛋白溶解活性。在慢性伤口分泌液中有许多蛋白酶(如明胶酶 MMP-2、MMP-9、血浆酶原激活剂等)的数量与活性增加。血浆酶原激活剂——尿激酶在压力性损伤中含量也很丰富。与急性伤口相比,压力性损伤和静脉性溃疡中含有较高的 MMP-1、MMP-8,更重要的是含有较高的胶原溶解活性。免疫学与底物特异性测定证明慢性伤口中主要表达的是 MMP-8,主要由 PMNs 分泌。对许多内源性蛋白酶抑制剂在慢性伤口中的含量也进行了测定,TIMP-1 在慢性伤口中的表达比正常愈合的伤口明显减少,MMP-1:TIMP-1 在慢性伤口中是升高的。

上皮化过程并不局限在伤口愈合的最后阶段。实际上随着炎症反应,上皮细胞经历着形态改变和功能改变。12 小时内,伤口边缘的完整细胞形成伪足,促进细胞迁移。细胞复制,并在伤口表面移动,在凝血块下方跨越受损真皮。当这些细胞到达伤口内面,开始与其他扩增的上皮细胞接触,直至最终重建正常的表皮。伤口缝合初的 24~48 小时就可以发生最初的上皮化,但表皮结构及厚度会随着伤口成熟进程而持续改变。早期伤口的假性闭合,导致深部坏死组织、异物等无法及时排出,引流不畅,造成不必要的愈合延迟。

肥大细胞释放血管活性物质,增加小血管通透性,促进炎症介质通过,导致局部水肿。慢性伤口周围组织硬化、水肿可能影响组织灌注。水肿增加局部组织毛细血管间距,从而增加营养、氧气弥散的距离,加重局部组织营养不良和缺氧。压力治疗能有效消除下肢水肿,从而成为静脉性溃疡的首选治疗。负压创面治疗(negative pressure wound therapy,NPWT)可以有效降低局部水肿,促进伤口愈合。

(三)增殖期

增殖期一般认为发生在损伤后的第 4~21 天。临时的伤口基质逐渐被肉芽组织所替代,肉芽组织主要由成纤维细胞、巨噬细胞和内皮细胞组成,它们在肉芽组织形成过程中发挥着关键性和独立性作用,这些细胞形成细胞外基质和新的血管。

随着时间的推移,临时的伤口基质首先被Ⅲ型胶原替代,而Ⅲ型胶原将在重塑期逐渐被Ⅰ型胶原所替代。新生胶原处于无序、无定形状态。最初胶原只有很低的抗张强度。数月后,胶原持续重塑,通过胶原纤维交联,产生有组织的方平组织模式。伤后 7~10 天,伤口进入易损期,很容易出现伤口裂开。2 周时伤口抗张强度只有原来的 5%,1 个月时为 35%。数月后伤口的抗张强度最终也无法恢复原水平。

MMPs 的过度激活导致 MMPs 与 TIMPs 的失衡,严重影响了胶原合成,使伤口难以愈合。研究发现在慢性伤口中,MMPs 浓度增高,TIMPs 的水平却发生下降。降低静脉性溃疡中的 MMPs 后,伤口愈合速度加快,可见 MMPs 与其抑制剂 TIMPs 的失衡也是慢性伤口的形成机制之一。

伤口愈合并不是由一种细胞或细胞因子独自完成的过程,而是多种细胞及细胞因子参与的复杂的生物学过程,是炎症细胞、角质形成细胞、成纤维细胞和内皮细胞等及其所合成的各种生长因子协同作用完成的。慢性伤口渗出液与急性术后伤口相比,蛋白酶水平增加,促炎症的细胞因子水平升高,生长因子水平降低。Cooper 等证实慢性伤口中 PDGF、bFGF、EGF 和 TGF-β 含量均比急性伤口低。付小兵等研究发现 bFGF 在慢性溃疡创面并未减少,反而增多,故认为愈合延迟可能与 bFGF 活性改变或 bFGF 与其受体间信号传导障碍有关。Howdiswshell 等利用抗体中和试验证明 VEGF 的缺失严重阻碍了难愈性溃疡创面处的血管新生。曹卫红等研究发现,在急性放射性小鼠皮肤溃疡内 PDGF-A 及 PDGFR-α 表达明显减弱,可能是伤口难愈的机制之一。Scimid 等用原位杂交的方法证明慢性伤口中缺乏 TGF-β_1,但 TGF-β_2、TGF-β_3 并不少于正常皮肤和急性伤口组织。Brown 等将小鼠 TGF-β_1 基因敲除后,小鼠的血管新生、胶原沉积和表皮再生能力减弱,最终导致伤口迁延不愈。付小兵等研究发现 EGF 可诱导表皮干细胞快速定向分化,促进损伤皮肤的再生,加速伤口上皮化。相关细胞因子的研究仍在不断探索中,伤口内细胞因子的表达异常、功能减退可能与伤口愈合延迟存在一定关联。局部应用细胞因子在临床中也取得一定疗效,某种程度上证实了因子与慢性伤口间的关联。

慢性伤口中上皮化程度显著降低,可能与伤口边缘的上皮细胞老化、分裂活性下降、无法复制 DNA 有关,造成伤口边缘上皮堆积,虽然分裂活跃,但无法向心性迁移。细胞外基质的缺乏,同样影响上皮化的进程,延缓伤口闭合。另外对于大面积伤口,上皮细胞迁移速度有限,需要借助手术的方法加速愈合。

三、慢性伤口延迟愈合的原因

(一)局部因素

1.坏死组织

伤口渗液和坏死组织不仅充当细菌良好的培养基,构成细菌逃避宿主免疫反应的屏障,增加感染机会,同时释放蛋白酶类和毒素降解生长因子,侵害相邻正常组织,形成阻止参与创面修复的细胞移动和再上皮化的物理屏障。伤口内遗留的坏死物质(主要包括纤维蛋白、变性的胶原和弹性蛋白),也可以通过形成纤维蛋白网对生长因子产生滞留作用,使伤口愈合延缓。细菌定植和感染都能增加伤口内细菌毒素和蛋白水解酶,延长炎症反应,增加坏死组织。

2.异物

木屑、玻璃、金属等异物残留在体内,造成组织的炎症排异反应。通过 X 线检查明确部位和深度,清除异物及周围坏死组织,伤口才能愈合。

3.感染

感染是影响慢性伤口愈合最常见的原因,由于多种细菌混合感染、耐药性产生、生物膜的形成使其成为治疗难题。对于大多数细菌来说,能够引起感染的细菌量是 10^5 CFU/mm^3,如大于该值,伤口的闭合率为 19%,小于此值闭合率则为 94%。有研究证明仅仅出现大量的多种菌种未必能影响创伤愈合。这是因为细菌的浓度、毒力、生长特性固然重要,但宿主的抵抗力也不可忽视。Cooper 等提出慢性伤口定植的细菌在 4 种及以上时更难治愈。

对于长期慢性不愈合的伤口,应考虑特殊细菌的感染,如快速生长的分枝杆菌、结核菌、放线菌等。这些细菌的检出对于培养技术有较高的要求,但简单的分泌物或组织涂片、抗酸染色能够在早期对致病菌进行分类,指导进一步治疗。深部组织的感染,应警惕厌氧菌感染。

慢性伤口内如能探及骨质,应考虑骨髓炎的诊断。骨外露和溃疡面积超过 2 cm^2,骨髓炎的可能性增高。X 线诊断骨髓炎敏感性的主要限制是皮层外观变化延迟,影像学检查异常落后于临床疾病高达 1 个月。磁共振成像(MRI)检查和核素显像的敏感度和特异性更高。骨髓炎诊断的标准是获取可靠的骨样本(采用尽量避免污染的措施),培养发现菌株,同时病理检查发现炎症细胞和坏死。

4.局部组织缺氧

氧在创伤修复中起着重要的作用。生理范围内的氧张力有利于组织内成纤维细胞的增殖，组织缺氧严重影响愈合。下肢经皮氧分压<4.0 kPa(30 mmHg)时，伤口将无法愈合。动物试验中，将兔耳组织局部氧分压从5.3～6.0 kPa(40～45 mmHg)降到3.7～4.0 kPa(28～30 mmHg)，可导致伤口愈合率下降，7天愈合率只有80%。但缺血和组织缺氧并不一定完全同步。很多慢性伤口并未出现可测量的缺血，但组织内已出现缺氧情况，如贫血、水肿等。

5.组织灌注不良

组织灌注不良在慢性伤口形成中的作用已得到广泛认同，包括其引发的缺血缺氧、代谢产物堆积及缺氧诱发的中性粒细胞功能低下，这些都能造成伤口愈合延迟。

(1)外周动脉疾病(peripheral artery disease,PAD)：严重的PAD，导致动脉多节段阻塞，动脉血流减少，组织氧气和营养供给减少，代谢产物无法移除。严重肢体缺血，最终发展为无法满足静息状态下的代谢需要，伴有极度疼痛、伤口无法愈合和组织丧失。

(2)镰状细胞疾病：是另一种形式的局部组织缺血。镰状细胞变形性差，不易通过毛细血管而使毛细血管内血流减慢，引起组织缺氧。血流缓慢又引起微血栓，导致不同部位的剧烈疼痛。镰状细胞性伤口类似缺血性、静脉性溃疡，外周血涂片有助于诊断。但镰状细胞性伤口愈合缓慢，极易复发。

(3)其他引起血管炎、微血管的血栓或栓塞的疾病：包括胆固醇栓塞、血管炎、坏疽性脓皮病、结节性多动脉炎、硬皮病、冷球蛋白血症、韦格纳肉芽肿、血栓闭塞性脉管炎、华法林相关坏死、肝素诱导性血小板减少症、蛋白C缺乏、蛋白S缺乏、抗磷脂抗体综合征等。

6.缺血-再灌注损伤、氧化应激反应

缺血-再灌注损伤是一系列复杂的分子、细胞学事件，在慢性伤口中有独特的作用。在组织缺血基础上反复发生的缺血-再灌注损伤也是影响慢性伤口形成的重要因素之一。缺血-再损伤的生物化学和细胞学特性是激活白细胞和补体、氧化应激和微血管功能异常引起广泛的细胞损伤。缺血在细胞水平造成线粒体氧化磷酸化能力受损，ATP生成下降。ATP的减少导致跨膜电位和离子流出下降，细胞膨胀。细胞质内钙离子浓度增加，激活信号传导通路，刺激产生细胞膜降解酶。另外缺血减少内皮黏附分子和细胞因子的表达。再灌注发生后，白细胞被激活，与内皮细胞相互作用，加剧炎症反应，引起细胞和组织受损。再氧化后，活性氧簇过量，进一步损伤血管和细胞，产生氧化应激反应，超过机体内源性防御机制，对周围组织造成损伤。再灌注损伤对微血管功能的影响体现在N_2O表达下降，血管无法舒张，伴随白细胞捕获，导致组织无灌流。出现"尽管存在再灌注，缺血组织内血流依然无法恢复"现象。这一过程反复发生，白细胞和补体的激活、氧化性损伤和微血管功能的紊乱导致组织反复受损，最终造成组织坏死。

下肢静脉性溃疡患者，小腿位置不断在静息和行走状态之间变化。下垂时局部组织缺血，抬高时再灌注，往复损伤，最终造成组织不可逆坏死。压力性损伤患者存在类似的缺血-再灌注损伤，重症患者或偏瘫患者定期翻身，皮肤组织受压时缺血，变换体位后血供恢复，反复的缺血-再灌注损伤比单独长时间缺血的损伤可能更大，这一假说已在动物试验中获得证实。

氧化应激是机体促氧化剂和抗氧化剂的稳态失衡，自由基产生增多，和/或机体或组织抗氧化能力下降的一种状态。过度的氧化应激可导致组织损害。慢性伤口有过多或持续的活性氧的产生，长期暴露于活性氧中，受活性氧毒性作用时间过长，对于伤口的愈合是不利的，这可能是慢性伤口难愈的原因之一。

7.pH

大多数人体相关的致病菌在 pH>6.0 时生长良好,低 pH 下生长受到抑制。保持皮肤正常的酸性环境可以有效地减少身体表面的生物负荷。急性炎症期时脓液为酸性,可以有效抑制细菌生长,清除无生机组织。但在慢性伤口中,伤口床 pH 持续呈弱碱性,而弹性蛋白酶、纤溶酶和MMP-2 最佳 pH 是 8.0,导致分解代谢占主导地位,不利于伤口愈合。当伤口的 pH 降至 6.0,这些酶的活性下降 40%~90%。如何打破慢性伤口中的这种相对"稳定"状态,对于促进伤口愈合非常重要。

8.压力

长时间无法移动,特别是脊髓疾病、重症患者,慢性伤口的风险增加。这些压迫性溃疡,类似神经病变伤口,常发生于骨突部位,骶尾部、膝部踝部和足跟。在无压力存在的情况下,可能促进这种类型伤口的愈合,例如,全接触石膏(total contact casting,TCC)治疗糖尿病足溃疡。

9.瘘管

感染、自身免疫性疾病、创伤、医源性损伤等原因导致的空腔脏器与皮肤之间形成的瘘管,包括肠瘘、肛瘘、尿瘘、胆瘘、胰瘘等。空腔脏器内液体持续分泌,造成瘘管周围组织及瘘口周围正常皮肤损伤甚至坏死,形成慢性伤口。治疗原则包括抑制分泌、充分引流、局部保护等,很多需要急性期后的手术修复,部分成为永久性瘘,处理方法参见皮肤造口。

(二)全身因素

1.高龄

老龄患者的皮肤、神经及血管的养分供应减少,皮肤变薄,胶原分泌减少,降解增加。这些生理改变必然导致老龄患者容易出现皮肤破损,溃疡愈合缓慢。细胞衰老不仅包括机体正常老化的细胞,还包括持续暴露于慢性伤口渗液中的衰老细胞。在几种慢性伤口(包括压力性损伤、静脉曲张性溃疡等)中,成纤维细胞均表现出衰老的特征,在低氧环境中活性较差。衰老的细胞不但对正常的愈合刺激反应低下,并且占据了有限的创面空间。在正常的伤口愈合过程中,这些有限的空间是由对愈合刺激反应良好的正常细胞占据。

2.营养不良

创伤后机体对于营养和能量的需求增加,若同时伴有血管疾病、低血容量或组织水肿引起的组织灌注不良,则出现蛋白质、能量和各种微量营养元素的绝对或相对缺乏,导致伤口延迟愈合或经久不愈。营养不良,蛋白质合成速率减慢和分解加快、蛋白缺乏等导致免疫功能低下,感染机会的增加。营养不良不仅使患者体质下降,而且可能导致急性伤口变为慢性。没有充足的证据表明单纯补充营养补充剂能促进伤口愈合,但充足的营养对于预防感染、伤口愈合十分必要。

3.糖尿病

神经病变、血管病变和免疫功能低下导致糖尿病患者的伤口难以愈合。糖尿病患者的神经病变,造成皮肤干裂、感觉异常和足部畸形,易产生伤口。动脉粥样硬化引起下肢血管狭窄、闭塞,导致下肢缺血性病变。糖基化对于血细胞的影响十分显著,血红蛋白的变形能力下降,造成毛细血管阻塞,同时降低了白细胞的趋化性和吞噬功能,免疫反应能力下降,容易发生感染。糖尿病患者晚期糖基化终末产物(advanced glycation end products,AGEs)使炎症反应持续,成纤维细胞胶原沉积减少,生长因子活性降低等,导致伤口经久不愈。

4.慢性静脉功能不全

静脉性溃疡的发病机制与静脉瓣膜功能不全、静脉淤滞导致缺血有关。虽然静脉高压、水肿、纤维蛋白堆积、微血管改变导致缺血已经被证实,但这些并不能完全解释慢性静脉溃疡的病因。反复的缺血-再灌注循环,炎症反应中白细胞激活、活性氧簇损伤已缺血的组织,造成伤口不愈合。静脉性溃疡患者的中性粒细胞过多,但抗感染能力反而变差,可能与静脉高压时白细胞捕获、炎症介质释放、诱发局部炎症反应和全身炎症反应有关。

5.免疫功能低下

可能由于原发疾病或药物治疗所致,在长期免疫抑制的过程中,伤口愈合的炎症反应同样被抑制,例如,移植患者、艾滋病患者和服用糖皮质激素的患者(如风湿性关节炎、狼疮和克罗恩病等),造成伤口愈合停滞于炎症期,形成慢性伤口。系统性使用免疫抑制剂,可抑制外周伤口愈合。但局部应用糖皮质激素,可以在一定程度上抑制炎症反应,促进伤口愈合。

6.肿瘤治疗

(1)化学药物治疗:化学治疗(以下简称化疗)药物对伤口愈合有明显的影响,尤其影响VEGF。愈合早期 VEGF 促使新生血管生成,但恶性肿瘤治疗过程中,新型靶向药物将 VEGF 作为靶点,予以抑制,造成伤口无法愈合。

常规化疗药物的作用,与免疫抑制剂对患者的作用类似,增加形成慢性伤口和伤口感染的风险。但在伤口治疗过程中一定要把握主次关系,伤口治疗作为肿瘤治疗的一部分,应服从于肿瘤的整体治疗,除了新型靶向治疗药物外,应根据化疗方案制定相应的伤口治疗方案,不能因为伤口治疗影响患者的肿瘤治疗。

(2)放射治疗(以下简称放疗):作为主要治疗或围术期辅助治疗,有超过 50% 的肿瘤患者接受不同程度的放疗。虽然放疗技术不断进步,放疗相关损伤依然影响伤口愈合。放射性损伤造成组织形态和功能的改变。对于正常组织,电离辐射的直接后果包括低剂量所致的细胞凋亡,高剂量所致的组织完全坏死。慢性期,照射区皮肤表现为菲薄、缺乏血管、剧烈疼痛、极易损伤或感染。放射性皮肤溃疡通常表现为愈合延迟,组织缺血性改变。放疗迟发性损伤表现为毛细血管扩张,小动脉、微动脉的偏心性肌内膜增生。增生性改变可能引起血管阻塞或腔内形成血栓。这些溃疡愈合缓慢,可能持续数年,必要时行手术修复。

7.吸烟

烟草的成分主要影响血管活性。烟草的主要成分包括尼古丁、一氧化碳、焦油、氰化氢、氮氧化物、亚硝胺、甲醛、苯等。过去一直认为尼古丁是"罪魁祸首",但其他成分的危害可能更大。吸烟对伤口愈合的影响是多方面的,包括血管收缩引起手术区组织相对缺血,炎症反应减少,损害杀菌能力,胶原代谢改变。这些被认为可能影响伤口愈合,引起伤口裂开和切口疝。主动吸烟者术后伤口并发症发生率明显高于非吸烟者,既往吸烟者高于从不吸烟者。术前戒烟者手术区域的感染发生率显著减少,但并不影响术后其他并发症的发生率。尼古丁介导的血管收缩,可减少 40% 以上的血流,组织血流和血氧水平一过性下降,持续时间长达 45 分钟。大多数血供丰富的组织能够耐受短暂的缺血缺氧,但组织瓣和缺血组织(如中到重度周围血管病变)可能受到血流下降的损害。

8.疼痛

疼痛会导致一系列神经内分泌反应,并且疼痛患者的日常生活通常会受到限制。慢性伤口疼痛可能触发下丘脑-垂体-肾上腺素轴,提高加压素和氢化可的松的浓度,推测伤口疼痛所触发释放的这些物质可能抑制内皮细胞再生,延缓胶原合成。伤口疼痛还会引发患者的焦虑,焦虑和抑郁也会伴发患者的疼痛水平升高,甚至可以加重糖尿病患者的神经性疼痛,同时降低患者的依从性,因为畏惧伤口处理而不来就诊,使伤口迁延不愈。

9.自身免疫性疾病

自身免疫性疾病是指机体免疫系统对自身抗原发生免疫应答,产生自身抗体和/或自身致敏淋巴细胞,造成组织器官病理损伤和功能障碍的一组疾病。当机体免疫系统对自身组织细胞发生应答产生细胞的破坏或组织的损伤时,可能形成伤口。在这种免疫应答无法抑制的情况下,必然造成伤口无法愈合,转变为慢性伤口。自身免疫性疾病患者的伤口治疗以全身治疗为主,局部处理遵循 TIME 原则,强调伤口床的保护。在免疫应答受控的前提下,伤口本身有一定的自愈倾向,但常常与病情变化同步,出现反复。在适当的情况下,手术可能加速伤口愈合。

(柳晓梅)

第二节　烧伤创面愈合的病理生理过程

创面愈合是指由于致伤因子的作用造成组织缺失后,局部组织通过再生、修复、重建,进行修补的一系列病理生理过程。创面愈合本质上是机体对各种有害因素作用所致的组织细胞损伤的一种固有的防御性适应性反应。这种再生修复表现在丧失组织结构的恢复上,也能不同程度地恢复其功能。

促进烧伤创面愈合是烧伤治疗的基本任务,而建立正确的创面治疗方法则依赖于对烧伤创面愈合机制的理解。创面愈合是一个复杂的生物学过程,是由一系列生理及生化变化和细胞、细胞因子、细胞外基质等共同参与并相互调节的过程,多种生理、病理条件均可影响和改变这一正常的创面愈合过程。烧伤创面愈合不同于一般的单纯组织断裂的切割伤和组织缺损的创伤,它是一种伴有坏死组织存在的组织缺损性损伤,其愈合过程有着独特的规律性。

一、烧伤创面愈合的一般过程

一定程度的热力作用可使皮肤组织发生凝固性坏死,在创面上可形成明显的坏死组织。如深Ⅱ度创面的坏死表皮与坏死的真皮成分一起形成痂皮,Ⅲ度烧伤创面为全层皮肤坏死,形成焦痂,初期创面呈灰白色,因含有水分质地尚软,如行暴露疗法,组织中水分蒸发而逐渐变硬变薄,色黄带黑。

创面坏死组织缺乏正常皮肤的各种功能,它不具有抵御细菌入侵的屏障功能,还是细菌生长的良好介质,增加创面感染的机会;由于创面坏死组织的高渗透性,使皮肤丧失了防止水分、电解质、血浆成分丢失的功能,蛋白质大量丢失,将破坏氮平衡,影响创面愈合,补体成分和免疫球蛋白的丢失将加重烧伤引起的免疫抑制;其可加速凝血因子和相关因子(如血小板、纤维蛋白原)的消耗,因此常可破坏机体凝血功能;其不具备正常皮肤的温度调节功能,可导致热量丢失。

皮肤组织烧伤后可以合成一种脂蛋白复合物的毒性物质,对组织细胞有损害作用。如研究发现,大量坏死组织可以激活巨噬细胞、淋巴细胞和中性粒细胞,释放氧自由基、溶酶体酶、细胞因子、前列腺素、白三烯等介质。体外试验也证实,烧伤皮肤不仅含有 TNF-α 等炎性介质,而且其浸出液对培养中的血管内皮细胞等有明显的损害作用。这些坏死组织释放出大量的炎性介质不仅能进一步激活局部炎症细胞产生过度炎症反应,对局部组织产生损害作用,而且还可直接或间接地损伤创缘和创面残存的组织修复细胞(如成纤维细胞、内皮细胞和角质形成细胞),并阻止这些修复细胞向创面迁移而影响修复。坏死组织中含有的热源性产物和毒素一旦扩散入血,尚可影响其他脏器的功能。

不同深度的烧伤创面,修复过程是不一样的。浅Ⅱ度烧伤创面为表皮角质形成细胞迁移、增殖和分化,修复表皮层;深Ⅱ度烧伤创面则为上皮细胞(含残存皮肤附件)、成纤维细胞、血管内皮细胞迁移、增殖和分化,胶原等细胞外基质沉积,结缔组织重塑,瘢痕形成;Ⅲ度烧伤创面的变化与深Ⅱ度类似,但如创面直径>2 cm,表皮层由创缘表皮角质形成细胞移行、增殖则难以修复,需皮片移植,以避免或减少瘢痕愈合。烧伤创面处理的总原则是尽快封闭创面,尽可能地达到功能和外观均满意的修复效果。根据烧伤创面修复的机制,不同深度烧伤创面的处理原则:Ⅰ度烧伤保持创面清洁,减轻疼痛,浅Ⅱ度烧伤防止感染,减轻疼痛,促进愈合;深Ⅱ度烧伤防止感染,保护残留的上皮组织,清除坏死组织,促进愈合,减少瘢痕形成;Ⅲ度烧伤防止感染,尽早去除坏死组织,如面积较大应尽早植皮,早日封闭创面。

研究表明,烧伤创面愈合的一般过程,包括炎症反应、组织增生、基质形成和创面重塑等阶段,现分述如下。

(一)炎症反应

炎症反应是创面修复的初始阶段。热力损伤内皮细胞后,暴露基底膜的胶原纤维成分激活凝血因子Ⅶ,启动内源性凝血途径;损伤组织可直接释放大量的凝血激活酶(凝血因子Ⅲ、组织因子),启动外源性凝血途径,继而激活血液的纤溶、激肽系统。创面的变性蛋白可直接激活血液的补体系统。这四大系统的部分活化产物为炎症介质。损伤组织的细胞还可生成或释放血管活性肽、脂质炎性介质和趋化性细胞因子等物质,在这些介质作用下,伤后很快就出现毛细血管痉挛收缩,继而毛细血管扩张,通透性增加,体液和细胞渗出。受伤部位的血小板被内皮下的胶原所激活,立即发生凝集,也释放大量的炎性介质,趋化炎症细胞进入受伤部位。

中性粒细胞为首批进入受伤部位的炎症细胞,活化补体片段如 C3a、C5a 可吸引白细胞,清除细胞碎片、细菌;稍后单核细胞浸润至受伤部位,并分化为巨噬细胞,大部分巨噬细胞由血液循环单核细胞转化而来,有些是在局部增殖的组织巨噬细胞,巨噬细胞清除细胞碎片和细菌,分泌大量生长因子,吸引和活化局部内皮细胞、成纤维细胞、上皮细胞,启动创面修复,在创面由炎症反应向组织增生的转换中起关键作用。淋巴细胞进入创面更晚,其在创面修复中的作用主要是通过其释放的淋巴因子而发生的,许多淋巴因子在体外具有调节成纤维细胞迁移、增殖和合成胶原的作用,因而淋巴细胞可能也参与了创面胶原的重塑过程。

最近有研究表明:炎症反应期的本质与核心是生长因子调控的结果,组织受伤后出血与凝血等过程可释放出包括转化生长因子(transforming growth factor,TGF)-β、血小板衍生细胞因子(platelet-derived growth factor,PDGF)、成纤维细胞生长因子(fibroblast growth factors,FGF)等在内的多种生长因子,生长因子招募中性粒细胞、单核细胞和成纤维细胞进入创口,向创面集聚,趋化、刺激成纤维细胞、血管内皮细胞分裂、增殖,为后期的修复奠定基础。

(二)组织增生

创面修复主要有组织增生和塑形两个阶段。组织细胞增殖起始于炎症反应阶段,表皮角质形成细胞、成纤维细胞和血管内皮细胞是烧伤创面愈合过程中的主要修复细胞,分别完成创面的上皮化、细胞外基质形成和新血管形成。

伤后数分钟内,创缘角质形成细胞的形态即可发生变化,创缘表皮增厚,基底细胞增大,可与真皮脱离并移行至创面缺损处,创面周围附件上皮细胞也可脱离基底向创面迁移。细胞外基质黏附糖蛋白如纤维粘连蛋白、玻连蛋白等提供上皮移行轨道。上皮细胞移行到坏死组织下方,便将坏死组织与正常组织逐渐分离。一旦缺损创面被上皮细胞覆盖,上皮细胞即停止迁移,上皮细胞分泌形成基底膜、半桥粒,将表皮角质形成细胞固定在新的基底膜上,连接于真皮层,并继续增殖形成复层。

伤后成纤维细胞被活化、增殖,改变其分化表型,以新沉淀基质的纤维蛋白和纤维粘连蛋白为支架移行至创面,分泌胶原、纤维粘连蛋白及 TGF-β 等。巨噬细胞的产物可刺激创面周围的成纤维细胞分化,如 TGF-β、PDGF、FGF、肿瘤坏死因子(tumor necrosis factor,TNF)、白介素(interleukin,IL)-1 等可刺激成纤维细胞增殖,C5a、胶原肽、纤维粘连蛋白肽、表皮生长因子(epidermal growth factor,EGF)、FGF、PDGF、TGF-β 可促进成纤维细胞迁移等。

伤后第 3 天,随着炎症反应的消退和组织修复细胞的逐渐增生,创面出现以肉芽组织增生和表皮细胞增生移行为主的病理生理过程。此时组织形态学的特征为毛细血管胚芽形成和成纤维细胞增生,并产生大量的细胞外基质。

增生的成纤维细胞可以来自受创部位,也可以通过炎症反应的趋化,来自创面邻近组织。毛细血管是肉芽组织的重要组成成分,毛细血管形成的时间、数量及质量直接影响到创伤愈合的程度。目前认为毛细血管来源有两种可能:一是结缔组织中小血管和毛细血管以发芽方式向外生长而来。首先,多种生长因子作用于创面底部或邻近处于"休眠"状态的血管内皮细胞(特别是静脉的血管内皮细胞),使其"活化"并生成毛细血管胚芽,在形成毛细血管胚芽后呈襻状长入创区,最后相互连接形成毛细血管网;二是血管周细胞增生,演变为内皮细胞或由静止成纤维细胞演变为内皮细胞而使毛细血管再生。

血管内皮细胞增生始见于伤后 24 小时,最开始呈团状、条索状,逐渐变成由单层内皮细胞组成的毛细血管,新生毛细血管相互平行并与表面垂直生长,这种生长方式可以为结缔组织和表皮细胞提供充分的血供。

随着肉芽组织的增多,基质成分沉积,毛细血管逐渐减少至消失。细胞外基质主要由透明质酸、硫酸软骨素、胶原及酸性黏多糖等组成,其主要成分来自成纤维细胞。

肉芽组织形成的意义在于填充创面缺损,保护创面防止细菌感染,减少出血,机化血块坏死组织和其他异物,为新生上皮提供养料,为再上皮化创造进一步的条件。

(三)基质形成和创面重塑

创伤愈合与肿瘤生成的细胞分子生物学进程很相似,两者的基质形成也很相似,主要区别在于创伤愈合有自控性,而肿瘤却无。细胞外基质是围绕细胞,由蛋白、多糖交联形成的复杂结构,主要成分有胶原蛋白、蛋白聚糖及粘连糖蛋白。深度烧伤创面(尤其是深Ⅱ度)愈合通常有瘢痕形成,在此过程中,成纤维细胞则缓慢移行进入稠密而有阻力的创面细胞外基质中,所分泌的胶原纤维沉积呈紧缩而紊乱的排列。

1.细胞外基质

(1)胶原蛋白:胶原是主要的细胞外基质,约占机体蛋白质总量的 25%,为 3 条 α(或 β,γ)肽链拧成三股螺旋结构的基质蛋白。组成胶原蛋白的氨基酸中,甘氨酸约占 1/3,脯氨酸约占 1/4,尚有胶原特有的羟脯氨酸和羟赖氨酸,这与胶原分子交联有关。目前已发现胶原至少有 15 型,主要胶原蛋白有 6 型(Ⅰ～Ⅵ型),与皮肤烧伤修复有关的主要为Ⅰ型胶原、Ⅲ型胶原,正常皮肤约 80％为Ⅰ型胶原,20％为Ⅲ型胶原,创伤修复过程Ⅲ型胶原比例升高。

研究表明,赖氨酸羟化酶将赖氨酸缩合成赖氨酸-赖氨酸键,这是胶原蛋白分子交联的基础,稳定胶原蛋白结构。如果没有足量的脯氨酸羟化,则 α 肽链不能合成稳定的三股螺旋结构的胶原蛋白。

测定羟脯氨酸量及Ⅰ型和Ⅲ型胶原比值可以了解创面愈合的情况。浅度(浅Ⅱ度)创面羟脯氨酸量伤后不久即增加,伤后 2 周羟脯氨酸量趋于正常,而Ⅲ型胶原量降低。深度(深Ⅱ度、Ⅲ度去痂植皮)创面,伤后羟脯氨酸及Ⅲ型胶原量升高,创面覆盖后相当长一段时间其含量仍高。胶原蛋白在创面积聚,取决于创面局部酶所致的胶原合成和降解比率,伤后早期胶原蛋白降解少,创面覆盖趋于成熟后其降解量增加。

(2)蛋白聚糖:蛋白聚糖、糖蛋白均由蛋白质和糖组成,但二者的比例、结构、代谢、功能有很大差别。糖蛋白是在多肽链上连接了一些寡糖,蛋白质较多,糖占的比重变化大,更多表现为蛋白质性质。蛋白聚糖中含 1 条或数条多糖链,多糖链与多肽链以共价键相连接,多糖所占重量达 50％～95％,因而具有多糖性质。所以蛋白聚糖是由一种或多种糖胺聚糖,共价连接于核心蛋白组成。重要的糖胺聚糖有 6 种,即透明质酸、硫酸软骨素、硫酸皮肤素、硫酸乙酰肝素、肝素、硫酸角质素。

蛋白聚糖中糖胺聚糖是多阴离子化合物,可结合阳离子 Na^+、K^+ 等,吸收水分子,蛋白聚糖可吸引保留水而形成凝胶,容许小分子化合物扩散而阻止细菌通过。透明质酸可与细胞表面的透明质酸受体结合,影响细胞黏附、迁移、增殖和分化。蛋白聚糖可影响创面胶原纤维形成和排列,调控胶原蛋白降解速度。

(3)粘连糖蛋白:细胞外基质中粘连糖蛋白包含纤维粘连蛋白、腱生蛋白、层粘连蛋白、纤维蛋白原、血小板反应素、玻连蛋白等。这些粘连糖蛋白作用是通过细胞膜表面受体-整合素来完成的。

整合素为膜糖蛋白家族,由 α 和 β 两个亚单位组成,它联结细胞间骨架、细胞周围基质及邻近细胞。各种特定细胞对粘连糖蛋白的亲和力,即整合素与其配体的亲和力,决定细胞移动方向。

纤维粘连蛋白广泛存在于细胞外基质、基底膜及各种体液中,成纤维细胞、上皮细胞、巨噬细胞等均可合成分泌,尤以成纤维细胞分泌量多,血浆纤维粘连蛋白主要来自肝细胞。纤维粘连蛋白与许多涉及创面愈合的分子如胶原、肌动蛋白、纤维蛋白、透明质酸、肝素、纤维粘连蛋白自身及成纤维细胞表面受体等均有结合作用,对细胞移行、胶原沉积、再上皮化及创面收缩均有影响。如肉芽组织成纤维细胞及肌纤维母细胞表面均有一层纤维粘连蛋白基质,这可造成创面收缩。

腱生蛋白抑制纤维蛋白的细胞黏附作用,使细胞离开基质而移行。腱生蛋白的出现常伴随上皮细胞、间质细胞移行的开始。

层粘连蛋白是基底膜的主要成分,由上皮角质形成细胞分泌,促进上皮细胞间黏附,抑制上皮细胞的移行,增强上皮细胞与基底膜结合的稳定性,使上皮化过程终止,上皮细胞恢复功能。

2.创面收缩

创面收缩涉及细胞、细胞外基质和细胞因子之间复杂而和谐的相互作用。创面愈合的第 2 周,部分成纤维细胞转变成以细胞内含有大量肌动蛋白微丝纤维束为表型特征的肌纤维母细胞,同时出现了创面结缔组织紧缩和创面收缩。创面收缩很可能需要 TGF-$β_1$ 或 $β_2$ 和 PDGF

的刺激,成纤维细胞经整合素受体附着在胶原基质表面,以及胶原束之间的交联。

3.创面重塑

深度烧伤创面上皮化或植皮覆盖,只是完成了创面的封闭,而创面愈合过程并未结束,还需经历创面组织重塑阶段,其表现为封闭创面色泽、感觉、功能的变化,新生上皮趋向成熟,新生毛细血管网减少而形成以真皮小动脉和小静脉为主的血供模式,胶原酶等降解过多胶原纤维,而胶原排列由紊乱转向有序,瘢痕经历增生而消退萎缩,这一创面重塑过程经历数月至数年。

二、烧伤创面进行性加深现象

(一)概述

基础研究与临床观察表明,并不是所有的烧伤创面愈合过程都是按我们预想的方向进展,在临床工作中我们经常发现早期的浅Ⅱ度烧伤进展为深Ⅱ度烧伤,早期的深Ⅱ度烧伤进展为Ⅲ度烧伤,所以烧伤创面愈合过程会呈现曲折的过程。

烧伤创面组织进行性加深现象,早在半个多世纪前人们就已注意到了,这一现象往往发生在伤后的数天内,创面进行性损害一旦发生,即可使原浅度的烧伤创面转变为深度创面,这使烧伤创面深度的诊断和创面处理方案的制订成为一个相当棘手的问题。

1949年Sevitt在试验动物中就已发现烧伤创面发生局部微循环的变化,但当时人们尚未能将这种创面局部的血液循环变化与创面进行性加深的临床现象进行动态的、机制上的联系。1953年Jackson首次报道皮肤烧伤后创面自中心向外存在三个区带:中央部分为高热引起的凝固区,是热力直接作用所致的局部组织细胞坏死的部位,是不可逆的凝固坏死区,最外层为充血带,是局部损伤后的反应性区域,通常不发展成坏死组织,中间为淤滞带,该区在组织学上呈现血管扩张、局部血流滞缓,如果血流滞缓至一定程度可发展成坏死组织,但如给予该区域合理的保护,则可使血流淤滞现象得到改善并随病程演变逐渐恢复为正常健康组织。由于淤滞的组织可向存活或继续损害乃至坏死两个方向发展,有人称之为"间生态"组织。进一步的组织学动态观察发现:淤滞带在伤后即刻仍可见有局部血流灌注,但在伤后24小时内血流可停止,并表现出局部出血、瘀斑、血管内血栓形成、血管通透性增加和局部组织水肿等,淤滞带常在伤后48小时内出现血流渐进性淤滞加重,甚至导致血供中断而转化为凝固坏死带。1963年Hinshaw发现,未予任何治疗的烧伤创面在伤后24~48小时可见因局部发生进行性缺血引起细胞损伤并致细胞死亡,最后导致创面加深,使原先创面下的坏死组织范围扩大,这一前瞻性研究较为明确地建立了创面局部血流渐进性淤滞加重导致血供中断与创面进行性加深的关系。众多的临床观察发现,创面深度在伤后2~3天发生改变,临床表现为创面的加深和扩大,提示了创面进行性加深现象的存在。

Masson染色和抗波形蛋白免疫组织化学染色法是组织学观察深Ⅱ度创面进行性加深的有效、直观的研究方法。应用Masson染色技术可将正常的胶原染成蓝色或亮绿色,而将变性坏死胶原染成棕红色;应用抗波形蛋白免疫组织化学染色方法可特异性地标记基质细胞、内皮细胞、白细胞、朗格汉斯细胞等细胞膜的抗波形蛋白原,其染色一旦脱失则反映了细胞受损变性。因此,通过动态比较棕红色染色区域的范围及波形蛋白抗原阳性表达的数量,能够很好地在组织学水平上评价创面组织进行性损害的发生和发展。

有研究发现,烫伤大鼠深Ⅱ度创面组织在伤后的48小时内,随着时间的推移,变性胶原部分逐渐增加,正常胶原部分逐渐减少,同时,坏死或变性的组织细胞成分逐渐增加。此外,在深Ⅱ度烧伤患者的创面组织学观察中,同样发现了伤后 24 小时内以亮绿色的正常胶原为主,而伤后 5 天则红染的变性胶原成分明显增加,伤后 24 小时内组织细胞波形蛋白抗原阳性表达,而伤后 5 天波形蛋白抗原染色脱失,提示组织细胞变性坏死数量增加。这些结果进一步为烧伤创面组织进行性损害现象提供了直接的组织学证据。

(二)机制研究

烧伤创面早期损害进行性加深现象的发生和发展是一个序贯过程,多因素参与了这一病理过程,而且与组织进行性损害有关的各种因素之间还存在复杂的调控关系。迄今,人们对其确切机制尚未完全了解,现有的研究资料提示,烧伤后局部的组织水肿、烧伤后抗凝-纤溶系统功能改变所致的血液高凝状态或血栓前状态、因创面坏死组织存在或感染所致的局部过强炎性反应是组织进行性损害加深发生的重要机制。

1.水肿的形成

烧伤后创面局部水肿被认为是创面进行性加深的原因之一,创面局部水肿形成,不仅导致血液浓缩,加重血流淤滞,而且还可导致组织压增大,压迫局部微循环,造成淤滞带组织血流进一步淤滞,加重组织缺血缺氧;而减轻组织水肿的程度,则有利于组织的灌流,提示了组织水肿在创面进行性损害发生发展病理机制中的作用。

(1)血管通透性增加:是烧伤后组织水肿形成的主要原因,引起血管渗透性增加的原因之一是热量造成毛细血管和小静脉内皮细胞受损,细胞肿胀、细胞间连接破坏、缝隙形成,易致水分通过扩大的血管内皮间隙丢失;烧伤创面释放的化学介质(如组胺、缓激肽及氧自由基等),也是引起血管(主要是毛细血管后静脉)通透性增加的原因。

(2)组织间隙渗透压升高:血液中小分子物质和大分子蛋白,从血管中渗出到组织中,可增加组织间隙的渗透压。众所周知,毛细血管缝隙直径大于大分子蛋白的直径,因此蛋白也可以从血管缝隙中渗出,但蛋白质实际渗出量却比小分子物质要少得多,分析烧伤水肿渗出液后可以得知:同样是蛋白质,小分子清蛋白比大分子球蛋白、纤维蛋白原的渗出量大,其比例失调。这提示尽管血管缝隙直径较大,但血液中物质向外渗出时,血管对大分子物质具有选择性通透的特点,导致其中大部分仍被保留在管腔中。有依据推测,烧伤后毛细血管基底膜可能作为后备的渗透性屏障,将那些从内膜损伤的血管中渗出的血液成分保留下来,导致了组织水肿。

烧伤早期在热力作用下透明质酸和胶原纤维的迅速降解,以及被破坏细胞高渗性物质的释放是组织间隙渗透压升高的主要原因。此外,氧自由基的释放同样可以破坏间质组织中的透明质酸和胶原,使组织渗透压明显升高,成为水肿形成的重要原因之一。

Arturson 公式指出:液体渗出压为 26.7~40.0 kPa(200~300 mmHg)时,可以导致大量水肿形成。研究认为,毛细血管静水压是导致水肿发生的一个可能因素。如 Pitt 发现烧伤早期毛细血管静水压几乎增加了两倍,首先提出的机制是化学介质的参与,例如,伤后由肥大细胞释放出的组胺,具有扩血管作用,而组胺受体拮抗剂(如 H 受体阻滞剂)可以阻断烧伤水肿的发生,有关组胺的最新研究表明,它是通过释放介质一氧化氮而发挥扩血管功能的;然而,另一种观点认为组胺可能是通过刺激氧自由基的释放而参与烧伤水肿的发生。

烧伤后体液中的各种前列腺素也可能参与了水肿的发生。人们研究了前列腺素产物抑制剂(例如,吲哚美辛、烟碱酸、布洛芬)对水肿的影响时发现,此物质可以减轻水肿,但淋巴液中的蛋白含量无明显改变,说明使用这类药物后毛细血管缝隙直径未发生改变。提示烧伤后水肿发生过程中前列腺素类物质主要是通过扩张血管增加毛细血管内压力,而不是增加了毛细血管通透性。

毛细血管后静脉中红细胞淤滞和黏附可影响静脉回流,可导致毛细血管滤过压增加,而红细胞淤滞则可能与体液丢失或热力所致的红细胞变形能力降低有关。此外,血小板和中性粒细胞黏附至毛细血管和静脉内皮表面,也与红细胞淤滞有关。5-羟色胺等介质可引起静脉收缩,是导致毛细血管滤过压增加的另一原因。

还有一些观点认为,烧伤水肿形成可能与间质组织改变有关。如 Lund 等发现,严重烧伤患者伤后早期间质组织静水压明显下降,这可能是由于胶原纤维损伤导致纤维相互分离、间质空间体积增加、产生真空所致。该区域的负压约为 16.0 kPa(120 mmHg),在如此大的负压下,并有其他因素的共同存在,这就不难解释伤后 2～3 小时能快速形成烧伤创面局部水肿的现象。

2.血栓前状态

烧伤后即刻可发生凝血、抗凝和纤维蛋白溶解功能的改变,呈现出血液的高凝状态,即血栓前状态。众多的研究认为,烧伤后早期发生的创面进行性损害与烧伤后即刻发生的血栓前状态有密切的关系。例如,有学者对重度和特重度烧伤的患者研究发现,烧伤患者早期处于血栓前状态,其凝血因子增加、抗凝功能减弱、纤维蛋白溶解功能不足、血液黏度和血细胞比容增高、TXB_2明显增加、PGF-α 显著降低等,这些都是促进血栓形成的有利因素。

3.创面局部炎性反应

创面局部在受到烧伤打击后即可引起炎症反应,炎症反应是创面愈合过程的启动阶段,为创面愈合所必需的,但过强的炎症反应则可引起局部损伤,导致创面进行性损害的发生。炎症反应对创面局部的损害机制如下。

皮肤烧伤可激活补体、缓激肽、凝血和纤溶系统,进而激活血液循环中的细胞成分,促使多种细胞因子和炎症介质的释放,从而构成一个复杂的相互作用的网络。研究表明,烧伤后 4 小时起,外周血炎症细胞及中性粒细胞的数量明显增加,而代表中性粒细胞被激活的表面 CD11/CD18 分子表达在伤后半小时即可出现一个高峰,在伤后 24 小时出现第二个高峰。近年来的研究发现,烧伤后皮肤组织炎性介质的释放是有区域性和针对性的,表现为 IL-8 在烧伤创面组织、创缘组织和正常皮肤组织的释放水平存在极大的差异,认为烧伤创面这一区域性的高水平 IL-8 释放可能是机体为了吸引炎性细胞,针对抵抗受伤局部微生物的入侵和启动创面愈合过程的一种自身调节机制。此外,众多的文献资料也表明了烧伤早期创面组织局部 IL-1、IL-6,IL-8,TNF-α、C3a 等炎症介质水平明显升高,通过细胞因子和炎症介质的作用,吸引中性粒细胞、巨噬细胞到达创面局部并与血管内皮细胞黏附、游出,在组织间释放氧自由基和蛋白水解酶等,可导致组织的损害。依赖黏附分子与内皮细胞发生黏附是中性粒细胞游出的关键环节,当血流减慢时,中性粒细胞在血管壁上滚动,其表面选择素分子 LECAM 与内皮细胞上相应的配体 ECAM 结合而发生黏附,但这种黏附是不稳定的,只有当中性粒细胞表面 CD11/CD18 分子与内皮细胞上的 ICAM-1 结合时,中性粒细胞才能牢固地附着在血管壁上,借助蛋白水解酶的水解作用,黏附分子及黏附分子相连接的胞内骨架结构的变动,中性粒细胞游出血管到达组织间隙,烧伤早期中性粒细胞表面 CD11/CD18 分子的高度表达无疑为其向局部组织浸润创造了条件。

适度的炎性反应为创面愈合所必需,炎性反应的不足或过度均会导致创面愈合"失控",即创面愈合延迟或创面进行性加深等不良转归。如何界定"适度炎性反应",如何量化"炎性反应不足或过强",是一个有助于我们调控炎性反应、把握创面愈合转归的关键问题。就目前人们对炎症反应的机制及其对愈合进程调控规律的认识而言,还远不足以圆满地回答这一问题,但寻找和探索影响炎性反应的相关因素,将有助于我们揭开炎性反应对创面愈合调控机制的神秘面纱,明确炎症反应在创面进行性加深机制中的地位和作用。

三、烧伤创面愈合的现代概念

创面愈合是一个复杂而有序的生物学过程,主要包括炎症反应、细胞增殖、结缔组织形成、创面收缩和创面重塑几个阶段。创面愈合过程的各个阶段间不是独立的,而是相互交叉、相互重叠,并涉及多种炎症细胞、修复细胞、炎性介质、生长因子和细胞外基质等成分共同参与,在机体的调控下呈现高度的有序性、完整性和网络性。

(一)炎症反应

炎症反应是创面愈合的始动环节,机体受损后,血小板立即相互聚集,并释放促凝因子、趋化因子和生长因子,中性粒细胞、巨噬细胞和淋巴细胞等炎症细胞按照一定的时相规律被趋化至创面局部,并在创面愈合过程中各司其职。

1.中性粒细胞

中性粒细胞虽然在炎性介质的释放和坏死组织的清除中起重要作用,但有试验发现,造成中性粒细胞减少的动物其创面愈合仍能正常进行,这一迹象提示中性粒细胞本身并不直接参与修复细胞增生和创面愈合。而最近研究发现,中性粒细胞产生的炎性细胞因子可充当激活成纤维细胞和表皮角质形成细胞的最早信号。因此,中性粒细胞在创面愈合中的地位尚需进一步认识。

2.巨噬细胞

巨噬细胞在创面愈合中的重要作用已被普遍认识,有人称之为创面愈合的“调控细胞”。研究证实没有巨噬细胞参与,创面就不能愈合。巨噬细胞本身在执行清除坏死组织、细菌和异物等免疫细胞功能的同时,还能分泌多种生长因子,如 PDGF、EGF、TGF-β、IL-1、TNF-α、HB-EGF、MDGF、WAF 等,趋化修复细胞、刺激成纤维细胞的有丝分裂和新生血管的形成,以促进肉芽形成,在创面愈合中承担重要角色。

此外,巨噬细胞对胶原尚有双向的作用。巨噬细胞可刺激胶原纤维增生,又可促使胶原降解,这提示了其对创面愈合增殖阶段具有双向调控作用,以避免增生“失控”;同时也提示了巨噬细胞促进创面愈合的生物学行为,不仅发生在创面愈合过程的炎症阶段、增殖阶段,而且还参与了创面的重塑阶段,贯穿于创面愈合过程的始末。

3.淋巴细胞

淋巴细胞是创面炎性反应阶段出现较晚的炎症细胞,目前尚没有见到淋巴细胞直接参与创面愈合的试验证据,但淋巴细胞产生的细胞因子为创面愈合所必需。经低剂量的钴60照射造成免疫抑制的动物模型,在烫伤后创面愈合延迟,胶原产生减少,说明淋巴细胞可通过产生对成纤维细胞活性有促进或抑制作用的细胞因子而影响创面愈合。

(二)细胞增殖与结缔组织形成

表皮细胞、成纤维细胞和血管内皮细胞等修复细胞的增殖是创面愈合的重要环节,该增殖阶段的特点是通过一系列修复细胞的生物学行为的表达,促进新生血管形成、产生细胞外基质、引起伤口边缘收缩、造成表皮细胞迁移覆盖创面。

1.血管化过程

血管化过程要求血管内皮细胞增生和迁移,血管内皮细胞在胶原酶和其他酶的作用下,从未受损的血管部位分离后,向损伤部位迁移并增生,逐渐形成管状结构和毛细血管芽,并相互连接形成血管网,细胞外基质成分沉积至网状结构中,形成新的血管基底膜。研究表明,炎性细胞分泌的具有趋化作用的生长因子和具有降解作用的胶原酶与内皮细胞迁移的启动有关,尤其是a-FGF、b-FGF、TGF-β、EGF 和 WAF 等生长因子在调节血管形成的全过程中起着非常重要的作用。

2.细胞外基质形成

细胞外基质形成始于细胞增生阶段,从巨噬细胞向受伤部位趋化性迁移时就开始了,因此其与炎症阶段是部分重叠的,在炎症阶段向增生阶段转变过程中,创伤部位中的炎症细胞数量逐渐减少,而成纤维细胞数量则逐渐增加。此阶段中,成纤维细胞不断地刺激 PDGF,TGF-β 及其他生长因子的表达,从而调节细胞外基质成分的合成和沉积,包括粘连蛋白、层粘连蛋白、糖胺聚糖和胶原基质的形成,不仅是单纯组织结构的填充,更具有调控修复细胞生物学活性的作用。

3.上皮化

上皮化对于创面覆盖及愈合十分重要,上皮化过程涉及角质形成细胞的迁移、增生和分化,从创缘或创面残存的毛囊及汗腺来源的角质形成细胞,在受到损伤刺激后的数小时内即开始迁移,迁移的角化细胞增生并覆盖创面,并最终与基底膜相连接。上皮和基底膜支持结构的重新建立,是创伤愈合过程中非渗透性屏障形成所必需的。

表皮细胞的迁移有两种方式,以完整的多细胞层一起的方式迁移或以一种复杂的"蛙跳"方式迁移(又被称为"外包"方式)。这两种方式都保护了表皮细胞特有的细胞间紧密连接结构,多细胞层的迁移将持续到创面被完全覆盖区域的基底膜结构产生后。粘连蛋白、胶原、层黏蛋白影响表皮细胞的迁移,生长因子也能够影响上皮化过程,提高上皮化率。由巨噬细胞分泌的角质细胞生长因子(KGF,也称为 FGF-7)能够促进新生结缔组织的形成,并直接促进上皮化过程,创缘和创面残存的上皮细胞是这种生长因子的重要来源。

(三)创面收缩和组织重塑

1.创面收缩

创面收缩表现为皮肤损伤后数天,伤口边缘的整层皮肤向中心移动,创面逐渐减小。伤口收缩的意义在于缩小创面。肉芽组织产生的收缩力来自含有收缩蛋白的肌纤维母细胞,而与胶原形成无关。在肉芽组织形成过程中,成纤维细胞经历了一系列表型变化,肌纤维母细胞的出现便是其表型变化之一。创面中富含沿收缩方向排列的肌纤维母细胞,其胞质内成束的 α-平滑肌肌动蛋白(α-SMA)微丝沿细胞膜内面排列。通过细胞外基质的整合素受体,肌纤维母细胞可与胶原及纤维粘连蛋白等基质成分结合。创面中细胞之间、基质之间、细胞与基质之间的连接提供了广泛的网络,使得肌纤维母细胞在基质上的牵引力得以在创面传递,从而引起伤口收缩。伤口收缩的程度随组织缺损的深度而变化。例如,在全层皮肤损伤时,如组织缺损深于皮肤附件,伤口收缩则是愈合过程的重要组成部分之一,可使创面缩小达 40%。抑制胶原形成对伤口收缩无影响。包扎创面及某些药物(如可的松类药物)可抑制伤口收缩,植皮可使伤口收缩停止。

2.组织重塑

覆盖了再上皮化的表皮的肉芽组织并不意味着创伤愈合过程的完结,它还将经历组织重塑(又称组织改构)阶段,主要表现为肉芽组织逐渐成熟,即肉芽组织向瘢痕组织转化。在此阶段,角质形成细胞、成纤维细胞和巨噬细胞等细胞可分泌多种基质降解酶,分解多余的 ECM 成分。如间质胶原酶或基质金属蛋白酶-1(metalloproteinases-1,MMP-1)可降解 I、II、III、X、VIII 型胶原;明胶酶(MMP-2)能降解 V、XI 型胶原和所有类型的变性胶原;基质溶解素(MMP-3)能降解蛋白聚糖、黏附性糖蛋白及Ⅲ、Ⅳ、Ⅴ、Ⅶ、Ⅸ型胶原。因此,胶原不断更新,组织中Ⅰ型胶原含量显著增加,胶原纤维交联增加,而透明质酸和水分减少,蛋白聚糖分布渐趋合理。由于凋亡增加,肉芽组织中细胞数目逐渐减少,丰富的毛细血管网也逐渐消退。组织重塑可延续至伤后数周甚至两年。机体通过组织重塑可改善组织的结构和强度,以达到尽可能恢复组织原有结构和功能的目的,最终常形成一个被重塑的愈合组织。

　　总之,烧伤创面愈合的现代概念认为,炎性介质、细胞外基质和生长因子等调控中性粒细胞、单核-吞噬细胞、淋巴细胞、表皮细胞、成纤维细胞、血管内皮细胞的趋化、活化、增殖和分化,特点是在损伤即刻即发生一系列复杂的生物学级联事件,最初产生的因子或介质将启动下一步骤的发生和/或调节与其同时发生的事件;创面愈合的各个阶段都受由参与组织修复过程的各种细胞所产生和分泌的生长因子的调节,一种细胞可产生多种生长因子,一种因子可作用于一种或多种细胞,而产生不同的细胞效应,创面愈合往往是多种因子或介质综合作用的结果;由此,这些因子或基质与炎症细胞和修复细胞一起构成了创面愈合过程的网络性、细胞增殖与抑制或基质合成与降解的统一性,并形成介质、基质、因子和细胞间的多相作用形式,如特异性趋化物质,尤其是生长因子 TGF-β 和 PDGF,能够刺激巨噬细胞的浸润;巨噬细胞是多种启动或介导炎症反应的生长因子的主要来源;血小板源生长因子和由单核细胞产生的其他趋化物质能够刺激邻近损伤部位的成纤维细胞向损伤部位迁移并增生,这个过程是由多种具有促进或抑制作用的生长因子相互协调来完成的;迁移和增生的成纤维细胞,可以传导炎症阶段向增生阶段转化的信号;成纤维细胞还不断产生重建阶段必需的生长因子,这些生长因子不仅促进胶原合成,而且促进胶原酶活性,控制着重建阶段复杂的合成和降解过程。

　　目前,随着对烧伤病理生理过程认识的不断提高,烧伤治疗手段的不断发展,很多时候在烧伤的病理生理发展过程中并没有出现全部的创面愈合病理分期:第一步炎症反应,第二步组织增生,第三步基质形成与组织重塑。例如,当患者来院时的深Ⅱ度烧伤或Ⅲ度烧伤可以急诊清创切(削)痂、植皮治疗,迅速将一个有坏死组织覆盖的创面变成一个新鲜的无菌创面,炎症反应过程很短暂甚至可以忽略不计,或者说人为的因素加快了这一过程,创面很快进入组织增生期至创面愈合。当然烧伤愈合的这几个过程是难以截然分开的,它们之间相互渗透、相互交织、相互影响,如在炎症反应时创面及创周细胞增殖、组织增生就开始了,而在创面组织重塑阶段是一个组织增生与降解的动态过程,而且在组织重塑阶段也可能存在炎症反应过程。

(柳晓梅)

第三节　烧伤的护理

一、烧伤的应急处理

(一)现场急救

　　热力、电、放射线和某些化学物质等造成的烧伤,其损伤的面积和深度除与烧伤因素自身强度有关外,更重要的是它们作用于人体表面的范围和持续时间。作用范围广则烧伤面积大,持续时间长则烧伤深。因此,当患者受伤后应进行必要的现场抢救。

现场急救的原则:迅速脱离致伤源,立即冷疗,就近急救和分类转运专科医院。

1.迅速脱离致伤源

烧伤严重程度与致伤物作用于机体的时间密切相关,时间越长,烧伤得越深,而且由于致伤物蔓延,烧伤范围也越大。任何致伤物(火焰、化学物等)从接触人体到造成损伤均有一个过程,只是时间的长短不一而已。因此,现场抢救要争取时间,迅速脱离致伤源,有效的现场救护可使伤情减轻。常用方法如下。

(1)火焰烧伤:衣服着火,应迅速脱去燃烧的衣服,或就地卧倒打滚压灭火焰,或以水浇,或用湿衣、被等物扑盖灭火。切忌站立喊叫或奔跑呼救,以防增加头面部及呼吸道损伤。

(2)热液烫伤:应立即冷疗后再将被热液浸湿的衣物脱去。

(3)化学烧伤:化学物质种类繁多,常见的有酸、碱、磷等。当化学物质接触皮肤后,其致伤程度与这些化学物质的浓度、作用时间有关。一般来说,浓度越高、时间越长,对机体损伤越重。故受伤后应首先将浸有化学物质的衣服迅速脱去,并立即用大量清水冲洗,尽可能去除创面上的化学物质。生石灰烧伤,应先用干布擦净生石灰粉粒,再用清水冲洗,以免生石灰遇水产热,加重烧伤。磷烧伤应迅速脱去污染磷的衣服,并用大量清水冲洗创面或将创面浸泡在水中以洗去磷粒。如无大量水冲洗或浸泡,则应用多层湿布包扎创面,使磷与空气隔绝,以防止磷继续燃烧。禁用任何含油质的敷料包扎,以免增加磷的溶解和吸收,产生严重的磷吸收中毒。

(4)电烧伤:应立即切断电源,不可在未切断电源时去接触患者,以免自身被电击伤。如患者呼吸、心脏骤停,应在现场立即行体外心脏按压和人工呼吸,待呼吸、心搏恢复后及时送附近医院进一步治疗。如由于电弧使衣服着火烧伤,首先应切断电源,然后,按火焰烧伤的灭火方法灭火。

2.冷疗

冷疗是在烧伤后用冷水对创面淋洗、浸泡或冷敷,以减轻疼痛、阻止热力的继续损害及减少渗出和水肿。因此,伤后冷疗越早实施越好,以 5～20 ℃为宜,可采用自来水或清水。冷疗持续的时间,应以冷源去除后不痛或稍痛为准,一般应在 0.5～1 小时,甚至可达数小时。如冷疗水温偏低患者自觉太冷时,可暂停数分钟后继续施行。冷疗镇痛效果较肯定,有些表浅烧伤疼痛甚剧,甚至注射哌替啶或吗啡也难完全镇痛的患者,经冷疗后,疼痛显著减轻,甚至消失。冷疗在减低局部血液循环时也降低氧耗量,如烧伤创面冷却至 20 ℃,血流减少 30%,氧耗量则降低 75%。

(二)镇静镇痛

烧伤患者伤后多有不同程度的疼痛和躁动,应适当地镇静镇痛。对轻度患者可口服镇痛片或肌内注射哌替啶、吗啡等。大面积烧伤患者由于伤后渗出、组织水肿,肌内注射药物吸收较差,多采用静脉给药,药物多选用哌替啶或与异丙嗪合用。应慎用或不用氯丙嗪,因该药用后使心率加快,影响休克期复苏的病情判断,且有扩血管作用,在血容量未补足时,易发生休克。对小儿、老年患者和有吸入性损伤、颅脑伤的患者应慎用或不用哌替啶和吗啡,以免抑制呼吸。可改用地西泮(安定)、苯巴比妥或异丙嗪等。

(三)液体治疗

液体疗法是防治烧伤休克的主要措施。烧伤后 2 天内,因创面大量渗出而致体液不足,可引起低血容量性休克。根据病情采取不同的补液方法。

1.轻度烧伤

可口服烧伤饮料,烧伤饮料的配方是 100 mL 水中含盐 0.3 g,碳酸氢钠 0.15 g、苯巴比妥 0.005 g。也可口服淡盐水(每 200 mL 开水中加食盐约 1 g),但每次口服量不要超过 200 mL,避免引起恶心、呕吐等反应。

2.中度以上烧伤

遵医嘱及时补足血容量是休克期的首要护理措施。伤后迅速建立静脉通路,有时需多路输液,必要时静脉切开插管输液。

(1)补液量的估计:我国常用的烧伤补液方案是伤后第一个24小时补液量按患者每千克体重每1%烧伤面积(Ⅱ度至Ⅲ度)补液1.5 mL(小儿1.8 mL,婴儿2 mL计算),即第一个24小时补液量=体重(kg)×烧伤面积(%)×1.5 mL,另加每天生理需要量2 000 mL(小儿按年龄或体重计算),即为补液总量。晶体和胶体溶液的比例一般为2∶1(儿童1.8∶1),即每1%烧伤面积每千克体重补充电解质溶液和胶体溶液各0.75 mL,特重度烧伤为1∶1。伤后第二个24小时补液量为第一个24小时计算量的一半,日需要量不变。第三个24小时补液量根据病情变化决定。

(2)液体的种类与安排:晶体液首选平衡盐液,其次选用等渗盐水等。胶体液首选血浆,以补充渗出丢失的血浆蛋白,也可用血浆代用品和全血,Ⅲ度烧伤应多输新鲜血。生理日需量常用5%~10%葡萄糖液补充。因为烧伤后第1个8小时内渗液最快,应在首个8小时内输入上述总量的1/2,其余分别在第2、第3个8小时内均匀输入。日需量应在24小时内均匀输入。补液原则一般是先晶后胶、先盐后糖、先快后慢,胶体液、晶体液交替输入,尤其注意不能集中在一段时间内输入大量不含电解质的液体,以免加重低钠血症。

(3)观察指标。①尿量:如肾功能正常,尿量是判断血容量是否充足的简单而可靠的指标,所以大面积烧伤患者补液时应常规留置导尿管进行观察。成人每小时尿量>30 mL,有血红蛋白尿时要维持在50 mL以上,但儿童、老年人、心血管疾病患者,输液要适当限量。②其他指标:观察精神状态、脉搏、血压、外周循环、中心静脉压等。患者安静,成人脉搏在100次/分(小儿140次/分)以下,收缩压在12.0 kPa(90 mmHg)以上,肢体温暖,中心静脉压0.6~1.0 kPa(6~10 cmH$_2$O)。

二、创面的处理

(一)处理创面的主要目的及原则

1.目的

(1)清洁、保护创面,防治感染,促进创面愈合。

(2)减少瘢痕产生,最大限度恢复功能。

2.原则

(1)控制烧伤创面细菌滋生和创面感染。

(2)尽快祛除烧伤创面上的失活组织。

(3)维持一个促进创面愈合的局部环境。

(4)防止创面加深。

(5)对愈合的创面没有损伤。

(二)初期清创

在控制休克之后尽早清创,即清洗、消毒、清理创面。主要是将创面上烧坏的毛发、腐皮、沾在创面上的衣服碎片脏物、泥土、污染的细菌等清除掉,使创面清洁、干净。

浅Ⅱ度创面的小水疱可不予处理,大水疱可用无菌注射器抽吸,疱皮破裂应剪除。深Ⅱ度创面的水疱及Ⅲ度创面的坏死表皮应去除。

清创后根据烧伤部位、面积及医疗条件等选择采用包扎疗法或暴露疗法。清创顺序一般自头部、四肢、胸部、腹部、背部和会阴部顺序进行。

(三)包扎疗法

1.适用范围及优缺点

适用于面积较小或四肢的Ⅰ度、浅Ⅱ度烧伤。包扎具有保护创面、减少污染和及时引流创面渗液的作用。包扎疗法有利于保护创面、便于护理和患者活动;缺点是不利于创面观察,也不适用于头颈、会阴处创面处理,且耗用材料多,患者换药时痛苦感加重。

2.操作方法

创面清创后用油性纱布覆盖创面,再用多层吸水性强的干纱布包裹,包扎厚度为3～5 cm,包扎范围应超过创面边缘5 cm。包扎松紧适宜,压力均匀,为避免发生粘连或畸形,指(趾)间分开包扎。采用敷料对烧伤创面包扎封闭固定的方法,目的是减轻创面疼痛,预防创面感染,同时施加一定的压力可部分减少创面渗出、减轻创面水肿。

3.观察重点

创面包扎后,每天检查敷料有无松脱、异味或疼痛,注意肢端外周血液循环情况。敷料浸湿后及时更换,以防感染。肢体包扎后应注意抬高患肢,保持关节各部位尤其手部的功能位和髋关节外展位。一般可在伤后5天更换敷料,深Ⅱ度、Ⅲ度创面应在伤后3～4天更换敷料。如创面渗出多、有恶臭,且伴有高热、创面跳痛,需及时换药检查创面情况。

4.包扎后的护理

(1)观察肢端感觉、运动和血供情况,若发现指、趾末端皮肤发凉、发绀、麻木感等情况,必须立即放松绷带。

(2)抬高患肢。

(3)注意保持肢体功能位置。

(4)保持敷料清洁干燥,如外层敷料被浸湿,需及时更换。

(5)注意创面是否有感染,若发现敷料浸湿、有臭味,伤处疼痛加剧,伴高热,血白细胞计数增高,均表明创面有感染,应报告医师,及时检查创面。如脓液呈鲜绿色、有霉腥味,表明是铜绿假单胞菌感染,可改为暴露疗法,伤口处更换下的污染敷料应烧毁,防止院内交叉感染。

(四)暴露疗法

1.适用范围及优缺点

暴露疗法适用于Ⅲ度烧伤、特殊部位(头面部、颈部或会阴部)及特殊感染(如铜绿假单胞菌、真菌)的创面、大面积烧伤创面。暴露疗法有便于观察创面、便于处理伤口、防止铜绿假单胞菌生长、减轻换药时带来的痛苦等优点,但对病房条件及护理质量要求较高。

2.操作方法

将患者暴露在清洁、温暖、干燥的空气中,使创面的渗液及坏死组织干燥成痂,以暂时保护创面。病房应具备以下条件:室内清洁,有必要的消毒和隔离条件,室温控制在30～32 ℃,相对湿度以40%左右为宜,便于抢救治疗。

3.暴露后的护理

护理时随时用灭菌敷料吸净创面渗液,保护创面,适当约束肢体,防止无意抓伤,用翻身床定时翻身,防止创面因受压而加深。注意创面不宜用甲紫或中药粉末,以免妨碍创面观察,也不宜轻易用抗生素类,以免引起细菌耐药。

翻身床是烧伤病房治疗大面积烧伤的设备,使用前向患者说明使用翻身床的意义、方法和安全性,消除患者的恐惧和疑虑。认真检查各部件,确保操作安全。一般在休克期度过后开始翻身俯卧,首次俯卧者,应注意防止窒息,一旦发现呼吸困难,立即翻身仰卧。俯卧时间逐渐由 30 分钟延长至 4～6 小时。翻身时两人共同配合,旋好螺丝,上好安全带,严防患者滑出。骨突出处垫好棉垫,防止压力性损伤形成。昏迷、休克、心肺功能不全和应用冬眠药物者忌用翻身床。

(五)半暴露疗法

半暴露疗法是用单层药液或薄油纱布黏附于创面,任其暴露变干,用以保护肉芽面或去痂后的Ⅱ度创面、固定植皮片、控制创面感染等。也可用于保护供皮区。

(1)纱布应与创面等大,勿使肉芽组织裸露。但也不宜超过创缘,以免浸渍软化周围皮肤和焦痂,引发毛囊炎,加重周围痂下感染。

(2)纱布与创面必须贴紧,勿留空隙,以免存积脓汁。

(3)施行半暴露的创面应较洁净。因为半暴露的引流欠佳。若创面脓汁较多,先用淋洗、浸泡、湿敷等使创面脓汁减少后实施。

(4)不宜在痂皮、焦痂上实施半暴露。对裸露肉芽半暴露时间不能太久,应及早植皮。

(5)一般可每天或间日更换一次敷料。如为浅Ⅱ度创面,纱布干净并与创面紧贴,纱布下无积脓,可不必更换,待创面在纱布下自愈。

(6)浅Ⅱ度烧伤发生感染时,可将痂皮去除,清除脓汁,或经淋洗、浸泡、湿敷等使创面洁净后,改用抗菌药液纱布半暴露,控制感染。去痂的深Ⅱ度创面半暴露时,除深Ⅱ度较浅且感染不重可望痂下愈合外,常易发生纱布下积脓,应及时引流。如感染加重,创面变深,应立即改用浸泡、淋洗、湿敷等方法控制感染,对已加深的创面应及时植皮。Ⅲ度焦痂经"蚕食脱痂",原则上应及早植皮,还不具备植皮条件时可用半暴露疗法,作为植皮前覆盖肉芽的临时措施,但切忌时间过长。

(六)湿敷疗法

湿敷可使创面上的脓液、脓痂、坏死组织得以引流与清除,减少创面菌量,多用于肉芽创面植皮前准备,加速创面清洁。有时也可加速脱痂,用于促进焦痂(痂皮)分离。如果在"蚕食脱痂"焦痂分离较完全的肉芽面条件较好时,焦痂经剪除后,可采用"速湿敷"立即植皮。"速湿敷"是指在几十分钟内,更换湿敷数次。

(1)脓汁与坏死组织黏附较多的创面,一般敷料交换与清洁方法难以除净时,可使用湿敷。如果坏死组织黏合较牢固,无松动迹象时,则应暂缓实施,因为这样不仅短时间内难以清洁创面,大面积长时间湿敷可引发全身性感染。

(2)湿敷用作促使焦痂(痂皮)分离时,要掌握时机。焦痂(痂皮)尚未开始分离松动前,不要贸然采用,因为湿敷难以达到预期目的,若湿敷时间长,焦痂(痂皮)软化、变湿,又不能从创面分离,则促使细菌生长繁殖。如焦痂(痂皮)已趋松动,湿敷促使焦痂分离,但面积也不可过大,必须控制在一定范围内。

(3)非侵袭性感染创面的脓汁、脓痂可用湿敷清除,对侵袭性感染创面,应着重加强局部及全身抗菌药物的应用,不宜采用湿敷。

(4)湿敷可引流、清除脓汁、坏死组织,但也有扰乱局部及全身的不利作用。更换湿敷时,可引起出血、疼痛。使用时间过久,则使肉芽苍老、水肿。面积较大的湿敷常引起高热、寒战等中毒症状。面积大、时间久的湿敷可促发全身性感染。

(5)为了减少更换敷料时的出血和疼痛,紧靠创面可敷贴一层网眼纱布,更换湿敷时,若网眼纱未被脓液浸满而影响引流,则不必每次更换;也可将湿敷区域内比较洁净的创面用油纱布保护,以减少换湿敷时对创面的刺激。

(6)有时为了控制感染,可在内层敷1～2层浓度较高的抗菌药液纱布,外加数层盐水纱布湿敷。

(7)湿敷纱布不宜太湿,以防创面浸渍,但也不宜干燥。为防止水分迅速蒸发,保持湿润,除定时喷洒药液外,也可将外层敷料加厚,但不宜加油纸或防水布包扎,以免造成创面浸渍,影响湿敷效果。

(8)湿敷所用药液通常为等渗盐水,也可用0.05%氯己定、5%磺胺米隆、0.1%新洁尔灭等消毒液。也可根据创面细菌培养的药物敏感试验,选用其他抗菌药物溶液。肉芽水肿时可用高渗盐水,一般用2%～3%氯化钠溶液,浓度过高可引起疼痛。坏死组织多而范围不大者也可用碘伏溶液。湿敷使创面潮湿,有利于铜绿假单胞菌的生长。如创面已出现铜绿假单胞菌,则应使用暴露或半暴露的方法,并同时使用局部抗菌药物。铜绿假单胞菌感染创面使用湿敷,尤其是无抗菌药物的大面积等渗盐水湿敷,可引起致命后果。

(9)湿敷交换次数视创面洁净状况而定,可每天1～2次至4～6次。坏死组织多黏附于敷料上,随敷料撕脱而除去,因此,在交换敷料时,不必每次拭洗创面,以减少创面疼痛刺激。

(七)浸浴或浸泡疗法

浸浴或浸泡疗法是将患者身体的全部或一部分浸于温热盐水或药液中一定的时间。

1.作用

(1)可以较彻底地清除创面脓汁及松动的脓痂和坏死组织。

(2)可减少创面细菌与毒素。

(3)使痂皮或焦痂软化,促进分离,便于剪痂,以及有利于引流痂下积脓。

(4)处理烧伤后期感染,促使严重烧伤后期残留小创面愈合。

(5)浸浴后敷料容易去除,可减轻患者换药时疼痛感。

2.浸浴与浸泡

患者可在水中活动,促进循环,改善功能。将这种方法用于全身的称"浸浴",用于局部的称"浸泡"。

(1)浸浴时机:对中、小面积烧伤,无严格时间限制,而大面积烧伤早期在局部肉芽屏障未形成前不宜浸浴,应保持痂皮或焦痂的干燥完整。浸浴反而使之软化,可促使创面感染扩散。一般以伤后2～3周开始浸浴为宜。患者月经期,有严重心肺并发症及一般情况很差、有可能发生虚脱者,不能进行浸浴。

(2)器材准备:浸泡只需容器(如桶、盆、缸等)及浸泡用等渗盐水或药液即可。全身浸浴则需浴盆(患者不便搬动可用塑料或橡皮布兜起)、1%温热盐水、水温计、体温计、换药用具、血压计、急救药品,以及衬垫患者头、臀等处的海绵软垫等,水温38～39℃,室温28～30℃,水量以浸没躯干为宜。要注意消毒浴盆等容器,避免交叉感染。有的浴盆安装有搅拌器,使水产生涡流,按摩创面。

(3)患者入水前,应测体温、脉搏、呼吸、血压,询问排便情况,并交代注意事项。浸浴中要观察病情变化。浸浴10分钟左右,待患者已适应且敷料浸透后才开始清理创面。浸浴中可口服流质或继续补液。若有心慌、出汗、脉搏增快、面色苍白等虚脱现象,立即终止浸浴。

（4）浸浴时患者有时有呼吸紧迫感,应予解释。初次浸浴不宜超过半小时,以后逐渐延长,但也以1～1.5小时为宜。浸浴次数及间隔时间根据创面及全身反应决定,可逐日或隔数天施行。

（5）出浴后,患者常感寒冷,应迅速拭干,并用消毒巾覆盖,待无寒冷感后再清理创面,且时间宜短。

（6）浸浴后可有体温升高、脉搏增快、畏寒、寒战等中毒症状加重现象,一般24小时后应恢复,若继续加重,应注意病情变化。浸浴虽可清除创面细菌、脓汁,但也能促使毒素吸收;既可引流局部,也可使局部感染扩散。

（7）浸浴能软化焦痂,使其分离,有利于早期消灭创面。但大面积烧伤浸浴后可使大片焦痂软化,并由于不能及时植皮覆盖创面,可导致全身感染。故大面积烧伤,一般不采用浸浴去痂。浸浴只用于手术去痂或蚕食脱痂的辅助方法,植皮前清洁创面,移植皮片后浸浴应于手术后48小时施行,以免皮片脱落。

（8）局部浸泡可用于局部感染严重创面及后期残留小创面。清洗时尽可能清除脓痂、脓汁及坏死物质,浸泡水量要多,必要时多次更换浸泡液,最好用流水浸泡或淋洗。周围正常皮肤及愈合创面也应洗净。

（八）干热疗法

干热疗法是常用于预防和治疗的一种方法,是用温热的和干燥的风吹到创面上达到控制或减轻创面的目的。在用电扇送干热空气过程中,要注意尽量避免地面及周围环境的尘埃、细菌卷扬到创面上去。每天根据情况给患者补充水分,避免出现全身脱水继而引发高钾血症和高钠血症。机体在高温下代谢旺盛,能量消耗大,蛋白水解也多。因此,应为患者增加蛋白质的补充,一般每天每千克体重多补蛋白质1～2g。

对于呼吸道烧伤的患者,特别是有气管切开的患者使用干热疗法时,因干热的空气对呼吸道黏膜是极不利的,为避免干热空气直接进入呼吸道,可用单层湿纱布掩盖患者口、鼻、气管切开处,并经常替换,还可以定期进行雾化吸入。

（九）使用新型敷料的护理

随着湿性愈合理念的推广和应用,近年来,各种各样的新型敷料进入伤口和创面治疗领域,新型敷料品种繁多,性能各异。

1.注意事项

（1）认真评估患者的创面情况及全身的综合情况,制定目标,选择治疗方案,继而选择适合的敷料,以达到治疗的目的。

（2）在使用敷料的治疗过程中要评估治疗效果,及时根据创面情况调整治疗方案。

2.各度烧伤的敷料选择原则

（1）Ⅰ度烧伤处理:Ⅰ度烧伤只是损伤表皮细胞层而生发层没有损伤。仅仅有局部红斑、轻度炎症反应无水疱的状态。使用水胶体类敷料能形成凝胶,保护暴露的神经末梢,减轻疼痛,同时,更换敷料时不会造成再次性机械性损伤。水胶体类敷料能保持创面湿润,保留创面本身释放的生物活性物质,为创面愈合提供一个最佳的微环境,还可以使创面愈合的过程加速。

（2）Ⅱ度烧伤的处理分成Ⅱ度烧伤和深Ⅱ度烧伤。①浅Ⅱ度烧伤:伤及生发层及真皮浅层。受伤部位形成较大的水疱,去除表皮后创面湿润,基底颜色鲜红,渗出较多。藻酸盐敷料是一种很柔软的伤口敷料,由质地细密的藻酸盐纤维组成。它由天然海藻提取的纤维和钙离子的混合物,组织相溶性好,能快速大量吸收渗出液,质地柔软,顺应性好,与伤口渗液、渗血接触后形成凝胶,保护创面,促进伤口愈合。②深Ⅱ度烧伤:伤及真皮深层。受伤表皮下积存小量体液,水疱较细小,去除表皮后创面湿润发白,疼痛感觉迟钝,局部皮温略低。亲水纤维吸收渗液后进一步融合成凝胶,并将细菌紧紧包裹在形成的凝胶中锁定渗出液维持潮湿的伤口环境,有助于自溶性清创,可更好地防止侧漏,减少渗出液对创周皮肤的浸渍。揭除敷料时,凝胶化的敷料不会损伤幼嫩的肉芽组织或伤口周围健康的皮肤,支持愈合过程。

(3)Ⅲ度烧伤:伤及全层皮肤、皮下组织、肌肉及骨骼。创面苍白或焦黄炭化、干燥,受伤皮肤质如皮革,多数可见粗大静脉支栓塞,局部疼痛消失,感觉迟钝。创面直径>5 cm 的Ⅲ度烧伤自行愈合的可能性较小,大多需要进行植皮手术覆盖创面。小面积的烧伤伤口比较干燥,使用水凝胶类敷料能够水化伤口,提供湿性环境,促进清创,有利于黑痂的溶解,之后根据伤口床的状况给予相应的处置。

三、手术治疗与护理

(一)手术治疗

1.烧伤创面植皮术

可以分为大张植皮、邮票状植皮、网状植皮、自体异体皮肤相间移植、点状植皮、微粒植皮、小皮片异体镶嵌植皮、MEEK 植皮等。

(1)大张植皮:一般指由鼓式取皮机或电动取皮机切去整张皮片,通常指由鼓式取面积>4 cm^2 的皮片。优点是移植后比较美观,瘢痕较小,术后挛缩率较小,有利于外形和功能的恢复。缺点是手术技术要求较高,切去部位有限。

(2)邮票状植皮:将自体皮剪裁成1～2 cm 的正方形皮块移植于创面,此方法消灭创面迅速,适用于Ⅲ度烧伤面积不大,供皮区充足者。优点是皮片与皮片之间留有间隙,利于引流,较大张植皮容易存活,取皮技术要求也不高。

(3)网状植皮:在大张自体皮肤上切若干大小、距离相等的平行小切口,每行小切口的行距相等,但邻近行的小切口位置交错,拉成渔网状,可以扩大皮片面积,节约自体皮肤,且有利于引流,愈后外形比较整齐,弹性较好。适用于大面积深度烧伤非功能部位的切、削痂创面,自体皮源相对较多,均可采用。网状植皮为深度烧伤创面治疗常用的植皮方法,1964 年由 Tanner 首先提出这种方法。其通过切皮机将自体皮片按一定扩展率切割成网状,张开后皮片面积成倍扩展,一般扩展率以 1:(3～4)为宜,最大可达 1:9。将网状皮片植于创面后,通过网状皮的逐步扩展,网眼融合消失,创面愈合,从而达到创面修复的目的。

2.皮瓣移植

皮瓣是具有血液供应的皮肤及皮下组织,移植过程中依靠皮瓣的蒂部与供区相连,以保持皮瓣的供血,用于修复局部或远处组织缺损。皮瓣移植术后注意观察皮瓣血运,防治感染和出血。

针对不同的伤情、部位、性别和拟施行的修复原发伤的手术方式等,采取相应的手术方法,主要有直接缝合、皮片移植、邻近皮瓣修复、双叶或三叶皮瓣、游离远位皮瓣修复供区及皮肤伸展术等。

(二)护理

烧伤治疗内容包括患者的急救、伤口的处理、外科手术治疗及康复后的整形治疗等。常见的烧伤手术治疗有焦痂切开术、皮肤移植及皮瓣移植。

1.焦痂切开护理

大面积及深度的严重烧伤患者较易发生环状深层烧伤,在四肢或身体因烧伤焦痂的约束及组织水肿,容易引起急性受压综合征而导致肢体坏死及呼吸困难。焦痂切开术可令烧伤焦痂引致的约束减小从而防止急性受压综合征。

(1)术前护理:在患者需要做焦痂切开术前,如患者清醒需向患者说明此治疗的必要性及得到患者的同意后才进行;如患者已昏迷须先知会家人及在两位医师的同意下才可进行。其他术前护理包括电烧灼仪器的准备、消毒、血凝检查等。

(2)术后护理:焦痂切开术后伤口一般都会因水肿而被拉扩,应以无菌生理盐水纱布覆盖后再包扎伤口,如需使用其他敷料请遵照医嘱并在每天换药时检查伤口有无感染。

2.皮肤移植的护理

在一般的情况下,伤口愈合过程会由局部炎症反应发展至伤口表皮覆盖。

如伤口不能自行愈合,便须考虑以外科手术闭合。外科手术闭合包括皮肤移植和皮瓣移植两种方式。在修补伤口缺损时,皮肤是最好的敷料,如伤口因感染或其他原因不能实时盖上移植的皮肤,表皮皮肤片(人或其他动物)可作为覆盖的敷料。

(1)术前护理:皮肤移植术前护理包括血型及血液检查、伤口准备(观察有无感染的症状、局部的血管供应状况)、术前指导等。手术后伤口痛、痒、活动范围的限制及植皮部位的术后固定等知识都需在手术前向患者讲解以得到良好的心理预备及手术后的合作。

(2)术后护理:皮肤移植后需维持正确的姿势,高举移植的部位高于心脏的位置5~10天。

如受皮部位以密闭式方法处理应避免有压力于敷料上,小心移动患者以避免创伤,受皮部位需固定并预防移植皮肤的移动。在包扎敷料较厚的情况下观察,敷料表面有无不正常的渗液或血渍,以评估移植部位的皮下有无血肿或液体积聚的可能。并需每天观察敷料及受皮部位的疼痛程度及渗液、气味或肿胀。依医嘱可于术后第4、第7、第10、第14天检查移植部位,移除最后一层纱布前必须有足够的时间用生理盐水或油剂将敷料湿润,以降低移去纱布时的痛楚及损伤植皮。

如受皮部位以开放式方法处理,受皮部位需固定并预防移植皮肤的移动。在手术后第一天需每小时观察植皮表面有无不正常的渗液或血渍,及早发现血肿或液体积聚。如移植位的皮下有血肿或液体积聚应尽早排出以防植皮浮起,可用渗有无菌液状石蜡的消毒棉棒将积聚的液体挤滚出来并继续观察,防止再有液体积聚。

在手术后第14天如植皮保存良好,用水溶性乳脂在植皮上揉抹直至干燥的焦痂脱落及皮肤恢复弹性。

植皮区如以密封式处理,护理上需保持敷料密封及周围皮肤干燥14~20天。

愈合皮肤的护理同个人卫生处理。如有水疱切勿穿刺水疱,因水疱内的液体会自行吸收。穿刺水疱会增加皮肤感染的机会。

3.皮瓣移植的护理

在外科整形重建过程中如需代替全层皮肤的缺陷,而植皮又不能满足受皮位置的功能上的需要时皮瓣移植是常用的方法(如骨、肌腱神经、血管或其他敏感结构的外露,需要盖上软组织保护)。以外科重建修补伤口的缺陷时需要平衡美学及功能的目的,,以及对于捐皮或受损组织的部位所造成的功能性损害而作出决定。选择皮瓣手术的方法是基于很多因素,简单来说以能提供最优良的外观、最好的功能于受皮区而又最小影响捐皮区的方法为最佳。

(1)术前护理:皮瓣移植一般术前护理同皮肤移植。其他皮瓣移植的术前指导如疼痛、活动能力障碍及有关术后被固定的身体部位和术后体位固定的训练都必须进行。特别是手术前的量度及画记号等须于患者沐浴后才标记于皮肤上,如在手术前记号变淡,需重画。如手术需支架固定体位,须于手术前做好并留有空间于手术后再做微调。

(2)术后护理:①接受皮瓣移植后的患者需要一个温暖、清洁的环境休息,必须保持病房温暖。②维持体位:植皮位抬高 5～10 天,高过心脏位置。如受皮位置以密封式处理,护理上与密封式处理的皮肤移植一样。如受皮位置以开放式处理,护理上需特别处理。受皮区及血管进入皮瓣处应避免压力及小心避免意外创伤。手术后需每 0.5～1 小时的观察皮瓣。③皮瓣需固定与特定的体位 7～10 天,或需支架辅助。④手术后 14 天如皮瓣良好可恢复自由活动。捐皮瓣的位置会以植皮覆盖,护理上同皮肤移植受皮区的护理。

烧伤护理团队是整个烧伤治疗中不可或缺的,护士在 24 小时不断的值班制度下也同时 24 小时不断地看护患者。烧伤患者的看护、治疗及康复都需要整个医疗团队的合作才能有效地帮助患者。烧伤护士团队与其他医疗团队一定要有良好合作,并协调不同的专科治疗以达治疗效果。烧伤科护士应有充足知识使用实证的护理概念、技术来提供优质的服务。在直接服务患者时需考虑患者的生理、社会、心理及生活背景及与合适的护理。

4.包扎疗法护理

(1)抬高肢体并保持各关节功能位,保持敷料清洁和干燥,敷料潮湿时,及时更换,每次换药前,先给予镇痛剂,减少换药所引起的疼痛。

(2)密切观察创面,及时发现感染征象,如发热、伤口异味、疼痛加剧、渗出液颜色改变等,需加强换药及抗感染治疗,必要时可改用暴露疗法。注意观察肢体外周血液循环情况,如肢端动脉搏动、颜色及温度。

5.暴露疗法护理

(1)安排隔离病室,保持病室清洁,室内温度维持在 30～32 ℃,相对湿度 40％左右,使创面暴露在温暖、干燥、清洁的空气中。

(2)注意隔离,防止交叉感染。接触患者前需洗手、戴手套,接触患者的所有用物,如床单、治疗巾、便盆等均需消毒。注意保持床单的干燥和清洁。

(3)保持创面干燥,渗出期用消毒敷料吸取创面过多的分泌物,表面涂以抗菌药物,以减少细菌繁殖,避免形成厚痂。若发现痂下有感染,立即去痂引流,清除坏死组织。

(4)定时翻身或使用翻身床,交替暴露受压创面,避免创面长时间受压而影响愈合。创面已结痂时注意避免痂皮裂开引起出血或感染。极度烦躁或意识障碍者,适当约束肢体,防止抓伤。

四、心理护理

烧伤,特别是大面积深度烧伤给患者带来的后果是灾难性的,虽然临床医师经过积极的救治,挽救了患者的生命,但是,生存者从被烧伤的那一刻起,从一个生理功能健全的人变成了留有严重毁容和生理功能障碍的不幸者,其心理状态也从这一刻起发生了重大的改变,一系列心理问题接踵而至。

烧伤作为一种强烈的应激性刺激源,不仅对患者造成病理生理机制的紊乱,而且因为死亡威胁、功能障碍、肢体残缺、毁容等后遗症,使患者的正常心理防御体系失去平衡甚至崩溃,进而导致各种心理疾病。常见的心理疾病有创伤后应激障碍、急性应激障碍、抑郁症、焦虑症及睡眠障碍等。相对于其他的应激性刺激而言,烧伤改变患者心理状态的原因更为复杂,不仅包括烧伤打击本身,还包括住院期间的痛苦体验及重返社会后将面临的各种始料未及的问题,因此烧伤是一种持续性的创伤应激源。

近20年来,随着康复医学的发展,烧伤后的心理问题和社会问题正日益受到重视。烧伤后的康复治疗模式中很重要的一环就是烧伤后心理与社会治疗。众多资料表明,烧伤后患者常存在明显的生理、心理和社会适应性的障碍,并给烧伤患者本人、家庭和回归社会带来诸多不利影响。因此,只有全面深入地研究和分析烧伤后患者不同时期的心理病理特征,并及时给予正确的心理疏导、心理支持等心理治疗,才能提高患者存活后的生存质量,为患者回归社会奠定基础。烧伤并发心理精神障碍的原因如下。

创伤因素:①大面积烧伤致有效血容量急剧减少,致脑部供血不足;伴吸入性损伤、肺水肿者通气及换气障碍,致血氧浓度降低,从而脑细胞缺氧,易出现精神障碍。②创面的疼痛刺激,促使下丘脑-垂体系统(HPA)内分泌释放,引起 ACTH、ADH、GH 激素增多,从而增加并发精神障碍的风险。③感染期毒素吸收,出现毒血症或败血症,脑细胞水肿,进而出现精神症状。④烧伤后水、电解质及酸碱平衡紊乱,易导致精神障碍。⑤化学品(苯、有机磷、强碱等)烧伤的同时可经创面、呼吸道黏膜吸收,损害中枢神经系统引起精神症状。

精神因素:严重的烧伤会因瘢痕挛缩、畸形而毁容、致残,使患者遭受到严重的精神打击。伤后多次换药、手术、反复的痛苦体验,扰乱中枢神经系统,嘈杂的环境也常加重患者的精神负担,产生幻觉,促成妄想等。

药物不良反应因素:严重烧伤患者用药种类多、剂量大,药物不良反应也明显增多,特别以抗生素不良反应较突出。如头孢吡肟和喹诺酮类药物具有神经系统刺激的不良反应,长期应用于抗感染治疗易导致精神异常发生。

其他因素:部分患者担心日后影响工作、生活及婚姻,惧怕丧失劳动与生活能力,难以融入社会,使患者背上沉重的心理负担而致精神障碍。

烧伤并发精神障碍,早期发病于休克期的患者,此时,关键在于抗休克。早期有效的液体复苏,可以减轻组织及重要脏器的缺血缺氧性损害;复苏时应注意复苏液的质和量,防止单位时间内水分进得过多过快引起脑水肿。当精神症状出现后要及时给予药物对症治疗,防止症状进一步加重,影响治疗进程。其后漫长的治疗过程中,应随时注意积极消除患者的各种心理障碍,与其建立和谐、信任的关系,争取其积极配合治疗,解除其思想包袱。只有在进行烧伤本身治疗的同时注意适当心理干预,才能减少、减轻或避免精神障碍的发生,即全面康复治疗措施介入方能取得良好效果,不会留下严重后果。

在烧伤后的不同时期,心理反应及心理障碍各有特点。Steiner 等将这一时期分为三个时期,即生理反应期、心理反应期和社会反应期。①生理反应期:为烧伤后即刻至病情基本稳定期间。在此阶段中,创伤后应激障碍特别是急性应激障碍是常见的心理障碍,此外还有因疼痛(清创换药)诱发焦虑症、抑郁心境、睡眠障碍等。②心理反应期:为患者病情稳定至出院期间。此期以创伤后应激障碍、抑郁症为多见。其主要诱发因素不再是生理刺激,而是烧伤患者本身的心理因素。③社会反应期:为烧伤患者痊愈出院至伤后一年期间。此期患者烧伤创面虽已愈合,但是烧伤所造成的毁容及活动障碍等后遗症影响了患者回归社会,患者不仅要面对自身外表形象改变和躯体活动功能障碍等问题,而且还要承受这些问题所致的多种社会因素的干扰,例如,家庭成员或亲朋好友是否有疏远及回避行为、恋爱或婚姻关系能否维持、学业或事业能否继续完成或发展、将来的医疗费用(整容等所需)、经济来源等。此期以慢性创伤后应激障碍、抑郁症、睡眠障碍等为多见。

总之,烧伤患者的生理和心理均会产生一系列不同程度的反应,以下将重点介绍烧伤后心理障碍的护理。

(一)支持疗法

支持疗法又称支持性心理疗法,是一种以支持为主的特殊性心理治疗方法。不用去分析患者的潜意识,而主要是支持、帮助患者去适应目前所面对的现实,故又称为非分析性治疗。是目前我国使用很广的一种心理治疗方法。

1.原理

支持疗法是心理医师应用心理学知识和方法,采取劝导、启发、鼓励、支持、同情、说服、消除疑虑、保证等方式,来帮助和指导患者分析、认识当前所面临的问题,使其发挥自己最大的潜在能力和自身的优势,正确面对各种困难或心理压力,以度过心理危机,从而达到治疗目的的一种心理治疗方法。适用于突然遭受严重挫折和/或心理创伤,面临精神崩溃的烧伤患者。支持治疗提供的支持主要有五种成分:解释、鼓励、保证、指导、促进环境的改善。

2.应用注意事项

施行支持疗法时,医师必须热情对待患者,对他们的痛苦寄予同情。即使他们的行为幼稚、冲动或不合情理,也要尊重他们。要想取得成效必须做到以下几点。

(1)倾听:医师在任何情况下都要善于倾听患者的诉说。这不仅是了解患者情况的需要,也是建立良好医患关系的需要。医师要专心倾听患者诉说,让患者觉得医师郑重其事地关心他们的疾苦,以便消除顾虑,增进信任感,从而树立起勇气和信心。此外,患者尽情倾吐,会感到轻松一些。

(2)解释:在医患之间建立起信任关系,医师对患者问题的来龙去脉及其实质、患者所具备的潜能和条件有了充分了解后,可向患者提出切合实际的真诚的解释和劝告。患者常常记不清那么多,医师要用通俗易懂的语言,把解释和劝告多讲几次,以便患者以后仔细领会。

(3)建议:医师在患者心目中一旦建立起权威,他提出的建议便是强有力的。但医师不能包办代替,要患者自己决定。医师的作用在于帮助患者分析问题,让患者了解问题的症结;医师提出意见和劝告,让患者自己找出解决问题的办法,并鼓励患者实施。医师提出的建议要谨慎,要有限度,有余地。否则,如果患者按建议尝试失败了,不仅对自己失去信心,而且对医师也失去了信心。

(4)保证:在患者焦虑、苦恼时,尤其是处于危机时,给予保证是很有益的。但在对患者尚不够了解时,过早的保证无法实施,患者会认为受了欺骗,将使治疗前功尽弃。所以,医师在进行保证前,一定要有足够的根据和把握,使患者深信不疑。这种信任感是取得疗效的重要保证。如患者问及疾病的预后,医师有把握的话,应尽量向好的方向回答,同时附上几条希望,指导患者从哪些方面去努力,才能实现其愿望。

(5)调整关系:医师多次为患者提供支持后,患者容易对其产生依赖,什么问题都要医师作主。这时,需调整医患之间的关系,引导患者要信赖组织、亲人,信赖自己。

3.护理原则

(1)提供适当的支持:当一个人心理上受到挫折时,最需要的莫过于他人的安慰、同情与关心。因此这一原则就在于提供所需的心理上的支持,包括同情体贴、鼓励安慰、提供处理问题的方向与要点等,以协助患者度过困境,处理问题,应付心理上的挫折。但需注意的是,护士的支持要适度且有选择性,就像父母不宜盲目疼爱或袒护自己的孩子一样。一般来说,"支持"不是"包办",护士要考虑患者所面临的心理挫折的严重性、自身的性格及自我的成熟性,应根据其处理问题的方式及应付困难的经验而做适当的支持。支持并非仅口中说说,而应在态度上有真切表示,让患者体会到事情并非想象的那样糟。

(2)调整对"挫折"的看法:协助患者端正对困难或挫折的看法,借此来调节并改善其心理问题。例如,针对面部烧伤的患者,护士可帮助患者认识到自己的肢体还是健全的,今后还可以做很多事情,是不幸之中的幸运。假如能以此想法去看待当前的病痛,就不会特别悲观。总之,检讨自己对问题和困难的看法,调整对挫折的感受,常能改变患者对困难的态度,使患者用恰当的方式去面对困难,走出困境。

(3)善于利用各种"资源":此原则是帮助患者对可利用的内、外资源进行分析,看是否最大限度运用了"资源",来应对面临的心理困难和挫折。所谓资源,其范围相当广泛,包括家人与亲友的关心与支持、家庭的财源与背景、四周的生活环境及社会可提供的支持条件等。当一个人面临心理上的挫折时,往往会忘掉可用的资源,而不去充分利用,经常低估自己的潜力,忽略别人可以提供的帮助。护士正应在这方面予以指导,助其渡过难关。

(4)进行"适应"方法指导:其重点之一就是跟患者一起分析,寻求应付困难或处理问题的恰当方式方法,并指导患者正确选用。例如,因害怕疼痛而不敢接受一次次换药、植皮、整形等手术,是躲避问题的适应方式,这些都是不明智的处理方式。因此指导患者只有面对自己的现实,提高信心,勇敢配合医师,才是积极的适应方法。支持疗法的重点应放在分析、指导患者采用何种方式去处理心理上的困难,并考虑如何使用科学而有效的适应方法。

(二)合理情绪疗法

合理情绪治疗(rational-emotive therapy,简称 RET)是 20 世纪 50 年代由美国著名心理治疗家阿尔伯特·艾利斯首创的心理治疗理论及方法。是认知疗法的一种,因为采用了行为治疗的一些方法,故又被称之为认知行为疗法。这种疗法的主要目标是,帮助人们培养更实际的生活哲学,减少自己的情绪困扰与自我挫败行为,也就是减轻因生活中的错误而责备自己或别人的倾向(消极目标),并学会如何有效地处理未来的困难(积极目标)。

艾利斯认为人在出生时就已经兼具了理性和非理性的思想。一方面,个体会珍惜自己的生命,通过理性思考,与人建立亲密关系;另一方面,非理性的思想及不合逻辑的思维也会使他们逃避现实,缺乏忍耐。

1.原理

合理情绪疗法的基本理论主要是 ABC 理论。这一理论又是建立在艾利斯对人的基本看法之上的。艾利斯对人的本性的看法可归纳为以下几点。

(1)人既可以是有理性的、合理的,也可以是无理性的、不合理的。当人们按照理性去思维、去行动时,他们就会很愉快、富有竞争精神及行动有成效。

(2)情绪是伴随人们的思维而产生的,情绪上或心理上的困扰是由于不合理的、不合逻辑的思维造成的。

(3)人具有一种生物学和社会学的倾向性,倾向于其在有理性的合理思维和无理性的不合理思维,即任何人都不可避免地具有或多或少的不合理思维与信念。

(4)人是有语言的动物,思维借助于语言而进行,不断地用内化语言重复某种不合理的信念,这将导致无法排解的情绪困扰。

(5)情绪困扰的持续,实际上就是那些内化语言持续作用的结果。正如艾利斯所说:"那些我们持续不断地对自己所说的话经常就是,或者就变成了我们的思想和情绪。"

RET 就是通过纯理性的分析和思辨的途径来改变患者的非理性观念,帮助其解决情绪和行为上的问题。其关键点在于认识到"人的情绪不是由某一诱发性事件的本身所引起,而是由经历了这一事件的人对这一事件的解释和评价所引起的",即 ABC 理论的基本观点。在 ABC 理论模式中,A 是指诱发性事件;B 是指个体在遇到诱发事件之后相应而生的信念,即他对这一事件的看法、解释和评价;C 是指特定情景下,个体的情绪及行为的结果。

通常人们会认为,人的情绪的行为反应是直接由诱发性事件 A 引起的,即 A 引起了 C。ABC 理论则指出,诱发性事件 A 只是引起情绪及行为反应的间接原因,而人们对诱发性事件所持的信念、看法、解释 B 才是引起人的情绪及行为反应的更直接的原因。

例如,两个人一起在街上闲逛,迎面碰到他们的领导,但对方没有与他们招呼,径直走过去了。这两个人中的一个对此是这样想的:"他可能正在想别的事情,没有注意到我们。即使是看到我们而没理睬,也可能有什么特殊的原因。"而另一个人却可能有不同的想法:"是不是上次顶撞了他一句,他就故意不理我了,下一步可能就要故意找我的岔子了。"

两种不同的想法就会导致两种不同的情绪和行为反应。前者可能觉得无所谓,该干什么仍继续干自己的;而后者可能忧心忡忡,以致无法冷静下来干好自己的工作。从这个简单的例子中可以看出,人的情绪及行为反应与人们对事物的想法、看法有直接关系。在这些想法和看法背后,有着人们对一类事物的共同看法,这就是信念。这两个人的信念,前者在合理情绪疗法中称之为合理的信念,而后者则被称之为不合理的信念。合理的信念会引起人们对事物适当、适度的情绪和行为反应;而不合理的信念则相反,往往会导致不适当的情绪和行为反应。当人们坚持某些不合理的信念,长期处于不良的情绪状态之时,最终将导致情绪障碍的产生。

2.护理模式

护理操作模式如下:①找出使患者产生异常紧张情绪的诱发事件(A),例如,当众讲话、考试、工作压力、人际关系等。②分析挖掘患者对诱发事件的解释、评价和看法,即由它引起的信念(B),从理性的角度去审视这些信念,并且探讨这些信念与所产生的紧张情绪(C)之间的关系。从而认识到异常的紧张情绪之所以发生,是由于患者自己存在不合理的信念,这种失之偏颇的思维方式应当由患者自己负责。③扩展患者的思维角度,与其不合理信念进行辩论(D),动摇并最终放弃不合理信念,学会用合理的思维方式代替不合理的思维方式。还可以通过与他人讨论或实际验证的方法来辅助转变思维方式。④随着不合理信念的消除,异常的紧张情绪开始减少或消除,并产生出更为合理、积极的行为方式。行为所带来的积极效果,又促进着合理信念的巩固与情绪的轻松愉快。最后,个人通过情绪与行为的成功转变,从根本上树立起合理的思维方式,不再受异常的紧张情绪的困扰(E)。

(三)系统脱敏法

系统脱敏疗法又称交互抑制法,利用这种方法主要是诱导患者缓慢地暴露出导致焦虑的情境,并通过心理的放松状态来对抗这种焦虑情绪,从而达到消除焦虑习惯的目的。

1.原理

系统脱敏疗法是由美国学者沃尔帕创立和发展的。沃尔帕认为,人和动物的肌肉放松状态与焦虑情绪状态,是一种对抗过程,一种状态的出现必然会对另一种状态起抑制作用。例如,在全身肌肉放松状态下的机体,各种生理生化反应指标,如呼吸、心率、血压、肌电、皮电等生理反应指标,都会表现出同焦虑状态下完全相反的变化,这就是交互抑制作用。而且,能够与焦虑状态有交互抑制作用的反应不仅是肌肉放松,即使进食活动也能抑制焦虑反应。根据这一原理,在心理治疗时便应从能引起个体较低程度的焦虑或恐怖反应的刺激物开始进行治疗。一旦某个刺激不会再引起患者焦虑和恐怖反应时,施治者便可向处于放松状态的患者呈现另一个比前一刺激略强一点的刺激。如果一个刺激所引起的焦虑或恐怖状态在患者所能忍受的范围之内,经过多次反复的呈现,他便不再会对该刺激感到焦虑和恐怖,治疗目标也就达到了。这就是系统脱敏疗法的治疗原理。

2.护理步骤

采用系统脱敏疗法进行治疗应包括三个步骤。

(1)建立恐怖或焦虑的等级层次,这是进行系统脱敏疗法的依据和主攻方向。

(2)进行放松训练。

(3)要求患者在放松的情况下,按某一恐怖或焦虑的等级层次进行脱敏治疗。

系统脱敏法是一种最常用的行为治疗方法,它应用"抗条件作用"原理以解除患者的与焦虑有联系的神经症等行为问题。系统脱敏法的基本原则是交互抑制,即在引发焦虑的刺激物出现的同时让患者做出抑制焦虑的反应,这种反应就会削弱,最终切断刺激物同焦虑反应间的联系。

(四)松弛疗法

即放松训练,它是按一定的练习程序,学习有意识地控制或调节自身的心理生理活动,以达到降低机体唤醒水平,调整那些因紧张刺激而紊乱了的功能。

1.原理

一个人的心情反应包含"情绪"与"躯体"两部分。假如能改变"躯体"的反应,"情绪"也会随着改变。至于躯体的反应,除了受自主神经系统控制的"内脏内分泌"系统的反应,不易随意操纵和控制外,受随意神经系统控制的"随意肌肉"反应,则可由人们的意念来操纵。也就是说,经由人的意识可以把"随意肌肉"控制下来,再间接地把"情绪"松弛下来,建立轻松的心情状态。基于这一原理,"放松疗法"就是通过意识控制使肌肉放松,同时间接地松弛紧张情绪,从而达到心理轻松的状态,有利于身心健康。

2.用途

心理生理的放松,均有利于身心健康,起到治病的作用。其共同特点是松、静、自然。渐进性的放松训练是对抗焦虑的一种常用方法,可单独使用和/或系统脱敏疗法相结合,可治疗各种焦虑性神经症、恐惧症,且对各系统的身心疾病都有较好的疗效。

3.放松训练类型

一类是渐进性肌肉放松,二类是自然训练,三类是自我催眠,四类是静默或冥想,五类是生物反馈辅助下的放松。其中二、三、四类兼具有自我催眠的成分,犹如我国气功疗法中的放松功。我国的气功、印度的瑜伽术、日本的坐禅、德国的自生训练、美国的渐进松弛训练、超然沉思等,都是以放松为主要目的的自我控制训练。

4.操作步骤

(1)准备工作:安排一间安静整洁、光线柔和、周围无噪声的房间,在施疗时,护士说话声音要低沉、轻柔、温和,让来访者舒适地靠坐在沙发或椅子上,闭上眼睛。

(2)护士:"现在我来教你如何使自己放松。为了让你体验紧张与放松的感觉。你先将你身上的肌肉群紧张起来,再放松。请你用力弯曲你的前臂,同时体验肌肉紧张的感受(大约10秒钟）。然后，请你放松，一点力也不用，尽量放松，体验紧张、放松感受上的差异。（停顿5秒)这就是紧张和放松。下面我将让你逐个使身上的主要肌肉群紧张和放松。从放松双手开始，然后双脚、下肢、头部，最后是躯干。"

（3）注意事项：①第一次进行放松训练时，作为示范，护士也应同时做。这样可以减轻患者的羞涩感，也可以为患者提供模仿对象。事先告诉患者，如果不明白指示语的要求，可以先观察一下护士的动作，再闭上眼睛继续练。②会谈时进行的放松训练，最好用护士的口头指示。以便在遇上问题时，能及时停下来。护士还可以根据情况，主动控制训练的进程，或者有意重复某些放松环节。③在放松过程中，为了帮助患者体验其身体感受，护士可以在步与步的间隔时，指示患者，如"注意放松状态的沉重、温暖和轻松的感觉""感到你身上的肌肉放松"或者"注意肌肉放松时与紧张的感觉差异"等。

（柳晓梅）

参 考 文 献

[1] 万霞.现代专科护理及护理实践[M].开封:河南大学出版社,2020.

[2] 王艳.常见病护理实践与操作常规[M].长春:吉林科学技术出版社,2020.

[3] 潘洪燕,龚姝,刘清林,等.实用专科护理技能与应用[M].北京:科学技术文献出版社,2020.

[4] 王婷,王美灵,董红岩,等.实用临床护理技术与护理管理[M].北京:科学技术文献出版社,2020.

[5] 李美娟.现代临床常见病护理学[M].昆明:云南科技出版社,2020.

[6] 王丹丹.现代护理学理论与基础医学研究[M].汕头:汕头大学出版社,2020.

[7] 孔幕贤,徐妍.当代临床护理学[M].汕头:汕头大学出版社,2019.

[8] 程娟.临床专科护理理论与实践[M].开封:河南大学出版社,2020.

[9] 赵安芝.新编临床护理理论与实践[M].北京:中国纺织出版社,2020.

[10] 张红梅.现代基础护理学[M].长春:吉林科学技术出版社,2019.

[11] 蔡华娟,马小琴.护理基本技能[M].杭州:浙江大学出版社,2020.

[12] 林杰.新编实用临床护理学[M].青岛:中国海洋大学出版社,2019.

[13] 时元梅,巩晓雪,孔晓梅.基础护理学[M].汕头:汕头大学出版社,2019.

[14] 张书霞.临床护理常规与护理管理[M].天津:天津科学技术出版社,2020.

[15] 王丽.护理学[M].长春:吉林大学出版社,2019.

[16] 李玫.精编护理学基础与临床[M].长春:吉林科学技术出版社,2019.

[17] 刘爱杰,张芙蓉,景莉,等.实用常见疾病护理[M].青岛:中国海洋大学出版社,2021.

[18] 王小萍.精编护理学基础与临床[M].长春:吉林科学技术出版社,2019.

[19] 张苹蓉,卢东英.护理基本技能[M].西安:陕西科学技术出版社,2020.

[20] 王秀兰.外科护理与风险防范[M].哈尔滨:黑龙江科学技术出版社,2021.

[21] 靳蓉晖,石丽,张艳.实用护理学[M].长春:吉林科学技术出版社,2019.

[22] 谭燕青.实用临床内科护理学[M].长春:吉林科学技术出版社,2019.

[23] 王静.手术室护理用书[M].北京:科学技术文献出版社,2020.

[24] 曾广会.临床疾病护理与护理管理[M].北京:科学技术文献出版社,2020.

[25] 李鑫,李春芳,张书丽.护理学[M].南昌:江西科学技术出版社,2019.

[26] 蔡季秋,潘奎静.实用临床护理英语[M].西安:陕西科学技术出版社,2020.

[27] 陈荣珠,朱荣荣.妇产科手术护理常规[M].合肥:中国科学技术大学出版社,2020.

[28] 姜鸿.现代外科常见病临床护理学[M].汕头:汕头大学出版社,2019.

[29] 张云.基础临床护理学[M].乌鲁木齐:新疆人民卫生出版社,2020.

[30] 王林霞.临床常见病的防治与护理[M].北京:中国纺织出版社,2020.

[31] 吴欣娟.临床护理常规[M].北京:中国医药科技出版社,2020.

[32] 徐翠霞.实用临床护理学[M].天津:天津科学技术出版社,2019.

[33] 周香凤,叶茂,黄珊珊.护理学导论[M].北京:中国协和医科大学出版社,2019.

[34] 丁明星,彭兰,姚水洪.基础医学与护理[M].北京:高等教育出版社,2021.

[35] 李素霞.心内科临床护理与护理技术[M].沈阳:辽宁科学技术出版社,2020.

[36] 常双艳.探讨急性心力衰竭的临床护理观察[J].世界最新医学信息文摘,2020,20(14):255-256.

[37] 王思婷,秦明芳,韦丽华.内科护理学临床带教的德育渗透[J].当代医学,2020,26(12):173-175.

[38] 张雪辉,韩春蕾,王钦习.急性阑尾炎患者临床诊断中多层螺旋CT的应用及其准确性研究[J].中国CT和MRI杂志,2021,19(10):163-166.

[39] 吴佳星.产房护理安全管理在产妇分娩中的应用效果观察[J].世界最新医学信息文摘,2019(79):339.

[40] 邹丹.妇产科护理的主要感染问题及应对措施[J].基层医学论坛,2021,25(2):281-283.